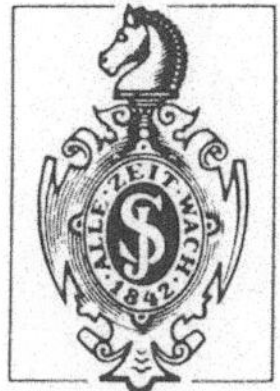

22. Hämophilie-Symposion

Hamburg 1991

Herausgeber: G. Landbeck, I. Scharrer,
W. Schramm

Verhandlungsberichte:
Frühe Interventionstherapie bei HIV-infizierten Hämophilen
Psychosoziale Betreuung HIV-infizierter Hämophiler:
Multizentrische Studien des Bundesministeriums für Jugend, Familie,
   Frauen und Gesundheit
Erfahrungen mit neuen Faktor VIII- und IX-Konzentraten
Thrombophilie

Wissenschaftliche Leitung:
G. Landbeck, Hamburg
I. Scharrer, Frankfurt
W. Schramm, München

Moderatoren:
H. Beeser, Freiburg; H.-H. Brackmann, Bonn; F. Deinhard, München;
M. Eibl, Wien; F.-D. Goebel, München; Ch. Heinrichs, Berlin;
G. Landbeck, Hamburg; E. Lechler, Köln; K. Lechner, Wien;
H. Rasche, Bremen; I. Scharrer, Frankfurt; K. Schimpf, Heidelberg;
W. Schramm, München; E. Seifried, Ulm; A.-H. Sutor, Freiburg;
E. Wenzel, Homburg; R. Zimmermann, Heidelberg

Springer-Verlag Berlin Heidelberg GmbH

Professor Dr. med. Inge Scharrer
Abteilung für Angiologie, Universitätsklinikum
Theodor-Stern-Kai 7
6000 Frankfurt am Main 70

Professor Dr. med. Wolfgang Schramm
Hämostaseologische Abteilung
Med. Klinik Innenstadt
Ziemssenstraße 1
8000 München 2

ISBN 978-3-540-56096-8   ISBN 978-3-642-77881-0 (eBook)
DOI 10.1007/978-3-642-77881-0

Druck u. Verarbeitung: Ernst Kieser GmbH, 8902 Neusäß
23/3145/5 4 3 2 1 0 – gedruckt auf säurefreiem Papier

Inhaltsverzeichnis

II. Psychosoziale Betreuung HIV-infizierter Hämophiler: Multizentrische Studien des Bundesministeriums für Jugend, Familie, Frauen und Gesundheit

III. Erfahrungen mit neuen Faktor VIII- und IX-Konzentraten

IV. Thrombophilie

V. Freie Vorträge

Teilnehmerverzeichnis

Dr. K. ACKERMANN
Klinik und Poliklinik für Kieferchirurgie,
Klinikum der Ludwig-Maximilians-Universität, München

Dr. K. ANDERLE
Immuno AG, Wien/Österreich

Dr. O. ANDERS
Klinik für Innere Medizin der Universität, Rostock

Dr. P. ARENDS
Arzt für Kinderheilkunde, Güssing/Österreich

Prof. Dr. F. ASBECK
I. Medizinische Klinik, Städtisches Krankenhaus, Kiel

Frau Dr. K. AUBERGER
Kinderklinik der Universität München im Dr. von Hauner'schen Kinderspital,
München

Priv. Doz. Dr. G. AUERSWALD
Professor-Hess-Kinderklinik, Zentralkrankenhaus St.-Jürgen-Straße, Bremen

Dr. V. AUMANN
Klinik für Kinderheilkunde, Medizinische Akademie, Magdeburg

Frau Dr. E. AYGÖREN
Abteilung für Angiologie, Zentrum der Inneren Medizin,
Klinikum der Johann-Wolfgang-Goethe-Universität, Frankfurt/Main

Prof. Dr. L. BALLEISEN
Abteilung Hämatologie und Onkologie, Innere Medizin,
Evangelisches Krankenhaus, Hamm

Prof. Dr. H. BARTELS
Abteilung Hämatologie und Onkologie, Städtisches Krankenhaus Süd, Lübeck

Frau Prof. Dr. M. BARTHELS
Abteilung für Hämatologie und Onkologie, Zentrum Innere Medizin,
Kliniken der Medizinischen Hochschule, Hannover

Frau Dr. A. BATOROVA
Klinik für Hämatologie und Transfusiologie des Universitätskrankenhauses,
Bratislava/CSFR

Frau Dr. Ch. BECK
Ärztin für Kinderheilkunde, Berlin

Prof. Dr. E. A. BECK
Hämatologe, Lugano/Schweiz

Dr. K. BECK
Abteilung Transfusionsmedizin und Gerinnungsphysiologie,
Klinikum der Philipps-Universität, Marburg

Th. BEEG
Zentrum der Kinderheilkunde, Klinikum der
Johann-Wolfgang-Goethe-Universität, Frankfurt/Main

Prof. Dr. H. BEESER
Institut für Transfusionsmedizin, Zentrum Innere Medizin,
Klinikum der Albert-Ludwigs-Universität, Freiburg

Dr. R. BERNSMEIER
Städtisches Krankenhaus, Gütersloh

Dr. E. BERNTORP
Department for Coagulation Disorders, Medicincka Kliniken, Malmö
Allmänna Sjukhus, Malmö/Schweden

Dr. B. BERTHOLD
Hämophilie-Zentrum, Klinik für Innere Medizin, Bezirkskrankenhaus,
Neubrandenburg

Frau Dr. R. BETKER
Abteilung Hämatologie und Onkologie, Universitäts-Kinderklinik, Hamburg

Frau Dr. I. BIESTER
Abteilung Hämatologie und Onkologie, Klinik für Innere Medizin,
Medizinische Akademie Carl Gustav Carus, Dresden

Dr. D. BOCK
Abteilung Transfusionsmedizin, Städtische Krankenanstalten, Bielefeld

Prof. Dr. D. Böttcher
Abteilung Innere Medizin, Krankenhaus Bethesda, Wuppertal

Dr. H.-H. Brackmann
Institut für Experimentelle Hämatologie und Transfusionsmedizin der
Universität, Bonn

Frau Dr. E. Bratanoff
Klinik und Poliklinik für Kindermedizin, Medizinische Akademie der
Universität, Erfurt

Frau Dr. E. Braun
Abteilung Innere Medizin, Südwestdeutsches Rehabilitationszentrum für
Kinder und Jugendliche, Neckargemünd

Frau Dr. D. B. Brettler
The Medical Center of Central Massachusetts, Worcester/USA

Dr. W. Brockhaus
Abteilung Hämostaseologie, Zentrum für Innere Medizin,
Städtische Krankenanstalten, Nürnberg

Dr. Ch. Brückmann
Kinderklinik der Universität München im Dr. von Hauner'schen Kinderspital,
München

Prof. Dr. H. Brüster
Institut für Blutgerinnungswesen und Transfusionsmedizin,
Medizinische Einrichtungen der Heinrich-Heine-Universität, Düsseldorf

Prof. Dr. D. Brunswig
Abteilung Innere Medizin, Evangelisches Krankenhaus, Bünde

Priv.-Doz. Dr. U. Budde
Allgemeines Krankenhaus Harburg, Hamburg

Frau Dr. M. Büttner
Ärztin für Kinderheilkunde, Homburg

Prof. Dr. L. Chrobák
Hämatologische Abteilung, I. Medizinische Klinik, Universitätskrankenhaus,
Hradec Králové/CSFR

Prof. Dr. F. Deinhardt
Max-von-Pettenkofer-Institut für Hygiene und Medizinische Mikrobiologie der
Universität, München

Prof. Dr. E. DEUTSCH
Wien/Österreich

Dr. P. J. VAN DIJKEN
Wilhelmina Kinderziekenhuis, Utrecht/Niederlande

Prof. Dr. H. DITTRICH
Hauptverband der österreichischen Sozialversicherungsträger, Wien/Österreich

Frau Dr. C. DOMEYER
Abteilung Hämatologie und Onkologie, Kinderklinik im Kaiserin Auguste
Victoria Haus, Klinikum Rudolf Virchow/Charlottenburg, Freie Universität
Berlin

Dr. G. DORNHEIM ·
Institut für Transfusionsmedizin, Suhl

Dr. B. DRESSEL
Arzt für Allgemeinmedizin, Nüziders/Österreich

Dr. W. EBERL
Kinderklinik, Städtisches Klinikum Holwedestraße, Braunschweig

Prof. Dr. R. EGBRING
Marburg

Frau Dr. B. EGGELING
Abteilung Onkologie, Städtische Kliniken, Kassel

Prof. Dr. H. EGLI
Bonn

Frau Dr. S. EHRENFORTH
Zentrum der Kinderheilkunde, Klinikum der Johann-Wolfgang-Goethe-
Universität, Frankfurt/Main

Dr. J. EIBL
Immuno AG, Wien/Österreich

Frau Prof. M. EIBL
Institut für Immunologie, Wien/Österreich

Prof. Dr. D. EICHENLAUB
IV. Medizinische Abteilung, Städtisches Krankenhaus München-Schwabing,
München

Frau Dr. S. Eichinger
I. Medizinische Universitätsklinik, Wien/Österreich

Dr. H. H. Eickhoff
Orthopädische Klinik, Medizinische Einrichtungen der Rheinischen
Friedrich-Wilhelms-Universität, Bonn

Frau Dr. B Eifrig
Abteilung für Blutgerinnungsstörungen, Chirurgische Klinik,
Universitätskrankenhaus Eppendorf, Hamburg

Dipl.-Chem. Th. Eller
Abteilung für Klin. Chemie und Laboratoriumsdiagnostik,
Universitätsklinikum, Essen

Dr. R. Erhart
Universitätsklinik für Innere Medizin, Innsbruck/Österreich

Dr. R. Ernst
Abteilung für Hämostaseologie, Kinderklinik, Medizinische Einrichtungen der
Westfälischen Wilhelms-Universität, Münster

Dr. S. Ewig
Medizinische Klinik, Medizinische Einrichtungen der Rheinischen
Friedrich-Wilhelms-Universität, Bonn

Prof. Dr. A. von Felten
Gerinnungslabor, Universitätsspital, Zürich/Schweiz

Frau Dr. A. Filova
Klinik für Hämatologie und Transfusiologie des Universitätskrankenhauses,
Bratislava/CSFR

Frau Dr. K. Finding
Universitätskinderklinik, Graz/Österreich

Frau Dr. P. Fischbach
Abteilung Angiologie, Zentrum der Inneren Medizin,
Klinikum der Johann-Wolfgang-Goethe-Universität, Frankfurt/Main

Prof. Dr. M. Fischer
Zentrallaboratorium, Krankenhaus der Stadt Wien-Lainz, Wien/Österreich

Prim. Dr. H. Forenbacher
IV. Medizinische Infektionsabteilung, Landeskrankenhaus, Graz/Österreich

Dr. D. FRANKE
Hämophiliezentrum, Klinik für Innere Medizin, Medizinische Akademie,
Magdeburg

Frau Prof. Dr. A. FRANKE
Abteilung Hämatologie, Klinik für Innere Medizin, Medizinische Akademie,
Magdeburg

Frau Prof. Dr. U. FRICK
Institut für Pathologische und Klinische Biochemie,
Ernst-Moritz-Arndt-Universität, Greifswald

Frau A. FUCHS
Hämophilie-Ambulanz, Medizinische Universitätsklinik, Wien/Österreich

Dr. W. FÜRST
Vorarlberger Gebietskrankenkasse, Dornbirn/Österreich

Dr. H.-U. FURRER
Arzt für Kinderheilkunde, Sarnen/Schweiz

U. GABB
Abteilung für Klinische Hämatologie und Onkologie,
Bezirkskrankenhaus Heinrich Braun, Zwickau

Frau Dr. S. GANDENBERGER
Kinderklinik der Universität München im Dr. von Hauner'schen Kinderspital,
München

Prof. Dr. H. GASTPAR
HNO-Klinik und Poliklinik, Klinikum der Ludwig-Maximilians-Universität,
München

Prof. Dr. E. GEBAUER
Institut za Zdravstvenu Zastitu majke i deteta, Novi Sad/Jugoslawien

Frau Dr. R. GEIB-KÖNIG
Zentrum für Kinderheilkunde, Kliniken der Stadt Saarbrücken

Prof. Dr. F.-D. GOEBEL
Medizinische Poliklinik, Klinikum der Ludwig-Maximilians-Universität,
München

Dr. F.-J. GÖBEL
DRK-Kinderklinik, Siegen

Frau Dr. H. GRÄBNER
Kinderklinik, Bezirkskrankenhaus Heinrich Braun, Zwickau

Dr. N. GRAF
Kinderklinik, Universitätskliniken des Saarlandes, Homburg

Dr. H. GRIENBERGER
Kinderspital und Infektion, Allgemeines Österreichisches Landeskrankenhaus,
Salzburg/Österreich

M. GROBUSCH
Medizinische Einrichtungen der Rheinischen Friedrich-Wilhelms-Universität,
Bonn

Dr. J. GROSS
Abteilung für Klinische Hämostaseologie und Transfusionsmedizin,
Universitätskliniken des Saarlandes, Homburg

Dr. W. GROSS
Kinderklinik, Medizinische Einrichtungen der Rheinischen
Friedrich-Wilhelms-Universität, Bonn

Prim. Dr. M. GSTÖTTNER
Oberösterreichische Gebietskrankenkasse, Linz/Österreich

Prof. Dr. L. GÜRTLER
Max-von-Pettenkofer-Institut für Hygiene und Medizinische Mikrobiologie der
Universität, München

Prof. Dr. P. HANFLAND
Institut für Experimentelle Hämatologie und Transfusionsmedizin der
Universität, Bonn

Prof. Dr. M. HARACIC
Institut za transfuziologiju i transplantaciju, Sarajevo/Jugoslawien

Dr. K. J. HARTUNG
Institut für Klinische Chemie und Laboratoriumsdiagnostik,
Medizinische Akademie, Magdeburg

Frau Prof. Dr. K. HASLER
Abteilung Hämatologie und Onkologie, Zentrum Innere Medizin I.,
Klinikum der Albert-Ludwigs-Universität, Freiburg

Prof. Dr. K. HAUSMANN
Hamburg

Frau Dr. I. HAUSWALD
Institut Regensburg, Blutspendedienst des BRK, Regensburg

Dr. F. HAVERKATE
TNO Institute of Ageing and Cascular Research, Leiden/Niederlande

Frau Doz. Dr. Ch. HEINRICHS
Hämophilie-Dispensaire-Zentrum, Städtisches Krankenhaus im Friedrichshain,
Berlin

Prof. Dr. P. HELLSTERN
Institut für Transfusionsmedizin und Immunhämatologie,
Klinikum der Stadt Ludwigshafen

Dr. L. HEMPELMANN
Kinderkrankenhaus Lindenhof, Berlin

Frau Prof. Dr. A. HENSCHEN
Department Molecular Biology and Biochemistry, University of California,
Irvine/USA

Frau Dr. U. HERBERG
Kinderklinik, Medizinische Einrichtungen der Rheinischen
Friedrich-Wilhelms-Universität, Bonn

Prof. Dr. Dr. F. H. HERRMANN
Institut für Medizinische Genetik, Ernst-Moritz-Arndt-Universität, Greifswald

Frau Dr. E. HILGENFELD
Kinderklinik, Bereich Medizin (Charité), Humboldt-Universität zu Berlin

Frau H. HILLE
Abteilung Klinische Pharmakologie, Zentrum Innere Medizin,
Medizinische Klinik und Poliklinik der Georg-August-Universität, Göttingen

Dr. B. HINRICHS
Altonaer Kinderkrankenhaus, Hamburg

Dr. K. HOFMANN
Kinderklinik, Bezirkskrankenhaus, Chemnitz

Frau Dr. E. HOLFELD
Kinderklinik, Bezirkskrankenhaus, Cottbus

Dr. H. HOLZHÜTER
Hämophilie-Zentrum Nordwest, Bremen

Dr. L. Hovy
Orthopädische Universitätsklinik Friedrichsheim, Frankfurt/Main

Prof. Dr. Dr. O. Hrodek
II. Kinderklinik der Karls-Universität, Praha/CSFR

Dr. Ch. Huemer
Universitätskinderklinik, Allgemeines Krankenhaus der Stadt Wien/Österreich

Frau Dr. G. Hullmann
Zentrum für Pädiatrie, Universitätsklinikum der Gesamthochschule, Essen

Dr. M. Hulpke
Zentrum Kinderheilkunde, Medizinische Klinik und
Poliklinik der Georg-August-Universität, Göttingen

Dr. J. Ingerslev
Haemophilia Centre and Coagulation Laboratory,
Department Clinical Immunology, University Hospital, Aarhus/Dänemark

Prof. Dr. L. Istvan
Bluttransfusionsdienst, Szombathely/Ungarn

Frau Dr. D. Joachim
Kinderklinik, Bezirkskrankenhaus Görlitz

Dr. H. Johnsson
Medical Clinic, Karolinska Hospital, Stockholm/Schweden

Dr. R. Johs
Kinderklinik, Städtisches Klinikum Holwedestraße, Braunschweig

Dr. A. Kaeser
Immuno GmbH, Heidelberg

Dr. A. Karl
Institut Plauen, DRK-Blutspendedienst Sachsen, Plauen

Dr. H. Karl
Bezirksinstitut für Blutspende- und Transfusionsmedizin, Chemnitz

Frau Dr. S. Kazda
Kardinal Schwarzenberg'sches Krankenhaus, Schwarzach im Pongau/Österreich

Frau Dr. B. Kemkes-Metthes
Zentrum für Innere Medizin, Klinikum der Justus-Liebig-Universität, Gießen

Dr. J. KERSTAN
Kinderklinik, Städtisches Krankenhaus, Hildesheim

Prof. Dr. W. KIRSCH
Zentrum für Kinderheilkunde, Kliniken der Stadt Saarbrücken

Frau Dr. K. KIRSTEN
Institut für Transfusionsmedizin, DRK-Blutspendedienst, Rostock

H. KJELLMAN
Skinnskatteberg/Schweden

Dr. M. KLARE
III. Medizinische Klinik, Klinikum Berlin-Buch, Berlin

Dr. J. KLINGE
Kinderklinik der Poliklinik der Universität Erlangen-Nürnberg, Erlangen

Dr. Ch. KLINKENSTEIN
Klinik für Innere Medizin, Bezirkskrankenhaus, Frankfurt/Oder

Priv.-Doz. Dr. H. J. KLOSE
Arzt für Kinderheilkunde, München

Dr. H. KNECHT
Division d'Hématologie, Département de Médicine Interne,
Centre Hospitalier Université Vaudois, Lausanne/Schweiz

Dr. R. KOBELT
Arzt für Kinderheilkunde, Wabern/Schweiz

Priv.-Doz. Prof. Dr. M. KÖHLER
Blutspendedienst, Zentrum Innere Medizin, Medizinische Klinik und Poliklinik
der Georg-August-Universität, Göttingen

Frau Dr. K. KÖHLER-VAJTA
Ärztin für Kinderheilkunde, Grünwald

Prof. Dr. H. KÖSTERING
Blutgerinnungslabor, Zentrum Innere Medizin, Medizinische Klinik und
Poliklinik der Georg-August-Universität, Göttingen

Dr. V. KOMRSKA
II. Detska Klinika, Praha/CSFR

Frau Dr. U. KREIBICH
III. Medizinische Klinik, Bezirkskrankenhaus Heinrich Braun, Zwickau

Prof. Dr. V. KRETSCHMER
Abteilung Transfusionsmedizin und Gerinnungsphysiologie,
Klinikum der Philipps-Universität, Marburg

Dr. W. KREUZ
Zentrum der Kinderheilkunde, Klinikum der
Johann-Wolfgang-Goethe-Universität, Frankfurt/Main

Priv. Doz. Dr. R. von KRIES
Zentrum Kinderheilkunde, Medizinische Einrichtungen der
Heinrich-Heine-Universität, Düsseldorf

Dr. M. KRONAWETTER
IV. Medizinische Klinik, Landeskrankenhaus, Graz/Österreich

Frau Dr. A. KRÜTZFELD
Abteilung Klinische Chemie und Laboratoriumsdiagnostik,
Zentrum für Innere Medizin, Universitätsklinikum der Gesamthochschule
Essen

Frau Ch. KÜHBORTH
Abteilung für Angiologie, Zentrum der Inneren Medizin, Klinikum der
Johann-Wolfgang-Goethe-Universität, Frankfurt/Main

Frau Dr. N. KUHN
Kinderklinik, Klinikum Barmen, Wuppertal

Prof. Dr. M. KUNZE
Institut für Sozialmedizin, Wien/Österreich

Dr. A. KURME
Arzt für Kinderheilkunde, Hamburg

Dr. P. KURNIG
Kinder-Abteilung, Landeskrankenhaus, Klagenfurt/Österreich

Prof. Dr. R. KURTH
Paul-Ehrlich-Institut, Langen

Dr. N. LAHMANN
Bezirksinstitut für Blutspende- und Transfusionswesen, Halle

Prof. Dr. G. LANDBECK
Hamburg

Dr. H. LANG
Immuno AG, Wien/Österreich

Prof. Dr. R. Laufs
Institut für Medizinische Mikrobiologie und Immunologie,
Universitätskrankenhaus Eppendorf, Hamburg

Prof. Dr. E. Lechler
Gerinnungslabor, Klinik I für Innere Medizin der Universität zu Köln

Prof. Dr. K. Lechner
I. Medizinische Universitätsklinik, Wien/Österreich

Dr. G. Leipnitz
Abteilung Klinische Hämostaseologie und Transfusionsmedizin,
Universitätskliniken des Saarlandes, Homburg

Dr. H. Lenk
Klinik für Kindermedizin, Universität Leipzig

Dr. H.-G. Limbach
Kinderklinik, Universitätskliniken des Saarlandes, Homburg

Dr. Dr. R. Linde
Zentrum der Kinderheilkunde, Klinikum der Johann-Wolfgang-Goethe-
Universität, Frankfurt/Main

F. Linderkamp
Universität Oldenburg

Frau Dr. M. Lindstedt
Koagulationsmottagningen, Karolinska Sjukhuset, Stockholm/Schweden

Frau Dr. R. Linné
Abteilung Hämatologie, Allgemeines Krankenhaus St. Georg, Hamburg

Dr. P. Löns
Kinderklinik, Städtisches Klinikum Holwedestraße, Braunschweig

Frau Doz. Dr. H. Losonczy
1. Medizinische Klinik, Medizinische Universität, Pécs/Ungarn

Dr. G. Lutze
Institut für Klinische Chemie und Laboratoriumsdiagnostik,
Medizinische Akademie, Magdeburg

Dr. B. Maak
Agricola-Krankenhaus, Saalfeld

Dr. E. Maass
Abteilung Onkologie und Hämatologie, Olgahospital, Stuttgart

Frau Dr. B. Maier
Kinderklinik mit Poliklinik der Universität Erlangen-Nürnberg, Erlangen

Frau Doz. Dr. Ch. Mannhalter
I. Medizinische Universitätsklinik, Wien/Österreich

Dr. R. Marek
Wiener Gebietskrankenkasse, Wien/Österreich

Prof. Dr. Dr. F. Markwardt
Institut für Pharmakologie und Toxicologie, Medizinische Akademie der
Universität, Erfurt

Dr. G. Marsmann
Arzt für Kinderheilkunde, Varel

Frau Prim. Dr. Martinková
Fakultni nemocnice v Plzni odd. Hematologie, Plzen/CSFR

Dr. G. Marx
Abteilung für Blutgerinnungsstörungen,
Chirurgische Klinik, Universitätskrankenhaus Eppendorf, Hamburg

Prof. Dr. F. R. Matthias
Zentrum für Innere Medizin, Klinikum der Justus-Liebig-Universität, Gießen

Prof. Dr. G. Mau
Kinderklinik, Städtisches Krankenhaus Holwedestraße, Braunschweig

Priv.-Doz. Dr. N. Maurin
Innere Medizin II, Medizinische Einrichtungen der Rheinisch-Westfälischen
Technischen Hochschule, Aachen

Frau Dr. E. Meili-Gerber
Gerinnungslabor, Abteilung Innere Medizin, Universitätsspital, Zürich/Schweiz

Frau Prof. Dr. A.-M. Mingers
Kinderklinik und Poliklinik, Klinikum der Julius-Maximilians-Universität,
Würzburg

Frau Dr. D. Möbius
Kinderklinik, Bezirkskrankenhaus, Cottbus

Dr. J. Mösseler
Arzt für Kinderheilkunde, Dillingen

Dr. W. Mondorf
Abteilung für Angiologie, Zentrum der Inneren Medizin,
Klinikum der Johann-Wolfgang-Goethe-Universität, Frankfurt/Main

Doz. Dr. Dr. G. Müller
Klinik und Poliklinik für Innere Medizin II, Martin-Luther-Universität
Halle-Wittenberg, Halle

Dr. H. Müller
Institut für Anästhesiologie, Orthopädische Kinderklinik Balgrist,
Zürich/Schweiz

Prof. Dr. N. Müller
Institut für Transfusionsmedizin, Medizinische Einrichtungen der
Westfälischen Wilhelms-Universität, Münster

Dr. V. Müller
Bluttransfusionsdienst, Zentralinstitut für Transfusionsmedizin, Hamburg

Prof. Dr. Ch. Müller-Eckhardt
Institut für Klinische Immunologie und Transfusionsmedizin,
Klinikum der Justus-Liebig-Universität, Gießen

Dr. K. Müller-Ott
Arzt für Allgemeinmedizin, Bornhöved

Dr. H. Müllner
Burgenländische Gebietskrankenkasse, Eisenstadt/Österreich

Prof. Dr. E. W. Muntean
Universitäts-Kinderklinik, Graz/Österreich

Dr. N. Muss
Salzburgische Gebietskrankenkasse, Salzburg/Österreich

Dr. M. Neubauer
I. Medizinische Universitätsklinik, Graz/Österreich

Dr. H. Neugebauer
Universitätsklinik für Kinderheilkunde, Innsbruck/Österreich

Dr. J. D. Nielsen
Bispebjerg Hospital, Kobenhavn/Dänemark

Dr. K. Nienhaus
Chirurgische Intensivstation, Universitätskliniken des Saarlandes, Homburg

Dr. D. Niese
Abteilung Klinische Immunologie, Medizinische Klinik, Medizinische
Einrichtungen der Rheinischen Friedrich-Wilhelms-Universität, Bonn

Prof. Dr. H. Niessner
Interne Abteilung, Krankenhaus der Stadt Wiener Neustadt/Österreich

Frau Dr. A. Nimtz
Klinik für Kinder- und Jugendmedizin, Frankfurt/Oder

Frau Dr. U. Nowak-Göttl
Zentrum der Kinderheilkunde, Klinikum der
Johann-Wolfgang-Goethe-Universität, Frankfurt/Main

Dr. R. Oehler
Orthopädische Klinik, Medizinische Einrichtungen der Rheinischen
Friedrich-Wilhelms-Universität, Bonn

Dr. J. Oldenburg
Institut für Experimentelle Hämatologie und Transfusionsmedizin der
Universität, Bonn

Dr. J. Pannenbecker
Kinderklinik und Poliklinik, Klinikum der Julius-Maximilians-Universität,
Würzburg

Dr. B. Pauka
Arzt für Kinderheilkunde, Hamburg

Dr. Ch. Pechlarner
Gerinnungslaboratorium, Universitätsklinik für Innere Medizin,
Innsbruck/Österreich

Frau Dr. K. Peter
Hämatologisches Zentrallabor, Inselspital, Bern/Schweiz

Frau Dr. A. Peters
Zentrum Kinderheilkunde, Medizinische Klinik und Poliklinik der
Georg-August-Universität, Göttingen

Frau Dr. P. Petrini
Barnkliniken, Karolinska Sjukhuset, Stockholm/Schweden

Frau Dr. R. PILLKAHN
Abteilung Hämatologie, Klinikum Gera

Dr. G. PINDUR
Abteilung Klinische Hämostaseologie und Transfusionsmedizin,
Universitätskliniken des Saarlandes, Homburg

Dr. H. PLENDL
Institut für Humangenetik, Klinikum der Christian-Albrechts-Universität, Kiel

Dr. H. POHLMANN
Abteilung Hämostaseologic, Medizinische Klinik Innenstadt der
Ludwig-Maximilians-Universität, München

M. POLEWKA
Universität Oldenburg

Dr. H. POLLMANN
Abteilung für Hämostaseologie, Kinderklinik, Medizinische Einrichtungen der
Westfälischen Wilhelms-Universität, Münster

Dr. W. PROHASKA
Institut für Laboratoriums- und Transfusionsmedizin,
Herzzentrum Nordrhein-Westfalen, Bad Oeynhausen

Frau Dr. R. PUCHTA
Abteilung Hämostaseologie, Medizinische Klinik Innenstadt der
Ludwig-Maximilians-Universität, München

Prof. Dr. K. RAK
2nd Department of Medicine, Medical School, Debrecen/Ungarn

Dr. H. RAMSCHAK
1. Medizinische Universitätsklinik, Graz/Österreich

Prof. Dr. H. RASCHE
Medizinische Klinik I, Zentralkrankenhaus St. Jürgen-Straße, Bremen

Frau Dr. D. RICHTER
Zentrallabor, Bezirkskrankenhaus, Potsdam

Dr. P. RICHTER
Innere Abteilung, Bezirkskrankenhaus Suhl, Zella-Mehlis

Dr. J. ROCKSTROH
Medizinische Klinik, Medizinische Einrichtungen der Rheinischen
Friedrich-Wilhelms-Universität, Bonn

Dr. M. Rodriguez
Orthopädische Klinik Balgrist, Zürich/Schweiz

Dr. G. Roosendaal
Van Creveldkliniek, Medisch Centrum Berg en Bosch, Bilthoven/Niederlande

Frau Dr. U. Roost
Bezirksinstitut für Blutspende- und Transfusionsmedizin, Schwerin

Dr. L. Rzymkiewicz
Laboratory of Blood Coagulation, Institute of Hematology, Warschau/Polen

Dr. W. Sander
Bezirksinstitut für Blutspende- und Transfusionsmedizin, Schwerin

Frau Prof. Dr. G. Sas
I. Department of Medicine, Medical School, Budapest/Ungarn

Frau Prof. Dr. I. Scharrer
Abteilung für Angiologie, Zentrum der Inneren Medizin,
Klinikum der Johann-Wolfgang-Goethe-Universität, Franakfurt/Main

Dr. F. Scheel
Klinik für Innere Medizin, Bezirkskrankenhaus, Neubrandenburg

Dr. H. Scheel
Medizinische Klinik, Universität Leipzig

Dr. H. Scheiring
Tiroler Gebietskrankenkasse, Innsbruck/Österreich

Prof. Dr. Kl. Schimpf
Heidelberg

Frau E. Schleithoff
Institut für Experimentelle Hämatologie und Transfusionsmedizin der
Universität, Bonn

Frau Dr. B. Schmeltzer
Ärztin für Kinderheilkunde, Potsdam

Prof. Dr. R. Schmutzler
Wuppertal

Dr. M. M. Schneider
Abteilung Hämostaseologie, Medizinische Klinik Innenstadt der
Ludwig-Maximilians-Universität, München

Dr. R. SCHNEPPENHEIM
Kinderklinik, Klinikum der Christian-Albrechts-Universität, Kiel

Dr. G. SCHOBESBERGER
Oberösterreichische Ärztekammer, Steyr/Österreich

Frau Dr. R. SCHOBESS
Kinderklinik Kröllwitz, Martin-Luther-Universität Halle-Wittenberg, Halle

Priv.-Doz. Dr. G. SCHOTT
Abteilung für Klinische Hämatologie und Onkologie,
Bezirkskrankenhaus Heinrich Braun, Zwickau

Prof. Dr. W. SCHRAMM
Abteilung Hämostaseologie, Medizinische Klinik Innenstadt der
Ludwig-Maximilians-Universität, München

Frau Dr. W. SCHRÖDER
Institut für Medizinische Genetik, Ernst-Moritz-Arndt-Universität, Greifswald

Frau Dr. M. SCHULZ
Abteilung Blutspende- und Transfusionswesen,
Ernst-Moritz-Arndt-Universität, Greifswald

Dr. J. SCHUSTER
Immuno GmbH, Heidelberg

Dr. R. SCHWAAB
Institut für Experimentelle Hämatologie und Transfusionsmedizin der
Universität, Bonn

Frau Dr. H. SCHWARZ
Kinderfachambulanz, Bezirkskrankenhaus, Suhl

Doz. H.-P. SCHWARZ
Immuno AG, Wien/Österreich

Dr. R. SCHWERDTFEGER
Abteilung Hämatologie und Onkologie, Innere Medizin,
Klinikum Rudolf Virchow/Charlottenburg, Freie Universität Berlin

Dr. W. SEDLAK
Arzt für Kinderheilkunde, Linz/Österreich

Doz. Dr. H.-L. SEEWANN
III. Medizinische Abteilung, Graz/Österreich

Priv.-Doz. Dr. E. SEIFRIED
Sektion Hämostaseologie, Medizinische Klinik und Poliklinik der Universität,
Ulm

Priv.-Doz. Dr. R. SEITZ
Medizinisches Zentrum für Innere Medizin, Klinikum der Philipps-Universität,
Marburg

Dr. W. SIBROWSKI
Abteilung für Transfusionsmedizin, Universitätskrankenhaus Eppendorf,
Hamburg

Frau Dr. G. SIEGERT
Institut für Klinische Chemie und Laboratoriumsdiagnostik,
Medizinische Akademie Carl-Gustav-Carus, Dresden

Dr. SIEVERT
Bezirksinstitut für Blutspende- und Transfusionsdienst, Chemnitz

Frau Dr. G. SKRANDIES
Ärztin für Innere Medizin, Hamburg

Dr. J. SOHRT
Zentrum Kinderheilkunde, Medizinische Klinik und Poliklinik der
Georg-August-Universität, Göttingen

Dr. M. SOSADA
Abteilung Hämatologie und Onkologie, Zentrum Innere Medizin,
Kliniken der Medizinischen Hochschule, Hannover

Prim. Dr. D. STEINBRENNER
Bundesversicherungsanstalt, Wien/Österreich

Dr. W. STENZINGER
Abteilung Hämatologie, Medizinische Klinik A, Medizinische Einrichtungen
der Westfälischen Wilhelms-Universität, Münster

Dr. L. STIGENDAL
Medical Clinic, Sahlgrenska Sjukhuset, Göteborg/Schweden

Frau Dr. F. STÖRKEL
Abteilung für Angiologie, Zentrum der Inneren Medizin,
Klinikum der Johann-Wolfgang-Goethe-Universität, Frankfurt/Main

Dr. W. STREIF
Universitätsklinik für Kinderheilkunde, Innsbruck/Österreich

Frau Dr. R. SUBERT
Abteilung Hämatologie und Onkologie, Klinik für Innere Medizin,
Bezirkskrankenhaus, Schwerin

Dr. C. SÜSAL
Institut für Immunologie, Klinikum der Ruprecht-Karls-Universität, Heidelberg

Dr. R. SÜSSENGUTH
Altonaer Kinderkrankenhaus, Hamburg

Prof. Dr. A. H. SUTOR
Kinderklinik, Klinikum der Albert-Ludwigs-Universität, Freiburg

Dr. G. SYRBE
Hämatologische Abteilung, Klinik für Innere Medizin der
Friedrich-Schiller-Universität, Jena

Dr. H. TELLER
Orthopädische Universitätsklinik im Waldkrankenhaus St. Marien, Erlangen

Prof. Dr. V. TILSNER
Abteilung für Blutgerinnungsstörungen, Chirurgische Klinik,
Universitätskrankenhaus Eppendorf, Hamburg

Dr. P. TUCHSCHMID
Abteilung Hämatologie, Kinderspital, Zürich/Schweiz

Frau Dr. B. TÜRK-KRAETZER
Ärztin für Kinderheilkunde, Oldenburg

DR. TUREK
Hämatologisches Institut der Karls-Universität, Praha/CSFR

Dr. W. VELIKOGNE
Universitätsklinik für Zahn-, Mund- und Kieferheilkunde, Wien/Österreich

Dr. Zs. VIGH
Abteilung für Angiologie, Zentrum der Inneren Medizin,
Klinikum der Johann-Wolfgang-Goëthe-Universität, Frankfurt/Main

Prof. Dr. G. VOGEL
Abteilung Hämostaseologie, Medizinische Klinik, Medizinische Akademie der
Universität, Erfurt

Frau Dr. Z. VORLOVA
Institut für Hämatologie und Bluttransfusion, Praha/CSFR

Frau Dr. U. Vuckovic
Landeskrankenhaus, Graz/Österreich

Dr. Th. Wagner
Hämophilie-Ambulanz, Kinderklinik, Städtische Krankenanstalten,
Delmenhorst

Dr. M. M. Walka
Institut für Klinische Immunologie und Transfusionsmedizin,
Klinikum der Justus-Liebig-Universität, Gießen

Dr. H. Wank
St.-Anna-Kinderspital, Wien/Österreich

Dr. H. Watzke
II. Medizinische Universitätsklinik, Wien/Österreich

Frau Dr. U. Wedemeyer
Medizinische Abteilung, Hauptpoliklinik, Bezirkskrankenhaus, Potsdam

Frau Dr. M. Weippert
Abteilung Transfusionsmedizin und Gerinnungsphysiologie,
Klinikum der Philipps-Universität, Marburg

Prof. Dr. W. Weise
Blutspendedienst des Bayerischen Roten Kreuzes, München

Prof. Dr. G. Weissbach
Klinik für Kinderheilkunde, Medizinische Akademie Carl-Gustav-Carus,
Dresden

Dr. J. Weisser
Abteilung Pädiatrie, Südwestdeutsches Rehabilitationszentrum für Kinder und
Jugendliche, Neckargemünd

Dr. J. Wendisch
Klinik für Kinderheilkunde, Medizinische Akademie Carl-Gustav-Carus,
Dresden

Prof. Dr. E. Wenzel
Abteilung Klinische Hämostaseologie und Transfusionsmedizin,
Universitätskliniken des Saarlandes, Homburg

Dr. P. Wernet
Medizinische Einrichtungen der Heinrich-Heine-Universität, Institut für
Blutgerinnungswesen und Transfusionsmedizin, Düsseldorf

Dr. D. WESEMEYER
I. Medizinische Klinik, Klinikum der Christian-Albrechts-Universität, Kiel

Dr. J. U. WIEDING
Blutspendedienst, Zentrum Innere Medizin, Medizinische Klinik und Poliklinik
der Georg-August-Universität, Göttingen

Frau Dr. E. M. WINTERSTEIN
Abteilung Hämostaseologie, Medizinische Klinik, Medizinische Akademie,
Erfurt

Dr. F. WOITINAS
Abteilung Hämatologie, I. Medizinische Abteilung, Städtisches Krankenhaus
München-Schwabing, München

Frau Dr. K. WOLLINA
Universitätskinderklinik, Jena

Dr. Th. WÜST
Institut für Transfusionsmedizin, Zentrum Innere Medizin, Klinikum der
Albert-Ludwigs-Universität, Freiburg

Frau M. ZEGNER
Hämophilie-Ambulanz, Medizinische Universitätsklinik, Wien/Österreich

Dr. W. ZENZ
Universitäts-Kinderklinik, Graz/Österreich

Frau Dr. B. ZIEGER
Kinderklinik, Klinikum der Albert-Ludwigs-Universität, Freiburg

Prof. Dr. R. ZIMMERMANN
Stiftung Rehabilitation, Rehabilitationsklinik und Hämophiliezentrum,
Heidelberg

Begrüßung und Einleitung

G. LANDBECK (Hamburg)

Meine sehr verehrten Damen, meine Herren,
liebe Kolleginnen und Kollegen,

ich heiße Sie herzlich willkommen zum 22. Hämophilie-Symposion und freue
mich, Sie alle auch im Namen von Frau Prof. SCHARRER und Herrn Prof. SCHRAMM
in Hamburg begrüßen zu können.

Ein besonderer Gruß gilt allen Kolleginnen und Kollegen aus unseren Nach-
barländern, aus Schweden, Dänemark, Holland, Frankreich, aus der Schweiz, aus
Österreich, der Tschechoslowakei, aus Ungarn, Jugoslawien und Polen, wie auch
allen Kolleginnen und Kollegen, die aus den neuen Bundesländern zu uns gekommen sind, obwohl sie zu unser aller Glück eigentlich keiner Hervorhebung
mehr bedürften. Sie haben aber immer noch reichlich schwerer zu tragen, und
umso mehr erfreut uns ihr lebhaftes Interesse an unserer Veranstaltung.

Wir danken allen Moderatorinnen und Moderatoren, allen Referentinnen und
Referenten für Ihre Hilfe und Bereitschaft zur Mitgestaltung des Symposions wie
auch allen Kolleginnen und Kollegen, die mit Vorträgen wesentliche Teile des
Programms bestreiten werden.

Vor allem aber möchten wir uns bedanken bei Frau Prof. HENSCHEN von der
University of California, Frau Dr. BRETTLER vom The Medical Center of Central
Massachusetts, Herrn Dr. BERNTORP vom Department of Coagulation Disorders,
General Hospital Malmö und Herrn Dr. HAVERKATE vom TNO-Institute of
Ageing and Vascular Research in Leiden, die in diesem Jahr erstmals zu uns
gekommen sind und freundlicherweise wichtige Übersichtsreferate übernommen
haben. Prof. HENSCHEN, Dr. BRETTLER, Dr. BERNTORP and Dr. HAVERKATE, we are
happy to welcome you in Hamburg and thank you very much for being able to
accept our invitation.

Meine Damen und Herren, wir freuen uns naturgemäß sehr, daß unsere Einla-
dung wieder großes Interesse und eine hohe Zahl an Teilnahmeanmeldungen
gefunden hat. Diese Freude sollte jedoch nicht ungetrübt bleiben, weil uns bei
aller Rechtzeitigkeit der Planungen das Kongreßzentrum durch fehlerhafte
Raumvergabe in letzter Minute vor die Tür gesetzt hat. So mußten wir wieder auf
diese, uns in früheren, Teilnehmer-ärmeren Symposien lieb gewordenen Hotel-
räume zurückgreifen und dürfen sogar noch froh sein, daß wenigstens dieses
gelungen ist. Wir müssen Sie daher um Nachsicht bitten für die enge Sitzordnung
und Inkaufnahme unvermeidlicher Disziplinierungen und Improvisationen.

Und wenn wir schon bei schwerverdaulichen, unerwarteten Ereignissen sind, so muß ich weiterhin berichten, daß in diesem Jahr eine ungeahnte, außerordentlich hohe Zahl an freien Vorträgen angemeldet worden ist, die wir in der vorgegebenen Verhandlungszeit bei bestem Willen nicht unterbringen konnten. Dafür wäre ein weiterer halber Tag nötig gewesen. So mußten wir Ablehnungen vornehmen, die uns sehr schwer gefallen sind, zumal aus den Abstracts keine nennenswerten qualitativen oder Aktualitätsunterschiede zu erkennen waren. Wir haben uns daher am Inhalt orientiert und vor allem jene Themen ausgeschlossen, die ohnehin schon zur Hauptverhandlung auf den nächsten Symposien vorgesehen sind. Soweit irgend möglich, möchten wir auch an dem bewährten Stil dieser Veranstaltung festhalten, d. h. keine Posterausstellung, keine Parallelsitzung und keine Verlängerung der Verhandlungszeit vornehmen. Vor allem letzteres würde mehr Übernachtungen bedeuten und auch mehr Geld kosten. Es fragt sich doch sehr, ob das wirklich dafür steht. So bitten wir alle Kolleginnen und Kollegen, deren Vorträge nicht angenommen werden konnten, sehr herzlich um Verständnis und diese Entscheidung nicht persönlich zu nehmen. An alle Vortragenden aber ergeht zum anderen die Bitte, die bewilligten Redezeiten nicht zu überschreiten.

Das Tagungsprogramm ist Ihnen rechtzeitig zugegangen. Die Verhandlungen heute nachmittag befassen sich mit speziellen aktuellen Problemen in der Versorgung HIV-infizierter Hämophiler, d. h. mit der schon im letzten Jahr angesprochenen virostatischen Frühbehandlung und der Primärprävention opportunistischer Infektionen, mit AIDS-Impfstoffen sowie mit der Infektionsgefährdung von medizinischem Personal und Angehörigen HIV-infizierter Hämophiler. Dazu ist es dankenswerterweise wieder gelungen, mit Frau Prof. EIBL vom Institut für Immunologie der Universität Wien, Herrn Prof. DEINHARDT und Herrn Prof. GÜRTLER vom Max von Pettenkofer-Institut für Hygiene und Medizinische Mikrobiologie der Universität München, Herrn Prof. GOEBEL von der Medizinischen Poliklinik der Universität München und Herrn Prof. EICHENLAUB von der IV. Medizinischen Abteilung des Krankenhauses München-Schwabing hochqualifizierte Moderatoren und Referenten zu gewinnen, die Ihnen aus vorangegangenen Symposien schon bekannt und mit unseren Problemen besonders vertraut sind.

Als zweites Hauptthema des Nachmittags haben wir Kurzberichte aus den beteiligten Einrichtungen der zur Zeit noch laufenden multizentrischen Studie des Bundesgesundheitsministeriums zur psychosozialen Versorgung HIV-infizierter Hämophiler aufgenommen, um den Mitwirkenden an diesem zweifellos wichtigen ministeriellen Förderungsprojekt – das im Grunde einer notwendigen Vorfinanzierung von Versorgungsfehlstellen entspricht – das Wort zu geben und den Stand ihrer Erkenntnisse und Folgerungen zu erfahren. Frau Prof. SCHARRER (Frankfurt), Dr. BRACKMANN (Bonn) und Prof. SCHRAMM (München) sind an dieser Studie beteiligt und werden die Diskussion leiten.

Der Samstagvormittag ist dann dem dritten Hauptthema „Erfahrungen mit neuen Faktor VIII- und IX-Konzentraten" gewidmet. Die Diskussionsleitung haben freundlicherweise Prof. BEESER (Freiburg), Prof. LECHNER (Wien) und Prof. SCHIMPF (Heidelberg) übernommen. Für das Einführungs- und Übersichtsreferat ist es gelungen, Frau Dr. BRETTLER (Worcester/Massachusetts) zu gewinnen. Einem weiteren Erfahrungsbericht von Dr. BRACKMANN folgen dann zwei Referate zu Problemen, die uns schon länger, und ohne zureichende Antworten zu finden, bewegt haben, nämlich „Der Einfluß des Konzentrattyps auf den Verlauf der HIV-Infektion" von Frau Dr. EICHINGER und der Wiener Arbeitsgruppe um Prof. LECHNER sowie „Modulation des Immunsystems durch Faktorenkonzentrate" von Dr. BERNTORP aus Malmö.

Abschließen werden wir die Vormittagssitzung mit einem Referat über Thrombogenität von Faktor IX-haltigen Konzentraten von Univ.-Doz. Dr. SCHWARZ aus Wien sowie mit Vorträgen zur vergleichenden Aktivitätsmessung von Faktor VIII-Konzentraten und in-vitro-Charakterisierung von Faktor IX-Konzentraten, die Prof. BEESER halten wird.

Morgen nachmittag folgt dann die Thrombophilie als letztes Hauptthema, wobei wir die Dysfibrinogenämie und den Faktor XII-Mangel als Unterthemen gewählt haben. Übersichtsreferate werden wir von Frau Prof. HENSCHEN (Irving/California), Dr. HAVERKATE (Leiden) und Frau Prof. MANNHALTER (Wien) hören. Die Diskussionsleitung liegt in Händen von Prof. LECHLER (Köln), Prof. RASCHE (Bremen) und Prof. WENZEL (Homburg/Saar).

Den Abschluß der Tagung bilden wie in jedem Jahr eine große Zahl interessanter freier Vorträge, denen Ihre besondere Aufmerksamkeit gelten sollte. Die Diskussionsleitung teilen sich Prof. ZIMMERMANN (Heidelberg) und Prof. MUNTEAN (Graz) und die Dozenten Frau Dr. HEINRICHS (Berlin) und Dr. SEIFRIED (Ulm).

Schließlich bleibt mir noch die vornehme Pflicht, der Firma IMMUNO GmbH, insbesondere Herrn Direktor Dr. SCHUSTER und seinen Mitarbeitern, für hervorragende organisatorische Leistungen und finanzielle Hilfen in der Vorbereitung des Symposions wie auch für die Drucklegung der Verhandlungsberichte in unser aller Namen sehr herzlich zu danken.

Damit ist das 22. Hämophilie-Symposion eröffnet, und ich wünsche uns allen eine erfolgreiche Tagung.

I. Frühe Interventionstherapie bei HIV-infizierten Hämophilen

Diskussionsleitung:

F. DEINHARDT (München)
M. EIBL (Wien)
F.-D. GOEBEL (München)
G. LANDBECK (Hamburg)

Todesursachen und AIDS-Erkrankungen Hämophiler in der BRD; Umfrageergebnisse 1991

G. Landbeck (Hamburg)

Wir haben bekanntlich 1983 damit begonnen, die Todesursachen und HIV-Infektionen Hämophiler in den alten Bundesländern durch jährliche Erhebungen und rückwirkend bis 1980 zu erfassen [2, 3, 4, 5, 6, 7, 8], um das Risiko therapiebedingter Virusinfektionen möglichst zuverlässig zu erkennen. 1987, also 2 Jahre nach Einführung der Anti-HIV-Testverfahren, haben wir dann erstmals versucht, die Gesamtzahl Hämophiler, aufgeteilt nach Faktor VIII- und IX-Mangel, nach Schweregraden sowie nach HIV-Infizierten und Nichtinfizierten zu ermitteln. Von den seinerzeit gemeldeten 2476 Patienten waren 1172, also 47,4 %, Anti-HIV-positiv, so daß wir daraus schließen konnten, daß fast die Hälfte der Hämophilen unseres Landes in den ersten 80er Jahren eine HIV-Infektion erlitten haben muß. Diese Zahl HIV-Infizierter konnte in den beiden folgenden Jahren durch altersbezogene Umfragen mit Abweichungen von 7 bzw. 11 Fällen, also weniger als 1 %, weitgehend bestätigt werden.

Eine zweite Erhebung der Gesamtzahl Hämophiler mit den schon genannten Unterteilungen haben wir in diesem Jahr vorgenommen, um nach dem Zwischenfall mit einem bis dahin als HIV-sicher eingeschätzten PPSB- bzw. Faktor IX-Konzentrat des letzten Jahres auch Neuinfektionen zu erfassen und zum anderen die neuen Bundesländer einzubeziehen. Entsprechend haben sich in den westlichen Bundesländern wiederum 47 sowie in den neuen Bundesländern erstmals 18 Behandlungseinrichtungen an diesen Umfragen beteiligt, und ich danke allen Kolleginnen und Kollegen sehr herzlich für diese arbeitsaufwendige und zweifellos mühevolle Mitwirkung.

Mit Stand vom September 1991 ergeben sich für die westlichen Bundesländer folgende Zahlen (Tabelle 1, linke Spalte):

Die Gesamtgruppe Hämophiler beläuft sich auf 2192 Patienten, bei denen in 1914 Fällen eine Hämophilie A und in 278 eine Hämophilie B vorliegt. Diese Verteilung entspricht mit 87,3 % und 12,7 % den allgemeinen Erwartungen und findet sich auch in unseren vorangehenden Statistiken.

Aus den östlichen Bundesländern (Tabelle 1, rechte Spalte) ist eine Gesamtzahl von 583 Hämophilen mit 488 Hämophilie A- und 95 Hämophilie B-Fällen gemeldet worden. Letzteres entspricht einem Verhältnis von 83,7 % zu 16,3 % und ist gering zugunsten der Hämophilie B verschoben.

Vergleicht man die Patientenzahlen aus West und Ost, so ist leicht zu erkennen, daß die 583 Hämophilen aus den neuen Bundesländern etwa ein Fünftel der Gesamtzahl aus beiden Gebieten beträgt (21 % von insgesamt 2775) und damit der Bevölkerungsverteilung in beiden Landesteilen entspricht. Das kann jedoch

G. Landbeck, I. Scharrer, W. Schramm (Hrsg.)
22. Hämophilie-Symposion Hamburg 1991

Tabelle 1. Erfassung Hämophiler, BRD IX/1991

	BRD-W	BRD-O
Gesamtzahl	2192	583
– Hämophilie A	1914 (87,3 %)	488 (83,7 %)
– Hämophilie B	278 (12,7 %)	95 (16,3 %)
– HIV-Infizierte	962 (43,9 %)	1 (0,2 %)
– Verstorbene	67 (51 AIDS)	1 (Unfall)
– F.VIII-Inhib.	121 (5,8 %)	18 (3,7 %)
– F.IX-Inhib.	5 (1,6 %)	0

nur bedeuten, daß die Beteiligung an diesen Erhebungen im Westen wie im Osten auf ein vergleichbar aktives Interesse gestoßen ist, denn unsere Zahlen aus den alten Bundesländern können keinesfalls als vollständige Erfassung gelten, worauf ich schon früher hingewiesen habe.

Der wichtigste Unterschied aber zeigt sich in den Zahlen HIV-infizierter und verstorbener Patienten. Der Osten ist durch seine politische Isolierung in den entscheidenden Jahren bis 1985 allem Anschein nach nahezu völlig von der HIV-Infektion verschont geblieben, die im Westen zur Zeit noch mit 962 Infizierten und 51 von 67 im Erfassungsjahr Verstorbenen zu Buche schlägt. Mit nur einem aus den östlichen Bundesländern gemeldeten Todesfall scheint die Gruppe der im Berichtsjahr Verstorbenen relativ klein zu sein. Nach unserer AIDS-bereinigten Statistik wären etwa 3 Todesfälle zu erwarten gewesen, doch liegt die Differenz wohl noch im Zufallsbereich. Ähnliches könnte man auch aus der Zahl der Inhibitor-Patienten schließen. Aber die aus den westlichen Bundesländern erhaltenen Zahlen entsprechen auch nur einer Prävalenzrate, die man üblicherweise bei solchen Umfragen erhält und haben nichts mit Inzidenzraten zu tun, worauf im Laufe des Symposions noch von anderer Seite eingegangen wird.

Ich hatte Ihnen eingangs die 1987 in den alten Bundesländern erfaßte Zahl Hämophiler mit 2476 und der HIV-Infizierten mit 1172 genannt. Die in dieser Tabelle aufgeführten Zahlen sind durch Todesfälle der Jahre 1988 bis 1990 reduziert. Zum anderen hat sich seither aber auch ein Zuwachs von 61 nicht-HIV-infizierten Patienten ergeben, der im wesentlichen aus pädiatrischen Einrichtungen stammt und wahrscheinlich auf Neufälle zurückzuführen ist. Nach dem Lebensalter der Patienten haben wir in diesem Jahr jedoch nicht gefragt, um diese Aussage bestätigen zu können.

Um nun der HIV-Infektion in den alten Bundesländern näher zu kommen, war es nötig, die Gesamtzahl HIV-Infizierter, also Lebender wie auch Verstorbener, der Jahre 1980 bis 1991 zu erfassen (Tabelle 2). Die in diesen Jahren gemeldete Gesamtzahl Hämophiler – also Infizierter wie auch Nichtinfizierter – beträgt 2537. Eine HIV-Infektion wurde bei 1178 Patienten nachgewiesen, wobei der Anteil der Hämophilie A- und B-Patienten etwa der Normverteilung entspricht. Die im letzten Jahr neu aufgetretenen 8 HIV-Infektionen bei Hämophilie B-Patienten sind gemeldet worden und in diesen Zahlen enthalten. Gegenüber 1987 hat sich die Zahl der HIV-Infizierten jedoch nur um 6 (statt 8) erhöht. Auch ist die Zahl der infizierten Hämophilie B-Fälle nur um 5 (statt 8) und die der infizierten Hämophilie A-Fälle um 1 gewachsen. Solche geringfügigen Abweichun-

Tabelle 2. Erfassung Hämophiler I/1980–IX/1991 (incl. Verstorbener, BRD-W)

Gesamtzahl:	2537
– Anti-HIV-1-pos.:	1178 (46,4 %)
– Hämophilie A	1025 (87 %)
– Hämophilie B	153 (13 %)

gen müssen bei unseren Umfragen wohl in Kauf genommen werden. Wir kommen auf diese Zahl später wieder zurück und werden uns jetzt erst einmal den Verstorbenen und deren Todesursachen zuwenden.

Verstorbene und Todesursachen

Für die Zeit Oktober ·1990 bis September 1991 sind 67 Todesfälle gemeldet worden (Tabelle 3). Von diesen sind 51, also 75 %, an AIDS verstorben, 6 an inneren Blutungen, überwiegend wieder intrakraniellen Blutungen, 6 an dekompensierter Lebercirrhose und die restlichen an maligner Neubildung, sonstigen inneren Krankheiten oder durch Unfall.

Tabelle 3. Hämophile. Todesursachen X/1990–IX/1991 (BRD-W)

AIDS	51 (75 %)
Blutung	6
Lebercirrhose	6
Malignome	1
sonst. inn. Krankh.	2
Unfall	1
	—
	67

Einbezogen in die seit Januar 1980 geführte Todesursachenstatistik (Tabelle 4) ergibt sich, daß AIDS mit 247 Todesfällen bzw. einem Anteil von jetzt 60 % mit großem Abstand an erster Stelle steht. Es folgen Blutungstodesfälle mit 15,5 % und dekompensierte Lebercirrhose als Endzustand einer chronischen

Tabelle 4. Hämophile. Todesursachen I/1980–IX/1991 (BRD-W)

1. AIDS	247	(60,0 %)
2. Blutung	64	(15,5 %)
3. Lebercirrhose	51	(12,4 %)
4. Malignome	14	(3,4 %)
5. sonst. inn. Krankh.	23	(5,6 %)
6. Unfall	7	(1,7 %)
7. Suicid	5	(1,2 %)
8. Drogen	1	(0,2 %)
	412	

Tabelle 5. Hämophile. HIV-assoziierte Malignome (IX/1991)

AIDS-Verstorbene:	247
davon	
– NHL	14 (5,7 %)
– KS	2 (0,8 %)

Tabelle 6. AIDS-Todesfälle und andere Todesursachen. I/1980 – IX/1991 (BRD-W)

	AIDS	*Andere*	*Insgesamt*
1980		11	11
1981		12	12
1982	(1)	13	14
1983		12	12
1984	4	14	18
1985	7	12	19
1986	15	15	30
1987	36	12	48
1988	43	15	58
1989	42	19	61
1990	48	14	62
1991	51	16	67
	247 (60 %)	165 (40 %)	412

Transfusionshepatitis mit 12,4 %. Bei den malignen Neoplasien handelt es sich fast ausschließlich um Karzinome, die ebenso wie die Todesfälle an sonstigen inneren Krankheiten entweder bei Nicht-HIV-Infizierten aufgetreten sind oder zumindest keinen Bezug zur HIV-Infektion erkennen lassen.

Bei 14 an AIDS Verstorbenen hat ein Non-Hodgkin-Lymphom, soweit angegeben, vom hochgradig malignen B-Zelltyp und bei 2 Verstorbenen ein Kaposi-Sarkom vorgelegen (Tabelle 5). Gegenüber Statistiken anderer Risikogruppen scheint der Anteil der NHL-Fälle mit 5,7 % eher hoch und jener mit Kaposi-Sarkom von 0,8 % deutlich niedriger zu sein.

Betrachten wir nun die Entwicklung der jährlichen Fallzahlen an AIDS verstorbener Hämophiler (Tabelle 6), so muß ich zunächst meine hoffnungsvolle Vermutung vom letzten Jahr korrigieren. Zu den im Vorjahr 1990 gemeldeten 43 AIDS-Todesfällen sind durch die diesjährige Erhebung – also verspätet – noch 5 weitere Fälle hinzugekommen, so daß sich also 48 Todesfälle ergeben und damit ein Zuwachs in 1990 von 12 %. Die Fallzahl dieses Jahres ergibt mit 51 Todesfällen ein Plus von 6 % – wenn es bei dieser Fallzahl bleiben sollte. Insgesamt kann man somit nur feststellen, daß die Entwicklung der jährlichen AIDS-Todesfallzahlen seit 1988 weiterhin steigende, wenn auch geringer gewordene Zuwachsraten als in den Vorjahren zeigt.

Die AIDS-bereinigten jährlichen Todesfallzahlen weisen nach wie vor nur geringe Schwankungen auf und liegen im Mittel bei 14 pro Jahr. Der Anteil der Todesfälle durch Blutungen beträgt in dieser Gruppe 40 % und jener infolge chronischer Hepatitis bzw. an Lebercirrhose 31 %. Das entspricht noch weitge-

Tabelle 7. Hämophile. Verstorbene I/1980 – IX/1991 (BRD-W)

Gesamtzahl	412
– davon Hämophilie A:	365 (89 %)
Hämophilie B:	47 (11 %)
– davon schwere H.:	359
mittelschw. H.:	30
leichte H.:	23

hend unseren Auswertungsergebnissen vor Aufkommen erster AIDS-Todesfälle und ist so auch in älteren Statistiken anderer Länder zu finden.

Unter den insgesamt 412 Todesfällen waren 25 Inhibitor-Patienten, d. h. 6 %, und dieser Anteil dürfte nach der genannten Prävalenz von Hemmkörpern in der Gesamtgruppe Hämophiler kaum auffällig sein.

Werfen wir noch einen Blick auf die Verteilung der Todesfälle auf beide Hämophilie-Typen und deren Schweregrade (Tabelle 7), so ist – wie in den Vorjahren – eine leichte Verschiebung zur Hämophilie A zu erkennen. Der mit 359 Todesfällen auffallend hohe Anteil der schweren Hämophilie beträgt 87 % und ist im wesentlichen auf die dominierende Todesursache AIDS zurückzuführen.

HIV-bedingte Erkrankungen

Kommen wir nun auf das Befinden bzw. den Zustand der von uns erfaßten Gesamtgruppe HIV-infizierter Hämophiler zu sprechen (Tabelle 8), so ist mit Stand vom September dieses Jahres festzustellen, daß von den 1178 HIV-Infizierten noch 573, also fast die Hälfte, als asymptomatisch eingestuft und 105 bzw. 9 % dem persistierenden Lymphadenopathie-Syndrom zugeordnet werden. 47 Patienten bzw. 4 % sind dem Wasting-Syndrom oder der HIV-Encephalopathie, d. h. der CDC-Gruppe IV-A und B zuzurechnen und 178 bzw. 15 % der Infizierten mit Sekundärinfektionen oder HIV-assoziierten Malignomen der CDC-Gruppe IV-C bis E. 247 bzw. 21 % dieser Patienten sind an AIDS verstorben und weitere 28 an anderen, nicht HIV-bedingten Todesursachen.

Es sind also 23 % der HIV-Infizierten verstorben, 49 % sind nach einer Infektionsdauer von 6–11 Jahren (abgesehen von den 8 neuen Infektionsfällen des

Tabelle 8. Anti-HIV-1-pos. Hämophile. Stand IX/1991 (BRD-W)

Gesamtzahl	1178
davon	
– CDC II	573 (49 %)
– CDC III	105 (9 %)
– CDC IV-A, -B	47 (4 %)
– CDC IV-C, -D, -E	178 (15 %)
– verstorben AIDS	247 (21 %)
– verstorben and. Ursach.	28 (2 %)

12   G. Landbeck

Tabelle 9. Hämophile. Erkrankte in CDC-Gruppe IV. IX/1991 (BRD-W)

	1987	1988	1989	1990	1991
IV-A, -B	35	38	42	30	47
IV-C, -D, -E	85	101	99	103	178
	120	139	141	133	225

letzten Jahres) symptomfrei geblieben, 9 % zählen zu der prognostisch sehr unsicher einschätzbaren CDC-Gruppe III, und zusammengerechnet 19 % der CDC-Gruppe IV weisen derzeit alarmierende Folgekrankheiten auf, die eine Einstufung als AIDS rechtfertigen.

Verfolgen wir die jährlich erfaßten Patientenzahlen der CDC-Gruppen IV-A, B und IV-C bis E (Tabelle 9), so ist zu erkennen, daß von 1987 bis 1988 noch ein Anstieg von 16 % zu verzeichnen war. 1989 war kein wesentlicher Zuwachs zu beobachten und 1990 gar ein leichter Rückgang (–5 %). Mit der diesjährigen Erhebung aber ist ein Plus von 41 % gegenüber 1990 festzustellen. Dieser unerwartete sprunghafte Anstieg könnte – ähnlich wie bei den gemeldeten AIDS-Todesfällen – womöglich auch durch verspätete Meldungen von Manifestationen aus dem Vorjahr mitbedingt sein, doch geben die Erhebungsbögen auf diese Frage keine zureichende Antwort. Bei aller Unsicherheit werden wir zumindest aber eine merkliche Zunahme klinisch manifester AIDS-Fälle unterstellen müssen, und es fragt sich, ob diese Entwicklung unter früher Interventionstherapie aufzuhalten ist.

Mit unserem Erhebungsbogen zur Erfassung symptomatischer HIV-Infizierter der CDC-Gruppen III und IV haben wir auch nach prognostisch wichtigen Verlaufsparametern gefragt, wie nach der Zahl der T4- bzw. $CD4^+$-Lymphozyten. Tabelle 10 enthält alle Fälle mit vollständigen Angaben aus diesen Gruppen sowie 64 asymptomatische Patienten der Gruppe II, die nicht erbeten waren, aber dennoch gemeldet worden sind. Obwohl die Fallzahlen klein sind, ergibt der Vergleich dieser Gruppen doch deutliche Unterschiede, d. h. eine von Gruppe zu Gruppe deutliche Abnahme der $CD4^+$-Zellzahlen. Liegen diese in der Gruppe II in 90 % und in der Gruppe III noch in rund 70 % der Fälle über 200, so werden in Gruppe IV-A, B 80 % und in Gruppe IV-C bis E 90 % der Fälle mit Zellzahlen

Tabelle 10. Hämophile. $CD4^+$-Zellzahlen in den CDC-Gruppen (239 Pat., IX/1991, BRD-W)

$CD4^+$-Zahl	CDC-Gruppen			
	(II)	III	IV-A, -B	IV-C, -D, -E
<100	4 %	5 %	49 %	62 %
100–200	6 %	26 %	32 %	27 %
200–500	67 %	65 %	17 %	10 %
>500	23 %	4 %	2 %	1 %
Pat.-Zahl	(64)	59	33	83

Tabelle 11. Hämophile. HIV-Infektion bei Kontaktpersonen. IX/1991 (BRD-W)

	Anti-HIV-1-pos.:
Angehörige	41 von 548 Pers. (7,5 %)
Med. Personal	0 von 208 Pers. (0 %)

Tabelle 12. Anti-HIV-1-pos. Hämophile (ohne Verstorbene) IX/1991

Gesamtzahl:	903
davon	
– CDC II	573 (63 %)
– CDC III	105 (12 %)
– CDC IV-A, -B	47 (5 %)
– CDC IV-C, -D, -E	178 (20 %)

unter 200 bzw. zunehmend unter 100 gefunden. Die Zahl der $CD4^+$-Zellen korreliert also – wie im Grunde zu erwarten war – sehr eng mit dem Fortschreiten der HIV-Infektion zum bedrohlichen Immundefekt und ist verständlicherweise so auch zum bevorzugten Marker für Entscheidungen zur frühen Interventionstherapie geworden.

Bezüglich der Themen unseres diesjährigen Symposions haben wir auch danach gefragt, ob HIV-Infektionen bei Kontaktpersonen Hämophiler aufgetreten sind (Tabelle 11). Aus Bonn wissen wir von KAMRADT, NIESE und BRACKMANN [1], daß 11 % der Ehefrauen bzw. Partnerinnen Hämophiler infiziert worden sind. Diese Gruppe ist in den hier genannten Zahlen nicht enthalten, aus denen hervorgeht, daß 7,5 % der Ehefrauen bzw. Partnerinnen eine HIV-Infektion acquiriert haben, während beim medizinischen Personal bisher keine Infektionen nachgewiesen werden konnten.

Abschließend möchte ich noch einmal die Zahlen HIV-infizierter Hämophiler unserer Statistik in Erinnerung bringen (Tabelle 12), die es mit bestem Sachverstand zu versorgen gilt und denen ein wesentlicher Teil unseres Symposions gewidmet ist. 25 % der 903 Patienten zählen zur Gruppe IV und sind in hohem Maße durch Folgekrankheiten der HIV-Infektion bedroht. Und bei den verbleibenden 75 % fragt es sich, wie groß der Anteil jener ist, die nach dem derzeitigen Stand der Erkenntnisse einer frühen virostatischen Therapie und Primärprophylaxe opportunistischer Infektionen zugeführt werden sollten, um die Progression zum AIDS zu verzögern.

Literatur

1. Kamradt Th, Niese D, Brackmann H-H (1990) Heterosexuelle Übertragung von HIV bei Hämophilen. Klin Wschr 68, S. 1203
2. Landbeck G (1986) Therapiebedingte Virusinfektionen bei Hämophilen. Entwicklung und derzeitiger Stand der Erkenntnisse: Todesursachenstatistik 1978–1984. In: Landbeck G, Marx R (Hrsg.) 2. Rundtischgespräch: Therapiebedingte Infektionen und Im-

mundefekte bei Hämophilen. 15. Hämophilie-Symposion Hamburg 1984. Springer-Verlag, Berlin Heidelberg New York London Paris Tokyo, S. 7
3. Landbeck G (1986) LAV/HTLV III-Infektion Hämophiler und Definitionsprobleme der Risikoklassifizierung. Todesursachen Hämophiler in der Bundesrepublik Deutschland 1978–1985. In: Landbeck G, Marx R (Hrsg.) 16. Hämophilie-Symposion Hamburg 1985. Springer-Verlag, Berlin Heidelberg New York London Paris Tokyo, S. 5
4. Landbeck G (1987) Todesursachenstatistik und symptomatische HIV-Infektion Hämophiler 1986. In: Landbeck G, Marx R (Hrsg.) 17. Hämophilie-Symposion Hamburg 1986. Springer-Verlag, Berlin Heidelberg New York London Paris Tokyo, S. 7
5. Landbeck G (1988) Todesursachenstatistik, AIDS-Erkrankungen und Erfassung HIV-1-infizierter Hämophiler der Bundesrepublik Deutschland. In: Landbeck G, Marx R (Hrsg.) 18. Hämophilie-Symposion Hamburg 1987. Springer-Verlag, Berlin Heidelberg New York London Paris Tokyo, S. 11
6. Landbeck G (1989) Todesursachenstatistik und AIDS-Erkrankungen Hämophiler in der Bundesrepublik Deutschland 1988. In: Landbeck G, Marx R (Hrsg.) 19. Hämophilie-Symposion Hamburg 1988. Springer-Verlag, Berlin Heidelberg New York London Paris Tokyo, S. 11
7. Landbeck G (1990) Entwicklung der Todesursachenstatistik und AIDS-Erkrankungen Hämophiler in der Bundesrepublik Deutschland 1980–1989. In: Landbeck G, Marx R, Scharrer I, Schramm W (Hrsg.) 20. Hämophilie-Symposion 1989. Springer-Verlag, Berlin Heidelberg New York London Paris Tokyo, S. 9
8. Landbeck G (1991) Todesursachen und AIDS-Erkrankungen Hämophiler in der BRD 1980–1990. In: Landbeck G, Scharrer I, Schramm W (Hrsg.) 21. Hämophilie-Symposion 1990. Springer-Verlag, Berlin Heidelberg New York London Paris Tokyo, S. 11

Virustatische Behandlung der HIV-Infektion

F.-D. GOEBEL, U. KRONAWITTER, J. R. BOGNER (München)

Das wichtigste und entscheidende Ziel einer virustatischen Therapie bei HIV-Infektion besteht in einer Verlängerung der Überlebenszeit. Das ist der Zentralmaßstab für die Effektivität einer Substanz bei einer potentiell tödlichen Krankheit. Dieses Ziel kann jedoch nicht um jeden Preis angestrebt werden, sondern nur unter Berücksichtigung einer ausreichenden Lebensqualität des Patienten. Eine solche Verbesserung der Lebensqualität ist vor allem durch eine Verminderung opportunistischer Manifestationen und vor allem eine Verlängerung der AIDS-freien Zeit zu erreichen. Je früher eine virustatische Therapie eingesetzt werden soll, desto geringer muß das Nebenwirkungsspektrum sein, da in frühen Stadien der HIV-Infektion die Patienten entweder asymptomatisch sind oder nur geringe Beschwerden haben.

Die überwältigende Mehrzahl der HIV-Infizierten verstirbt nicht an den unmittelbaren Folgen der Virusinfektion selbst, sondern an den durch den Immundefekt hervorgerufenen opportunistischen Manifestationen. Schon frühzeitig nach der HIV-Infektion beginnt die Entwicklung des Immundefektes mit einem mehr oder weniger kontinuierlichen Abfall der CD4-positiven Helferlymphozyten bei einem anfänglichen Anstieg der CD8-positiven Suppressorzellen, woraus eine inverse Ratio CD4/CD8 von kleiner als 1 resultiert. Ob es je gelingt, bei bereits eingetretenem oder gar fortgeschrittenem Immundefekt durch virustatische Therapie eine restitutio ad integrum der Abwehrlage zu erreichen, ist völlig ungeklärt. Allein schon aus diesem Grunde erscheint es außerordentlich sinnvoll, eine Therapie bei noch intaktem oder klinisch noch nicht relevant geschädigtem Immunsystem zu beginnen. Therapieziel einer virustatischen Behandlung sollte daher auch die Verzögerung oder besser die Verhinderung der Entwicklung des Immundefektes sein.

In einer randomisierten, Placebo-kontrollierten Studie mit Azidothymidin (Zidovudin, Retrovir®) bei Patienten mit fortgeschrittenem AIDS-related-complex oder Vollbild AIDS ließ sich im Jahre 1986 zeigen, daß eine virustatische Therapie einen eindeutig lebensverlängernden Effekt haben kann. Der Unterschied zwischen der mit Verum behandelten Gruppe mit 1 Verstorbenen gegenüber 16 Verstorbenen in dem Placebo-Arm war hochsignifikant und bewies die Effektivität der Therapie [1]. Dieser Erfolg wurde zunächst mit großer Euphorie aufgenommen, bald jedoch zeigte sich bei genauerer Betrachtung der Studienergebnisse, daß dieser Erfolg durch erhebliche Nebenwirkungen belastet war. Von subjektiven Beschwerden wie Schlaflosigkeit, Konzentrationsstörungen und vor allem Oberbauchbeschwerden abgesehen, waren die Veränderungen des blutbil-

G. Landbeck, I. Scharrer, W. Schramm (Hrsg.)
22. Hämophilie-Symposion Hamburg 1991
© Springer-Verlag Berlin Heidelberg 1992

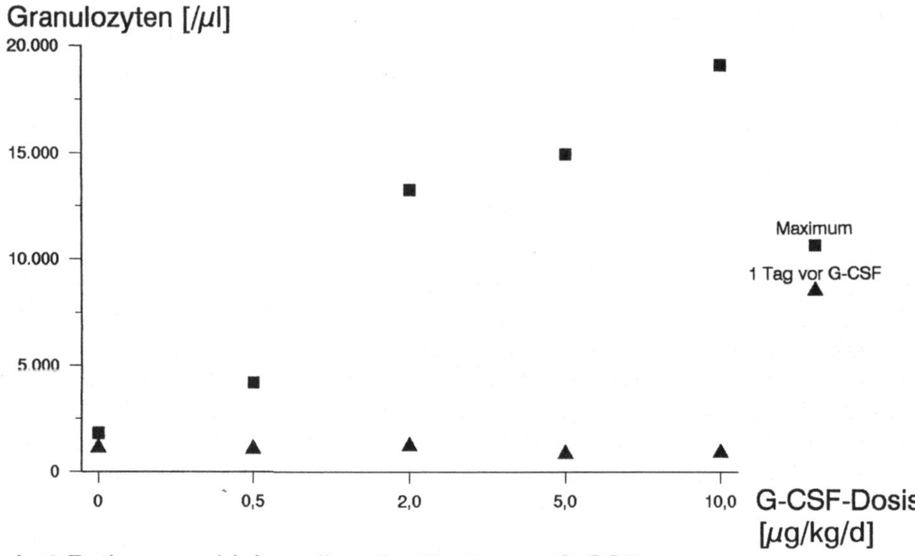

Abb. 1. Dosis-abhängiger Anstieg der Granulozyten („maximal response") nach subcutaner Gabe von G-CSF

denden Knochenmarks Therapie-limitierend. Megaloblastäre Veränderungen des roten Blutbildes waren bei fast 100 % der Therapierten zu beobachten, in einem hohen Prozentsatz kam es zur Dosisreduktion oder zum Therapieabbruch wegen einer Anämie. Der Anstieg des mittleren Zellvolumens der Erythrozyten und des HbE tritt so konstant auf, daß er einen hervorragenden Maßstab für die Compliance der Patienten darstellt, ihr Medikament tatsächlich einzunehmen. Einen weiteren limitierenden Faktor stellte die Entwicklung der Granulozytopenie ebenfalls bei einem hohen Prozentsatz der behandelten Patienten dar [2].

War die Anämie noch mit mehr oder weniger regelmäßigen Blutübertragungen kompensierbar, wodurch ein Therapieabbruch vermieden werden konnte, so war die Entwicklung der Neutropenie zunächst ein für die Fortsetzung der Therapie unüberwindliches Hindernis. Inzwischen haben Studien mit granulocyte-colony-stimulating-factor (G-CSF) nachweisen können, daß auch diese Nebenwirkung kompensierbar ist. In einer Dosisfindungsstudie konnten wir zeigen, daß die maximale Granulozytenantwort auf G-CSF eindeutig dosisabhängig ist [3] (Abb. 1). Durch tägliche s.c.-Gabe von G-CSF konnte die AZT-Therapie mit unveränderter – ursprünglich neutropenisch wirkender – Dosis mit Granulozytenzahlen über 2000/µl fortgeführt werden.

In einer ebenfalls Placebo-kontrollierten Studie der AIDS-Clinical-Trial-Group (ACTG, Protokoll 002) bei AIDS-Patienten mit Zustand nach Pneumocystis carinii-Pneumonie, ließen sich die Befunde der Lebensverlängerung mit AZT bestätigen. Neben dem Placebo-Arm enthielt die Studie einen Therapie-Arm mit 600 mg AZT/Tag und einen weiteren mit der ursprünglich angewandten Dosis von 1500 mg/Tag. Es zeigte sich, daß unter Therapie mehr Patienten über-

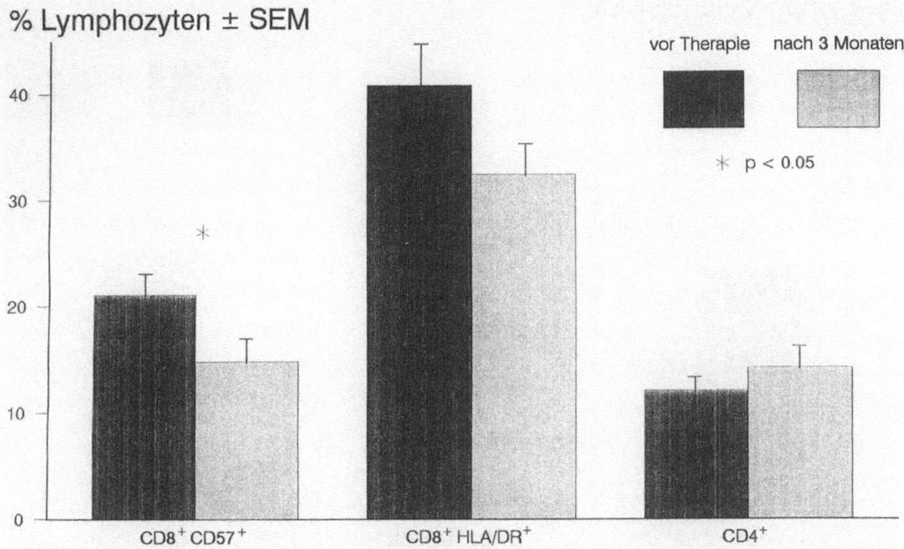

Abb. 2. Anstieg der aktivierten Lymphozyten (CD8-positiv/CD57-positiv und CD8-positiv HLA/DR-positiv vor und 3 Monate nach Beginn einer AZT-Therapie bei Patienten im Stadium WR 2 bis 4

lebten als in der Placebogruppe und daß die Effektivität von 600 mg gegenüber 1500 mg/Tag tendenziell sogar besser war. Auch war die Nebenwirkungsrate in Form von Anämie und Granulozytopenie in der 600 mg Gruppe signifikant niedriger als in der Hochdosisgruppe [4]. Bei gleicher Effektivität, jedoch bei signifikant geringerer Rate unerwünschter Wirkungen bei 600 mg erfolgte die allgemeine Empfehlung zur Therapie von AIDS-Patienten mit 600 mg/Tag verteilt auf mehrere Einzeldosen.

In einer weiteren Studie der ACTG (Protokoll 016) bei Patienten mit frühem AIDS-related-complex und Helferzellzahlen unter 500/µl zeigte sich signifikant häufiger ein Fortschreiten der Krankheit unter Placebo gegenüber AZT. Da die Therapie in früheren Stadien der HIV-Infektion begonnen worden war, gab es weder unter Placebo noch unter AZT einen Todesfall. Das wichtigste Kriterium einer Verlängerung der Überlebenszeit unter virustatischer Therapie ließ sich also in dieser Studie nicht mehr beurteilen. Statt dessen wurden sekundäre Merkmale eines Fortschreitens der Krankheit als Endpunkte definiert [5]. Schließlich wurde eine weitere Studie (ACTG, Protokoll 019) an völlig asymptomatischen HIV-Infizierten durchgeführt. Über 3000 Patienten wurden in 3 Gruppen randomisiert und erhielten entweder Placebo oder 500 mg AZT oder 1500 AZT/Tag. Je nach ihrer CD4-Zahl wurden sie in Gruppen stratifiziert. Das Ergebnis [6] zeigte, daß die Progression unter AZT gegenüber der mit Placebo behandelten Gruppe signifikant verzögert wurde. Die hämatologischen Nebenwirkungen traten unter 1500 mg bei etwa 6 % der Therapierten auf gegenüber etwa 3 % in der 500 mg Gruppe. Die Häufigkeit der Granulozytopenie war in der 500 mg-AZT-Gruppe gleich selten zu beobachten wie in der Gruppe mit Placebo.

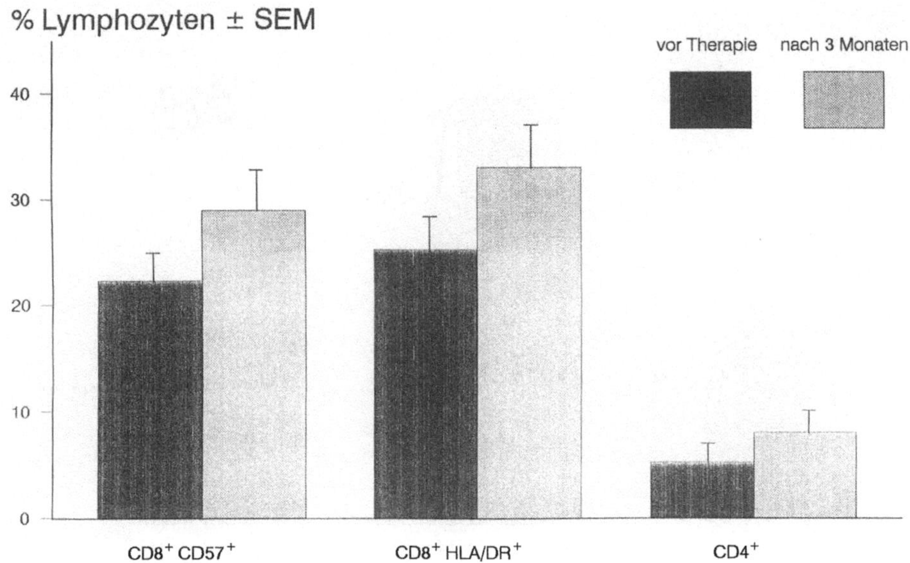

Abb. 3. Gleiche Darstellung wie in Abbildung 2 vor und 3 Monate nach Therapiebeginn mit AZT bei Patienten im Stadium WR 5 und 6

In einer anderen Pilotstudie [7] wurden Veränderungen labortechnischer Befunde bei 3 Therapiegruppen, behandelt mit 300 mg, 600 mg oder 1500 mg AZT/Tag geprüft. Der Anstieg der CD4-Zellen war in der 300 mg Gruppe stärker als in den 600 mg und 1500 mg Gruppen. Der Rückgang der HIV-Antigenkonzentration im Serum war in allen drei Gruppen vergleichbar ausgeprägt. Die Berechnung des kumulativen Anteils von Patienten mit Toxizität des Schweregrades III und IV ergab unter 1500 mg 100 % nach einem Jahr, 35 % nach 18 Monaten mit 600 mg/Tag und 10 % nach 2 Jahren mit 300 mg/Tag [7].

Unsere Untersuchungen von Lymphozytensubsets vor und während einer AZT-Therapie ergaben weitere Hinweise darauf, daß der Beginn einer AZT-Therapie in frühen Stadien effektiver sein könnte als in späten Stadien. Bei 37 HIV-infizierten Patienten mit Therapiestart im Stadium WR 2 bis WR 4 wurden die aktivierten Suppressorzellen jeweils vor und 3 Monate nach Beginn einer Therapie mit 500 mg AZT pro Tag (2×250 mg/die) bestimmt. Dabei zeigte sich in diesem Stadium eine signifikante Abnahme der CD8$^+$/CD57$^+$-Zellen wie auch der CD8$^+$/HLA/DR$^+$-Zellen 3 Monate nach Beginn der antiviralen Therapie gegenüber dem Ausgangswert (Abb. 2). Die gleiche Untersuchung bei 24 Patienten im Stadium WR 5 und WR 6, also ARC und AIDS, zeigte jedoch 3 Monate nach Therapiebeginn einen signifikanten Anstieg dieser aktivierten Suppressorlymphozyten (Abb. 3). In Anbetracht der Tatsache, daß die Virusreplikation mit dem Aktivitätszustand der Lymphozyten zunimmt, scheint ein Therapiebeginn in einem frühen Stadium der Aktivierung der Lymphozyten entgegen zu wirken und möglicherweise dadurch die Virusreplikation zu reduzieren. Dieser Effekt ist offenbar in den Spätstadien zumindest in der durchgeführten Untersuchung nicht erkennbar.

Sowohl aufgrund theoretischer Überlegungen, positiver Effekte bei in-vitro-Untersuchungen als auch der klinischen Daten aus den amerikanischen ACTG-Studien erscheint es sinnvoll, bei asymptomatischen Patienten mit erkennbarem Immundefekt eine antiretrovirale Therapie einzuleiten. Die Verzögerung der Krankheitsprogression ist durch die publizierten Studienergebnisse belegt. Dennoch ist die Frage nach einer Frühtherapie nicht abschließend zu beantworten. Ein besonderes Problem in diesem Zusammenhang stellt die nachgewiesene Resistenzentwicklung der Viren gegen AZT dar. Werden AIDS-Patienten im späten Stadium des ARC oder bei Vollbild AIDS erstmals mit AZT behandelt, sind die Viren nach spätestens 2 Jahren AZT resistent [8]. Die Geschwindigkeit der Resistenzentwicklung hängt offenbar von dem Stadium ab, in dem die Therapie begonnen wird [9]. Dies ist erklärbar durch die zunehmende Virusreplikation in den späteren Stadien. Die klinische Bedeutung der Resistenzentwicklung ist bisher nicht klar. Die labortechnisch nachweisbare Resistenzentwicklung ist nicht begleitet von einer erkennbaren klinischen Verschlechterung des Patientenzustandes.

Inwieweit eine erzielbare Progressionsverzögerung in den Frühstadien der HIV-Infektion letztendlich zu einer Lebensverlängerung der Patienten führt, ist eine bisher ungeklärte Frage. In den ACTG-Studien 016 und 019 hat es weder in der Placebo- noch in der Verum-Gruppe Todesfälle gegeben, so daß diese Studien zur Beantwortung dieser wichtigen Frage nicht beitragen können. Unbeschadet der Frage nach dem definitiven Vorteil im Sinne der Lebensverlängerung bewirkt eine Progressionsverzögerung durch den früheren Einsatz der antiviralen Therapie eine Verbesserung der Lebensqualität durch Hinausschieben von Krankheitssymptomen. In Anbetracht der Intensität der Therapieforschung könnte ein früherer Beginn der antiviralen Therapie auch dazu führen, daß mehr Patienten in einem besseren Zustand in die Aera kommen, in der das Spektrum der antiviralen Therapiemöglichkeiten ganz erheblich verbessert ist. Die Tatsache, daß eine AZT-Resistenz die Therapie mit anderen Nukleosidanaloga oder gar Substanzen mit anderen Angriffspunkten im intrazellulären Lebenszyklus des Virus zuläßt, weil die AZT-Resistenz hochspezifisch ist, öffnet den Weg zu Kombinationstherapien oder auch zur sequentiellen Therapie.

Literatur

1. Fischl MA, Richman DD, Grieco MH et al (1987) The efficacy of azidothymidine (AZT) in the treatment of patients with AIDS and AIDS-related complex: a doubleblind placebo controlled trial. N Engl J Med 317:185–191.
2. Richman DD, Fischl MA, Grieco MH et al (1987) The toxicity of azidothymidine (AZT) in the treatment of patients with AIDS and AIDS-related complex. N Engl J Med 317:192–197
3. Kronawitter U, Füeßl HS, Matuschke A, Goebel F-D (1991) Effects and side-effects of G-CSF in patients with neutropenia due to Azidothymidine (AZT). 7th Int Conf AIDS, Florence, Abstr 2153
4. Fischl MA, Parker CB, Petinelli C et al (1990) A randomized trial of reduced daily dose of zidovudine in patients with acquired immunodeficiency syndrome. N Engl J Med 323:1009–1014

5. Fischl MA, Richman DD, Hansen N et al (1990) The safety and efficacy of zidovudine (AZT) in the treatment of subjects with mildly symptomatic human immunodeficiency virus type I (HIV) infection. Ann Int Med 112:727–737
6. Volberding PA, Lagakos SW, Koch MA et al (1990) Zidovudine in asymptomatic human immunodeficiency virus infection. N Engl J Med 322:941–949
7. Collier AC, Bozzette RW, Coombs RW et al (1990) A pilot study of low-dose zidovudine in human immunodeficiency virus infection. N Engl J Med 323:1015–1021
8. Larder BA, Darby G, Richman DD et al ((1989) HIV with reduced sensitivity to zidovudine (AZT) isolated during prolonged therapy. Science 243:1731–1734
9. Boucher CAB, Tersamette M, Lange JMA et al (1990) Zidovudine sensitivity of human immunodeficiency viruses from high risk, symptom-free individuals during therapy. Lancet 336:585–590

Pharmakokinetik von Zidovudin bei HIV-infizierten Hämophilen mit chronischer Hepatitis

J. K. Rockstroh, H. Hille, F. E. Bauer, D. Niese, H. H. Brackmann,
J. Oldenburg, S. Ewig (Bonn, Göttingen)

Einleitung

Azidothymidin (AZT, Zidovudin) ist bislang die einzige Substanz, bei der eine signifikante Lebensverlängerung bei Patienten mit AIDS gezeigt werden konnte [1]. Toxizitätsstudien zeigen jedoch, daß es bei einer AZT-Therapie in 25 % der Fälle zu potentiell lebensbedrohlichen unerwünschten Wirkungen kommt [2]. Da das Haupteliminationsorgan von AZT die Leber ist, ist es gut vorstellbar, daß es bei Patienten mit chronischer Hepatitis/Zirrhose zu einer verzögerten AZT-Elimination kommt, die zu einer zunehmenden Patientengefährdung durch Anstieg der unerwünschten AZT-Wirkungen führt.

Eigene Erfahrungen an unserer Klinik zeigen, daß 15 % unserer HIV-infizierten Hämophiliepatienten unter der laufenden Therapie mit AZT einen sich über Monate entwickelnden Transaminasenanstieg aufweisen. Bei allen Patienten ließ sich aber auch eine chronische Virushepatitis (entweder B oder C) nachweisen, so daß eine exakte Klärung der Ätiologie der beobachteten Leberstörung ohne Biopsie nur schwer möglich war. Die bei einem Patienten in diesem Zusammenhang durchgeführte Leberbiopsie zur weiteren Abklärung von erheblichen Transaminasenanstiegen erbrachte den histologischen Befund einer floriden Leberschädigung mit Verfettung, Hyalin-1-Zellnekrosen und deutlicher perilobärer und intralobärer Faservermehrung. Der erhobene Befund wurde als vereinbar mit einer toxischen Leberschädigung gesehen. Eine nutritive toxische Ursache für die bestehende Hepatopathie ließ sich anamnestisch aber nicht ausschließen. Andererseits erhob sich die Frage nach einem möglichen hepatotoxischen Effekt von Zidovudin bei Langzeittherapie und zusätzlich bestehender chronischer Virushepatitis. Einen hepatotoxischen Effekt von Zidovudin mit cholostatischer Hepatitis unter Zidovudineinnahme ist beschrieben worden [3]. Während hierbei die Hepatitis bereits sieben Tage nach Einnahme von Zidovudin auftrat, verzeichneten wir Leberenzymveränderungen, die über Monate hinweg kontinuierlich zunahmen. Dies führte uns zu der Frage, ob Lebererkrankungen bei HIV-infizierten Hämophiliepatienten einen Einfluß auf die Pharmakokinetik von Zidovudin aufweisen. Bislang veröffentlichte Studien zu diesem Thema ergaben widersprüchliche Resultate. So berichteten Joeres et al. vor kurzem, daß bei einer pharmakokinetischen Begleitstudie zwischen lebergesunden und leberkranken Patienten nach oraler Gabe von Zidovudin kein Unterschied hinsichtlich der Clearance bestand [4]. Child et al. und Taburet et al. hingegen dokumentierten eine Abnahme der Plasmaclearance, eine verlängerte Elimina-

G. Landbeck, I. Scharrer, W. Schramm (Hrsg.)
22. Hämophilie-Symposion Hamburg 1991
© Springer-Verlag Berlin Heidelberg 1992

tionszeit und eine verlängerte Halbwertszeit nach oraler Gabe von Zidovudin [5, 6].

Zusammenfassend führten unsere Beobachtungen zu der Frage, ob die Transaminasenanstiege nicht durch AZT-Kumulation und somit toxische AZT-Konzentrationen hervorgerufen wurden. Das Ziel unserer Untersuchungen war deshalb die Ermittlung der AZT-Pharmakokinetik bei Patienten mit chronischer Hepatitis im Hinblick auf eine gegebenenfalls notwendige Dosisadaptation.

Methodik

Wir untersuchten die Pharmakokinetik von Zidovudin nach oraler Gabe von 100 mg in 9 HIV-infizierten Hämophiliepatienten mit Helferzellen zwischen 101 und 485/µl, einem Körpergewicht zwischen 67 und 97 kg (Mittelwert 75 kg) und einem Alter von 23–48 Jahren. Wir bestimmten Zidovudinplasmaspiegel zum Zeitpunkt 0, 30, 60, 120, 180, 360 und 480 Minuten. Wir verwandten dabei die von LOTTERER et al. beschriebene modifizierte HPLC-Methodik [7]. Hierbei wurde eine Standardkurve im Bereich von 0,1–10 µmol/l erstellt und Azidoguanosin als interner Standard verwendet. Der interindividuelle Variationskoeffizient war bei einer Plasmakonzentration von 2 µmol/l 7,5 %. Die untere Nachweisgrenze lag bei 0,1 µmol/l. Im folgenden bestimmten wir die Spitzenkonzentration von Zidovudin im Plasma (Cmax), den Zeitpunkt der Spitzenkonzentration (tmax), die Plasmahalbwertszeit t1/2, Plasmaclearance (CL), Verteilungsvolumen (VD) und die Fläche unter der Plasmakonzentrationszeitkurve (AUC). Das bestehende Ausmaß der Leberenzymveränderungen in individuellen Patienten ist in der Tabelle 1 dargestellt. Alle Patienten weisen deutlich erhöhte Lebertransaminasen auf, in zwei Fällen besteht zusätzlich eine deutliche cholostatische Befundkonstellation.

Ergebnisse und Diskussion

Die wichtigsten pharmakokinetischen Parameter von Zidovudin bei gesunden Probanden sowie asymptomatischen HIV-Patienten ohne Einschränkung von Leber- oder Nierenfunktionsparametern sind in der Tabelle 2 dargestellt. Nach oraler Gabe von Zidovudin kommt es zu einem hepatischen first-pass Effekt mit einer Bioverfügbarkeit mit 65 %. Die Elimination erfolgt via Biotransformation zum größten Teil in der Leber. Bislang ist beim Menschen nur ein Metabolit identifiziert worden, nämlich das glucorinierte Derivat Zidovudinglucoronid (GAZT). Die durchschnittliche Halbwertszeit von Zidovudin wird mit 1 Stunde angegeben, tmax ebenfalls mit 1 Stunde, totale Plasmaclearance mit 22 ml/kg/min und das Verteilungsvolumen mit 1,3–1,6 l/kg. Die Spitzenkonzentration von Zidovudin nach einer oralen Gabe von 2 mg Zidovudin pro kg Körpergewicht liegt bei ungefähr 2,5 µmol/l. Nach 3–4 Stunden lassen sich keine meßbaren Zidovudinspiegel mehr im Plasma nachweisen (untere Nachweisgrenze bei 0,1 µmol/l).

Tabelle 1. Leberfunktionsparameter bei neun Hämophiliepatienten vor Gabe von 100 mg Zidovudin oral

Patient	S-GOT (U/l)	S-GPT (U/l)	γ-GT (U/l)	AP (U/l)	Ges-Bili (mg/dl)
1	177	168	374	422	1.8
2	27	46	181	190	0.6
3	96	64	63	330	7.7
4	81	71	83	374	5.8
5	270	384	617	237	1.3
6	61	31	228	213	0.9
7	78	242	190	178	0.7
8	84	183	21	197	0.5
9	92	65	43	218	1.1

Tabelle 2. Zidovudin

Pharmakokinetik MG:	267,24
Bioverfügbarkeit:	65 %
Verteilungsvolumen:	1,3 – 1,6 l/kg
Plasmaproteinbindung:	34 – 38 %
Plasmahalbwertszeit:	1 h
Elimination:	10 – 20 % unverändert renal. Rest hepatisch metabolisiert

In Tabelle 3 sind die gemessenen und errechneten pharmakokinetischen Parameter von neun HIV-infizierten Hämophiliepatienten nach oraler Gabe von 100 mg Zidovudin dargestellt. Unter Zuhilfenahme der bereits beschriebenen pharmakokinetischen Daten bei Lebergesunden erkennt man, daß die von uns gefundenen Mittelwerte für Cmax, tmax, t1/2, Clearance, Verteilungsvolumen und AUC in etwa den aus der Literatur bekannten Werten entsprechen. Hieraus folgt, daß im Mittel in unserer Patientengruppe keine Beeinflussung der Pharmakokinetik durch gleichzeitig vorliegende Hepatopathie vorliegt. Bei Betrachtung der einzelnen Patientenwerte fallen jedoch im wesentlichen zwei Dinge auf: Erstens ließen sich bei einem Drittel der Patienten auch noch nach sechs Stunden meßbare Zidovudinspiegel nachweisen, wobei bei unserer Methode die Nachweisgrenze bei 0,1 µmol/l lag. Dies würde zumindest bei diesen Patienten auf eine verlangsamte Elimination hindeuten. Zweitens findet sich eine erhebliche Meßvariabilität bei unseren Patienten, die in den hohen Standardabweichungen zum Ausdruck kommt. Ähnlich große Schwankungen wurden auch von MORSE et

24   J. K. Rockstroh et al.

Tabelle 3. Pharmakokinetische Parameter von neun Hämophiliepatienten nach oraler Gabe von 100 mg Zidovudin

Patient	C max (μmol/l^{-1})	t max (min)	t 1/2 (min)	CL (ml/kg/min)	Vd (l/kg)	AUC (μmol/l/min)
1	4,1	60	123	8,0	1,4	421
2	0,5	30	31	99,7	4,4	34
3	3,2	60	43	13,5	0,8	250
4	1,4	120	80	24,3	2,8	138
5	1,6	60	30	36,4	1,6	93
6	1,5	85	90	14,5	1,9	232
7	0,7	180	67	32,2	3,1	105
8	2,4	30	52	27,6	2,1	122
9	3.9	60	24	14,7	0,5	228
Mittelwert	2,1	76	60	30,1	2,0	169
SD	1,2	45	31	26,2	1,1	109

al. registriert, wo ebenfalls die Pharmakokinetik von oralem Zidovudin in HIV-infizierten Hämophiliepatienten untersucht wurde [8]. Nimmt man nun die zwei Patienten heraus, die klinisch und laborchemisch die ausgeprägtesten Hepatopathien aufwiesen (zum einen der Patient mit toxischem Leberschaden, zum anderen ein Patient mit bioptisch gesicherter Leberzirrhose und Aszites), so sind das nicht nur die Patienten, die auch noch nach sechs Stunden meßbare Zidovudinspiegel aufwiesen, sondern auch diejenigen der Patienten, die die höchste Spitzenkonzentration von Zidovudin im Plasma aufwiesen und durch eine verringerte Plasmaclearance charakterisiert waren. Bei dem Patienten mit dem toxischen Leberschaden fand sich zusätzlich eine aufs Doppelte verlängerte Halbwertszeit. Dies führt zu der Annahme, daß im Falle schwerer Hepatopathien es doch zu einer Beeinträchtigung der Pharmakokinetik von Zidovudin kommen kann und legt zusätzlich die Vermutung nahe, daß die zum Teil widersprüchlichen Ergebnisse aus der Literatur auf einen unterschiedlichen Schweregrad der jeweilig bestehenden Hepatopathie zurückgehen.

Zusammenfassend bleibt also festzuhalten, daß im Mittel Plasmahalbwertszeit und Plasmaclearance nach oraler Gabe von Zidovudin bei HIV-infizierten Hämophiliepatienten mit chronischer Hepatitis den aus der Literatur bekannten pharmakokinetischen Daten von lebergesunden Patienten entsprechen. Betrachtet man hingegen gesondert nur die schweren Hepatopathien (insbesondere Leberzirrhose), so läßt sich eine reduzierte AZT-Elimination vermuten. Von besonderer Bedeutung erscheint hierbei die beobachtete verlängerte Halbwertszeit, die über eine AZT-Kumulation zu einem erhöhten Toxititätsrisiko führen könnte. Weitere Studien erscheinen daher dringend erforderlich, um zu untersuchen, ob bei Leberzirrhose eine Dosisreduktion von Zidovudin notwendig ist.

Literatur

1. Fischl MA, Richman DD, Grieco MH, Gottlieb MS, Volberding PA, Laskin OL et al (1987) The efficacy of azidothymidine (AZT) in the treatment of patients with AIDS and AIDS-related complex. A double-blind, placebo-controlled trial. N Engl J Med 317:185–191
2. Richman DD, Fischl MA, Grieco MH, Gottlieb MS, Volberding PA, Laskin DL et al (1987) The toxicity of azidothymidine (AZT) in the treatment of patients with AIDS and AIDS-related complex. A double-blind placebo-controlled trial. N Engl J Med 317:192–197
3. Dubin G, Braffman MN (1989) Zidovudine induced hepatotoxicity. Ann Intern Med 110:85–86
4. Joeres R, Klinker H, Nitsche B, Ortwein N, Zilly W, Hartmann AA, Elsner P, Richter E (1991) Einfluß von Lebererkrankungen auf die Pharmakokinetik von Azidothymidin (AZT) bei Aids-Patienten. Z Gastroenterologie (Suppl 2) 29:140
5. Child S, Montaner J, Tsoukas C, Fanning M, Le T, Wall RA, Ruedy J (1991) Canadian Multicenter Acidothymidine Trial: AZT pharmacokinetics. J Acquired Immundeficiency Syndroms 4:865–870
6. Taburet AM, Naveau S, Zorza G, Colin JN, Delfraissy JF, Chaput JC Singlas E (1990) Pharmacokinetics of zidovudine in patients with liver cirrhosis. Clin Pharmacol Ther 47:731–739
7. Lotterer E, Ruhnke M, Trautmann M, Beyer R, Bauer FE (1991) Decreased and variable systemic availability of zidovudine in patients with Aids if administered with a meal. Eur J Clin Pharmacol 40:305–308
8. Morse GD, Portmore A, Olsen J, Taylor C, Plank C, Reichman RC (1990) Multiple-dose pharmacokinetics of oral zidovudine in hemophilia patients with human immunodeficiency virus infection. Antimicrobial Agents and Chemotherapy 34:394–397

Die Anwendung von Impfstoffen in der Prophylaxe und Therapie des erworbenen Immunmangelsyndroms (AIDS)

J. W. Mannhalter, M. M. Eibl (Wien)

Einleitung

Das erworbene Immunmangelsyndrom (AIDS) hat sich zu einem weltweiten, derzeit schwer zu kontrollierenden Gesundheitsproblem entwickelt. Allein in den Vereinigten Staaten von Amerika gab es Ende 1990 laut Angaben der Centers for Disease Control [1] mehr als eine Million HIV-infizierte Personen. Obwohl in Europa und in den Vereinigten Staaten die Zahl der Neuinfektionen zurückgeht, nimmt weltweit die Zahl der HIV-Infizierten zu. Das ist vor allem auf die Häufigkeit der Infektion in Zentralafrika und auf das Übergreifen von HIV auf Südamerika und Südostasien zurückzuführen. In den USA sind in den Jahren von 1981 bis 1990 mehr als 100000 Personen an AIDS-assoziierten Erkrankungen verstorben [2]. Die geschätzte Zunahme der AIDS-Fälle während der Jahre 1991 bis 1993 beträgt in den USA zwischen 175000 und 250000 und bis Ende 1993 dürfte es kumulativ zwischen 285000 und 340000 AIDS-assoziierte Todesfälle gegeben haben [1].

Diese Zahlen machen deutlich, daß effektivere Maßnahmen zur Prophylaxe und Therapie dieser Erkrankung dringend benötigt werden. Erfahrungen mit vielen anderen Infektionskrankheiten zeigen, daß diese am besten durch wirksame Impfungen bekämpft und oft sogar eliminiert werden konnten. Im großen Maßstab durchgeführte prophylaktische Impfungen haben zur Elimination der Pocken weltweit und zum fast vollständigen Verschwinden der Kinderlähmung in der westlichen Welt geführt. Impfstoffe auch zur Behandlung von Infektionserkrankungen einzusetzen, wurde bereits am Ende des vorigen Jahrhunderts durch Pasteur nach Tollwut-Exposition erfolgreich versucht. Neuerdings wurde auch bei der Behandlung Neugeborener von Hepatitis B-Antigen-positiven Müttern eine Simultanimpfung erfolgreich angewandt.

Im folgenden wird ein kurzer Überblick über den Stand der AIDS-Impfstoff-Forschung – sowohl aus der Sicht der Prophylaxe als auch aus der der Therapie – gegeben und auf den von der Immuno AG hergestellten Kandidat-AIDS-Impfstoff näher eingegangen.

Anwendung des HIV-Kandidatimpfstoffes in der Prophylaxe

Für bestimmte Bevölkerungsgruppen bzw. Länder erscheint heute eine Impfung gegen AIDS von größter Bedeutung. Wenn auch die frühere Skepsis einem

G. Landbeck, I. Scharrer, W. Schramm (Hrsg.)
22. Hämophilie-Symposion Hamburg 1991
© Springer-Verlag Berlin Heidelberg 1992

vorsichtigen Optimismus gewichen ist und eine prophylaktische Vorgangsweise hoffnungsvoll erscheinen läßt, darf nicht übersehen werden, daß derzeit nur indirekte Hinweise auf die Erreichbarkeit einer protektiven Immunität existieren.

Nach erfolgter Exposition mit dem AIDS-Virus ist der Organismus üblicherweise in der Lage, die sich rasch ausbreitende Infektion innerhalb mehrerer Wochen mit Hilfe seines Immunsystems unter Kontrolle zu bringen, indem die Virusvermehrung weitestgehend unterbunden wird. Allerdings kommt es dabei zu keiner vollständigen Elimination des AIDS-Virus, so daß die Infektion als solche weiter bestehen bleibt. Bei etwa $^1\!/_3$ der infizierten Personen kommt es in den folgenden Jahren nach Beginn der Infektion zu der für AIDS charakteristischen immunologischen Veränderung, gefolgt von der Erkrankung, die in den meisten Fällen zum Tode führt. Zwei Drittel der Infizierten verbleiben über lange Zeit symptomlos, so daß aus der bisherigen Erfahrung die mittlere Inkubationszeit – d.h., die Zeitspanne vom Zeitpunkt der Infektion bis zu den ersten Symptomen – derzeit mit 7 bis 11 Jahren angegeben wird. Ob diese mittlere Inkubationszeit sich weiter verlängern wird, bleibt den zukünftigen Erfahrungen vorbehalten.

Die prophylaktische Zielsetzung richtet sich zunächst besonders auf den Schutz gegen auftretende Erkrankungen oder zumindest auf eine entscheidende Verlängerung der Inkubationszeit aus. Ob es durch eine Impfung auch möglich sein wird, nach erfolgter Exposition des Geimpften eine Infektion zu verhindern oder zumindest nach einiger Zeit das AIDS-Virus total aus dem geimpften Organismus zu eliminieren, kann derzeit nicht beantwortet werden.

Der erste Kandidatimpfstoff der IMMUNO AG, Wien enthält als Impfantigen ein aus Säugetierzellen gewonnenes rekombinantes HIV-1 gp160. Bei der Herstellung des rekombinanten gp160 wird ein Vaccinia-Virus/Bakteriophagen-T-7-Hybridsystem verwendet, um das Gen, welches für das HIV-Hüllenprotein kodiert, in Säugetierzellen zu exprimieren [3]. Um die Expression des gp160-Gens zu verstärken, werden dabei zwei verschiedene rekombinante Vaccinia-Viren verwendet. Ein rekombinantes Vaccinia-Virus enthält das Bakteriophagen T-7-Polymerase-Gen unter der Kontrolle des Vaccinia-Virus P 7.5-Promoters. Dieses Virus wird dann gemeinsam mit einer zweiten Vaccinia-Rekombinante, die das HIV-Hüllen(env)-Gen unter der Kontrolle eines T-7-Promoters enthält, benützt, um Säugetier-Gewebekulturzellen (Verozellen) zu infizieren. Die infizierten Verozellen produzieren nun große Mengen des HIV-Hüllenproteins (gp160), welches dann durch Extraktion aus diesen Zellen gewonnen und durch eine Reihe von Chromatographieschritten (Lentil-Lektin-Chromatographie, Immun-Affinitätschromatographie, Ionenaustauschchromatographie) gereinigt wird [4]. Das in den Verozellen exprimierte gp160 wurde als Antigen in unserem ersten Kandidatimpfstoff verwendet und mit MCC, einem Adjuvans, das Aluminiumhydroxid und Deoxycholat enthält, versehen. Einige Eigenschaften des so hergestellten gp160 sind in Tabelle 1 zusammengefaßt. Dabei ist besonders die komplette biologische Glykosylierung, die für die große Ähnlichkeit zwischen dem rekombinanten und dem natürlichen gp160 verantwortlich ist, hervorzuheben. Eine komplette Glykosylierung kann nur in Säugetierzellen erreicht werden. Andere Expressionssysteme erlauben entweder nur teilweise Glykosylierung

Tabelle 1. Vorteile und wichtige Eigenschaften des in dem Kandidatimpfstoff verwendeten rekombinanten HIV-Hüllenproteins gp160

- Leichte Herstellbarkeit in großen Mengen.
- Rekombinantes Produkt und daher völlige Abwesenheit von HIV-Bestandteilen, die zu einer Integration des viralen Genoms führen könnten.
- Das HIV-Hüllenprotein ist vollständig und nicht degradiert.
- Es ist komplett glykosyliert (wegen der Herstellung in Säugetierzellen).
- Es ist dem natürlichen HIV-Hüllenprotein sehr ähnlich.

(Hefeexpressionssystem), oder das gp160-Glykosylierungsmuster ist von dem des natürlichen viralen Hüllenproteins stark unterschiedlich, wie z. B. das Baculovirus-Expressionssystem, bei dem das rekombinante gp160 in infizierten Insektenzellen hergestellt wird.

Vorklinische Studien in kleinen Laboratoriumstieren zeigten, daß der erste rgp160 Immuno-Kandidatimpfstoff eine signifikante Immunantwort, sowohl zellulär als auch humoral, induziert.

Tiermodelle

Eines der Hauptprobleme bei der AIDS-Impfstoff-Forschung besteht in der Tatsache, daß für prophylaktische Studien kein leicht zugängliches Tiermodell zur Verfügung steht. Unter den Primaten sind vorerst nur Schimpansen [5, 6] und Gibbonaffen [7] mit HIV-1 infizierbar. Beide Tierarten sind nur limitiert für die Forschung verfügbar. Der Großteil der bisher durchgeführten experimentellen Studien, in dem die Infektion durch Impfungen verhindert werden sollte, verwendete das Schimpansenmodell. Schimpansen entwickeln bekanntlich nach der HIV-1-Infektion keine Krankheitssymptome, so daß bei diesem Tiermodell nur der Schutz vor der HIV-Infektion untersucht werden kann. Hingegen existiert ein Primatenmodell, bei dem ein dem HIV-1 ähnliches Retrovirus, das Simian Immune Deficiency Virus, in bestimmten Macaquenarten ein dem menschlichen AIDS ähnliches Erkrankungsbild hervorruft: wie beim Menschen kommt es zur Abnahme von CD4-positiven Zellen und zu schweren opportunistischen Infektionen, die schließlich zum Tode führen. In diesem Tiermodell wurden verschiedene SIV-Impfstoffe untersucht, und einige davon induzierten einen ausreichenden Schutz gegen eine nachfolgende Infektion. Allerdings ist festzustellen, daß der Schutz vor allem dann gegeben war, wenn die Immunisierung mit einem SIV-Hüllenprotein durchgeführt wurde, das vom gleichen Virusstamm stammte, der später bei der Infektion Verwendung fand (also unter homologen Bedingungen). Bei Infektion mit einem heterologen Virusstamm waren die Ergebnisse nicht mehr so vielversprechend [8]. Wieweit im einzelnen die im SIV/Macaquen-Modell erhaltenen Ergebnisse direkt auf HIV-Infektionen übertragbar sind, ist noch nicht in allen Einzelheiten geklärt.

Kürzlich wurde berichtet, daß auch eine weitere Primatenart, die sogenannten Pigtail Macaquen (Macaca nemestrina), mit HIV-1 infizierbar ist. Sollte dieser Bericht erhärtet werden, würde das sicher eine zusätzliche Möglichkeit für die

AIDS-Impfstoff-Forschung bedeuten, da diese Tiere in größerer Anzahl verfügbar wären.

Bisher gibt es weltweit drei Arbeitsgruppen, denen es gelungen ist, Schimpansen durch Immunisierung vor einer Infektion mit dem Humanen Immundefizienzvirus zu schützen [9–11]. Alle drei Gruppen verwendeten Impfstoffe, die das HIV-Hüllenprotein und/oder Bestandteile davon enthielten.

Bei unseren eigenen Untersuchungen haben wir zuerst festgestellt, daß eine Immunisierung mit den erwähnten rekombinant hergestellten HIV-Glykoprotein gp160 in Kombination mit einem geeigneten Adjuvans zu einer adäquaten humoralen und zellulären Immunantwort führte [12]. Die Tiere entwickelten zum Teil hohe gp160-spezifische Antikörper-Titer, auch virusneutralisierende Antikörper wurden beobachtet. Besonders bemerkenswert war auch die hohe zellmediierte Immunität (gemessen durch Proliferation Antigen-reaktiver T-Zellen in Antwort auf Stimulierung mit gp160) sowie die Ausbildung eines langanhaltenden immunologischen Gedächtnisses.

Im Zusammenhang mit dem Schutz vor einer HIV-Infektion waren folgende Aspekte von Bedeutung:
– Wie lange hält der Impfschutz an (d.h. kommt es eventuell später zum Durchbrechen der Infektion) und
– kann man mittels dieses Kandidatimpfstoffes eine langanhaltende Immunität induzieren?

Der Aufbau und die Ergebnisse dieser vorklinischen Studie sind in Tabelle 2 zusammengefaßt. Sie zeigen, daß die Impfung zwei Schimpansen vor der Infektion mit HIV-1 schützte. Weiters konnte bei beiden geschützten Tieren ein Durchbrechen der Infektion nicht beobachtet werden (Beobachtungszeitraum $3\,^1\!/\!_2$ Jahre bei einem Schimpansen und über 1 Jahr bei einem anderen Schimpansen). Dieser Schimpanse war $2\,^1\!/\!_2$ Jahre nach der letzten Immunisierung vor einer HIV-Infektion (mit 100 $TCID_{50}$) geschützt.

Klinische Studien der Phase I

Die vielversprechenden Ergebnisse in den Tiermodellen veranlaßten die Initiierung klinischer Phase-I-Studien in HIV-negativen Personen. Die erste dieser Studien, die das HIV-Hüllenprotein gp160 oder Bestandteile davon in dem Kandidatimpfstoff enthielten, wurden bereits vor einigen Jahren begonnen und sind zum Teil schon publiziert (für Details siehe Referenzen 13–15). Zusammenfassend kann gesagt werden, daß die Kandidatimpfstoffe ohne wesentliche Nebenwirkungen toleriert wurden. Die Impfstoffe induzierten humorale und zelluläre Immunreaktionen von unterschiedlicher Dauer und Intensität. Es wurde die Induktion von Antikörpern (z.B. gemessen in Western Blot) und T-Zell-Proliferationen in Antwort auf das Immunogen beschrieben; HIV-neutralisierende Antikörper oder zytotoxische T-Zellen wurden allerdings nicht gefunden.

Unsere eigene Phase-I-Studie begann im Dezember 1990 in den Vereinigten Staaten von Amerika; sie wurde vom National Institute of Allergy and Infectious Diseases (NIAID) gesponsert und an fünf Zentren durchgeführt. Die Studie ist

Tabelle 2. Aufbau und Ergebnisse der HIV-Schimpansenstudie

| | Untersuchte Schimpansen | | | |
	E7	D8	E6	D6 Kontrolltier
Anzahl der Immunisierungen	6	6	3	–
Verwendete gp160 Dosis/Immunisierung	50 µg	50 µg	50 µg	–
Zeit zwischen letzter Immunisierung und Infektion (Wochen)	22	22	126	–
Infektionsdosis (TCID$_{50}$)	100	100	100	100
Zur Infektion verwendeter Virusstamm	homolog	homolog	homolog	homolog
Neutralisierende Antikörper zum Zeitpunkt der Infektion (Titer)	61	17	$\leq$5	$\leq$5
gp160-spezifische T-Zellen-„Memory" zum Zeitpunkt der Infektion	hoch	niedrig	hoch	–
Serokonversion (Wochen nach Infektion)	keine	12	keine	16
Virusisolierung	negativ	positiv	negativ	positiv
Beobachtungszeitraum nach der Infektion	$3^1/_2$ Jahre	$3^1/_2$ Jahre	>1 Jahr	$3^1/_2$ Jahre

als eine randomisierte, doppelt-blinde, Placebo-kontrollierte Studie konzipiert und für eine Dauer von insgesamt 30 Monaten geplant. Erste Ergebnisse werden im Juli 1992 bei der Internationalen AIDS-Konferenz in Amsterdam berichtet. Eine kurze Zusammenfassung der Studie (Aufbau, Impfschema etc.) ist in Tabelle 3 gegeben. Die Studie involviert HIV-negative Freiwillige, die kein identifizierbares Risikoverhalten für eine HIV-Infektion zeigen. Der Impfstoff enthält das oben beschriebene, rekombinant hergestellte gp160 und als Adjuvans ein Gemisch von Aluminiumhydroxid (0,2 %), Desoxycholat (0,25 %) und Thimerosal (0,01 %). Als Placebo wird die Adjuvanspräparation ohne gp160 verabreicht. Abbildung 1 zeigt erste Ergebnisse von Western Blot-Bestimmungen, die mit den noch kodierten Proben erhalten wurden. Es kann daraus ersehen werden, daß, in Antwort auf die Immunisierung, gegen das HIV-Hüllenprotein gerichtete Antikörper produziert wurden. Neben dem Western Blot werden die gp160-spezifischen Antikörper noch mittels ELISA bestimmt. Außerdem sollen auch neutralisierende Antikörper untersucht werden. Die Bestimmung der zellulären Immunität beinhaltet vor allem Proliferationsuntersuchungen in Antwort auf gp160; an einigen Zentren sollen auch zytotoxische T-Zellen untersucht werden. Bis jetzt wurden nur leichte und selten mittelschwere, vor allem lokale Neben-

Tabelle 3. Zusammenfassung der klinischen Phase-I-Studie rekombinantes gp160 IMMUNO

Anzahl der Freiwilligen:	60
Immunisiert mit: (je 20 Personen)	12.5 µg HIV gp160 adjuvantiert 50 µg HIV gp160 adjuvantiert Placebo (Adjuvans)
Immunisierungsschema:	Primärimmunisierung Tag 0 1. Booster Tag 30 2. Booster Tag 180 möglicher 3. Booster Tag 547
Sponsoren:	Division of AIDS, Vaccinia Research and Development Branch, National Institute of Allergy and Infectious Diseases, National Institutes of Health
Klinische Zentren:	St. Louis University, School of Medicine Johns Hopkins University University of Rochester, School of Medicine University of Washington Vanderbilt University
Zentrales Labor:	Georgetown University
Datenauswertung:	The Emmes Corporation

wirkungen berichtet, was auf eine zufriedenstellende Verträglichkeit des Impfstoffes schließen läßt.

Anwendung des HIV-Kandidatimpfstoffes in der Therapie

Frühere Erfahrungen mit Rabies- und Hepatitis B-Infektionen haben gezeigt, daß auch noch nach erfolgter Infektion der Ausbruch der Erkrankung durch eine Impfung mit dem entsprechenden relevanten Antigen verhindert werden kann [16, 17]. Basierend auf diese Erfahrung hat JONAS SALK im Jahr 1987 erstmals vorgeschlagen, diese Möglichkeit auch bei HIV-infizierten Personen zu untersuchen [18]. In der Folge haben SALK und Mitarbeiter eine Studie in zwei HIV-infizierten Schimpansen durchgeführt [19]. Dabei wurde ein abgetötetes HIV-Ganzviruspräparat als Immunogen verwendet. Während vor der Immunisierung aus diesen Tieren mehrmals HIV isoliert werden konnte, war das nach erfolgter Vakzinierung nicht mehr der Fall. Daraus schlossen die Autoren, daß die Impfung zu einer Stärkung der HIV-spezifischen Immunität und möglicherweise auch zu einer Abnahme der virusinfizierten Zellen führte. Interessanterweise waren diese Tiere auch gegen eine Infektion mit einem heterologen Virusstamm geschützt. Diese Ergebnisse waren besonders im Hinblick auf die hohe Variabilität des HIV im Verlaufe der Infektion [20] von Interesse.

Kürzlich haben ROBERT REDFIELD und Mitarbeiter über eine Impfstudie, die an 30 HIV-infizierten Freiwilligen durchgeführt wurde, berichtet [21]. Bei dieser Studie wurde ein im Baculovirus-Expressionssystem hergestelltes gp160 mit Aluminiumphosphat adjuvantiert als Immunogen verwendet. Die interessantesten

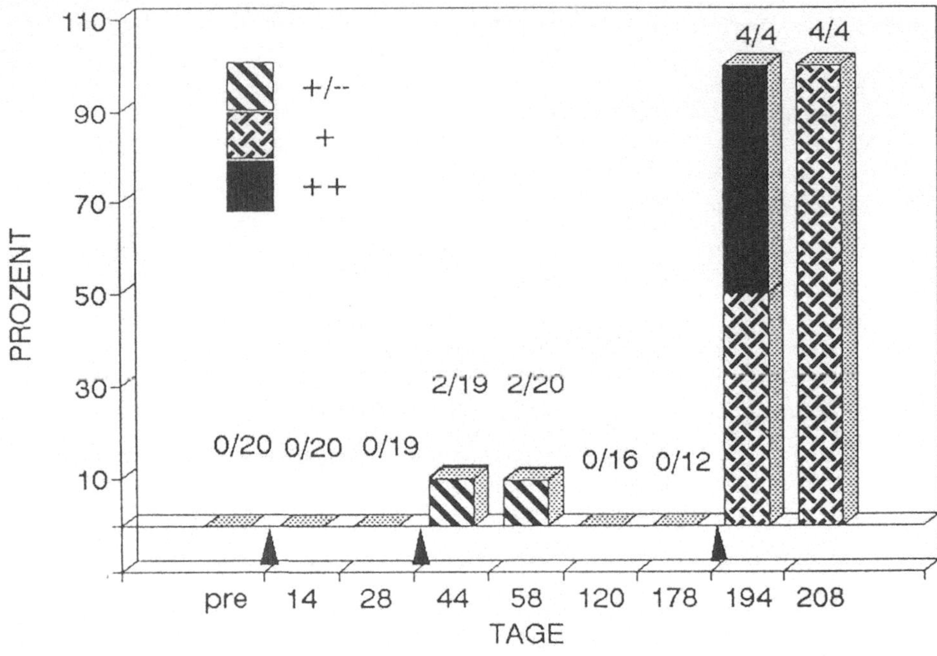

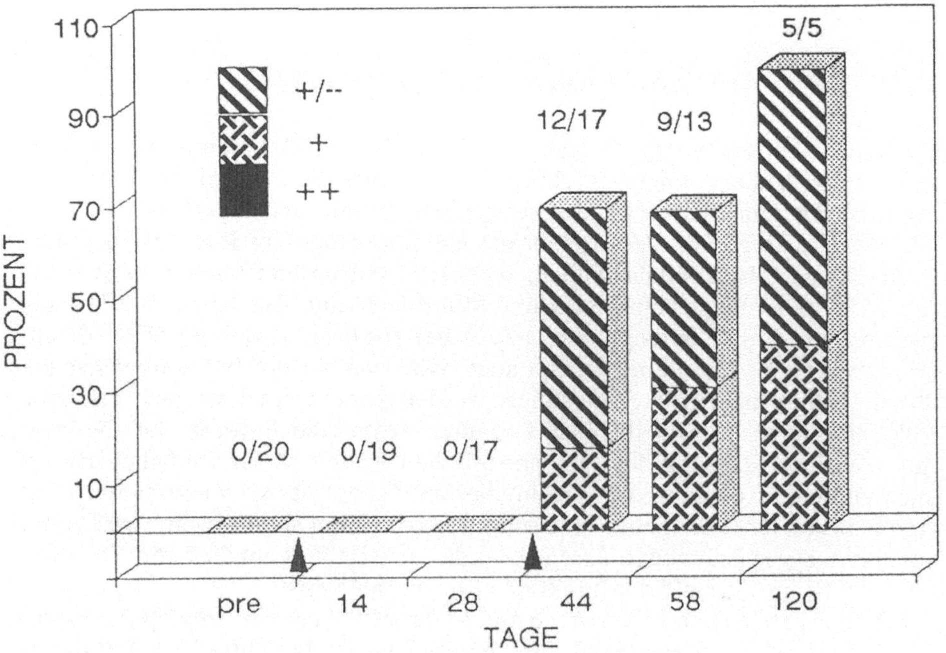

Abb. 1. Western Blot-Ergebnisse. **a** Antikörperreaktivität gegen HIV-env Immunisierungsdosis 12,5 µg gp160, **b** 50 µg gp160

Tabelle 4. Ergebnisse einer Impfung mit gp160 in HIV-positiven Personen (aus REDFIELD et al, Ref. 21)

- Die Immunisierung mit gp160 führte in 19 von 30 Personen (63 %) zu einer Erhöhung der zellulären und humoralen Immunantwort auf HIV-Hüllenproteine.
- Die Fähigkeit, auf Immunisierung mit gp160 zu antworten, war mit der CD4-Zahl assoziiert (13/16 Personen mit CD4 >600 reagierten auf die Impfung; im Vergleich 6/14 Personen mit CD4 <600).
- Eine höhere Anzahl von Immunisierungen war positiv im Hinblick auf die Immunantwort gegen gp160 (83 % der Personen mit 6 Immunisierungen zeigten eine erhöhte Antwort auf gp160, allerdings nur 40 % der Personen, die 3 Immunisierungen erhielten).
- 21 von 30 Personen (70 %) zeigten nach Immunisierung mit gp160 eine Erhöhung der gp160-spezifischen T-Zell-Proliferation.
- Eine Erhöhung der Antikörper gegen gp160 wurde in 14/15 (93 %) der Personen mit 6 Immunisierungen und in 7/15 (47 %) der Personen mit 3 Immunisierungen beobachtet. Weiters induzierte die Immunisierung eine Serokonversion gegen bei der natürlichen Infektion nicht erkannten gp160-Epitope.
- Die Fähigkeit zur Immunantwort auf Immunisierung mit gp160 war mit einer Stabilisierung der CD4-Zahlen assoziiert (keine Veränderung in den 19 Personen mit erhöhter Immunantwort auf gp160, Erniedrigung von 7,3 % in Personen, bei denen die Impfung keine Erhöhung der gp160-spezifischen Immunantwort induzierte).

Ergebnisse dieser Studie sind in Tabelle 4 zusammengefaßt. Kurz kann gesagt werden, daß der Impfstoff in einem Bereich von 40 μg bis 640 μg gp160 ohne wesentliche Nebenwirkung vertragen wurde und daß die Immunisierung sowohl zelluläre als auch humorale Immunreaktionen induzierte. Im humoralen Bereich konnte gezeigt werden, daß Antikörper gegen HIV-gp160-Epitope induziert wurden, die bei der natürlichen Infektion nicht oder nur sehr schwach nachweisbar sind. Weiters zeigen T-Zellen HIV-infizierter Personen generell eine schlechte proliferative Antwort auf Stimulierung mit gp160. Auch hier kam es durch die Immunisierung zu einer deutlichen Steigerung. Bei Personen, die auf die Impfung mit einer Erhöhung der HIV gp160-spezifischen Immunantwort reagierten, konnte während eines Beobachtungszeitraumes von 10 Monaten kein weiterer Abfall der CD4-Zahlen beobachtet werden.

Wir begannen vor einigen Monaten mit einer randomisierten, Placebo-kontrollierten Phase-I-Studie in HIV-infizierten Personen mit CD4-Zahlen <600 mit dem Immuno rgp160-enthaltenden Kandidatimpfstoff. Auch diese Studie wird von dem NIAID gesponsert und wird in den USA durchgeführt. Details der Studie sind in Tabelle 5 dargestellt. Die Studie begann im Frühjahr 1992 und ist präliminär für einen Beobachtungszeitraum der Probanden von 12 Monaten konzipiert. Das Immunogen rgp160 und das Adjuvans werden dasselbe sein, wie in der Phase-I-Studie bei HIV-negativen Freiwilligen verwendet wurde. Als zusätzliche Kontrolle wird ein anderer Impfstoff (Hepatitis B-Impfstoff) inkludiert. Das dient dazu, um mögliche Effekte einer Impfung ohne HIV-Spezifität zu untersuchen. Besonderes Augenmerk soll auf eine eventuelle Änderung der Virusbelastung im Patienten gelegt werden. Eine ähnliche Studie in Europa ist im Planungsstadium.

Die zuvor beschriebenen Ergebnisse experimenteller und klinischer Studien dürfen nicht darüber hinwegtäuschen, daß noch viele Fragen die Immunität

Tabelle 5. Geplante Phase-I-Studie in HIV-positiven Personen mit CD4-Zahlen >500

Impfstoff:	Rekombinantes gp160 IMMUNO, adjuvantiert mit Aluminiumhydroxid (0,2 %), Desoxycholat (0,25 %), Thimorosal (0,01 %). Hepatitis B-Impfstoff (Engerix®)						

Anzahl der Personen in der Studie: 55

Geplante Dauer: 12 Monate/untersuchten Person

Impfschema:

Dosis	Anzahl der Personen	Tag 0	Tag 28	Tag 56	Tag 84	Tag 112	Tag 140
50 µg gp160	15	1	1	1	1	1	1
50 µg gp160	15	1	1	1	P	P	1
Hepatitis B	15	H	H	H	P	P	H
Placebo (Adjuvans)	10	P	P	P	P	P	P

gegen HIV betreffend beantwortet werden müssen. Die Natur der protektiven Immunität ist nach wie vor ungeklärt. Es ist weiters noch nicht bekannt, ob eine Immunisierung, die mit einem aus einem bestimmten HIV-Stamm hergestellten Impfstoff durchgeführt wurde, auch vor einer Infektion mit heterologen HIV-Stämmen schützt. Weiters wird die Problemstellung der Induktion einer Immunität in der Mucosa noch Aufmerksamkeit und Aufklärung fordern. Allerdings geben die zuvor beschriebenen ersten Ergebnisse Anlaß zur Hoffnung, daß die Arbeit zur Entwicklung eines AIDS-Impfstoffes in absehbarer Zukunft Früchte tragen könnte.

Literatur

1. Centers for Disease Control (1990) HIV Prevalence Estimates and AIDS Case Projections for the United States: Report Based upon a Workshop. MMWR 39:1
2. Centers for Disease Control (1991) Mortality Attributable to HIV Infection/AIDS – United States, 1981–1990. MMWR 40:41
3. Fuerst TR, Earl PL, Moss B (1987) Use of a hybrid vaccinia virus-T7 RNA polymerase system for expression of target genes. Mol Cell Biol 7:2538
4. Barrett N, Mitterer A, Mundt W, Eibl J, Eibl M, Gallo RC, Moss B, Dorner F (1989) Large-Scale Production and Purification of a Vaccinia Recombinant-Derived HIV-1 gp160 and Analysis of Its Immunogenicity. Aids Research and Human Retroviruses 5:159
5. Alter HJ, Eichberg JW, Masur H, Saxinger WC, Gallo R, Macher AM, Lane HC, Fauci AS (1984). Transmission of HTLV-III Infection from Human Plasma to Chimpanzees: An Animal Model for AIDS. Science 226:549
6. Francis DP, Feorino PM, Broderson JR, McClure HM, Getchell JP, McGrath CR, Swenson B, McDougal JS, Palmer EL, Harrison AK, Barre-Sinoussi F, Chermann J-C, Montagnier L, Curran JW, Cabradilla CD, Kalyanaraman VS (1984) Infection of chimpanzees with lymphadenopathy-assosiated virus. Lancet II:1276
7. Lusso P, Markham PD, Ranki A, Earl P, Moss B, Dorner F, Gallo RC, Krohn KJE (1988) Cell-mediated immune response toward viral envelope and core antigens in gibbon apes (hylobates lar) chronically infected with human immunodeficiency virus-1. J Immunol 141:2467

8. Gardner M (1991) SIV vaccines: current status. The role of the SIV-macaque model in AIDS research. Vaccine 9:787

9. Berman PW, Gregory TJ, Riddle L, Nakamura GR, Champe MA, Porter JP, Wurm FM, Hershberg RD, Cobbs EK, Eichberg JW (1990) Protection of chimpanzees from infection by HIV-1 after vaccination with recombinant glycoprotein gp120 but not gp160. Nature 345:622

10. Girard M, Kieny M-P, Pinter A, Barre-Sinoussi F, Nara P, Kolbe H, Kusumi K, Chaput A, Reinhart T, Muchmore E, Ronco J, Kaczorek M, Gomard E, Gluckman J-C, and Fultz PN (1991) Immunization of chimpanzees confers protection against challenge with human immunodeficiency virus. Proc Natl Acad Sci 88:542

11. Mannhalter JW, Barrett N, Küpcü Z, Kistner O, Wolf HM, Huber K, Eder G, Dorner F, Gallo RC, Moss B, Eibl MM (1991) Immunological Parameters Associated with Protection against Challenge with HIV-1 in rgp160-Immunized Chimpanzees. Abstract Th.A.13. VII International Conference on AIDS. Florence 16–21 June 1991

12. Mannhalter JW, Pum M, Wolf HM, Küpcü Z, Barrett N, Dorner F, Eder G, Eibl MM (1991) Immunization of Chimpanzees with the HIV-1 Glycoprotein gp160 Induces Long-Lasting T-Cell Memory. Aids Research and Human Retroviruses 7:485

13. Wintsch J, Chaignat C-L, Braun DG, Jeannet M, Stalder H, Abrignani S, Montagna D, Clavijo F, Moret P, Dayer J-M, Staehelin T, Doe B, Steimer KS, Dina D, Cruchaud A (1991) Safety and Immunogenicity of a Genetically Engineered Human Immunodeficiency Virus Vaccine. J Infect Dis 163:219

14. Cooney EL, Collier AC, Greenberg PD, Coombs RW, Zarling J, Arditti DE, Hoffman MC, Hu S-L, Corey L (1991) Safety of and immunological response to a recombinant vaccinia virus vaccine expressing HIV envelope glycoprotein. Lancet 337:567

15. Clerici M, Tacket CO, Via CS, Lucey DR, Muluk SC, Zajac RA, Boswell RN, Berzofsky JA, Shearer GM (1991) Immunization with subunit human immunodeficiency virus vaccine generates stronger T helper cell immunity than natural infection. Eur J Immunol 21:1345

16. Francis DP, Hadler SC, Thompson SE, Maynard JE, Ostrow DG, Altman N, Braff EH, O'Malley P, Hawkins D, Judson FN (1982) The Prevention of Hepatitis B with Vaccine. Ann Int Med 97:362

17. Szmuness W, Stevens CE, Harley EJ, Zang EA, Oleszko WR, William DC, Sadovsky R, Morrison JM, Kellner A (1980) Hepatitis B vaccine: Demonstration of efficacy in a controlled clinical trial in a high-risk population in the United States. New Engl J Med 303:833

18. Salk J (1987) Prospects for the control of AIDS by immunizing seropositive individuals. Nature 327:473

19. Gibbs CJ, Jr, Peters R, Gravell M, Johnson BK, Jensen FC, Carlo DJ, Salk J (1991) Observations after human immunodeficiency virus immunization and challenge of human immunodeficiency virus seropositive and seronegative chimpanzees. Proc Natl Acad Sci USA 88:3348

20. Saag MS, Hahn BH, Gibbons J, Li Y, Parks ES, Parks WP, Shaw GM (1988) Extensive variation of human immunodeficiency virus type-1 in vivo. Nature 334:440

21. Redfield RR, Birx DL, Ketter N, Tramont E, Polonis V, Davis C, Brundage JF, Smith G, Johnson S, Fowler A, Wierzba T, Shafferman A, Volvovitz F, Oster C, Burke DS, and the Military Medical Consortium For Applied Retroviral Research (1991) A phase I evaluation of the safety and immunogenicity of vaccination with recombinant gp160 in patients with early human immunodeficiency virus infection. New Engl J Med 324:1677

Therapie der Infektionssyndrome bei AIDS und HIV-Infektion

D. Eichenlaub, T. Löscher (München)

Einleitung

Mit dem Auftreten schwerer Infektionskrankheiten muß bei allen HIV-Infizierten dann besonders gerechnet werden, wenn die Zahl der T4-(Helfer)-Lymphozyten unter 200/µl Blut absinkt, zumal wenn ARC-Symptome vorliegen. Bei dieser Konstellation werden Maßnahmen der primären Prävention notwendig, soweit sie verfügbar sind: z. B. zur Vermeidung einer Pneumocystis-carinii-Pneumonie die Inhalation von Pentamidin-Isethionat (s. u.).

Bei Patienten, die Zidovudin erhalten, geht die medikamentöse Behandlung und die primäre Prävention und Sekundärprophylaxe der schweren oder lebensbedrohlichen Infektionssyndrome vor. Konkret: Bei konkurrierenden myelotoxischen Substanzen ist, nach Maßgabe der Granulozyten, die nicht unter 700/µl Blut absinken sollten, das Zidovudin zumindest vorübergehend abzusetzen oder niedriger zu dosieren.

Die folgenden Krankheitsbilder sind nicht nach der Taxonomie ihrer Erreger, sondern nach epidemiologischen, nosologischen und therapeutischen Prioritäten geordnet.

Pneumocystis-carinii-Pneumonie (PCP)

Daß die taxonomische Zuordnung von P. carinii (nicht Protozoon, sondern Pilz) zur Zeit wieder unsicher ist, hat keinen Einfluß auf die Therapie.

Der Mikroorganismus ist ubiquitär, wird früh aerogen erworben, persistiert lebenslang asymptomatisch in der Lunge. Er wird bei Immunsuppression bedeutungsvoll, dies schon bei Frühgeborenen in Form der interstitiellen plasmazellulären Pneumonie. Im natürlichen Ablauf der HIV-Infektion erkranken ca. 70 % der Patienten an einer PCP. Sie ist das häufigste Infektionssyndrom.

Krankheitsbild

Eine interstitielle Pneumonie mit großer Verlaufsvariabilität. Die führenden Symptome sind trockener, unproduktiver, über Tage und Wochen allmählich zunehmender Husten, wechselndes Fieber und Belastungsdyspnoe. Im Röntgen-

G. Landbeck, I. Scharrer, W. Schramm (Hrsg.)
22. Hämophilie-Symposion Hamburg 1991
© Springer-Verlag Berlin Heidelberg 1992

bild meist beidseitige zunächst diskrete interstitielle Zeichnungsvermehrung. Kein Pleuraerguß!

Diagnose

Bei Erfahrung ist durch die Anamnese, das klinische Bild, den Röntgenbefund und durch die typischerweise im Sinne eines ARDS veränderte Blutgasanalyse mit Erniedrigung des arteriellen Partialdruckes für O_2 – mit fallender Tendenz des paO_2 schon nach geringer Belastung – die Diagnose mit größter Wahrscheinlichkeit zu stellen. Der direkte Erregernachweis gelingt im provozierten Sputum oder im Spülmaterial der bronchoalveolären Lavage (BAL) durch Versilberungsfärbung (z. B. nach Grocott) und andere geeignete Färbeverfahren (z. B. Giemsa), auch durch Interferenzkontrastmikroskopie. Die Versilberungsfärbung gelingt auch noch Tage nach Beginn der Behandlung.

Therapie

Bei begründetem Verdacht muß die Behandlung sofort eingeleitet werden, da bei dem manchmal foudroyanten Verlauf durch Abwarten des mikrobiologischen Ergebnisses der Patient in eine irreversible respiratorische Insuffizienz kommen könnte. Verschiedene therapeutische Möglichkeiten stehen zur Verfügung:

1. Co-trimoxazol, hochdosiert: 20 mg Trimethoprim und 100 mg Sulfamethoxazol pro kg Körpergewicht und Tag, verteilt auf 3–4 Einzeldosen jeweils in 500 ml isoton. Kochsalzlösung infundiert. Dies sind bei einem 60 kg schweren Patienten 15 Ampullen Co-trimoxazol täglich. Unter besonderen Bedingungen kann die Therapie auch oral versucht werden, wird aber meist wegen gastrointestinaler Beschwerden nicht vertragen.
   Therapiedauer (2 bis) 3 Wochen. Nebenwirkungen sind Hypersensitivitätsreaktionen der Haut, besonders bei Patienten, die früher schon mit Sulfonamiden behandelt wurden, sowie eine Knochenmarksdepression mit vorwiegender Leukopenie. Wegen der kombinierten Folatreduktasehemmung der Therapie sollte versucht werden, die Knochenmarksdepression mit Folinsäure (15–45 mg/d von z. B. Leucovorin®) abzuschwächen. Statt Folinsäure darf nicht versehentlich die in diesem Fall nutzlose Folsäure gegeben werden!
   Bei bedrohlichem Krankheitsbild (Tachypnoe, Sauerstoffsättigung des arteriellen Blutes unter 60 mm Hg) ist zusätzlich Prednisolon, 4 x 50 mg/d indiziert. Bei noch schlechterer respiratorischer Situation kann eine höhere Anfangsdosis Prednisolon, 500–1000 mg, gleichsam über Nacht eine dramatische Besserung bewirken. Die Überempfindlichkeitsreaktionen der Haut können durch eine angemessene Prednisolondosierung und durch Antihistaminika meist soweit supprimiert werden, daß der Patient die dreiwöchige Therapie toleriert. In aller Regel ist ein Therapiewechsel nicht erforderlich. Bedrohliche Überempfindlichkeitsreaktionen, wie ein Stevens-Johnson- oder ein Lyell-Syndrom, sind bei AIDS-Patienten selten, wenn auch nicht ausgeschlossen.

2. Pentamidin: 4 mg/kg Körpergewicht in 250 ml isoton. Kochsalzlösung i. v. über drei Wochen. Der Übergang auf diese Therapie war in den USA anfangs sehr häufig. Dabei mußten andere schwere Nebenwirkungen in Kauf genommen werden. Nachdem das Pentamidin als Isethionat vorliegt, ist die Toxizität auch bei systemischer Anwendung gemildert, aber auch hierbei muß an schwere Nieren- und Pankreasschäden gedacht werden, mit Kreatininanstieg, Laktatazidose, Hypotonie, Hypoglykämie infolge einer Pankreatitis, gelegentlich auch Hyperglykämie.
3. Inhalationstherapie mit Pentamidin-Isethionat (Pentacarinat®) bei leichter und mittelschwerer Erkrankung (art. p02 über 60 mm Hg). Tägliche Inhalation von 600 bzw. 2x300 mg nach Applikation einer Bronchodilatators über das Vernehlersystem Respigard II®. Zur Druckerzeugung ist ein Kompressor mit mindestens 2,5 bar Arbeitsdruck bzw. ein Wandanschluß erforderlich. Während der Inhalation soll der Patient das Vorratsgefäß mit dem gelösten Medikament mit der Hand umschließen, damit das Pentamidin nicht auskristallisiert; dies gilt v. a. bei der Benutzung von Wandanschlüssen zur Kompression.
Systemische unerwünschte Wirkungen werden bei dieser Therapieform nur selten gesehen: Erythem, Hypotension, Hypoglykämie, Niereninsuffizienz.
Ein anderer Nachteil der nicht-systemischen Behandlung sind gelegentliche extrapulmonale Pneumocystose-Manifestationen in einzelnen Organen, z. B. als Otitis, oder als schwere disseminierte Erkrankung!
Im Kontext der Pneumocystis-carinii-Pneumone muß auch der „Spontan"-Pneumothorax erwähnt werden, der während der Therapie oder auch nach ihrem Abschluß auftreten kann. Ob ein Zusammenhang mit dem Pentamidin besteht, ist bisher spekulativ.
4. weitere Behandlungsmöglichkeiten:
   - Eflornithin (DMFO) 4x75–100 mg/kg/Tag (cave Thrombozytopenie)
   - Clindamycin 2400 mg/d plus Primaquin 15 mg/d für 3 Wochen
   - Erythromycin 4x500–1000 mg/d für 3 Wochen

**Pentamidin-Inhalation zur primären Prävention
und zur postpneumonischen Prophylaxe**

Für die Einleitung dieser Behandlung (bzw. Prävention) gelten dieselben Kriterien wie für die Empfehlung des Zidovudins (s. o). Alle Patienten, die bereits eine PCP oder eine andere schwere AIDS-definierende Infektionskrankheit durchgemacht haben oder die T4-Lymphozyten (bei wiederholter Bestimmung) um oder unter 200/µl haben, sollten regelmäßig alle vier Wochen 300 mg Pentamidin-Isethionat inhalieren. Zur Vorbereitung kann ein in der Asthma-Therapie üblicher Bronchodilatator inhaliert werden. Subjektive Unverträglichkeiten, wie Hustenreiz, können bei guter Anleitung schnell überwunden werden. Technische Einzelheiten und unerwünschte systemische Wirkungen s. o. Die Nebenwirkungen treten dosisabhängig entsprechend seltener auf. Die Inhalation von Pentamidin hat den Vorteil einer besseren primär präventiven Wirkung als z. B. die Einnahme von Pyrimethamin-Sulfadoxin (Fansidar®); ihr Nachteil ist, daß sie die –

seltenen und schwer diagnostizierbaren – extrapulmonalen Manifestationen der Pneumocystose nicht verhindert.

Zerebrale Toxoplasmose

60–70 % der jüngeren Erwachsenenbevölkerung in Mitteleuropa sind mit dem Protozoon Toxoplasma gondii latent infiziert. Vor diesem epidemiologischen Hintergrund entwickeln 10–35 % der AIDS-Patienten eine zerebrale Toxoplasmose, die auf der immunsuppressionsbedingten Reaktivierung der Toxoplasmen im Gehirn, in Skelett- und in Herzmuskelzellen beruht. Frische Infektionen durch rohes Fleisch oder durch Katzen, die Toxoplasma-Oozysten ausscheiden, spielen für diese Epidemiologie praktisch keine Rolle.

Krankheitsbild

Fieber, sehr variable neurologische oder psychiatrische Symptome, wie Merkschwäche, Verwirrtheit, Schwindel, Kopfschmerz, motorische Ausfälle, bis zu epileptischen Anfällen, kennzeichnen das klinische Bild. Im CT sieht man einzelne oder mehrere raumfordernde Prozesse, besonders im Bereich der Stammganglien, aber auch in anderen Regionen, z. B. im Kleinhirn; häufig beziehen sie auch die weiße Substanz ein. Kontrastmittel wird zentral in rundlicher oder ringförmiger Anordnung gespeichert; ein umgebendes Ödem kann sehr ausgeprägt sein.

Andere, seltene, Manifestationen der Toxoplasmose sind die Retinitis, die erfahrene Augenärzte erkennen, und die disseminierte Pneumonie, die nur durch Toxoplasmennachweis im provozierten Sputum oder im Material der BAL diagnostiziert werden kann.

Diagnose und Therapie

Auf der Trias Fieber, neurologische Symptomatik, CT-Befund basiert die klinische Diagnose und die daraus abgeleitete empirische Therapie der zerebralen Toxoplasmose. Eine primäre Hirnbiopsie ist nicht indiziert, da durch sie die Diagnose nicht sicher parasitologisch gestellt werden kann – beim Unterlassen der Therapie aus diesem Grund würde der Patient an einer leicht behandelbaren Erkrankung sterben.

Die serologischen Untersuchungen sind wertlos, da in der Regel weder ein IgG-Titeranstieg noch das Auftreten von IgM zu erwarten ist. Selbst eine negative Toxoplasmose-Serologie schließt die Erkrankung nicht aus. Der Liquorbefund ist bei AIDS-Patienten meist recht unergiebig, mit mäßiger Zellzahlvermehrung und unspezifischer Veränderung der Liquorchemie. Nach Toxoplasmen sollte im Liquorsediment zwar gefahndet, sie können aber nicht mit Sicherheit erwartet werden.

Der Rückgang des Fiebers nach ca. einer Woche, die Besserung der neurologischen Symptome innerhalb 1–2 Wochen und eine deutliche Rückbildung der

CT-Veränderungen in der dritten Woche bestätigen die Diagnose. Trifft dies nicht zu, ist eine Hirnbiopsie zu erwägen, um evtl. ein primäres ZNS-Lymphom, eine progressive multifokale Leukenzephalopathie (PML), oder einen mykobakteriellen oder bakteriellen Prozeß nachzuweisen.

Verschiedene therapeutische Möglichkeiten stehen zur Verfügung, wobei die Dosierungen in den einzelnen Zentren sehr unterschiedlich angewandt werden:

1. Pyrimethamin (Daraprim®), in den ersten Tagen 50–150 mg, dann täglich 25–50 mg plus Clindamycin (Sobelin®), tgl. 2,4 g für drei Wochen.
2. Pyrimethamin (s. o.) plus Sulfamethoxydiazin (Durenat®), initial 1 g, dann 0,5 g tgl. für drei Wochen.
3. Pyrimethamin (s. o.) plus Sulfadiazin, mindestens 4×1 g/d. Nebenwirkungen des Pyrimethamins bzw. der Kombination mit Sulfonamidcn sind v. a. Leukopenie oder Panzytopenie; daher werden tgl. 15–45 mg Folinsäure (z. B. Leucovorin®) zusätzlich gegeben.

Krampfanfälle sind bei der Toxoplasmose und durch die krampfschwellensenkende Wirkung des Pyrimethamins häufig. Deshalb sollte z. B. Diphenylhydantoin, tgl. 300 mg, entweder von vornherein oder nach dem ersten Krampfanfall gegeben werden. Für die ersten Tage ist deshalb auch die Gabe von Dexamethason, 16–24 mg/d zu erwägen. Es sollte dann aber rasch reduziert und abgesetzt werden, damit es nicht einen falschen Therapieeffekt vortäuscht.

Rezidivprophylaxe

Wird diese nicht eingehalten, kommt es bei der Toxoplasmose unweigerlich nach meist 5–6 Wochen zu schweren Rezidiven. Gelegentlich wird die Pyrimethamin-Sulfonamid-Therapie in niedrigerer Dosierung fortgesetzt. Bewährt ist die Gabe von 2×1 Tablette Pyrimethamin-Sulfadoxin (Fansidar®) pro Woche jeweils plus 15 mg Folinsäure. Bei schwerer Sulfonamidallergie kann Pyrimethamin allein gegeben werden; dann sind allerdings 50 mg Pyrimethamin (= 2 Tabl. Daraprim pro Tag) erforderlich; dazu Folinsäure.

Kryptokokkose

Diese ebenfalls lebensbedrohliche Erkrankung, die bei uns ca. 5–8 % der Patienten betrifft, ist nicht das Ergebnis einer endogenen Reaktivierung, sondern einer frischen Inhalationsinfektion durch den hefeartigen Pilz Cryptococcus neoformans, der praktisch ubiquitär, v. à. in Taubenmist, vorkommt. Er wird häufig inhaliert, kann aber die Alveolen und Alveolarsepten nur kolonisieren, wenn eine erhebliche Immunsuppression vorliegt.

Krankheitsbild

Die Lungeninfektion bleibt häufig unbemerkt, weil sie röntgenologisch nicht sichtbar sein muß; gelegentlich treten aber Kryptokokkome (Rundherde) oder pneumonieartige Infiltrationen auf.

In der Generalisationsphase entwickelt der Patient Fieber, zunächst ohne wesentlichen Organbefund, gelegentlich aber mit erheblicher Leber- und Milzschwellung (durch Kryptokokkenmassen) und auch mit Hautherden, die wie ein Ekthyma simplex oder wie Mollusca contagiosa aussehen können. Alle Organe können befallen sein. Früher oder später kommt es zur Meningitis und Meningoenzephalitis, die häufig oligosymptomatisch verläuft, nur dumpfen Kopfschmerz bei einem fieberhaften Krankheitsbild verursacht und daher oft lange verkannt wird.

Diagnose

Schon in der Frühphase sind im Sputum Kryptokokken durch den Braunfarb-Effekt auf Staib-Agar (Guizotia abyssinica-Kreatinin) nachzuweisen und von den immer massenhaft vorhandenen weißen Candida-Kolonien zu unterscheiden. In der Generalisations- und Organphase ist der Pilz kulturell im Blut sowie mikroskopisch und kulturell in Urin und Liquor nachzuweisen, ebenso z. B. im Leberbiopsat. Ein Latextest im Blut, Urin und Liquor ist hoch sensitiv und spezifisch. Die Liquorveränderungen selbst dagegen sind unspezifisch. Häufig findet man nur eine geringe lymphozytäre Pleozytose (cave Verwechslung mit Kryptokokken im Nativpräparat) und eine wenig ausgeprägte Eiweiß- und evtl. Laktaterhöhung, meist keine oder eine nur geringe Zuckerverminderung. Wichtig ist das Tuschepräparat des Liquors, in dem C. neoformans, etwa so groß oder etwas kleiner als ein Lymphozyt, an seiner ausgeprägten Zellwand, an den intrazellulären Organellen, an der gelegentlich sichtbaren Sprossung der Hefezellen und vor allem an seiner typischen, optisch leeren Kapsel zu erkennen ist.

Therapie

Amphotericin B, beginnend mit 0,1 mg/kg Körpergewicht und steigernd bis 0,5 – 0,6 mg/kg und Tag, evtl. kombiniert mit Flucytosin, 150 mg/kg tgl. (Ancotil®). Diese Therapie ist 6 Wochen fortzusetzen. Zur Einschränkung der Nephrotoxizität des Amphotericins sollten natriumreiche Infusionen gegeben werden. Wichtig sind Kontrollen des Kaliums und des Blutbildes (Thrombozytopenie, Anämie). Bei der kombinierten Therapie mit Flucytosin kommt es häufig zum Anstieg der Leberenzyme und zu allergischen Reaktionen, ferner zu Unverträglichkeitserscheinungen wie Übelkeit, Erbrechen, Gewichtsabnahme, Fieber, so daß eine erwartete subjektive Besserung nicht als Parameter für das Ansprechen der Therapie gewertet werden kann. Dafür spricht vielmehr der allmähliche Abfall der Blut- und Liquortiter im Latextest. Kryptokokken können noch monatelang morphologisch im Tuschepräparat des Liquors nachgewiesen werden. Entscheidend ist, daß sie ihre Anzüchtbarkeit verlieren – dies ist meist in der 2. Woche der Fall.

Erhaltungstherapie

Vorläufige Ergebnisse sprechen für eine günstige Wirkung des Triazolderivates Fluconazol (Handelsname Diflucan) in einer täglichen oralen Dosierung von 200 mg. Ohne Erhaltungstherapie muß mit Rezidiven gerechnet werden, die sich durch ein Wiederansteigen der Latextiter ankündigen und durch eine erneut positive Kultur der Kryptokokken bewiesen werden.

Zytomegalie

Das Cytomegalovirus (CMV) wurde mit Recht als „allgegenwärtig" bezeichnet. Die Rate der latenten Infektion in der Allgemeinbevölkerung ist etwa so hoch wie bei der Toxoplasmose, ca. 70 %. Der serologische und selbst der mikroskopische Nachweis (Eulenaugenzellen) sind so lange ohne Bedeutung, als nicht eine gleichzeitig vorhandene Läsion, z. B. ulzerative Veränderungen, die im gesamten Intestinaltrakt vorkommen können, die Therapie indizieren. Andererseits muß und kann die derzeit praktisch wichtigste Erkrankung, die CMV-Chorioretinitis, ohne histologische Hilfe von besonders erfahrenen Ophthalmologen durch den Befund am Augenhintergrund diagnostiziert und differentialdiagnostisch gegen ähnliche Befunde bei der okulären Toxoplasmose abgegrenzt werden.

Therapie

Die meiste praktische Erfahrung für die Therapie der CMV-Retinitis liegt mit Ganciclovir (DHPG, Dihydroxypropoxymethylguanin), einem azyklischen Nukleosid-Analogon des Guanins, vor. Handelsname Cymeven. Man gibt 10 mg/kg Körpergewicht und Tag auf zwei Infusionen verteilt für die Dauer von 2–3 Wochen, abhängig vom ophthalmoskopischen Befund. Bei der intestinalen Manifestation gilt die gleiche Dosierung. Bei der Chorioretinitis ist eine Erhaltungstherapie mit 5–7,5 mg/kg täglich per infusionem an 5 Tagen der Woche indiziert. Unterbleibt diese, muß geradezu gesetzmäßig mit einem Rezidiv gerechnet werden. Wegen der stark alkalischen Reaktion (pH 11) muß auf streng intravenöse Infusion von $1/2$ bis $1^1/2$ Stunden Dauer geachtet werden.

Nebenwirkungen sind vor allem myelotoxischer Natur, v. a. mit Granulozytopenie, seltener Thrombopenie. Meist muß Zidovudin abgesetzt, evtl. auch die Ganciclovirdosis reduziert werden. Nach längerer Anwendung kann es zur Resistenz kommen, d. h. zur Krankheitsprogression bis zur Erblindung trotz Therapie. Eine andere, bisher weniger erprobte Therapiemöglichkeit ist Foscarnet (Phosphonoformat), ein DNA-Polymerasehemmer des CMV (Handelsname Foscavir). Man infundiert dreimal täglich, in ca. 8stündigen Abständen je 60 mg/kg KG während 1–2 Stunden und gibt anschließend noch 500 ml isotonische Kochsalz- oder 5 %ige Glucoselösung. Foscarnet hat gegenüber Ganciclovir den Vorteil, daß es keine myelotoxische Wirkung hat, dafür ist es aber nephrotoxisch. Auch mit neurologischen Störungen muß gerechnet werden. An der Harnröhrenmündung kann es zu Ulcera kommen. Bei eingeschränkter Nierenfunktion ist die Dosierung nach Herstellerangabe zu reduzieren. Auch bei Foscarnet kommt es nach anfangs guter Wirkung auf längere Frist zur Resistenzentwicklung.

Studien zur Rezidivprophylaxe mit hochdosiertem oral zu gebendem Aciclovir sind im Gang.

Zoster und Herpes simplex

Der Zoster kann segmental, multisegmental oder disseminiert auftreten und ungewöhnlich lange persistieren. Auch einzelne ulzerierende Läsionen kommen vor. Therapeutisch wichtig ist der Zoster ophthalmicus.

Herpes-simplex-Läsionen sind für die Patienten meist viel quälender. Sie erscheinen sehr selten in der sonst gewohnten Anordnung gruppierter Bläschen, sondern als flache Ulzera in der Mundhöhle, im Ösophagus, rektal, perianal und perineal.

Therapie

Aciclovir, Handelsname Zovirax, ist ein dem Ganciclovir chemisch ähnliches Guaninderivat, ein Guanosin mit einer azyklischen Seitenkette. Beim schweren Zoster (v.a. bei Zoster ophthalmicus) und bei Herpes-simplex-Läsionen schon aus Gründen der Schmerzhaftigkeit gibt man per infusionem bis 3×10 mg/kg Körpergewicht tgl. Beim Zoster ophthalmicus kann diese Dosis auch erhöht und kurzfristig verdoppelt werden. Dabei ist allerdings auf die dosisabhängigen nephrotoxischen und neurotoxischen Nebenwirkungen zu achten. Der Übergang auf eine orale Therapie, ist zwar jederzeit möglich; wegen der geringen enteralen Resorption von ca. 20 % sind aber hohe Dosen von $4-5 \times$ tgl. 800 mg erforderlich: dabei kann Nausea auftreten. Beim Zoster ophthalmicus und bei den Herpes-simplex-Ulcera, die schon nach wenigen Tagen deutlich mit einem Epithelsaum reagieren, behandelt man bis zur Abheilung. Exazerbationen von Herpes-simplex-Läsionen sind häufig und erfordern entsprechende Wiederaufnahme der Therapie, ggf. auch eine Dauerbehandlung.

Die Infusion soll langsam einlaufen und streng intravenös. Bei Paravasaten kommt es wegen der stark alkalischen Reaktion zu Nekrosen. Nephrotoxische und neurotoxische Nebenwirkungen sind selten.

Die Retinitis durch Zoster- oder Herpes-simplex-Virus ist im Vergleich mit der CMV-Retinitis noch wesentlich schwerer und kann im akuten Verlauf innerhalb von Tagen zur Erblindung führen. Nach der Akutbehandlung ist eine dauernde Erhaltungstherapie nötig, schon um ein Übergreifen auf das andere Auge zu verhindern.

Candidose der Mundhöhle und des Ösophagus

Die Soorveränderungen der Mundhöhle sind pathognomonisch. Bei stärkerer Ausprägung werden sie subjektiv sehr unangenehm empfunden. Die Soorösophagitis kann zu Schluckbeschwerden, retrosternalem Druckgefühl, Übelkeit und gelegentlich zu Blutungen führen.

Im scharfen Gegensatz zur Kryptokokkose kommt es bei der Candidose bei AIDS-Patienten praktisch nie zu einer Generalisation, also zur Fungämie mit Manifestation in anderen Organen; solche Ausnahmeerscheinungen findet man nur agonal oder bei schwerster Depression der Granulozyten, z.B. bei unkontrollierter kombinierter myelotoxischer Therapie oder bei der Behandlung von Malignomen. Dieselben Bedingungen gelten auch für die systemische Aspergillose, die nur bei schwerster Granulozytendepression gelegentlich auftritt, aber nicht zum Bild der Mykosen bei AIDS-Patienten gehört!

Therapie der Candidose

Die Therapie muß nach Befund (einschließlich Ösophagoskopie) und Wirkung und subjektivem Befinden variiert werden, da die Candidabesiedelung nicht zu beseitigen ist und immer wieder zu Exazerbationen führt:

Ketokonazol (Nizoral®) 2×200 mg/Tag oral für ca. 5 Tage bei schwerer Symptomatik; evtl. kann eine Dauertherapie mit 1× 200 mg Ketokonazol/Tag erforderlich werden, oder mit Fluconazol (Diflucan®) in einer Dosierung von 200 mg/Tag. Zunächst sollte aber eine Behandlungspause oder Umstellung auf nicht resorbierbare Antimykotika versucht werden, wie Amphotericin B (z.B. Amphomoronal®Suspension oder Lutschtabletten) oder Nystatin (Moronal®) oder Miconazol, z.B. Daktar®-Mundgel. Bei gleichzeitiger tuberkulostatischer Therapie mit Rifampicin kommt es wegen der hepatischen Enzyminduktion zu einem nahezu vollständigen Wirkungsverlust von Ketokonazol.

Neuerdings wird aus verschiedenen klinischen Arbeitsgruppen über zunehmende Resistenz der Candida-Mykosen gegenüber den o.g. Mitteln bzw. Anwendungsformen berichtet. Dann kann es notwendig werden, auf eine Infusionstherapie mit Amphotericin B überzugehen.

Bakterielle Erkrankungen

Pneumonien

Diagnostisch muß bedacht werden, daß auch bei erwachsenen AIDS-Patienten bakterielle Erkrankungen eine wichtige Rolle spielen. So darf z.B. trotz der Konzentration auf die AIDS-definierende Pneumocystis-carinii-Pneumonie die Bedeutung bakterieller Lungenentzündungen nicht übersehen werden. Die klassische Pneumokokkenpneumonie in lobärer oder segmentaler Anordnung ist ein wichtiges Beispiel. Weiter wurden als auffällige Erreger durch die Bronchiallavage oder durch Blutkultur isoliert: Haemophilus influenzae, Branhamella catarr-

halis, B-Streptokokken und Streptococcus viridans. Auffallend häufig sind hart-
näckige Bronchitiden mit Übergang in Bronchopneumonien mit den o.g. Erregern. Häufiger als sonst sind Pleuraempyeme, die chirurgisch versorgt werden
müssen. Therapie: Für die Behandlung gelten die üblichen Grundsätze und
Dosierungen, allerdings sollte in der Regel länger behandelt und auf Rezidive
geachtet werden.

Bakteriämie und Sepsis

Blutkulturen gehören zum wichtigsten diagnostischen Instrumentarium bei un-
klarem Fieber. Die Keime können aus dem Intestinaltrakt stammen (wie Salmo-
nellen) oder von länger liegenden Kunststoff-Infusionssystemen, dazu zählen
erfahrungsgemäß auch Port-Systeme (koagulase-negative und -positive Staphylokokken). Die antibiotische Therapie soll an der Empfindlichkeitsbestimmung
orientiert und wenigstens eine Woche über die Entfieberung hinaus fortgesetzt
werden. Bei erneutem Fieber ist mit demselben Keim zu rechnen, z.B. mit
bestimmten Salmonellen-spp., die prinzipiell nicht zu eliminieren sind. Fremd-
körper, wie Port-Systeme müssen ggf. entfernt werden, weil hierbei eine antibiotische Therapie nicht zur „Sanierung" führen kann.
   Die Pyomyositis ist als besondere Form einer bakteriell bedingten Erkrankung
zu nennen. Sie manifestiert sich überwiegend in einzelnen Muskeln oder Muskel-
gruppen im Ober- oder Unterschenkel und wird wegen der Art der Entzün-
dungszeichen am ehesten als Thrombophlebitis oder Phlegmone fehlgedeutet.
Erreger sind in 95 % Staphylokokken, nur selten Streptokokken oder andere.
Pathogenetisch ist von einer hämatogenen Entstehung auszugehen. Man soll sich
aber durch eine negative Blutkultur zum Zeitpunkt der myositischen Manifestation nicht von der Vermutungsdiagnose abbringen lassen! Diagnostisch erkennt
man im Ultraschallbild oder im CT einzelne oder mehrere Einschmelzungen im
Muskelgewebe. Sie sollten zur Entlastung und Diagnostik ultraschallgezielt
punktiert werden. Falls die hochdosierte Anwendung staphylokokkenwirksamer
Antibiotika nicht ausreicht, muß gezielt chirurgisch behandelt werden: Faszien-
spaltung zur Vermeidung einer Drucknekrose, Aufsuchen (Ultraschall) und
Drainieren aller Abszesse.

Nasennebenhöhlen-Erkrankungen

Sie sind auffallend häufig; Pneumokokken und Haemophilus influenzae stehen
im Keimspektrum obenan. Eine HNO-ärztliche umfassende Behandlung ist
wichtiger als die keimspezifische Antibioticatherapie.

Intestinale Krankheitsbilder, Durchfallerkrankungen –
Differentialdiagnose und therapeutische Ansätze

Durchfallepisoden sind frühe, charakteristische Zeichen schon im Stadium des
ARC. Die Ursache wird häufig nicht gefunden – oder es werden Befunde

Tabelle 1. Intestinale Krankheitsbilder/Durchfallerkrankungen bei AIDS

Erreger	Nachweis	Therapie
Viren		
Cytomegalovirus	Biopsie, Histologie,	s. 5.4
Herpes-simplex-Virus	Immunhistochemie	s. 5.5
Bakterien		
Mycobacterium avium-intracellulare	Histologie (Ziehl-Neelsen-Färbung), Kultur	keine
Salmonella spp.		antibiotisch,
Campylobacter	Kultur	nach Empfind-
Shigella spp.		lichkeit
Protozoen		
Entamoeba histolytica	mikroskopisch	Metronidazol
Giardia lamblia	mikroskopisch	Metronidazol
Kryptosporidien	Spezialfärbungen	keine
Isospora belli	mikroskopisch	Cotrimoxazol

erhoben, die ätiopathogenetisch fraglich sind, wie der Nachweis von atypisch wachsenden Mykobakterien im Stuhl oder im Darmbiopsat, oder ein Pilzbefund im Stuhl. Therapieprinzip ist die angemessene Substitution, gerade bei massiven Durchfällen, wie sie gelegentlich bei der Kryptosporidiose auftreten.

Tabelle 1 gibt einen Überblick über die wichtigsten in Frage kommenden Erreger und die therapeutischen Möglichkeiten.

Infektion und Erkrankung durch atypische Mykobakterien

Schließlich ist das gelegentlich überwältigende Vorkommen von nicht-tuberkulösen Mykobakterien in verschiedenen Organen zu erwähnen. Wir wissen nicht genau, was der bloße Befund von atypischen Mykobakterien, meist aus der Gruppe M. avium/intracellulare, bedeutet, wenn sie im Intestinum, in Lymphknoten, Leber, Milz und in der Blutkultur nachgewiesen werden.

Wenn ein fieberhaftes Krankheitsbild besteht, das nicht anders erklärt werden kann, und gleichzeitig in der Blutkultur nicht-tuberkulöse Mykobakterien nachgewiesen werden, dann ist zwar eine Indikation zur Behandlung gegeben, wir kommen aber in die Verlegenheit, daß es keine gesicherte, wirksame Therapie gibt. Die klassischen Antituberkulotica sind wenig oder gar nicht wirksam. Man kann die Resistenz auch sehr schnell nachweisen.

In Rede stehen im Moment Lampren und Clarithromycin. In Rede steht auch das Acitromycin, ebenfalls ein halbsynthetisches Makrolid. Kürzlich war im Lancet ein Bericht über relativ gute Ergebnisse. Auch Ethionamid und Rifampicin können in der Therapie eine Rolle spielen.

Die Tuberkulose dagegen ist genau so zu behandeln wie bei nicht HIV-Infizierten.

Schlußbemerkung

Im Lauf der letzten Jahre hat sich das Problemfeld der Kliniker ziemlich verschoben. Die anfangs beherrschenden Probleme mit der Pneumocystis-carinii-Pneumonie, der Toxoplasmose und der Zytomegalie sind, zumindest bei kooperativen Patienten und in guten klinischen und häuslichen Verhältnissen, auf Dauer so weit beherrschbar, daß sie nicht mehr die zum Tode führenden Erkrankungen sind. Durch diese Lebensverlängerung bekommen die Patienten aber immer komplexere Krankheitsbilder, sie erleben die manifeste AIDS-Demenz und leiden an unklaren fieberhaften Zuständen, durch die eine sinnvolle diagnostische und therapeutische Planung immer fragwürdiger werden muß.

Bei diesen chronisch kranken Patienten beherrschen die Fragen des Sterbens, die übrigen psychischen und sozialen Probleme zuletzt unsere Arbeit.

Literatur

1. Davey RT, Margolis D, Kleiner D et al (1989) Digital necrosis and disseminated Pneumocystis carinii infection after aerolized pentamidine prophylaxis. Annals Intern Med 111:681
2. Dietrich M (Hrsg) (1990) Pentamidin-Inhalation zur Therapie und Prophylaxe der Pneumocystis-carinii-Pneumonie. Arbeitsgespräch der Sektion Antiparasitäre Chemotherapie der Paul-Ehrlich-Gesellschaft. Med Klin 85:229 (Sondernummer 2)
3. Eichenlaub D, Löscher T (1991) AIDS und HIV-Infektion. In: Riecker G et al (Hrsg.): Therapie innerer Krankheiten Springer-Verlag Berlin
5. Mandell GL, Douglas RG, Bennett JE, Edts (1990) Principles and Practice of Infectious Diseases. 3rd. Edit. Churchill Livingstone, New York
6. Polsky B, Gold JWM, Whimbey E et al (1986) Bacterial pneumonia in patients with the acqired immunodeficiency syndrome. Annals Intern Med 104:38
7. Simon C, Stille W (1989) Antibiotika-Therapie in Klinik und Praxis. 7. Aufl. Schattauer, Stuttgart, New York

AIDS-Inzidenz und -Manifestationen bei Hämophilen – aktuelle Entwicklung unter Zidovudin und Pentamidin-Prophylaxe

S. Ewig, J. Rockstroh, D. Niese, H.-H. Brackmann (Bonn)

Einleitung

1989 wurde an dieser Stelle über AIDS-Inzidenz und -Manifestationen im natürlichen Verlauf der HIV-Infektion bei 331 regelmäßig untersuchten HIV-infizierten Hämophilen von Dezember 1985 bis 1. 9. 1989 berichtet. Bis zu diesem Zeitpunkt hatten unter Einschluß der Fälle von 1982–1985 69 der 331 Infizierten, demnach 21 %, ein Vollbild AIDS entwickelt. Dabei wurden 81 AIDS-Manifestationen beobachtet [1]. Heute möchte ich Ihnen über den weiteren Verlauf bis zum Stichtag des 1. 9. 1991 berichten.

Patienten und Methoden

Das besondere Interesse an dieser Aktualisierung gründet sich dabei auf den Einfluß der praktizierten Pentamidin-Aerosol-Inhalationsprophylaxe und der Zidovudin-Prophylaxe asymptomatischer Infizierter auf den natürlichen Verlauf der HIV-Infektion bzw. das Erscheinungsbild des AIDS-Stadiums. Eine primäre Pneumocystis carinii-Pneumonie (PCP)-Prophylaxe wurde in unserer Ambulanz vom 1. 6. 1989 an allen Patienten mit Helferzellzahlen <100/µl angeboten. Bis zum 1. 1. 1991 inhalierten alle Patienten 60 mg alle zwei Wochen, anschließend (nach Bekanntwerden der Hirschel-Studie [2]) alle Patienten mit einer Helferzellzahl von <200/µl 300 mg einmal monatlich. Dieselben Dosierungen wurden zum Zwecke der Sekundärprophylaxe nach der ersten Episode einer PCP verwandt. Zidovudin oral wurde nach Bekanntwerden der Ergebnisse der Studien 016 (Fischl) [3] und 019 (Volberding) [4] vom 1. 10. 1989 an allen Infizierten mit einer Helferzellzahl <500/µl in einer Dosierung von 500 mg/d angeboten. Von 325 auswertbaren Patienten haben 113 Patienten ohne AIDS eine Zidovudintherapie und 73 Patienten eine Pentamidin-Aerosol-Inhalationsprophylaxe durchgeführt.

AIDS-Inzidenz, -Manifestationen und -Todesursachen

Die nachfolgenden Angaben geben Auskunft über die aktuelle AIDS-Inzidenz, -Manifestationen und -Todesursachen (Abb. 1). Wir konstatierten 1989 eine stetige Zunahme der AIDS-Fälle; knapp die Hälfte entfiel auf die letzten beiden

G. Landbeck, I. Scharrer, W. Schramm (Hrsg.)
22. Hämophilie-Symposion Hamburg 1991
© Springer-Verlag Berlin Heidelberg 1992

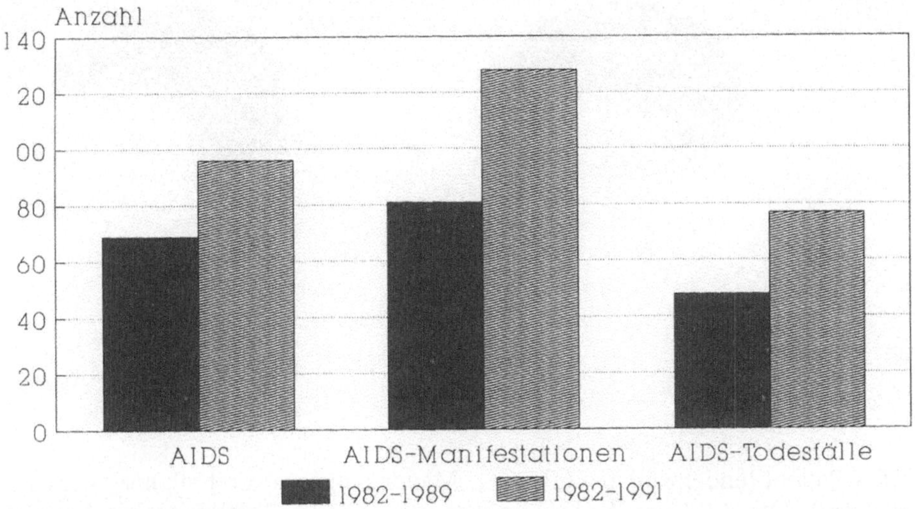

Abb. 1. AIDS 1982–1991

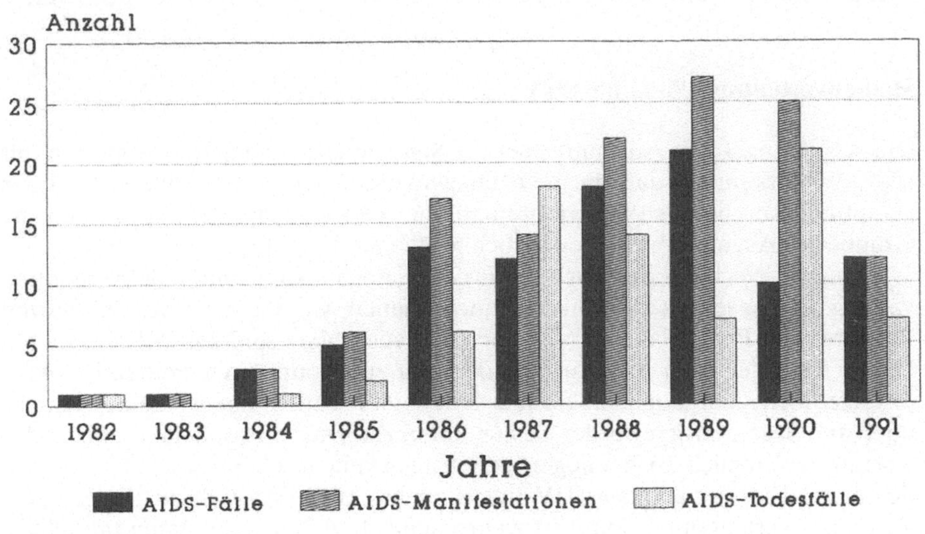

Abb. 2. AIDS 1982–1991

Jahre. Die AIDS-Gesamtfallzahl beträgt heute 96 bzw. 29,5 % der Infizierten, die Anzahl der AIDS-Manifestationen 128 und die Anzahl der Todesfälle 77. Letztere machen 80 % der AIDS-Fälle bzw. 24 % der HIV-Infizierten aus.

Die nächste Abbildung (Abb. 2) schlüsselt diese Zahlen nach Jahren auf. Wir beobachten nunmehr somit einen deutlichen Rückgang der jährlichen AIDS-Neuerkrankungen auf ca. 56 % des Niveaus der Jahre 1988 und 1989 (39 vs. 22 1990 und 1991). Demgegenüber steigt die Anzahl der Manifestationen pro

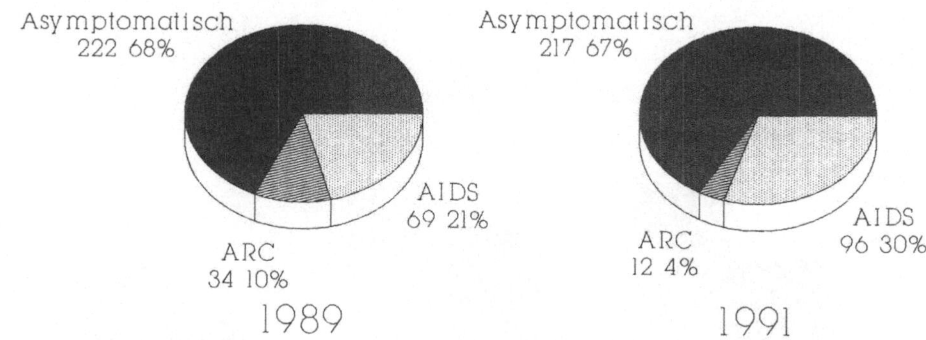

Abb. 3. Stadienverteilung

AIDS-Patient tendenziell an (1,2 vs. 1,7 Manifestationen pro Fall; insgesamt 1,3 seit 1982). Die Zahl der Todesfälle war von 1987 bis 1989 zunächst deutlich rückläufig. Die hohe Todesfallzahl 1990 drückt in erster Linie die limitierte Prognose der 1988 und 1989 Erkrankter aus. 1991 waren wieder deutlich weniger Verstorbene als Ausdruck einer geringeren Zahl Neuerkrankter zu verzeichnen.

Stadienverteilung 1989 und 1991

Die Abbildung 3 gibt Auskunft über die Stadienverteilung heute verglichen mit 1989. Wir erkennen, daß die neu hinzugekommenen AIDS-Fälle sich in der Hauptsache aus bereits 1989 symptomatischen (ARC)-Patienten rekrutieren, die Gruppe der Asymptomatischen jedoch weitgehend konstant geblieben ist.

Insgesamt erscheint demnach die Progredienz hin zum Immundefektstadium verlangsamt zu sein. Angesichts der noch offenen Analyse der Entwicklung von Patienten mit Prophylaxe im Vergleich zu denen ohne sind zur Zeit aus diesen Daten Aussagen über die Wirkung der Zidovudin- und/oder Pentamidin-Prophylaxe noch nicht möglich. Darüber hinaus ist natürlich ebenso keine Aussage über die Gesamtprognose der bisher unter Zidovudin-Prophylaxe noch nicht Erkrankten möglich. Bisher liegen jedoch noch keinerlei Hinweise dafür vor, daß der natürliche Verlauf der HIV-Infektion hin zu AIDS sich zu irgendeinem Zeitpunkt verlangsamt. Somit ist wahrscheinlich, daß unsere Daten tatsächlich zumindest den verzögernden Einfluß des Zidovudins und des Pentamidins auf den Zeitpunkt der Entwicklung der Immundefektstadien widerspiegeln.

Spektrum der AIDS-Manifestationen

Die Abbildung 4 zeigt das Spektrum der seit 1982 beobachteten AIDS-Manifestationen. Die diagnostischen Kriterien für diese Komplikationen entsprechen dabei den Kriterien der CDC in der vom AIDS-Zentrum des Bundesgesundheitsamtes überarbeiteten Version von 1988 [5]. Wie zu sehen, macht die PCP

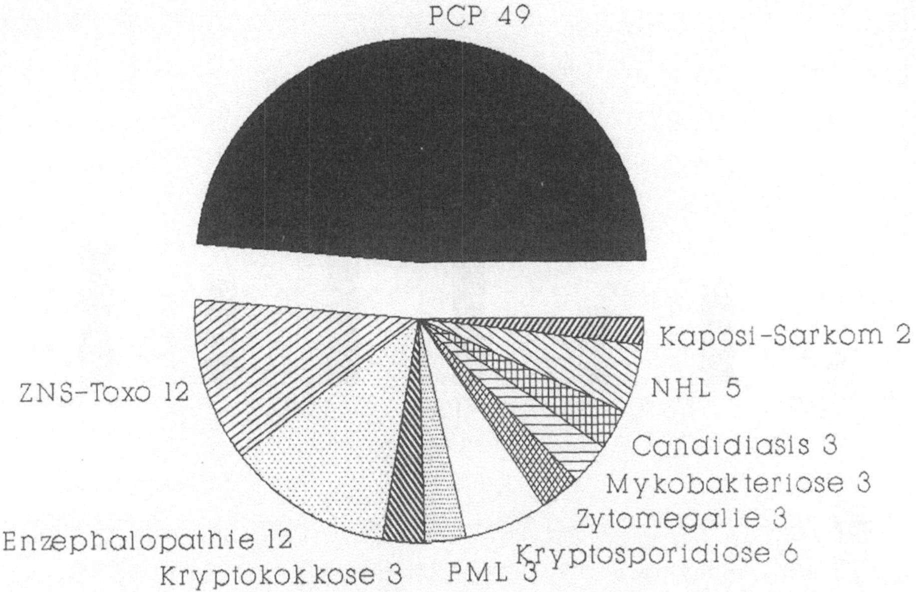

Abb. 4. AIDS-Manifestationen (Angaben in %)

dabei ca. die Hälfte, die zerebralen Komplikationen machen ca. ein Drittel und die Tumoren nicht ganz 10 % der Fälle aus; 15 % entfallen auf andere AIDS-definierende Infektionen.

Auffällig ist die unverändert äußerst geringe Inzidenz der Tuberkulose bei hämophilen Patienten. Während in der amerikanischen Literatur ca. 10 % der HIV-Infizierten zu irgendeinem Zeitpunkt eine Tuberkulose entwickeln [6], konnte in unserem Kollektiv nur in einem einzigen Fall bzw. in nur 0,3 % der Fälle eine solche diagnostiziert werden. Ähnliches gilt für die atypischen Mykobakteriosen. Nach Angaben der CDC erkranken 7,6 % der AIDS-Patienten an einer atypischen Mykobakteriose, dabei praktisch immer an einer MAI; andere US-Kliniken geben sogar Häufigkeiten von 15–24 % an [7]. Wir hingegen fanden solche Erreger nur in 3,1 % der Fälle, MAI sogar nur in 1 % der Fälle. Hinsichtlich der Tuberkulose ist eine geringere Durchseuchung vor allem der jüngeren Hämophilen anzunehmen. Das Spektrum der atypischen Mykobakteriosen ist auch bei Nicht-Hämophilen in Bonn eher breit gefächert. Keineswegs erscheint hier der MAI-Stamm gegenüber anderen Stämmen führend.

Das Kaposi-Sarkom wurde weiterhin nur bei Patienten beobachtet, die zusätzlich intravenöse Drogen konsumierten.

Gewandelte Formen der Pneumocystis-carinii-Infektion

Aufs Ganze gesehen ergeben sich im Vergleich zur Statistik 1989 aufgrund der relativ kleinen Zahl neu hinzugekommener Fälle nur geringe Veränderungen im

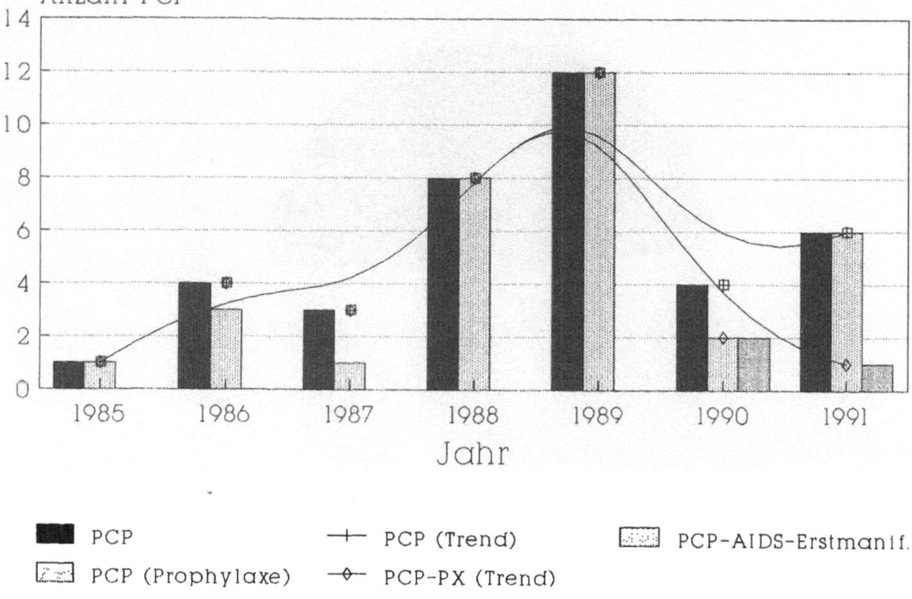

Abb. 5. Inzidenz der PCP

Manifcstationsspektrum. Einzig die zerebrale Toxoplasmose hat sich in ihrer Häufigkeit auf Kosten der Enzephalopathie knapp verdoppelt. Eine getrennte Analyse der Inzidenz der PCP ergibt jedoch, daß ihre Häufigkeit deutlich gcringer geworden ist. Die fünfte Abbildung zeigt, daß nach Einführung der Pentamidin-Aerosol-Inhalation zur PCP-Primärprophylaxe (ggf. plus Zidovudin-Prophylaxe) die Inzidenz der PCP nur noch weniger als 50 % des Niveaus von 1989 beträgt. Der dritte Balken 1990 und 1991 stellt nur PCP von Patienten unter Primärprophylaxe dar; dieser zeigt darüber hinaus eindrücklich, daß der Trend noch günstiger liegen könnte, wenn alle Risikopatienten zur Inhalation bewegt werden könnten. Insgesamt wurden bei guter Patientencompliance nur drei PCP-Episoden unter Inhalation zur Primärprophylaxe gesehen.

Die Aufstellung berücksichtigt keine Rezidive. Die Sekundärprophylaxe versagte in zwei Fällen. Hier entwickelten sich klinisch hochgradig atypische extrapulmonale Pneumocystosen. Beide Fälle gingen mit einem initialen Spontanpneumothorax und später Fieber einher. Im ersten Fall stellten sich bei der Thorakotomie nach therapieresistentem beidseitigen Pneumothorax beidseits bronchopleurale Fisteln und eine apikale Zyste dar; bioptisch konnte der Nachweis von Pneumocystis carinii in der Pleura und der resizierten Zyste geführt werden [8]. Im zweiten Fall fanden sich ebenfalls apikale Zysten, bioptisch granulomatöse Veränderungen des Lungengewebes mit Nachweis von Pneumocystis carinii. Beide Patienten entwickelten postoperativ trotz Cotrimoxazol-Prophylaxe ein Rezidiv mit dringendem Verdacht bzw. Nachweis einer extrapulmonalen Pneumocystose. Im zweiten Fall stellten sich sonographisch sowie im CT-Abdomen multiple Herde in der Milz dar. Intra vitam wurde die Pneumocystose durch eine Leberbiopsie gesichert. Beide konnten noch einmal kurzfristig erfolgreich mit hochdosiert Cotrimoxazol therapiert werden. Autoptisch stellten sich die Milzherde ebenfalls als disseminierte (verkalkende) Pneumocystose der Milz heraus. Das Aufkommen dieser Komplikation der PCP-Sekundärprophylaxe hat das Spektrum der HIV- bzw. AIDS-assoziierten Komplikationen noch einmal erweitert und ihre Handhabung weiter verkompliziert [9].

AIDS-Erstmanifestationen unter Prophylaxe

Über Veränderungen im Spektrum der AIDS-Erstmanifestationen in den beiden letzten Jahren sind aufgrund der kleinen Fallzahl Neuerkrankter nur beschränkte Aussagen möglich. Die PCP bleibt mit 47 % die häufigste AIDS-Erstmanifestation, würde diese Stellung aber voraussichtlich im Falle der konsequenten Praktizierung der Primärprophylaxe durch alle Risikopatienten einbüßen. Hier kündigt sich eine zumindest gleich große Häufigkeit der ZNS-Toxoplasmose als AIDS-Erstmanifestation an. Allgemein scheint sich ansonsten das Spektrum der Erstmanifestationen in seiner Hierarchie einzuebnen und vielfältiger, damit unberechenbarer zu werden.

Analyse der Todesursachen bei AIDS

Schließlich erhebt sich die Frage nach den Todesursachen verstorbener AIDS-Patienten. Von 66 in Bonn behandelten, bis heute verstorbenen hämophilen AIDS-Patienten konnte die Todesursache klinisch mit hoher Wahrscheinlichkeit und/oder autoptisch nur in 30 Fällen geklärt werden. 28 Fälle sind in Abbildung 6 in ihrer Häufigkeit aufgeführt. Zwei weitere starben an einer gastrointestinalen Blutung bzw. durch Suizid. Auffällig ist die noch relativ hohe Letalität bei PCP; hierbei handelt es sich um Fälle aus der Frühzeit der AIDS-Epidemie sowie um Rezidive. 50 % der Todesfälle entfallen auf zerebrale Komplikationen, immerhin ein Fünftel auf Non-Hodgkin-Lymphome, meist ebenfalls mit zerebralem Befall. Andere Todesursachen sind selten. Die hohe Zahl ungeklärter Todesursachen erklärt sich zum einen aus der geringen Anzahl genehmigter Obduktionen und zum anderen aus der Vielzahl der Patienten, die es vorzogen, keine Klinikseinweisung mehr zuzulassen.

Zusammenfassung: Aktueller Stand und Ausblick

Wir finden heute – koinzident mit der Einführung der Zidovudin- und/oder Pentamidinprophylaxe – in der Tendenz eine Abnahme der AIDS-Inzidenz, eine Zunahme und gleichzeitig eine Diversifikation der AIDS-Manifestationen und ein relativ monotones Finalbild der AIDS-Erkrankung mit Rezidiverkrankung der PCP, nicht beherrschbaren zerebralen Komplikationen oder Tumoren bei hämophilen AIDS-Patienten. Sollte die zu erwartende Abnahme der AIDS-Fälle zumindest eine Verzögerung des manifesten Immundefektstadiums widerspiegeln, wäre dies sicher ein Gewinn für die Patienten, auch dann, wenn die

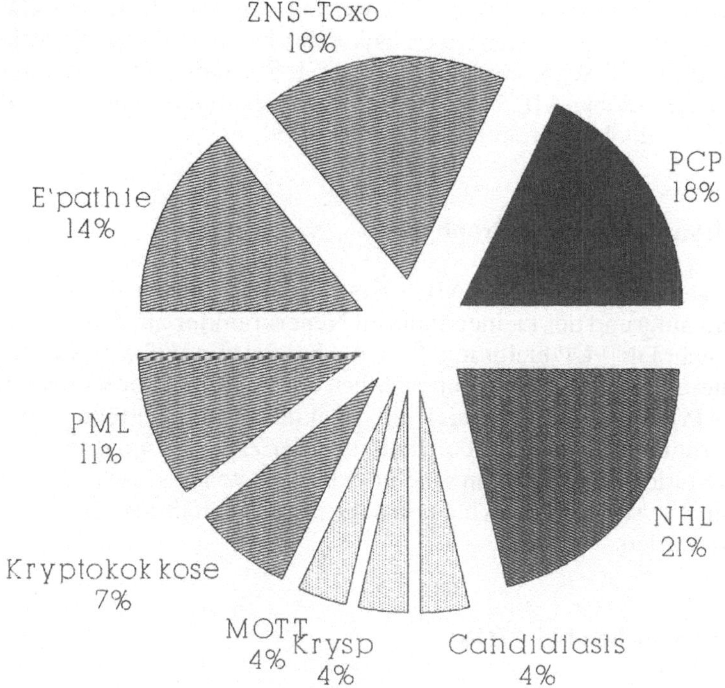

Abb. 6. Todesursachen verstorbener AIDS-Patienten

Gesamtprognose unbeeinflußt bliebe. Der zweifelsfreie Gewinn der PCP-Prophylaxe verkompliziert die Handhabung der AIDS-Erkrankung durch eine Häufung anderer, meist schwerer therapierbarer, sonst nicht erlebter Komplikationen und gegebenenfalls durch das weitgehend neue Krankheitsbild der extrapulmonalen Pneumocystose. Die Realität des Finalstadiums erscheint unverändert trübe und wenig beeinflußbar. Die Anstrengungen müssen sich daher u. E. um so mehr auf die konsequente Entwicklung einer Therapie der frühen Infektionsstadien konzentrieren.

Literatur

1. Ewig S et al (1990) AIDS-Manifestationen bei Hämophilen – Ergebnisse der Bonner Studiengruppe für HIV-Infektion und Hämophilie 1982–1989 in: 20. Hämophilie-Symposion Hamburg 1989. Herausgeber: G. Landbeck, R. Marx, I. Scharrer, W. Schramm, Springer Verlag, 91–97
2. Hirschel B et al (1991) A controlled study of inhaled pentamidine for primary prevention of Pneumocystis carinii pneumonia. N Engl J Med 324:1079–1093
3. Fischl M et al (1990) The safety and efficacy of zidovudine (AZT) in the treatment of subjects with mildly symptomatic human immunodeficiency virus type 1 (HIV) infection. Ann Intern Med 112:727–737
4. Volberding P et al (1990) Zidovudine in asymptomatic human immunodeficiency virus infection. New Engl J Med 322:941–949

5. Deutsches Ärzteblatt – Ärztliche Mitteilungen (1988) AIDS – Neufassung der CDC-Falldefinition zur einheitlichen epidemiologischen Erfassung 85:1186–1197
6. Barnes P et al (1991) Tuberculosis in patients with human immunodeficiency virus infection. New Engl J Med 324:1644–1650
7. Horsburgh jr CR (1991) Mycobacterium avium complex infection in the acquired immunodeficiency syndrome. New Engl J Med 324:1332–1338
8. Ewig S et al (1991) Pneumocystis carinii pleuropneumonia after aerosolized pentamidine prophylaxis Infection. 19:442–444
9. Ewig S et al (1991) Atypische Formen der AIDS-assoziierten Pneumocystis-carinii-Infektion. Dtsch Med Wschr 116:346–351

Infektionsgefährdung von medizinischem Personal und Angehörigen HIV-infizierter Hämophiler: Verhütung und Sofortmaßnahmen

L. Gürtler (München)

Medizinisches Personal

Infektionsübertragung vom Patient auf Personal

Für die Verhütung der Übertragung von Infektionserregern sind Richtlinien erlassen worden, deren Einhaltung einen höchstmöglichen Schutz von Patient und Personal gewährt. Werden die Ursachen von Übertragungen von Infektionen in Klinik und Praxis analysiert, dann ist die häufigste Ursache für ein Versagen das Nichtbeachten der Richtlinien oder ein „Vergessen einfacher Schutzmaßnahmen", dies gilt vor allem für die Übertragung von nosokomialen bakteriellen Erkrankungen; eine andere Ursache sind Unglücksfälle, die meist durch menschliches Fehlverhalten bedingt sind und die sich trotz aller Schulung und der eingerichteten Schutzmaßnahmen nie vermeiden lassen werden.

Demzufolge wird sich jeder, der mit potentiell infektiösem Material Umgang hat und dem ein Zwischenfall zustoßen kann, mit den Maßnahmen auseinandersetzen müssen, die nach dem Unfall für ein Abwehren der Infektion notwendig sind. Auf die persönliche Verantwortung, die jeder einzelne hier trägt und auf die Verantwortung, die die Vorgesetzten dem nachgeordneten Personal gegenüber haben, sei hier besonders hingewiesen.

Infektionserreger

Zu den häufigen Erregern, die bei einem HIV-infizierten Hämophilen beachtet werden sollten, zählen:
a) Humanes Immunschwäche Virus (HIV)
  Hepatitis B Virus (HBV)
  Hepatitis C Virus (HCV)
  Cytomegalie Virus (CMV)
  nur unter besonderen Umständen Cryptococcus neoformans
b) Mycobakterien, typisch
          atypisch

Übertragbarkeit:
Die unter a) aufgeführten Erreger sind im beruflichen Bereich nur durch Verletzungen mit Blut oder anderen Körpersekreten übertragbar. Die unter b) aufge-

G. Landbeck, I. Scharrer, W. Schramm (Hrsg.)
22. Hämophilie-Symposion Hamburg 1991

führten Mycobakterien werden nur dann eine relevante Gefährdung bedeuten, wenn das Immunsystem des Patienten zusammengebrochen ist und die Mycobakterien über Tröpfcheninfektion übertragen werden können. Bei Verdacht auf Tuberkulose müssen die entsprechenden Vorschriften im Umgang mit den Patienten dringend eingehalten werden. Mycobakterien sind auch über Blut von AIDS-Patienten übertragbar.

Gegen HBV kann, mit Ausnahme der dauerhaften Impfversager, Personal und Patient geschützt werden. Cryptococcen werden nur im Blut von finalen AIDS-Patienten zu finden sein; wenn hier eine Stichverletzung stattgefunden hat, erfordert die Sofortmaßnahme auch eine sehr schnelle und spezifische Therapie mit Amphotericin und Fluor-Uracil um die gefürchtete tödlich verlaufende Encephalitis zu verhindern (siehe Beitrag von K. EICHENLAUB, S. 36).

Nosokomiale Infektionen mit HCV kommen vor – im wesentlichen durch Verletzungen mit blutigen Gegenständen. Im Gegensatz zu HBV ist die Virämie des HCV ca. 4 bis 5 log 10 Stufen geringer, und somit auch die Übertragungsfrequenz. Ein Impfstoff gegen HCV ist bis heute nicht vorhanden.

Auch das Cytomegalie-Virus (CMV) könnte von HIV-Infizierten übertragen werden. Da gewöhnlich 50 % des Personals eine frühere CMV-Exposition aufweisen und die dauerhafte Pathogenität von CMV im Immungesunden gering ist, bleibt die Übertragbarkeit des CMV von geringerem Interesse.

Verletzungen

Die häufigsten Verletzungen im medizinischen Bereich sind Stiche mit Kanülen. Der häufigste Vorgang, der zur Verletzung führt, ist das Zurückschieben der Kanüle in die Schutzhülle [1], durchgeführt im Ansinnen sich und andere zu schützen, ausgeführt mit einer so geringen Treffsicherheit, daß in Bayern jährlich mehr als 10000 Stichverletzungen gemeldet werden (Tabelle 1). Trotz aller Aufklärung über AIDS und trotz aller Schulung über das Verhalten mit infektiösem Material und der Verhinderung von Verletzungen hat die Anzahl der gemeldeten Stichverletzungen nicht abgenommen.

Nach der Berechnung der in unserem Institut eingegangenen Anzahl von Verletzungen ist die Angehwahrscheinlichkeit für HIV durch Hautpenetration mit blutigem Material bei etwa 1:200. Diese Zahl wird beeinflußt von der Geschwindigkeit mit der die Verletzung versorgt wird und vom Krankheitszustand des Infizierten, da mit zunehmender Fortdauer der Krankheit auch mit einer höheren Virämie gerechnet werden muß. Nach der Arbeit von MARCUS et al. liegt die Übertragungswahrscheinlichkeit bei 1:275 [2], nach den jüngsten Berechnungen der CDC bei 1:330.

Werden die berichteten Verletzungen weiter analysiert, dann fällt auf, daß 2 der übertragenen HIV-Infektionen vom Nachbarn auf den Verunfallten gesetzt worden sind, und mehrere durch abgeworfene Kanülen in Plastiksäcken [3]. Beide Wege sind absolut vermeidbar, wenn mit Umsicht und in Ruhe gehandelt wird. Warum die dickwandigen Plastikbehälter, die für die Entsorgung von spitzen Gegenständen empfohlen werden und die farblich auffallend gekennzeich-

Tabelle 1. Überblick über die Verletzungen mit HIV-haltigem Material – im wesentlichen Blut, Liquor cerebrospinalis und Mundsekret – die im Pettenkofer-Institut bekannt geworden sind. Das mittlere Risiko des Angehens der HIV-Infektion errechnet sich nach diesen Zahlen mit 1:200. 1988 wurde eine Krankenschwester über Nadelstich nach Abnahme von Blut bei einem ihr bekannten AIDS-Patienten infiziert. 1989 wurde die HIV-Infektion bei einer Krankenschwester diagnostiziert, die sich höchstwahrscheinlich über Rhagaden aufgrund einer Talkumallergie, bei gerissenem Handschuh und langdauerndem Blutkontakt eines nicht bekannten AIDS-Patienten infiziert hat. 1991 infizierte sich ein Pfleger nach Blutabnahme und folgender Nadelstich-Verletzung bei einem ihm bekannten AIDS-Patienten. Alle 3 Infektionen wären leicht vermeidbar gewesen.
Der untere Teil der Abbildung gibt die Zahlen aus USA wieder. Hier sind derzeit 24 erwiesene und 16 wahrscheinliche berufsbezogene HIV-Infektionen bekannt. Das errechnete Risiko pro Verletzung beträgt danach 1:330.

MvP:	1 HIV pos. von 228 (1988
	1 HIV pos. von 198 (1989)
	0 HIV pos. von 175 (1990)
	1 HIV pos. von 188 (1991) Sept. 91
Risiko 1:200	
CDC-USA	24 erwiesen HIV-positiv
	16 wahrscheinlich
Risiko 1:330	

net sind (in Deutschland gelb), so wenig Akzeptanz in der täglichen Praxis erfahren haben, bleibt ungeklärt.

Weitere Verletzungen mit Skalpellen und anderen spitzen Gegenständen sind berichtet worden.

Offene Haut-Rhagaden

Definitionsgemäß sind Rhagaden keine gesetzten Verletzungen, sie kommen aber von der Wahrscheinlichkeit der Übertragung von HIV den Stichverletzungen gleich. Es finden sich 2 Berichte beim Umgang mit Infizierten, bei denen dieser Zugang zur Infektion geführt hat [3] und der 2. Fall in Tabelle 1 ist ebenfalls auf diesen Übertragungsweg zurückzuführen. Als Konsequenz sollte medizinisches Personal, welches offene Hautareale hat, keine Gelegenheit haben, mit dem Blut von Infizierten Kontakt zu bekommen – d.h. im Einzelfall ein Aussetzen der Arbeit am Infizierten, bis die Läsionen verheilt sind.

Betroffene

Betroffen von HIV-Übertragungen vom Patienten auf medizinisches Personal sind zahlenmäßig diejenigen, die den engsten Kontakt zum Patienten haben, das sind Schwestern und Pfleger [3].

Schutzmaßnahmen

Nachdem gegen HIV weder eine effektive Therapie noch ein Impfstoff vorhanden ist und die Aussichten in der nahen Zukunft beides zu haben gering sind, bleibt die Verhinderung der Exposition die einzige Prävention.

Mechanischer Schutz

Am meisten exponiert gegenüber jeglicher Gefahr der Kontamination mit Körpersekreten sind die Hände. Durch das Tragen von Handschuhen sind sie sicher und dauerhaft zu schützen, mit der Ausnahme von Stich- und Schnittverletzungen.

Die Qualität des Handschuhmaterials ist derzeit zufriedenstellend, Unterschiede nach Herstellern kommen vor. Aus Umweltschutzgründen wird Latex-Material bevorzugt. Ob virucide Additive zum Handschuhmaterial die Schutzwirkung verbessern können, bleibt abzuwarten.

Kanülen und spitze Instrumente penetrieren jeden Handschuh; gerissene Handschuhe müssen sofort gewechselt werden. Permanente Hautpflege verhindert das Auftreten von allergischen Ekzemen mit nachfolgender Rhagadenbildung.

Eine weitere mögliche Eintrittspforte von HIV ist die Conjunctiva. Augen und Gesicht können durch Helme ausreichend geschützt werden, jedoch ist die Akzeptanz dieser Visiere bei Personal und Patienten gering. Großglasige Brillen sind ein besserer Schutz der Conjunctiva als gar nichts und können je nach Spritzrichtung und -intensität die Mehrheit des anfliegenden Materials aufhalten.

Das Tragen eines Mundschutzes muß vorgenommen werden, wenn der Verdacht auf eine Infektion mit Mycobakterien vorliegt.

Desinfektion

Bedingt durch die Lipidhülle und durch die nichtkonvalente Verankerung der HIV-Hüllknöpfe an die Virusmembran kann die Infektiosität von HIV schnell und einfach zerstört werden, sei es durch alkoholische, phenolische oder aldehydhaltige Mittel, sei es durch die Einwirkung von Chlor bzw. Sauerstoff. Hier sind keine neuen Informationen aus den letzten Jahren hinzuzufügen. Eine Liste der wirksamen Konzentrationen findet sich in Tabelle 2 [3, 4].

Postexpositionelles Handeln

Wird trotz der vorgenommenen Schutzmaßnahmen die Haut verletzt – auch oberflächliche Verletzungen können HIV übertragen –, dann sollte sofort gehandelt werden, ohne Panik aber mit festem Programm [6], welches nach unserer Erfahrung am besten vorher durchgesprochen ist:

Tabelle 2. Liste der wirksamen Mittel für eine zügige Desinfektion von HIV. Für das Desinfizieren von Instrumenten können alle Mittel verwendet werden. Für die tägliche Praxis bei der Händedesinfektion sind Mittel auf alkoholischer Basis wegen der dauerhaften Verträglichkeit zu bevorzugen. Besteht eine Kontamination der Gingiva ist verdünnter Alkohol (40–50 Vol %) wegen der schnellen Wirkung und Schleimhaut-Verträglichkeit die wohl beste Lösung. Ein Verschlucken der Spüllösung sollte vermieden werden. Für die Desinfektion der Conjunctiva gibt es aufgrund der vielen möglichen Nebenwirkungen kein empfehlenswertes Desinfektionsmittel. Ausspülen mit reichlich Wasser scheint immer noch am effizientesten zu sein. Auf das Tragen von großglasigen Brillen, die die meisten Spritzer in die Augen verhindern können, sei hier nochmals hingewiesen.

Mittel	Konzentration	Abnahme des HIV Titers in log 10 Einheiten
Wasserstoffperoxid	0.3 %	>4.8
Ethanol	50 %	>3.5
Isopropanol	35 %	>3.8
Formaldehyd	0.5 %	>4.8
Hypochlorit	0.1 %	>4.2
NP-40 Detergenz	1 %	>3.8

nach MARTIN et al. [5]

1. Blutung anregen durch Druck um den Stichkanal, damit alles eingebrachte Fremdmaterial nach Möglichkeit ausgeschwemmt wird. Dauer etwa 1–2 min.
2. Desinfektion mit einem alkoholischen Desinfektionsmittel, am besten Händedesinfektionsmittel, aber auch schon 45 Vol % Ethanol sind wirksam. Das Desinfektionsmittel muß den Grund des Stichkanals erreichen, welches durch ein Spreitzen des Kanals verbessert werden kann (u. U. Hilfsperson zuziehen) und der Indikator für die Tiefenwirkung des Desinfektionsmittels ist nur der Schmerz. Dauer 2–3 min.
3. Medikamentöse Unterstützung.
   Optimal wären Substanzen, die verhindern, daß HIV in die menschliche Zelle aufgenommen wird, siehe auch Tabelle 3. An derartigen Substanzen wird gearbeitet, für den allgemeinen Gebrauch zugänglich sind sie nicht.
   Anti-CD4 ist in vitro sehr aktiv und kann innerhalb von 30 min nach Anlagerung von HIV an die Zelle gegeben die Infektion verhindern [7]. In-vivo-Versuche stehen aus.
   Ein HIV-Hyperimmuglobulin kann eine beschleunigende Wirkung auf die HIV-Aufnahme in Zellen haben [8], jedoch ist die Beschleunigung virusabhängig und antikörperabhängig. Der protektive Effekt von Anti-HIV wird derzeit neu überprüft.
   Erst an zweiter Stelle können Substanzen wirken, die die HIV-Replikation hemmen, wie das Azidothymidin (AZT – Retrovir) oder Stoffe, die die Aktivität der Protease oder Integrase hemmen. AZT ist für die Behandlung der AIDS-Patienten zugelassen, nicht für die Prophylaxe, ist jedoch für diese mangels einer anderen Alternative empfohlen worden [6]. Ab welcher Virusmenge und mit welcher AZT-Dosis ein hemmender Einfluß vorliegt, ist unbekannt, theoretisch sollte das sich in die Zelle einnistende HIV quantitativ gestört werden. Die Einnahme sollte auf 14 Tage begrenzt werden, da sich

Tabelle 3. Beispiel für Substanzen, mit denen heute die HIV-Infektion verhindert werden könnte. Theoretisch sollten Substanzen, die das Anheften des HIV an die Zelle verhindern, am wirksamsten sein. Für die Anwendung in der täglichen Praxis steht jedoch keine von ihnen zur Verfügung. Bei den unter 2 aufgeführten Replikationshemmstoffen sind in den kommenden Jahren etliche neue Substanzen zu erwarten, jedoch können diese Substanzen erst wirken, wenn sich HIV in die Zelle eingeschleust hat. Im Sinne einer echten Prophylaxe sind sie damit minderwertig, wenn man von der Möglichkeit absieht, daß die Replikation einer in den Körper gebrachten HIV-tragenden Fremdzelle damit auch gehemmt werden kann.

---

1. Verhinderung der Anheftung von HIV
   Anti-CD4
   lösliches CD4
   CD4-Immunglobulin-Hybride
   Anti-HIV

2. Verminderung der HIV Vermehrung
   RT-Inhibitoren   -Azidothymidin
                      -Didesoxi-inosin
   Protease-Inhibitoren?   .
   Regulations-Inhibitoren?

---

nach dieser Zeit entweder HIV dauerhaft in der Zelle etabliert hat oder, wenn dies nicht geschehen ist, die Einnahme nicht weiter notwendig ist. Ein absolut sicherer Weg zur Verhinderung der HIV Infektion ist die Einnahme von AZT nicht, wie die 4 veröffentlichten Serokonversionen zeigen [9–12].

Nachdem AZT cancerogen und mutagen ist, sollte es nicht an Schwangere gegeben werden. Die Einnahme sollte so früh wie möglich erfolgen, um in der Zelle einen wirksamen Spiegel zu haben, falls die HIV-reverse-Transcriptase aktiv wird. Schnell replizierende Körperzellen werden ebenso von AZT beeinflußt, wie die bei längerer Einnahme erfolgende Anämie, Granulozytopenie und Thrombozytopenie zeigen.

Infektionsübertragung vom Personal auf den Patienten

Seit der Beschreibung der 3 Fälle von HIV-Übertragungen durch einen Zahnarzt in Florida wissen wir, daß dieser Infektionsweg auch bei HIV vorkommen kann [13]. Der genaue Weg des Setzens der Infektion ist nicht bekannt, jedoch sollte im Analogieschluß zu den HBV-Übertragungen von Chirurg und Gynäkologe direkter Blutkontakt nicht ausgeschlossen sein [14]. Von den CDC ist vorgeschrieben worden, daß HIV-infizierte Ärzte keine invasiven Eingriffe vornehmen. Hierzu gehört nicht eine Blutentnahme, wohl aber chirurgische Eingriffe und Endoskopien in präformierten Körperhöhlen [15].

Die Konsequenz dieser Vorschrift ist für den Arzt, seinen eigenen HIV-Status kennen zu müssen, und wir werden uns wohl in den kommenden Jahren auf dieses Verlangen von Arbeitgeber bzw. Versicherung und Patient einstellen müssen. Es scheint sinnlos einen HIV-Antikörpertest öfter als viermal jährlich zu machen.

Angehörige von HIV-Infizierten

Hier muß unterschieden werden zwischen dem häuslichen, familiären Umgang und dem Partner, mit dem auch Sexualkontakt vorhanden ist.

Häuslicher, familiärer Umgang

Der Umgang mit dem HIV-Infizierten ist infektiologisch gesehen problemlos. Alle bisher durchgeführten Studien führen zu dem Ergebnis, daß keine HIV-Übertragungen vorkommen, auch wenn gelegentlich kleinere Malheure aufgetreten sind, wie das Verwenden der gleichen Zahnbürste oder Blutkontakt auf der Haut [16, 17]. Sind jedoch auf der Haut offene Wunden vorhanden, muß äußerste Vorsicht walten, um eine HIV-Infektion über Blut zu verhindern [3]. Risiko und Schutz siehe oben.

Umgang mit dem Partner

Zu den normalen menschlichen Verhaltensweisen gehört auch der Sexualverkehr. Der einzige dauerhaft anwendbare Schutz, wenn einer der Partner HIV-infiziert ist, ist das Kondom, nachdem die Applikation von Nonoxynol-9 dauerhaft selten toleriert wird. Nebenwirkungen von Nonoxynol-9 sind lokale Hitzeentwicklung, Brennen und neurologische Störungen.

Es wird heute angegeben, daß die HIV-Übertragungsrate vom infizierten Mann auf die Frau 3 bis >5fach so hoch ist, wie umgekehrt [18]. Nach den Berechnungen, die wir im Pettenkofer-Institut vorgenommen haben, ist das mittlere Risiko der HIV-Übertragung vom infizierten Mann auf die Frau etwa 1:150 bis 1:200, umgekehrt 1:300 bis 1:400. Die Übertragungswahrscheinlichkeit von HIV wird wesentlich mit beeinflußt vom klinischen Zustand des Infizierten – je stärker die Immunschwäche ausgeprägt ist, umso höher ist die Virusausscheidung –, von der Unversehrtheit der Schleimhäute und vom Gebrauch von Kondomen. Wir überblicken zur Zeit etwa 100 HIV-infizierte Paare und sehen trotz der vorgenommenen Aufklärung und Schutzmaßnahmen 1 Übertragung von HIV pro Jahr. Bei angenommenen 100 Sexualkontakten pro Jahr pro Paar würde dies einem weiter bestehenden, unvermeidbaren Risiko von 1:10000 pro Kontakt entsprechen. Diese Zahl ist epidemiologisch für die HIV-Verbreitung irrelevant, ist für das Einzelschicksal eines Menschen jedoch durchaus bedeutungsvoll und tragisch.

Das wesentliche bei der Betreuung von HIV-infizierten Paaren wird sein, auf die Bedeutung von mechanischen Schutzmaßnahmen weiter hinzuweisen und Ratschläge zu geben. Ob bei einem Versagen der mechanischen Barriere hier die AZT-Prophylaxe in Erwägung gezogen werden soll, wage ich nicht zu entscheiden, beurteile ich jedoch eher ablehnend.

Nachbemerkung

Die HIV-Übertragung im medizinischen Bereich wie im häuslichen Bereich ist ein absolut vermeidbares Ereignis. Nachdem Unglücksfälle immer wieder vorkommen, muß der Betreuer des Hämophilen wie der Patient selbst auf solche Fälle vorbereitet sein und versuchen, die drohende HIV-Infektion möglichst zu verhindern. Primär kann dies nur geschehen durch mechanischen Schutz, sekundär durch das Abtöten von HIV durch Desinfektionsmittel, vorzugsweise auf der Basis von Alkohol. Nach unserer Erfahrung muß der Unglücksfall vorher durchgesprochen und die Reihenfolge der Durchführung der Maßnahmen erprobt werden, damit eine Schadensverminderung optimal durchgeführt werden kann.

Literatur

1. McGeer A, Simor E, Low DE (1990) Epidemiology of needlestick injuries in house officers. J Infect Dis 162:961–964
2. Marcus R, CDC Cooperative Needlestick Surveillance Group (1988) Surveillance of health care workers exposed to blood from patients infected with the human immunodeficiency virus. New Engl J Med 319:1118–1123
3. Marcus R, Kay K, Mann JM (1989) Transmission of human immunodeficiency virus (HIV) in health care settings worldwide. Bull WHO 57:577–582
4. Resnick L, Veren K, Salahuddin SZ, Tondreau S, Markham P (1986) Stability and inactivation of HTLV-III/LAV under clinical and laboratory environments. J Am Med Ass 255:1887–1891
5. Martin LS, McDougal JS, Loskoski SL (1985) Disinfection and inactivation of the human T-lymphotropic virus Type III/ lymphadenopathy-associated virus. J Infect Dis 152:400–403
6. Gürtler L, Deinhardt F, Goebel FD, Braun-Falco O, Fröschl M, Rieber EP, Riethmüller G, Breit R, Eichenlaub KD, Jäger H, Kaboth W (1989) Vorschlag zum Verhalten und Handeln nach Kontamination mit HIV-haltiger Flüssigkeit. Dtsch Ärzteblatt 86:A 1418–1419
7. Rieber EP, Reiter C, Gürtler L, Deinhardt F, Riethmüller G (1990) Monoclonal CD4 antibodies after accidental HIV infection. Lancet 336:1007–1008
8. Prince AM, Horowitz B, Baker L, Shulman RW, Ralph H, Valinsky J, Cundell A, Brotman B, Boehle W, Rey F, Piet M, Reesink H, Lelie N, Tersmette M, Miedema F, Barbosa L, Nemo G, Nastala CL, Allan JS, Lee DR, Eichberg JW (1988) Failure of a human immunodeficiency virus (HIV) immune globulin to protect chimpanzees against experimental challenge with HIV. Proc Natl Acad Sci 85:6944–6948
9. Lange JMA, Boucher CAB, Hollak CEM, Wiltink EHH, Reiss P, van Royen EA, Roos M, Danner SA, Goudsmit J (1990) Failure of zidovudine prophylaxis after accidental exposure to HIV-1. New Engl J Med 322:1375–1377
10. Looke DFM, Grove DI (1990) Failed prophylaxic zidovudine after needlestick injury. Lancet 335:1280
11. Durand E, LeJeune C, Hugues FC (1991) Failure of prophylactic zidovudine after suicidal self-inoculation of HIV-infected blood. New Engl J Med 324:1062
12. Jones PD (1991) HIV transmission by stabbing despite zidovudine prophylaxis. Lancet 338:884
13. CDC (1991) Transmission of HIV infection during an invasive dental procedure – Florida. Morb Mort Weekly Rep 40:21–27
14. Welch J, Webster M, Tilzey AJ, Noah ND, Banatvala JE (1989) Hepatitis B infections after gynaecological surgery. Lancet 333:205–207
15. CDC (1991) Recommendations for preventing transmission of human immunodeficiency virus and hepatitis B virus to patients during exposureprone invasive procedures. Morb Mort Weekly Rep 40:1–9

16. Friedland G, Kahl P, Saltzman B, Rogers M, Feiner C, Mayers M, Schable C, Klein RS (1990) Additional evidence for lack of transmission of HIV infection by close interpersonal (casual) contact. AIDS 4:639–644
17. Gershon RM, Vlahov D, Nelson KE (1990) The risk of transmission of HIV-1 through non-percutaneous, non-sexual modes – a review. AIDS 4:645–650
18. Padian NS, Shiboski SC, Jewell P (1991) Female to male transmission of human immunodeficiency virus. J Am Med Ass 266:1664–1667

Sofortmaßnahmen bei akzidentellem HIV-Kontakt

H. Wank, U. Kalousek, H. Gadner (Wien)

Mit der Ausbreitung der HIV-Infektion kommt das medizinische Personal auch außerhalb von AIDS-Zentren immer öfter in Kontakt mit dieser Patientengruppe.

Damit steigt auch die Wahrscheinlichkeit eines akzidentellen HIV-Kontaktes. Das Risiko, in einem medizinischen Beruf eine HIV-Infektion zu erwerben, ist zwar sehr klein (in Zentren für die Versorgung verschiedener HIV-Erkrankungsstadien 0,31–0,42 % [1, 2, 14], in Krankenhäusern mit niedriger Anzahl HIV-positiver Patienten ist das Infektionsrisiko wesentlich niedriger [15, 16]), jedoch – wie mit bisher 28 dokumentierten Fällen belegt – nicht wegzuleugnen.

Die derzeit beste Therapie ist die Prophylaxe. Die Notwendigkeit von Vorsichtsmaßnahmen kann nicht genug betont werden. In Tabelle 1 sind die wesentlichsten Schutzmaßnahmen für das medizinische Personal zur Vermeidung einer HIV-Infektion aufgelistet (Tabelle 1).

Aus der ausführlichen Literatur [3, 5, 6, 7, 8, 9, 10, 11, 12] möchte ich die Arbeit der Gruppe von Edward S. Wong [2] hervorheben. In dieser Studie wurde die Effizienz von generellen Vorsichtsmaßnahmen [4] im Umgang mit Blut und Körpersekreten untersucht. Als häufigste Kontaktlokalisation konnten in 99 % der Fälle die Hände ermittelt werden. Nach Angaben der Studienteilnehmer hätten durch das Tragen von Handschuhen 89 % der Expositionen verhindert werden können. Die Anzahl der Nadelstichverletzungen verminderte sich nach genauer Beachtung der Vorsichtsmaßnahmen um 62 %, also um mehr als die Hälfte.

Tabelle 1. Schutzmaßnahmen für das medizinische Personal zur Vermeidung einer HIV-Infektion

1. Blut und Körperflüssigkeiten eines jeden Patienten sind als potentiell infektiös anzusehen.
2. Händereinigung vor und nach jedem Patientenkontakt.
3. Handschuhe! Sollten immer rechtzeitig vor zu erwartendem Kontakt mit Blut, Sekreten, Körperflüssigkeiten oder Geweben getragen werden. Zwei Paar Handschuhe werden bei Durchführung invasiver chirurgischer Maßnahmen empfohlen.
4. Schutzkleidung
5. Masken und Schutzbrillen
6. Vermeidung von Nadelstichverletzungen
   Nadeln nicht in Schutzhüllen zurückstecken!
   Nadeln und andere spitze Instrumente sofort nach Gebrauch in unmittelbar neben dem Arbeitsplatz aufgestellte stichfeste Behälter werfen.

G. Landbeck, I. Scharrer, W. Schramm (Hrsg.)
22. Hämophilie-Symposion Hamburg 1991
© Springer-Verlag Berlin Heidelberg 1992

Besondere Aufmerksamkeit möchte ich auf die Vermeidung von Nadelstich-verletzungen legen. Hier geschehen die häufigsten Verletzungen [20–40 %] durch das Zurückstecken der Nadel in die Schutzhüllen [3]. Dieses Zurückstek-ken der Nadeln sollte unbedingt unterbleiben. Nach Gebrauch sollen Nadeln in unmittelbar neben dem Arbeitsplatz aufgestellte stichfeste Behälter geworfen werden.

Erfolgt ein akzidenteller HIV-Kontakt, ist die Angst des Betroffenen vor einer Infektion groß. Es ist notwendig, diese Eventualität in Vorbesprechungen mit dem Spitalspersonal genau zu erörtern. Die Möglichkeit einer postexpositionel-len Prophylaxe mit Azidothymidin (= AZT = Zidovudin) muß durchbesprochen werden, um eine zeitgerechte Meinungsbildung zu ermöglichen. Das Für und Wider einer prophylaktischen Therapie mit AZT muß sehr gut überlegt werden (Tabelle 2).

Tabelle 3 zeigt eine Literaturübersicht der derzeit angewendeten Postexposi-tionsprophylaxen (Tabelle 3).

Tabelle 2. Prophylaktische Therapie nach akzidentellem HIV-Kontakt?

Was spricht für AZT:
- derzeit einzige Therapiemöglichkeit mit eventueller Verhinderung einer Infektion
- Hinweise auf Wirksamkeit aus Tiermodellen, wobei die Initialdosis möglichst i. v. und innerhalb 1 Stunde (bis max. 36 Stunden) verabreicht werden soll.

Was spricht gegen AZT:
- große Mehrheit der Betroffenen bleibt HIV-negativ (Infektionsrisiko 0,31 – 0,42 %)
- fragliche Wirkung
- optimale Dosis unbekannt
- Nebenwirkungen (Nausea, Anämie, fragliche Kanzero- und Teratogenität)
- kurze Dosisintervalle (verminderte Lebensqualität)
- Schutzmaßnahmen und Training für das medizinische Personal sind die wirksamste Strategie gegen eine akzidentelle Infektion.

Tabelle 3. Postexpositionelle Prophylaxe mit AZT-Zidovudin

Autor, Literatur	Therapiebeginn nach Verletzung	tgl. Dosis	Therapiedauer
HENDERSON [1] NIH	möglichst früh	6 × 200 mg	42 Tage
GERBERDING [1] UCSF	möglichst früh	5 × 200 mg	28 Tage
MEYLAN [18]	2 Stunden	4 × 500 mg	4 Tage
DURAND [19]	2 Stunden	4 × 250 mg	4 Wochen
TAIT [20]	6 Stunden	6 × 200 mg	3 Wochen
ELKHARRAT [21]	1 Stunde	4 × 200 mg	28 Tage
JEFFRIES [14]	1 Stunde	5 × 200 mg	28 Tage
GÜRTLER [12]	sofort	5 × 250 mg	14 Tage
Pulmologisches Zentrum Wien	sofort	6 × 200 mg	42 Tage

Tabelle 4. Fragebogenaussendung über Zidovudin-Prophylaxe bei akzidentellem HIV-Kontakt

Antworten von 111 Instituten
    79 (71 %) geben Zidovudin
    15 (14 %) planen Zidovudin
    17 (15 %) geben kein Zidovudin

Tabelle 5. Fragebogenaussendung über Zidovudin-Prophylaxe bei akzidentellem HIV-Kontakt

Antworten der 79 Institute, die eine Therapie mit Zidovudin durchführen, über Dauer,
Frequenz und Dosis:

6 Wochen täglich 6 × 200 mg	70 (89 %)
6 Wochen täglich 5 × 200 mg	
4 Wochen täglich 6 × 100 mg	9 (11 %)

Im folgenden sind die Ergebnisse einer Fragebogenaussendung von 111 Instituten angeführt (Tabellen 4, 5).

Wie sich zeigt, verabreichen 71 % der Kliniken AZT postexpositionell. Dauer, Frequenz und Dosis orientieren sich [17] im wesentlichen an der Empfehlung von HENDERSON und GERBERDING [1].

Sofort nach einer HIV-Kontamination ist Blut für den HIV-Status und ein Blutbild abzunehmen. Innerhalb von einer Stunde – besser sofort – ist über die evtl. postexpositionelle Prophylaxe mit AZT zu entscheiden. Die in den Vorbesprechungen erfolgte Aufklärung über ungeklärte Wirksamkeit und Nebenwirkungen des AZT ist nochmals zusammenzufassen (Tabelle 6).

Entscheidet sich der Verletzte für AZT, soll sofort 200 mg AZT i.v. oder p.os. und weiter 4stündlich 200 mg AZT für 42 Tage verabreicht werden. Hepatitis B-Prophylaxe und evtl. Tetanus-Auffrischung dürfen nicht vergessen werden.

HIV-Serologie-Kontrollen nach 1 Woche, 3 Monaten, 6 Monaten und 12 Monaten. Blutbild alle 2 Wochen zur Toxizitätskontrolle des AZT.

Tabelle 6. Vorgangsweise bei Verletzungen mit HIV-kontaminierten Nadeln und Skalpellen

1. Ausbluten lassen und desinfizieren
2. Blutabnahme: HIV, kompl. Blutbild
3. AZT-Prophylaxe: ja oder nein?
   Wenn ja: Aufklärung über ungeklärte Wirksamkeit und Nebenwirkungen
              Vermeidung einer Schwangerschaft
              Kein ungeschützter Geschlechtsverkehr
4. AZT möglichst innerhalb 1 Stunde: 200 mg i.v. oder p.os. weiteres tgl. 6 × 200 mg p.os. für 42 Tage
5. Hepatitis B-Prophylaxe (evtl. auch Tetanus)
6. HIV-Antikörpertest nach 1 Woche sowie nach 3, 6, und 12 Monaten
7. Verletzungsanzeige, anonyme Registrierung

Zusammenfassung

Das wiederholte Training von Vorsichtsmaßnahmen wird besonders hervorgehoben, wobei der Schwerpunkt auf den richtigen Umgang mit Injektionsnadeln gelegt wird.

Für den Fall einer Nadelstichverletzung eines Krankenhausangestellten sollen rechtzeitige Vorbesprechungen wesentliche Fragen klären:
- Infektionsrisiko
- Postexpositionsprophylaxe mit AZT – ja oder nein
- AZT-Nebenwirkungen
- AZT-Bevorratung
- erreichbarer Fachmann für HIV-Infektionen
- notwendiges Follow up

Aufgrund von Ergebnissen an Tiermodellen, auf der Basis von [13] Zellkulturen und aus theoretischen Gründen ist es unwahrscheinlich, daß Zidovudin wirksam sein könnte, wenn es nach dem 1. Zyklus der Virusreplikation gegeben wird. Deshalb ist es sehr wichtig, Zidovudin sofort, jedoch möglichst innerhalb der ersten Stunde nach der fraglichen Infektion zu verabreichen.

Literatur

1. Henderson DK, Gerberding JL (1989) Prophylactic zidovudine after occupational exposure to the human immunodeficiency virus: an interim analysis. J Infect Dis 160:321–327
2. Wong ES, Stotka JL, Chinchilli VM, Williams DS, Stuart CG, Markowitz SM (1991) Are Universal Precautions Effective in Reducing the Number of Occupational Exposures Among Health Care Workers? A Prospective Study of Physicians on a Medical Service. JAMA 265:1123–1128
3. Anderson DC, Blower AL, Packer JMV, Ganguli LA (1991) Preventing needlestick injuries. BMJ, Vol 302:769–770
4. Centers for Disease Control (1988) Recommendations for prevention of HIV Transmission in health care settings. MMWR 36 (suppl. 2 S):3 S–18 S
5. Marcus R and the CDC Cooperative Needlestick Surveillance Group (1988) Surveillance of Health Care Workers Exposed to Blood from Patients infected with the Human Immunodeficiency Virus. N Engl J Med 319:1118–1123
6. Centers for Disease Control (1990) Public Health Service Statement on Management of Occupational Exposure to Human Immunodeficiency Virus, Including Considerations Regarding Zidovudine Postexposure Use. MMWR 39 (No.RR1):1–14
7. Weiss SH, Saxinger WC, Rechtman D et al (1985) HTLV-III Infection Among Health Care Workers. Association With Needle-Stick Injuries. JAMA 254:2089–2093
8. Kennedy DA (1988) Needlestick Injuries: Mechanisms and Control. J Hosp Infect 12:315–322
9. Jagger J, Hunt EH, Brand-Elnaggar J, Pearson RD (1988) Rates of Needlestick Injury caused by various Devices in a University Hospital. N Engl J Med 319:284–288
10. Edmund M, Khakoo R, Mc Taggart B, Solomon R (1988) Effect of Bedside Disposal Units on Needle Recapping Frequency and Needlestick Injury. Infect Control Hosp Epidemiol 9:114–116
11. Goldwater PN, Law R, Nixon AD, Officer JA, Cleland JF (1987) Impact of Recapping Device on Venepuncture-Related Needlestick Injury. Infect Control Hosp Epidemiol 10:21–25
12. Gürtler L (1989) Vorschlag zum Verhalten und Handeln nach Kontamination mit HIV-haltiger Flüssigkeit. Dt Ärzteblatt 86, Heft 19, 11. 5. 1989 (31)

13. Ruprecht RM, O'Brien LG, Rossoni LD, Nusinoff-Lehrmann S (1986) Suppression of Mouse Viraemia and Retroviral Disease By 3'-azido-3'-deoxy Thymidine. Nature 323:467–469
14. Jeffries DJ (1991) Zidovudine After Occupational Exposure to HIV. BMJ Vol 302:1349–1351
15. Cobelens F (1990) Needlestick Injuries, Surgeons and HIV risks. The Lancet 335:924
16. Leentvaar-Kuijpers A, Dekker MM, Coutinho RA, Dekker EE, Keeman JN, Ansink-Schipper MC (1990) Needlestick Injuries Surgeons, and HIV Risks. The Lancet 335:546–547
17. Singh Vipul R (1991) Questionnaire about Zidovudin Prophylaxis after Occupational Exposure to HIV 1. N Engl J Med 324, No 1
18. Meylan PR, Francioli P, Decrey H, Chave JPh, Glauser MP (1988) Post-Exposure Prophylaxis Against HIV-Infection in Healthcare Workers. Lancet 1:481
19. Durand E, Le Jeunne C, Hugues FC (1991) Failure of Prophylactic Zidovudine After Suicidal Self-Inoculation of HIV-Infected Blood. N Engl J Med 324:1062
20. Tait DR (1991) Zidovudine After Occupation of Exposure to HIV. BMJ 303:581
21. Elkharrat D, Wautier JL, Caulin C, Bonnet N (1991) Zidovudine After Occupational Exposure to HIV. BMJ 303:309

II. Psychosoziale Betreuung HIV-infizierter Hämophiler: Multizentrische Studien des Bundesministeriums für Jugend, Familie, Frauen und Gesundheit

Diskussionsleitung:

H.-H. BRACKMANN (Bonn)
I. SCHARRER (Frankfurt/Main)
W. SCHRAMM (München)

Psychosoziale Betreuung von Angehörigen HIV-infizierter Patienten am Hämophilie-Zentrum Bonn und bei der AIDS-Hilfe Bonn e.V.

E. Schleithoff, A. von Kries, H.-H. Brackmann (Bonn)

Im Herbst 1989 wurden mit Mitteln des Bundesministeriums für Gesundheit am Hämophiliezentrum Bonn eine ganze und bei der AIDS-Hilfe Bonn eine halbe Psychologenstelle zur psychosozialen Beratung und Betreuung von HIV-infizierten Blutern geschaffen. Das Beratungsangebot beider Institutionen richtet sich nicht nur an die 283 HIV-infizierten hämophilen Patienten des Bonner Zentrums, sondern in vollem Umfang auch an ihre Angehörigen. Die Psychologin des Hämophilie-Zentrums steht darüberhinaus allen 404 nicht infizierten Patienten und deren Angehörigen zur Verfügung. Über diesen Teil der Arbeit soll hier jedoch nicht berichtet werden.

Bedeutung und Ziele der Angehörigenberatung

Die Familien sind traditionell stark in die Betreuung und in die medizinische Behandlung der Hämophilie-Patienten involviert. Die HIV-Infektion stellt ein weiteres Problem dar, das die Familie in vielfältiger Weise als Ganze betrifft und belastet [5, 6]. Die Familien der hämophilen Patienten begegnen dieser zusätzlichen schweren Belastung typischerweise durch eine Verstärkung des inneren Zusammenhaltes. Außenkontakte werden dagegen eher gelockert. Bei steigenden Anforderungen an die innerfamiliären Resourcen und einer gleichzeitigen Abnahme der sozialen Unterstützung von außen, wächst die Gefahr einer Überlastung des familiären Bezugssystems. Gerade eine stabile und tragfähige soziale Unterstützung ist aber, wie die Forschungsergebnisse aus der Psychoneuroimmunologie belegen, ein bedeutsamer Faktor für das psychische und physische Wohlergehen der Patienten [8, 10].

Unser Beratungsangebot an Angehörige hat folgende Ziele:

1. Die Angehörigen sollen entlastet und gestützt werden, und es soll möglichen seelischen und körperlichen Folgen einer Überforderung vorgebeugt werden.
2. Indirekt sollen die hämophilen Patienten durch den Erhalt bzw. die Wiederherstellung eines förderlichen und tragfähigen sozialen Bezugssystems gestützt werden.

G. Landbeck, I. Scharrer, W. Schramm (Hrsg.)
22. Hämophilie-Symposion Hamburg 1991
© Springer-Verlag Berlin Heidelberg 1992

Beratungsangebot

Die Beratungs- und Betreuungsangebote von Hämophilie-Zentrum und AIDS-Hilfe ergänzen sich:

Die Psychologin des *Hämophilie-Zentrums* steht sowohl im ambulanten als auch im stationären Bereich für entlastende, stützende und beratende Gespräche sowie zur regelmäßigen Psychotherapie zur Verfügung. Telefonische Beratung ist ebenfalls möglich und im Einzelfall, wenn die Wohnortentfernung nicht zu groß ist, können auch Hausbesuche gemacht werden.

Alle persönlichen Kontakte können sowohl als Einzel-, Paar- oder Familiengespräch wahrgenommen werden.

Das Beratungsangebot ist niederschwellig und bedürfnisorientiert angelegt, das Beratungskonzept dem klientenzentrierten Ansatz verpflichtet. Auf aufdeckende oder konfrontierende Interventionen wird weitestgehend verzichtet.

Die *AIDS-Hilfe Bonn e. V.* hat ihren Arbeitsschwerpunkt in der Initiierung, Betreuung und therapeutischen Begleitung von Selbsthilfegruppen. Diese Gruppen richten sich ausschließlich an Anti-HIV-positive Hämophile und ihre Angehörigen.

Die Kosten für Anreise, Unterkunft und Verpflegung sind bisher durch die Projektmittel gedeckt. Die 6–8 Gruppenteilnehmer/innen treffen sich 5–6mal im Jahr an Wochenenden. Im vertrauten und geschützten Rahmen der Gruppe werden Verarbeitungs- und Bewältigungsmöglichkeiten ausgetauscht und entwickelt. Durch die therapeutische Begleitung können Krisen und Konflikte sowohl beim Einzelnen wie auf der Gruppenebene vertiefend bearbeitet werden. Der psychodramatische Ansatz gewährleistet einen verbalen wie nonverbalen Zugang. Die individuelle Ausgangssituation wird stets in Bezug zur Gruppe und zum persönlichen sozialen Bezugsfeld gesehen. Die Wahl der Inhalte und die Schwerpunktsetzung der Wochenenden erfolgt durch die Gruppe selbst.

Akzeptanz der Beratungsangebote

Die psychosozialen Angebote von Hämophilie-Zentrum und AIDS-Hilfe sind auch von Angehörigen angenommen worden.

Vom *Hämophilie-Zentrum* werden besonders gut diejenigen Angehörigen erreicht, die einen engen Kontakt zum Zentrum haben, weil sie sich intensiv um medizinische Angelegenheiten kümmern und oft auch den Patienten bei ambulanten Terminen begleiten.

Insgesamt haben beinahe ebensoviele Angehörige wie Anti-HIV-positive Patienten psychosoziale Beratung in Anspruch genommen. Angehörige suchen die Beratung im Schnitt aber deutlich seltener auf. Nur 20 % aller Gesprächskontakte sind Angehörigen-Gespräche. Die meisten dieser Gespräche finden ohne Beteiligung des Patienten statt. Angehörige wünschen offensichtlich einen Gesprächsrahmen, der ihnen erlaubt, frei und ohne Rücksicht auf die Gefühle des infizierten Hämophilen über ihre Probleme und Sorgen zu sprechen (Abb. 1).

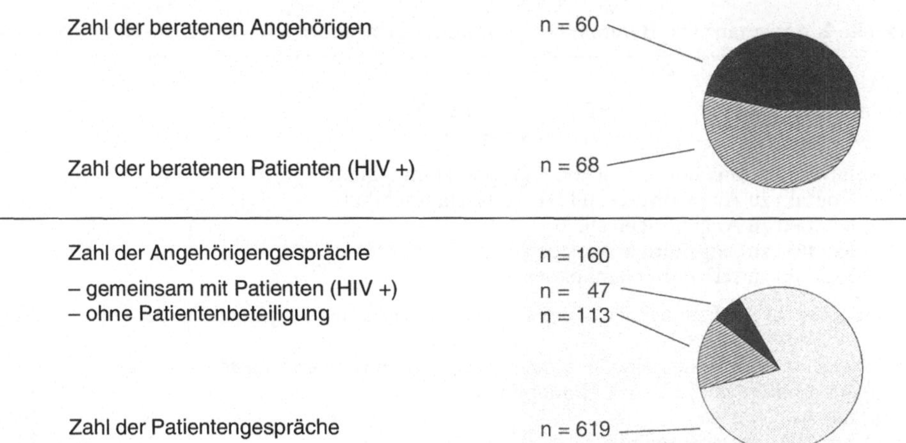

Abb. 1. Akzeptanz psychosozialer Beratung bei Angehörigen HIV-positiver Patienten + HIV-pos. Hämophilen am Hämophiliezentrum Bonn

Eltern suchen von allen Angehörigen am häufigsten die psychosoziale Beratung auf. Es folgen Ehefrauen und Partnerinnen. Außerdem hatten Geschwister und Kinder Kontakt zur Psychologin (Tabelle 1).

Vom Angebot der *AIDS-Hilfe* Bonn werden insgesamt 29 Angehörige erreicht, überwiegend Partnerinnen und Eltern (Tabelle 1).

Tabelle 1. Akzeptanz psychosozialer Beratung bei Angehörigen HIV-positiver Patienten am Hämophiliezentrum Bonn

Gesamtzahl der Angehörigen	n = 60
davon Mütter	n = 21
Väter	n = 14
Ehefrauen und Partnerinnen	n = 17
Geschwister	n = 6
Kinder	n = 2

Insgesamt bestehen zu 26 Familien Beratungs- und Betreuungskontakte (Tabelle 2).

An 70 % der Gruppenwochenenden sind Angehörige und Anti-HIV-positive Hämophile gemeinsam anwesend, an 10 % nur Angehörige und an 20 % nur Anti-HIV-positive Hämophile (Tabelle 2. 3).

Zentrale Themen in der Angehörigenberatung

Sorge um den HIV-infizierten Hämophilen – Bearbeitung eigener Probleme

Die Sorge um den HIV-infizierten Hämophilen ist einer der häufigsten Beratungsanlässe, insbesondere bei Eltern. Oft wird dabei die eigene Not in problematischer Weise vernachlässigt bzw. ausgeblendet. Die behutsame Hinführung

Tabelle 2. Akzeptanz von Beratungs- und Betreuungsangeboten bei der AIDS-Hilfe Bonn e. V.

1. Angehörige insg.	29
Partnerinnen: 12 Mütter: 7 Väter: 5	
Geschwister: 4 andere Verwandte: 1	
2. Relation der Angehörigen zu den HIV-pos. Hämophilen	
a) Kontakt zu Angehörigen und HIV-pos. Hämophilen	9
b) Kontakt zu Angehörigen allein	3
c) Kontakt zu Angehörigen verstorbener HIV-pos Häm.	8
d) Kontakt zu HIV-pos. Hämophilen allein	6
Gesamtzahl der Familien, zu denen Beratungs- und Betreuungskontakte bestehen	26
3. Prozentuale Verteilung der Beratungs- und Betreuungsbeziehungen	
a) Angehörige mit HIV-pos. Hämophilen	70 %
b) nur Angehörige	10 %
c) nur HIV-pos. Hämophile	20 %

des Angehörigen zur Wahrnehmung und Bearbeitung seiner Probleme, zur Differenzierung zwischen den eigenen Gefühlen und denen des Anderen kann dazu beitragen, ihm aus einer festgefahrenen und unproduktiven Helferrolle herauszuhelfen und neue Kräfte für ihn selbst und für den Patienten frei zu setzen.

Schuldproblematik der Mütter – Ablösung der Söhne

Durch die Vererbung der Hämophilie sind die Mütter Zeit ihres Lebens mit der Frage ihrer Schuld und Verantwortung konfrontiert. Diese Auseinandersetzung bricht durch die HIV-Infektion erneut auf und führt häufig zu einer tiefen Krise bei den Müttern und der gesamten Familie [1, 4, 9].

Die Sorge und das große Verantwortungsgefühl für den zusätzlich belasteten Sohn und die evtl. Skepsis gegenüber der Schwiegertochter erschweren die Ablösung von Mutter und Sohn.

Erschütterung des Vertrauensverhältnisses zur Medizin

Durch die Infektiosität der Faktoren-Konzentrate und die bisher begrenzten therapeutischen Möglichkeiten sind die Angehörigen mit den Grenzen der Medizin konfrontiert worden.

Die Familien und die Partnerinnen setzen sich selber verstärkt mit medizinisch-therapeutischen Fragestellungen auseinander. Dabei fühlen sie sich oft überlastet und überfordert. Jede neue Information und Entwicklung stürzt sie in neue Hoffnungen aber auch Befürchtungen.

Verarbeitung der Bedrohung durch HIV in Partnerschaft und Familie

Trotz Aufklärung über die Infektionswege taucht die Angst vor einer Infektion immer wieder auf. Diese Angst spiegelt die tiefgehende Verunsicherung und Bedrohung der Angehörigen bezüglich der weiteren unberechenbaren Zukunft.

Erst mit der Zeit wird die Tatsache der HIV-Infektion in das eigene Leben integriert. Lebenssinn und selbstgesteckte Lebensziele müssen durch die HIV-Infektion grundsätzlich neu entworfen werden. Dieser aktiven Gestaltung geht oft eine längere Zeit der Verdrängung voraus. Spätestens mit dem Einbruch konkreter Erkrankung kommt es aber zu einer grundsätzlichen Neuorientierung.

Dabei ist es für die Angehörigen und vor allem für die Partnerinnen äußerst schwer, eine eigenständige Lebensgestaltung neben der des HIV-positiven Hämophilen zu entwerfen und zu leben (z. B. Berufstätigkeit, Freizeit).

Veränderungen im Sexualverhalten – Kinderwunsch

Die gemeinsam gelebte Sexualität wird durch die HIV-Infektion z. T. erstmalig Gegenstand einer offenen Aussprache, in der Wünsche und Bedürfnisse benannt werden. Das beinhaltet auch die Besprechung und Bewältigung von unsafer Sexualität und deren emotionalen Folgen.

Ein eigenes Kind hat in der Partnerschaft einen zentralen und sinnstiftenden Stellenwert. Für die Partner kann es neben der Selbstbestätigung den Versuch darstellen, die Beziehung über den Tod des Mannes hinaus zu entwerfen.

Der Verzicht auf ein eigenes Kind hat Auswirkungen auf das Sexualverhalten, die Bindung in der Partnerschaft und auf die möglichen Reaktionen im Familiensystem [2].

Angst vor Diskriminierung und sozialer Isolation

Angehörige haben, ebenso wie Patienten, große Angst vor Diskriminierung und sozialer Isolation. Die HIV-Infektion wird deshalb außerhalb des engsten Familienkreises fast immer verschwiegen, oft ziehen sich die Familien sozial zurück [3]. Es resultiert ein Verlust von Kontakten und sozialer Unterstützung. Manche Angehörige haben außerhalb der Kleinfamilie keinen einzigen Menschen, mit dem sie offen über ihre Probleme reden können.

Nicht immer sind alle Familienmitglieder darüber einig, ob und mit wem über die HIV-Infektion geredet werden darf. Oft wird über diese Frage auch gar nicht miteinander gesprochen. Psychosoziale Beratung kann dazu beitragen, das Verhalten zu überdenken und die Standpunkte offen zu klären.

Belastungen durch das Fortschreiten der Erkrankung und durch Pflegebedürftigkeit

Wenn die Erkrankung fortschreitet, kommen manchmal extreme Belastungen auf Angehörige zu, ganz besonders dann, wenn neurologische Beteiligung zu einer Persönlichkeitsänderung führt oder wenn Pflegebedürftigkeit eintritt.

Fast immer kümmern sich Angehörige aufopfernd um ihr erkranktes Familienmitglied. Um so dringender brauchen sie selbst jemanden, der sie stützt und berät, der ihnen hilft, auch für sich selbst zu sorgen und die eigenen Grenzen wahrzunehmen [7].

Abschied von sterbenden Patienten – Trauerarbeit

Angehörige werden auch während der Zeit des Sterbens des HIV-infizierten Patienten begleitet. Für die spätere Verarbeitung von Angst, Verlust und Schmerz, ist es sehr wichtig, wie sie diese Zeit erleben. Es ist hilfreich für Angehörige, wenn sie dem Patienten beim Sterben nahe sein können, wenn sie die Chance haben, sich von ihm zu verabschieden, um ihn dann innerlich loszulassen.

Dem Tod des Patienten folgt meist eine monatelange Zeit des Erinnerns und des Trauerns, in der psychosoziale Hilfe in Anspruch genommen werden kann – und auch in Anspruch genommen wird [11, 12].

Literatur

1. Agle DP, Gluck H, Pierce GF (1987) The Risk of AIDS: Psychologic Impact on the Hemophilic Population; General Hospital Psychiatry 9:11–17
2. Fröschl M, Braun-Falco O (1987) Frauen und AIDS. In: Jäger H (Hrsg.) AIDS. Psychosoziale Betreuung von AIDS- und AIDS-Vorfeldpatienten. Stuttgart, S. 182–194
3. Kamradt T (1989) Bluter. In: Jäger H (Hrsg.) AIDS und HIV-Infektionen: Diagnostik, Klinik, Behandlung; Handbuch und Atlas für Klinik und Praxis. Landsberg, München, Zürich: ecomed, VIII-3
4. Markowa J (1979) Rearing the Child with Hemophilia; Developmental Medicine and Child Neurology 21 (6):812–818
5. Mason PJ, Olson RA, Parish K (1988) AIDS, Hemophilia and Prevention Efforts Within a Comprehensive Care Program. American Psychologist 43 (11):971–976
6. Petermann F, Noeker M, Bode U (1987) Psychologie chronischer Krankheiten im Kindes- und Jugendalter. München, Weinheim, S. 66 ff.
7. Riedl Ch-L (1989) Krankenpflegerische Aspekte. In: Jäger H (Hrsg.) AIDS und HIV-Infektionen: Diagnostik, Klinik, Behandlung; Handbuch und Atlas für Klinik und Praxis. Landsberg, Müchen, Zürich: ecomed, XII-1
8. Schiefer-Hofmann E, Jäger H (1989) Psychoimmunologische Aspekte der HIV-Infektion. Coping, Depressivität, Ängstlichkeit, soziale Unterstützung. Ergebnisse einer Pilotstudie. In: Jäger H (Hrsg.) AIDS und HIV-Infektionen: Diagnostik, Klinik, Behandlung; Handbuch und Atlas für Klinik und Praxis. Landsberg, München, Zürich: ecomed, IX-1.4.2
9. Simon R (1984) Hemophilia and the Family System. Psychosomatics 25 (11):845–849
10. Strohmeier E (1990) Multivariate Untersuchung zur Krankheitsbewältigung. „Eine Analyse zur Dimensionalität und Struktur von Bewältigungsprozessen bei chronischer Erkrankung (Hämophilie)“. Dissertation. Oldenburg
11. Student J-G, Zippel S (1987) AIDS und Sterben. In: Jäger H. AIDS. Psychosoziale Betreuung von AIDS- und AIDS-Vorfeldpatienten. Stuttgart, S. 213–237
12. Tausch A-M, Tausch R (1985) Sanftes Sterben. Rowohlt, Reinbek, S. 99 ff.

Schwerpunkte der Beratung und therapeutischen Begleitung HIV-infizierter Patienten

CH. KÜHBORTH, I. SCHARRER (Frankfurt am Main)

Einleitung

Die HIV-Infektion trifft bei den Hämophilen auf Menschen, die schon vorher, aufgrund ihrer Bluterkrankung, unter chronischem psychischen und sozialen Streß standen.

Zu ihrem bereits vorhandenen Stigma, ein Behinderter zu sein, kam durch die HIV-Infektion die Angst vor einer zusätzlichen Stigmatisierung, nämlich ein „AIDS-Fall" mit den häufig damit verbundenen Konsequenzen der sozialen Diskriminierung und Isolierung hinzu. Diese doppelte Stigmatisierung und Diskriminierung führt u. a. auch dazu, daß oft die klassischen Systeme der sozialen Unterstützung, wie z. B. der Familienverband, Freundeskreis, Interessengruppen, manchmal auch entsprechende Selbsthilfegruppen versagen.

Wegen dieser doppelten Stigmatisierung ist auch ein Gleichsetzen von HIV-infizierten Hämophilen mit anderen Patientengruppen, die an einer chronischen, lebensbedrohlichen Krankheit, z. B. einer Krebserkrankung leiden, nicht möglich, und man kann auch die Erfahrungen aus der psychosozialen Arbeit mit Krebspatienten nicht einfach auf HIV-infizierte Patienten übertragen.

Zwar ist beiden Krankheitsbildern der lebensbedrohliche Charakter der Erkrankung gemein, aber mit der HIV-Infektion werden noch weitere Lebensbereiche und -dimensionen beeinträchtigt und gehen zusätzlich Ängste einher:

– so hat die HIV-Infektion, wie keine andere Krankheit, Auswirkungen auf den Lebenstil, vor allem auf die Sexualität und Partnerschaft der Betroffenen.
– Selten löst eine Erkrankung so viele Ängste in der Umgebung aus. Auf diese Ängste wird von der Gesellschaft in erster Linie mit sozialer Diskriminierung und Isolierung reagiert.
– Das ganze Krankheitserleben wird vor allem auch mitgeprägt durch die Angst vor dem Sterben, der Art und Weise des Sterbens, insbesondere der Angst vor dem möglichen Auftreten einer AIDS-Demenz bzw. einer AIDS-Enzephalopathie.

Vorliegende Arbeit wurde unterstützt vom Bundesministerium für Gesundheit.

G. Landbeck, I. Scharrer, W. Schramm (Hrsg.)
22. Hämophilie-Symposion Hamburg 1991
© Springer-Verlag Berlin Heidelberg 1992

Material und Population

Um das Ausmaß der psychischen Belastung HIV-infizierter Hämophiler, aber auch die Art, d. h. die Schwerpunkte der Belastung zu objektivieren, füllten die Patienten die Symptom-Check-Liste (SCL-90-R) von DEROGATIS (1986) aus. Dieser Fragebogen zeichnet sich durch eine gute Reliabilität und Validität aus.

Die Symptom-Check-Liste ist ein Selbstbeurteilungs-Fragebogen, bestehend aus 90 Fragen, auf die der Patient jeweils abgestuft mit „überhaupt nicht", bis „sehr stark" antworten kann. Die Items der SCL-90-R sind auf einfachem sprachlichem Niveau formuliert und vermeiden psychopathologische Fachausdrücke, soweit sie nicht in die Umgangssprache Eingang gefunden haben.

Die 90 Fragen werden zu neun Symptomfaktoren und drei globalen Indizes zusammengefaßt.

Die neun Symptomfaktoren sind:

1. Somatisierung
Hier wird nach körperlichen Beschwerden wie z. B. Kopfschmerzen, Ohnmachts- und Schwindelgefühlen oder Herz- und Brustschmerzen gefragt. Diese Skala gibt die psychische Belastung der Patienten wieder, die durch die Wahrnehmung körperlicher Mißempfindungen entsteht. Diese körperlichen Symptome können sowohl Ausdruck körperlicher Krankheiten sein als auch körperlicher Manifestation psychischer Störungen. Direkte, im Zusammenhang mit der HIV-Infektion auftretende Symptome werden nicht abgefragt.

2. Zwanghaftigkeit
Die Skala Zwanghaftigkeit berücksichtigt sowohl Fragen nach leicht zwanghaftem Verhalten und Vorstellungen als auch Symptome, die eng mit dem klinischen Syndrom der Zwanghaftigkeit zusammenhängen.

3. Unsicherheit im Sozialkontakt
Hierzu gehören Fragen wie
– allzu kritischer Einstellung gegenüber anderen,
– Verletzlichkeit in Gefühlsdingen.

4. Depressivität
wird erfragt durch Einzelbeschwerden wie
– Energielosigkeit oder Verlangsamung in den Bewegungen oder im Denken,
– Gedanken, sich das Leben zu nehmen,
– Einsamkeitsgefühlen.

5. Ängstlichkeit
Kennzeichnend hierfür sind
– Nervosität oder inneres Zittern,
– plötzliches Erschrecken ohne Grund.

6. Aggressivität und Feindseligkeit
Dieser Symptomfaktor wird erfaßt durch Items wie
– Gefühlsausbrüchen, denen gegenüber Sie machtlos waren,
– der Neigung, immer wieder in Erörterungen und Auseinandersetzungen zu geraten.

7. Phobische Angst

Hier geht es um eng umschriebene Ängste wie
- Furcht auf offenen Plätzen oder auf der Straße,
- der Furcht, in der Öffentlichkeit in Ohnmacht zu fallen.

8. Paranoides Denken

Einige typische Fragen hierfür sind: Wie sehr litten Sie unter
- dem Gefühl, daß man den meisten Leuten nicht trauen kann,
- dem Gefühl, daß andere Sie beobachten oder über Sie reden.

9. Psychotizismus

Hierunter fallen Items wie: Wie sehr litten Sie unter
- dem Auftauchen von Gedanken, die nicht Ihre eigenen sind,
- Einsamkeitsgefühlen, selbst wenn Sie in Gesellschaft sind.

Auch diese Skala ist als ein Kontinuum konstruiert, beginnend mit leichten Entfremdungsgefühlen bis hin zu manifesten Anzeichen einer Psychose.

Für jeden Symptomfaktor wird ein Durchschnittswert gebildet, der sich auf einem Symptomprofil darstellen läßt.

Die drei Gesamtkennwerte des Fragebogens geben einen Überblick über Art und Umfang des Ausfüllverhaltens, das Ausmaß und die Tiefe der individuellen psychischen Belastung:

1. GSI-Score (Global Severity Index)

Dies ist die Summe der Antworten auf alle Items und zeigt die grundsätzliche psychische Belastung, den globalen Leidensdruck des Patienten an.

2. PST-Score (Positive Symptom Total)

Er setzt sich aus der Anzahl der Items, auf die eine „positive" Antwort gegeben wurde, zusammen, gibt also Auskunft über die Anzahl der Symptome, bei denen ein Leidensdruck vorliegt.

3. PSDI-Score (Positive Symptom Distress Index)

Er mißt die Intensität der Antworten auf den einzelnen Items.

Der Fragebogen wurde im vergangenen Quartal den Patienten in unserer Hämophilie-Ambulanz zum Ausfüllen gegeben und zwar den Anti-HIV-positiven und den Anti-HIV-negativen Hämophilen.

Ein Vergleich der beiden Patientengruppen ergibt, daß das durchschnittliche Alter zwischen beiden Gruppen in etwa gleich ist: die Anti-HIV-positiven Hämophilen sind durchschnittlich 35,27 Jahre, die Anti-HIV-negativen Hämophilen 33,33 Jahre alt.

Auch die Schwere der Grunderkrankung Hämophilie ist zwischen beiden Gruppen vergleichbar:

Anti-HIV-pos. Hämoph.: 8 Patienten mit einer schweren Hämophilie A,
2 Patienten mit einer schweren Hämophilie B,
3 Patienten mit einer mittelschweren Hämophilie A,
1 Patient mit einer leichten Hämophilie A,
1 infizierte Ehefrau.

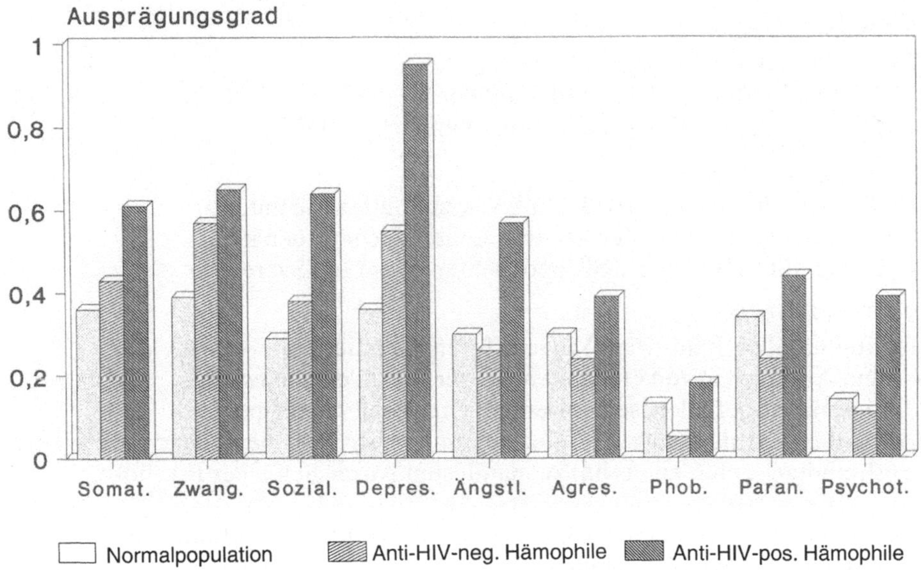

Abb. 1. Vergleich der Population-Mittelwerte auf den Symptomfaktoren des SCL-90-R

Anti-HIV-neg. Hämoph.: 5 Patienten mit einer schweren Hämophilie A,
1 Patient mit einer schweren Hämophilie B,
2 Patienten mit einer mittelschweren Hämophilie A,
1 Frau, die zur Abklärung einer Gerinnungsstörung kam.

Ergebnisse

Zunächst werden die Mittelwerte der Symptomfaktoren der drei Gruppen miteinander verglichen (Abb. 1).

Hinsichtlich der Symptomfaktoren: Somatisierung, Zwanghaftigkeit, Unsicherheit im Sozialverhalten und Depressivität liegen bei den Anti-HIV-negativen Hämophilen im Vergleich zur Normpopulation leicht erhöhte Werte vor. Die Unterschiede sind jedoch nicht signifikant.

Hinsichtlich der Symptomfaktoren: Ängstlichkeit, Aggressivität, phobisches Verhalten, paranoides Denken und Psychotizismus sind die Mittelwerte der Anti-HIV-negativen Patienten sogar tendenziell niedriger als in der Normpopulation.

Anders ist es bei den Anti-HIV-positiven Patienten. Sie haben auf allen Symptomfaktoren die höchsten Werte. Im Vergleich mit der Normpopulation, aber auch mit der Gruppe der Anti-HIV-negativen Hämophilen finden wir jedoch deutlich erhöhte Werte hinsichtlich folgender Faktoren:

– Unsicherheit im Sozialverhalten
– Depressivität
– Ängstlichkeit und
– Psychotizismus.

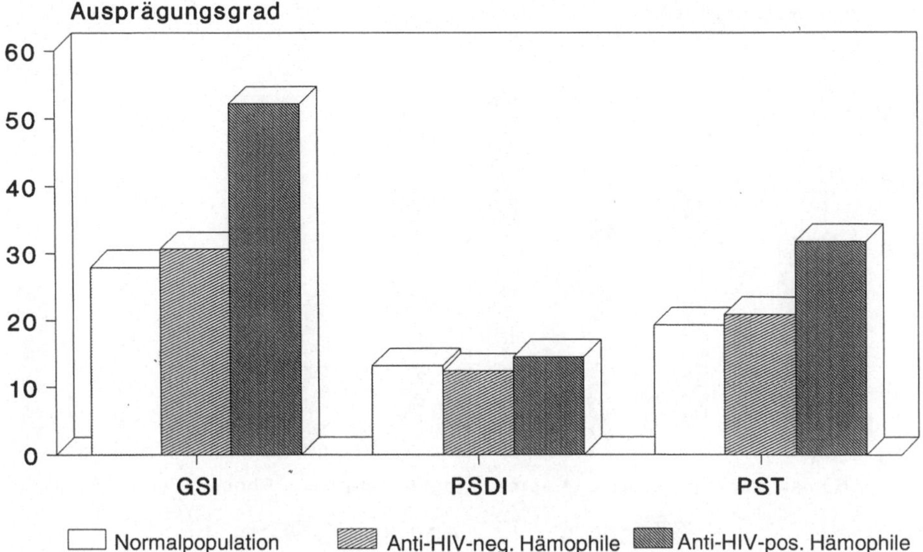

Abb. 2. Vergleich der Populations-Mittelwerte hinsichtlich der Gesamtkennwerte des SCL-90-R

Ähnlich ist das Ergebnis hinsichtlich der globalen Kennwerte (Abb. 2).

Der PST-Score zeigt, daß die Anti-HIV-positiven Patienten mehr Beschwerden angeben, als die anderen beiden Vergleichsgruppen. Der PSDI-Wert gibt an, daß die Beschwerden von den Anti-HIV-Positiven auch etwas intensiver erlebt werden. Insgesamt ist deshalb auch das Gesamtmaß der psychischen Belastung, der GSI-Wert bei den Anti-HIV-positiven Hämophilen im Vergleich zu den anderen beiden Gruppen deutlich erhöht.

Bei einer Einteilung der Anti-HIV-positiven Patienten entsprechend der CDC-Klassifikation, unterscheiden sich die Untergruppen hinsichtlich der hier erfragten subjektiven Beschwerden, wie folgt (Abb. 3):

Patienten im letzten Stadium der Erkrankung haben auf allen Symptomfaktoren die höchsten Werte. Besonders hervorzuheben sind im letzten Stadium jedoch der starke Anstieg hinsichtlich
– der generalisierten Angst
– der spezifischen Ängste
– der Depressivität und
– der paranoiden Gedanken.

An einem Fallbeispiel, eineiigen Zwillingen aus unserer Ambulanz, soll dies verdeutlicht werden. Ein Zwilling ist Anti-HIV-positiv, der andere Anti-HIV-negativ. Beide haben eine schwere Hämophilie A. Der Einfluß der Erziehung war bei beiden gleich, wie auch die anderen äußeren, sozialen Bedingungen.

Im Alter von 20 Jahren erfuhr einer der beiden, daß er Anti-HIV-positiv ist. Wir haben dieses Beispiel gewählt, weil hier aufgrund der weitestgehend konstanten genetischen und äußeren Bedingungen die Auswirkungen der Krankheit,

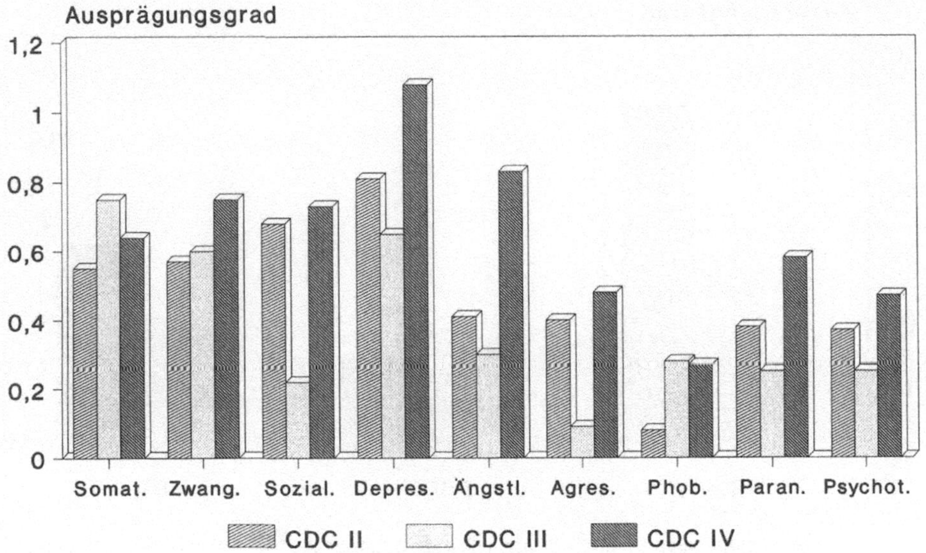

Abb. 3. Vergleich der CDC-Untergruppen auf den Symptomfaktoren des SCL-90-R

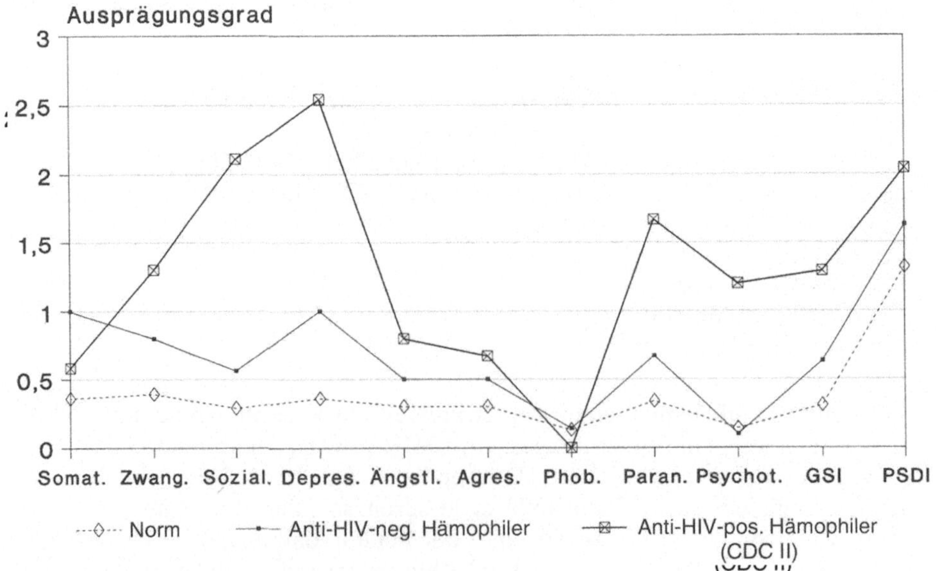

Abb. 4. Symptomprofil zweier Patienten (Zwillingspaar)

d.h. der HIV-Infektion im Leben des Betroffenen besonders sichtbar werden (Abb. 4).

Während der Anti-HIV-negative Bruder, der den Fragebogen unmittelbar nach einem orthopädischen Eingriff ausfüllte, lediglich leicht erhöhte Werte auf den Faktoren Somatisierung und Depressivität zeigte, fallen bei dem Anti-HIV-positiven Zwilling extreme Ausprägungen auf, hinsichtlich der Faktoren: Depressivität, Unsicherheit im Sozialverhalten und damit verbunden den paranoiden Gedanken und dem Psychotizismus, der Ängstlichkeit und damit wiederum einhergehend der Zwanghaftigkeit.

Auch hinsichtlich der globalen Kennwerte finden wir hier die vorher besprochenen Resultate: der Anti-HIV-positive Zwilling gab 57 Einzelbeschwerden an, sein Anti-HIV-negativer Bruder unmittelbar nach der Operation 35, während der Mittelwert der Normpopulation bei 19 liegt. Auch werden die Beschwerden von dem Anti-HIV-positiven Patienten als sehr belastend erlebt – so daß insgesamt der Gesamtindex für die psychische Belastung signifikant erhöht ist.

Zusammenfassend kann man also sagen, Anti-HIV-positive Hämophile berichten über mehr Beschwerden als Anti-HIV-negative Hämophile oder die Normpopulation. Auch werden die einzelnen Beschwerden intensiver, d. h. belastender wahrgenommen. Insgesamt ergibt sich ein signifikant erhöhtes Gesamtmaß der psychischen Belastung bei dieser Patientengruppe. Dies zeigt sich besonders hinsichtlich der Symptomfaktoren
– Unsicherheit im Sozialverhalten
– Depressivität
– Ängstlichkeit und
– Psychotizismus

Wobei es im letzten Krankheitsstadium nochmals zu einer Intensivierung und Differenzierung dieser Beschwerden in den Bereichen
– der Depressivität
– der generalisierten Angst
– der spezifischen Ängste und
– dem paranoiden Denken kommt.

Therapie

Entsprechend dieser besonders ausgeprägten Beschwerden bei den Anti-HIV-positiven Patienten, liegen dann auch die Schwerpunkte der psychologischen Begleitung und Therapie (Tabelle 1).

So spielen bei der *Unsicherheit im Sozialverhalten* weniger eine mangelnde Kompetenz oder eine Unsicherheit im Umgang mit anderen eine Rolle, als vielmehr die negativen Einstellungen gegenüber der Umwelt, die sich dann labilisierend auf das Sozialverhalten auswirken. Deshalb steht im Mittelpunkt der therapeutischen Begleitung nicht so sehr das Verhalten der Patienten, sondern ihre Einstellungen, ihre Gedanken: die kritische Einstellung gegenüber anderen, ihre Verletzlichkeit, das Gefühl, daß andere sie nicht verstehen, Minderwertigkeitsgefühle. Ziel ist es, vorhandene irreale Gedanken, die die Sichtwei-

Tabelle 1. Möglichkeiten der psychotherapeutischen Intervention

Symptomfaktor	*Kennzeichen*	*Therap. Methode*
Unsicherheit im Sozialverhalten	negative Einstellungen und Gedanken	Methoden der kognitiven Therapie
Depressivität	Hoffnungslosigkeit, Sinnlosigkeit	Psychotherap. Methoden der Logotherapie
Ängstlichkeit	ständige Anspannung, inneres Zittern	Entspannungsverfahren, positiven Imagination
(Psychotizismus)	Mißtrauen, Isolationsgefühle	Gesprächstherapie, Verhaltenstherapie

se und das Verhalten der Betroffenen bestimmen, durch neue positive Gedanken zu ersetzen, wie dies mit den Methoden der kognitiven Therapie möglich ist.

Zur *Depressivität*: Depressive Patienten neigen häufig dazu, ihre Vergangenheit, Gegenwart und Zukunft zu mißinterpretieren, sich als „Verlierer" zu sehen. Dies führt dazu, daß sie unmotiviert sind, passiv und selbstkritisch werden und sich zurückziehen, was wiederum ihre ursprüngliche Überzeugung, ein Verlierer zu sein verstärkt und damit der Teufelskreis geschlossen ist.

Auffallend ist, daß bei unseren Patienten diese negativen Interpretationen ihrer selbst, ihrer Umgebung und Vergangenheit nur eine ganz untergeordnete Rolle spielen. Doppelt nahezu dreifach so stark fällt dagegen der Faktor: Hoffnungslosigkeit angesichts der Zukunft aus, mit den dazugehörigen Gefühlen der Interesselosigkeit und Einsamkeit, der hier, bei den Anti-HIV-positiven Hämophilen das Bild der Depressivität prägt.

Dies entspricht dem Bild einer noogenen Neurose. Noogene Neurose bedeutet, daß eine existentielle Krise der betreffenden Neurose ätiologisch zugrundeliegt, d. h. daß die Betreffenden keinen Sinn mehr in ihrem Leben sehen und angesichts der erlebten und antizipierten Sinnlosigkeit verzweifelt sind und aufgeben. Es handelt sich um eine pathogen gewordene existentielle Frustration. Dies ist ein Indikationsbereich für die psychotherapeutischen Methoden der Logotherapie, deren Ziel es ist, ursprüngliche und vielleicht verschüttete Sinngehalte aufzudecken.

Bei den Zusatzfragen der SCL, die keinem der Symptomfaktoren zugeordnet sind, fällt auf, daß ca. 60 % der Patienten positiv, d. h. bejahend auf die Fragen nach Einschlafschwierigkeiten, unruhigem/gestörten Schlaf, Gedanken an den Tod und ans Sterben antworten. Auch dies sind Indikatoren für das Vorhandensein einer Depression.

An dieser Stelle sei noch darauf hingewiesen, das 40 % der Anti-HIV-positiven Patienten, also mehr als ein Drittel Suizidgedanken angeben, auch wenn diese Gedanken in ihrer Intensität nicht sehr dominierend zu sein scheinen.

Der dritte Bereich ist die *Ängstlichkeit*, vor allem gekennzeichnet durch das ständige Gefühl gespannt, aufgeregt zu sein und dem Gefühl, daß etwas Schlimmes passieren wird, verbunden mit den Begleitsymptomen der Nervosität, innerem Zittern, plötzlichem Erschrecken und starker Ruhelosigkeit. Die Patienten leiden unter hoher manifester Angst, die in der Unsicherheit über den weiteren Verlauf ihrer Erkrankung, ob und wann AIDS ausbrechen wird, begründet ist.

Bei diesem Beschwerdekomplex finden vor allem aktive Entspannungsmethoden Anwendung, um dem Patienten aufzuzeigen, daß er über eine gewisse Kontrolle seiner Symptome verfügt. Entspannungsverfahren gekoppelt mit positiver Imagination sind besonders wirkungsvoll.

Bei den spezifischen, d. h. umschriebenen Ängsten, ist es vor allem die Abneigung gegen Menschenmengen (beim Einkaufen, im Kino). Dieser speziellen Furcht liegt bei unseren Patienten weniger ein psychisches Reaktionsmuster zugrunde, sondern vor allem die gelernte Vorsicht als Hämophiler in großen Menschenmengen, aber auch das bewußte Vermeidenwollen von zusätzlichen Infektionsquellen. Im übrigen wird aus diesem Grund den Anti-HIV-positiven Patienten auch ärztlicherseits das Vermeiden von großen Menschenansammlungen nahegelegt. Der Symptomfaktor „Phobische Angst" mißt bei unseren Patienten also nicht, wie von DEROGATIS beabsichtigt, umschriebene, dauerhafte, irrationale Angst, sondern bei den Anti-HIV-positiven Hämophilen die eher reale Angst vor Menschenmengen in der Absicht, sich vor allem vor zusätzlichen Infektionen zu schützen.

Zum Schluß sollen die beiden Symptomfaktoren *Psychotizismus und paranoides Denken* zusammen abgehandelt werden, da beide bei unseren Patienten ähnliches messen. Im Mittelpunkt steht das Mißtrauen anderen Menschen gegenüber, das sich auch durch mangelnde Anerkennung durch andere und der Gefahr des Ausgenutztwerdens durch andere auszeichnet. Damit hängen dann ebenfalls eng zwei bei unseren Patienten für den Psychotizismus-Faktor charakteristische Symptome zusammen: Einsamkeitsgefühle, selbst wenn man in Gesellschaft ist und der Eindruck, sich einer anderen Person nie so richtig nahe fühlen zu können. Mißtrauen gegenüber anderen und Isolation von anderen bilden den eigentlichen Kern dieser Problematik und nicht wie von DEROGATIS mit der Psychotizismus-Skala beabsichtigt, Entfremdungsgefühle gegenüber dem eigenen Körper bzw. realitätsfremdes Verhalten.

Bei diesem Problembereich sind die Gesprächstherapie und evtl. auch die Verhaltenstherapie die Methoden der Wahl. Das Erleben von Empathie und menschlicher Wärme in der therapeutischen Beziehung sind ein erster Schritt aus der Isolation, der dann u. U. mit entsprechenden verhaltenstherapeutischen Methoden unterstützt und untermauert werden kann.

Damit soll der Überblick über die Schwerpunkte der psychischen Belastung HIV-infizierten Hämophiler einerseits und die Möglichkeit der psychotherapeutischen Intervention andererseits abgeschlossen werden.

Literatur

1. Derogatis LR (1986) SCL-90-R. Self-Report Symptom Inventory. In: CIPS (Hrsg) Internationale Skalen für Psychiatrie. Beltz-Verlag, Weinheim

Erfahrungen in der psychosozialen Betreuung bei Hämophilie und HIV-Infektion

M. M. Schneider, K. H. Fleischer-Kreipl, F. Rommel, R. Puchta, M. Ermann, W. Schramm (München)

Geschichtliche Entwicklung

Seit vielen Jahren besteht am Münchner Hämophilie-Zentrum dank der engen Zusammenarbeit mit der Abteilung Psychotherapie und Psychosomatik der Psychiatrischen Universitätsklinik die Möglichkeit psychotherapeutischer Betreuung der Hämophilie-Patienten und ihrer Angehörigen. Dieses Angebot wurde jedoch bis 1985 kaum in Anspruch genommen, ein mögliches Zeichen dafür, daß die Hämophilie-Patienten und ihre Familien sich einerseits mit ihrer Krankheit und den damit verbundenen Einschränkungen arrangiert hatten, und andererseits zu ihrer körperlichen Krankheit nicht auch noch als psychisch gestört gelten wollten (vgl. Steinhausen 1976, Völker und Döhner 1981). Erst mit dem Beginn der HIV-Ära, also Ende 1985, Anfang 1986, änderte sich diese Einstellung, als durch die HIV-Infektion und dem damit verbundenen Stigma (vgl. Herek et al. 1988, Bean et al. 1989), zu den Hauptbetroffenen-Gruppen zu gehören, die mühsam erreichte „Normalität" völlig infrage gestellt war (vgl. Agle et al. 1987, Wilson und Wasserman 1989, Heim und Schuller 1989, Schneider et al. 1989, u. a.). Um die Hemmschwelle für die betroffenen Patienten zu senken und ihnen das Gefühl zu nehmen, in die Psychiatrie abgeschoben zu werden, stand ab Anfang 1986 ein Psychotherapeut zu den Ambulanzterminen in der Hämostaseologischen Abteilung für Gespräche zur Verfügung. Zusätzlich wurde 1986 in Zusammenarbeit mit der Psychosomatischen Abteilung mit einer tiefenpsychologisch orientierten Langzeituntersuchung des Krankheitsbewältigungsprozesses (vgl. dazu Heim et al. 1983, 1988, 1990, Beutel 1988) von Hämophilen und ihrer Angehörigen im Zusammenhang mit HIV und AIDS begonnen. Diese Untersuchung, die vom BMG gefördert und Ende 1991 abgeschlossen wurde, diente unter anderem zur Erfassung von Ansätzen für geeignete psychotherapeutische Interventionen und zur Erweiterung der Kompetenz in der psychosozialen Betreuung.

Die Inanspruchnahme psychotherapeutischer Betreuung stieg immer mehr, so daß 1987 mit Unterstützung des Bayerischen Sozialministeriums eine eigene Beratungsstelle, die Bluterbetreuung Bayern, in enger Anbindung an das Behandlungszentrum an der Medizinischen Klinik mit einem Diplompsychologen und einem Sozialpädagogen etabliert wurde (Schramm et al. 1987, Pohlmann et al. 1989, Schneider et al. 1991a). 1989 wurde im Rahmen des multizentrischen Projekts des BMG zur psychosozialen Betreuung Hämophiler das psychosoziale

G. Landbeck, I. Scharrer, W. Schramm (Hrsg.)
22. Hämophilie-Symposion Hamburg 1991
© Springer-Verlag Berlin Heidelberg 1992

Beratungsangebot in München durch die Möglichkeit psychotherapeutischer Langzeitbetreuung erweitert.

Psychosoziales Beratungsangebot

Das psychologische Beratungsangebot besteht in einer tiefenpsychologisch ausgerichteten stützenden Therapie, die in erster Linie die Stärkung der Ich-Funktionen anstrebt, ohne dabei unbewußte Ängste und Abwehrmechanismen unbedingt aufzudecken. Hierfür ist Raum in der Langzeittherapie, in der auch die unbewußten Prozesse aufgearbeitet werden können. In den psychologischen Beratungen geht es darum, die Befürchtungen, Schwächen und massiven Ängste der Betroffenen anzunehmen und diese durch Anwesenheit, Bestätigung und Unterstützung in ein einigermaßen stabiles psychisches Gleichgewicht zu bringen und zu halten (vgl. auch HOUBEN 1975, BOR und MILLER 1988, SCHRAMM und SCHNEIDER 1990). Eine psychotherapeutische Langzeittherapie ist dann indiziert – unter der Voraussetzung, ein Patient wünscht diese – wenn die Bewältigung und der Umgang mit der HIV-Infektion so konfliktreich werden (vgl. GAUS und KÖHLE 1986), daß z.B. notwendige ärztliche Maßnahmen unterlassen werden, oder Schwierigkeiten im sozialen Umfeld ein Ausmaß annehmen, das den Patienten zusätzlich selbstzerstörerisch in die Isolation treibt. Das sozialpädagogische Angebot besteht in Unterstützung des Einzelnen im gesamten sozialen Bereich, sei es in der Schule, am Arbeitsplatz, sei es was Renten- oder Krankenversicherung betrifft (vgl. GERMAIN et al. 1980). Sozialpädagogische Aufgabe ist es auch, Patienten und ihre Familien zuhause aufzusuchen, bzw. bei stationärem Aufenthalt diese in ihren sozialen Belangen zu unterstützen. Zusätzlich werden Kinderfreizeiten organisiert, die sich inzwischen großer Beliebtheit erfreuen, sowie Wochenendseminare in Form von Partner-Gruppen und Eltern-Kind-Gruppen veranstaltet und Selbsthilfe-Gruppen initiiert.

Patienten-Beschreibung und Akzeptanz der Beratung

Das Patientenkollektiv des Münchener Hämophiliezentrums umfaßt 198 Patienten mit Gerinnungsstörungen, die regelmäßig medizinisch betreut werden. 165 dieser Patienten leiden unter einer Hämophilie A, während an der Hämophilie B nur 19 und am von Willebrand-Jürgens-Syndrom nur 14 Patienten leiden. 144 der betreuten Patienten leiden an der schweren Form der Hämophilie (Faktorrestaktivität $\leq 2\,\%$), 14 an einer mittelschweren (Faktorrestaktivität $2-5\,\%$), 22 an einer leichten (Faktorrestaktivität $5-15\,\%$) und 4 an einer Subhämophilie (Faktorrestaktivität $15-50\,\%$). 19 Patienten sind jünger als 20 Jahre, 119 zwischen 20 und 40 Jahre und 60 älter als 40 Jahre.

Von den 198 regelmäßig betreuten Patienten sind 88 HIV-positiv (44 %). 22 der HIV+-Patienten sind an AIDS erkrankt (siehe Abb. 1) und 13 an AIDS verstorben.

1986 waren es noch nicht viele Patienten, die psychotherapeutische Hilfe in Anspruch nehmen wollten. Doch mit der zunehmenden öffentlichen Diskussion

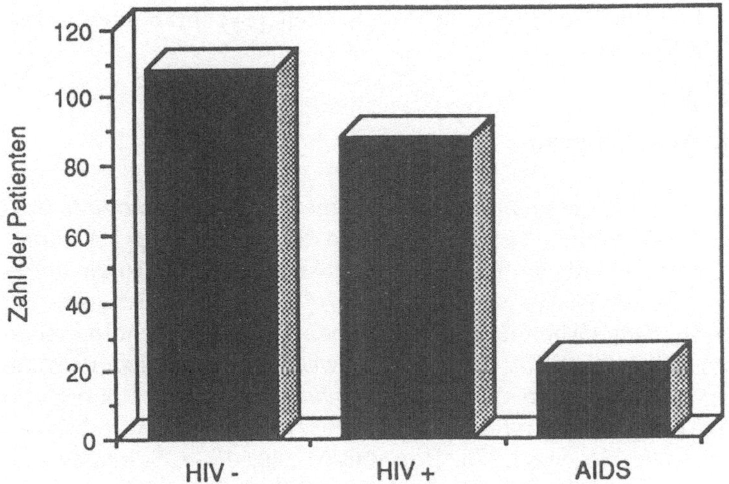

Abb. 1. Häufigkeit von HIV-Infektion und AIDS am Münchener Zentrum

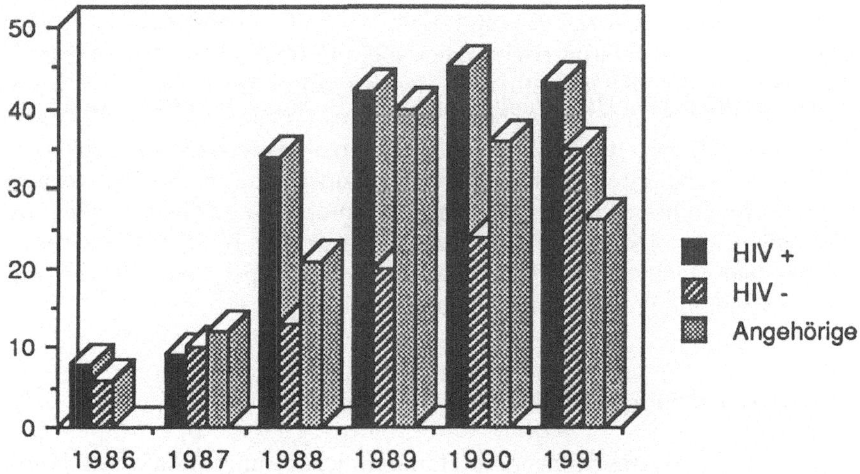

Abb. 2. Anzahl der psychotherapeutisch betreuten Patienten und Klienten seit 1986.

im Zusammenhang mit Zwangstestung oder Isolierung von HIV-Infizierten und mit dem zunehmenden Bewußtsein um die reale tödliche Bedrohung wurden es immer mehr. Abbildung 2 veranschaulicht die steigende Anzahl der psychotherapeutisch betreuten Patienten und Klienten.

1987 kamen erstmals auch Familienmitglieder in die Beratungsstelle, hauptsächlich Mütter und Ehefrauen von infizierten Hämophilen, aber auch einige Väter. Die Hauptgruppe der beratenen Patienten besteht aus HIV-infizierten Hämophilen einschließlich zwei infizierter Ehefrauen.

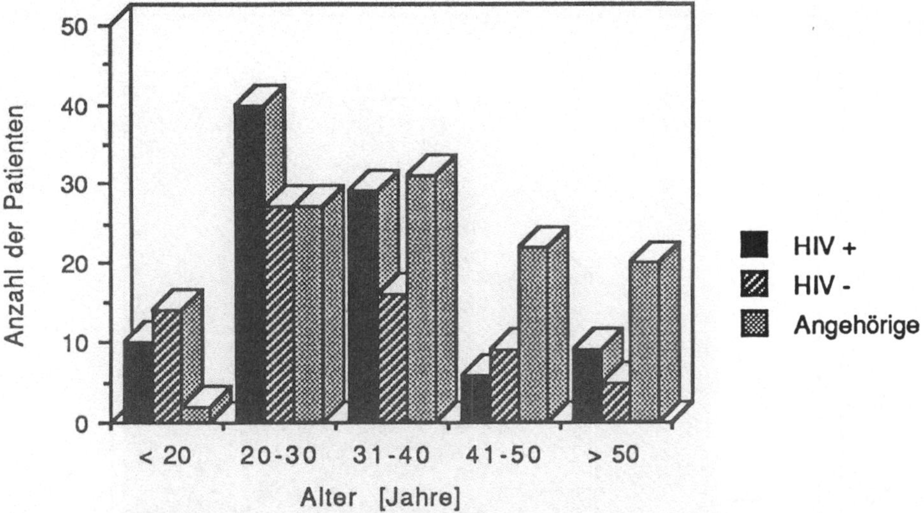

Abb. 3. Altersverteilung der betreuten Patienten

In der dargestellten Altersverteilung wird deutlich (siehe Abb. 3), daß die meisten unserer infizierten Hämophilen, die in die Beratung kommen, zwischen 20 und 30 Jahre alt sind.

Nicht nur die Anzahl von neuen Patienten und Klienten nimmt im Lauf der Jahre ständig zu, sondern auch viele Patienten aus den vergangenen Jahren suchen mehr oder weniger regelmäßig die Beratungsstelle auf, wie in Abbildung 4 gezeigt wird.

Wie weit die angebotene Gesprächsmöglichkeit inzwischen akzeptiert wird, ist an der ansteigenden Anzahl von therapeutischen Kontakten in Form von Einzel-, Paar- und Familiengesprächen bzw. auch telefonischen Beratungen in Abbildung 5 ersichtlich.

1990 waren es etwa 600 therapeutische Kontakte mit über 100 Patienten bzw. Klienten sowie über 200 telefonische Beratungen. Die Abnahme der Zahl der Einzelgespräche 1990 gegenüber 1989 findet ihre Erklärung darin, daß Ende 1989 und Anfang 1990 mehrere der intensiv betreuten Patienten an AIDS verstorben waren. Die etwa gleichbleibende Anzahl der betreuten Patienten weist auf eine zunehmende Kontinuität der Inanspruchnahme der Beratungs- und Gesprächsangebote hin. 1991 wurden über 700 ausführliche therapeutische Gespräche mit über 100 Patienten bzw. Klienten sowie etwa 150 telefonische Beratungen durchgeführt.

Bis jetzt wurden mit etwa 270 Patienten/Klienten über 2800 Einzel-, Paar- und Familiengespräche sowie zahlreiche Wochenendseminare durchgeführt. Bei den Wochenendseminaren zeigte sich, daß viele Patienten erst nach der Teilnahme an Gruppensitzungen und der dabei gemachten Erfahrung, mit den massiven Problemen nicht allein zu sein, in der Lage waren, eine weiterführende Einzelbetreuung aufzunehmen.

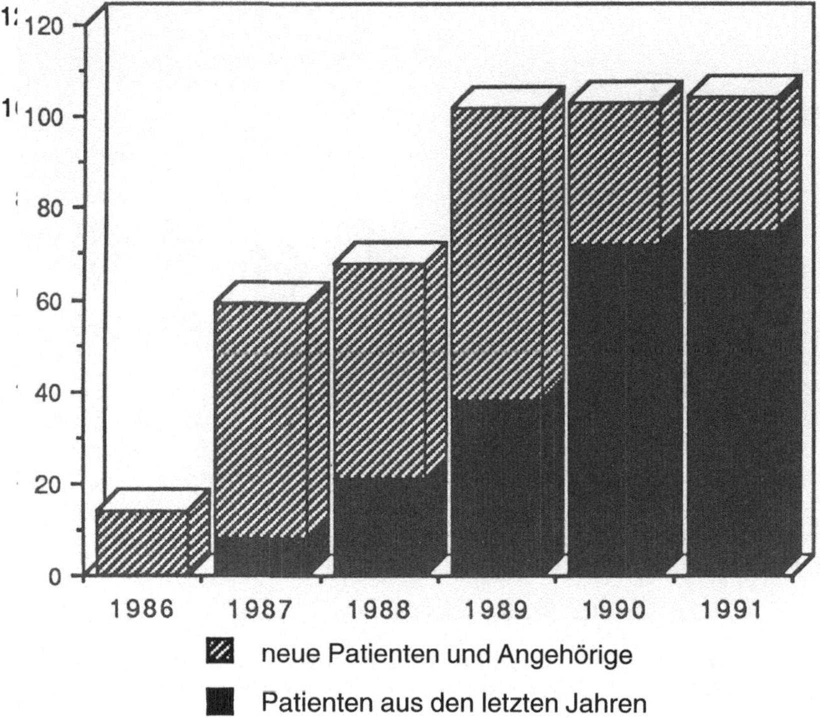

Abb. 4. Anzahl der betreuten Patienten und ihrer Angehörigen seit 1986

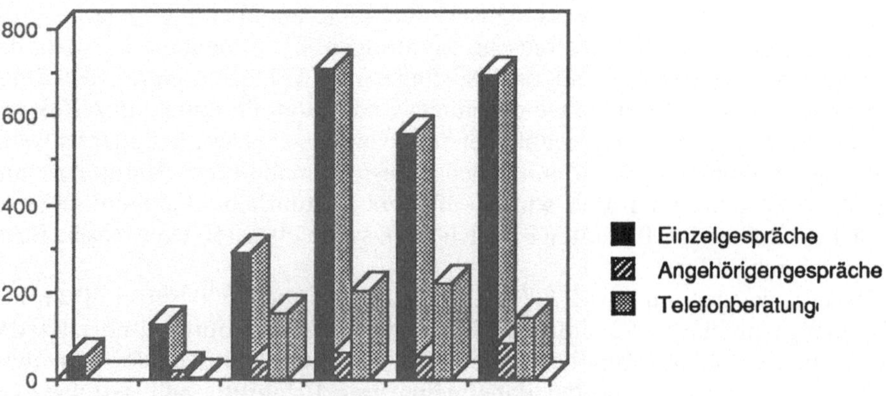

Abb. 5. Anzahl der therapeutischen Gespräche seit 1986

Forschung und Praxis

Bevor auf die inhaltlichen Schwerpunkte in der Betreuungsarbeit näher eingegangen wird, sollen kurz einige wesentliche Ergebnisse der oben erwähnten
Langzeitstudie im Hinblick auf die praktische Arbeit dargelegt werden:

Untersucht wurden mittels semistrukturierten tiefenpsychologischen Inter-
views 30 HIV-infizierte und 22 nicht-infizierte erwachsene Hämophile mit einer
Restaktivität von Faktor VIII unter 1 % kurz nach Testmitteilung und im Verlauf
von 2–4 Jahren. Erfaßt wurden Coping-Mechanismen (SCHNEIDER et al. 1990),
also Krankheitsbewältigungsverhalten in Bezug auf Hämophilie und HIV-Infektion, frühe Kindheit und Vorerfahrungen, Life-Events, soziales Netz und soziales
Unterstützungssystem (SCHNEIDER et al. 1991 b) und psychische Faktoren als
intervenierende Variablen des Krankheitsbewältigungsprozesses.

Beschränkt werden soll sich hier auf einige persönlichkeitsspezifische bzw.
psychische Faktoren, die primär in einer psychotherapeutischen/psychosozialen
Betreuung bearbeitet werden können und die unserer Meinung nach wesentlichen Einfluß auf das Bewältigungsverhalten haben. Abbildung 6 stellt die psychischen Faktoren in ihrer Ausprägung in Prozent bei HIV-infizierten und nicht-infizierten Hämophilen kurz nach Testmitteilung dar.

Bei den Auswertungen der Erstinterviews von 1986/87 konnte festgestellt
werden, das HIV-infizierte Hämophile im Vergleich zu den negativ Gebliebenen
eine deutlich geringere Selbstakzeptanz haben, in ihrer Zukunftsorientierung
kaum optimistisch sind, nur etwa die Hälfte der Patienten über innere Ressour-

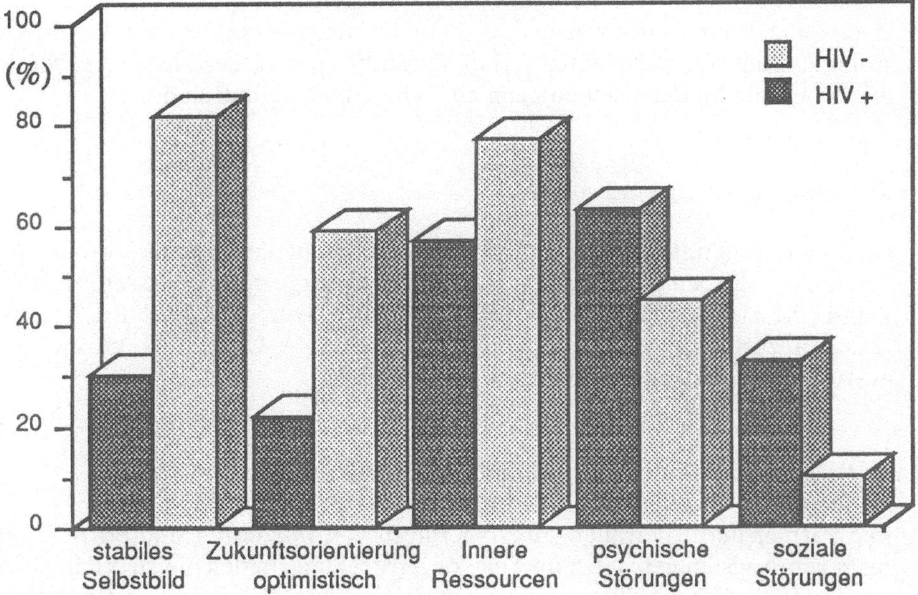

Abb. 6. Psychische Faktoren in ihrer Ausprägung in Prozent bei HIV-infizierten (n = 30) und
nicht-infizierten (n = 22) Hämophilen kurz nach Testmitteilung (1985/86)

cen verfügen und in starkem Maße psychische und zum Teil auch soziale Störungen angeben. Diese auffallenden Unterschiede, die, ausgehend von einer relativ homogenen Gesamtgruppe, unserer Meinung nach in erster Linie auf die einschneidende tödliche Bedrohung durch die HIV-Infektion zurückzuführen sind, werden in der Betreuungsarbeit besonders beachtet und laufend umgesetzt.

Thematische Schwerpunkte in der Betreuungsarbeit

1. Angst vor der Manifestation von AIDS

Die Angst, irgendwann manifest zu erkranken, wird immer wieder angesprochen. Es ist das ständige Gefühl, „mit einer Zeitbombe zu leben". Massenmedien tragen im Erleben der Bluter eher noch zur Angst bei, als daß sie sie beschwichtigen. Manche sagen, sie trauten sich kaum noch, Zeitung zu lesen und fernzusehen. Eine erhebliche Zunahme der Unsicherheit und der Angst vor der Krankheit ist zu beobachten, wenn ein anderer infizierter Hämophiler aus dem Bekanntenkreis manifest erkrankt oder stirbt. Dies verstärkt nicht selten die Suche nach ersten Symptomen am eigenen Körper in einer oft quälenden Selbstbeobachtung.

2. Angst vor sozialer Stigmatisierung und Isolierung

Viele infizierte Bluter leben in der ständigen Angst, daß ihre Infektion in ihrem Wohnumfeld oder am Arbeitsplatz bekannt werden könnte. Sie befürchten, daß sie dann von ihren Nachbarn oder Arbeitskollegen isoliert werden oder daß eine Entlassung droht. Einige wagen es nicht mehr, wegen Krankheit am Arbeitsplatz zu fehlen, um nur nicht unter AIDS-Verdacht zu geraten. Manche geben aus diesem Grund im Berufsleben nicht an, daß sie bluterkrank sind.

3. Angst um die eigene Familie

Bei vielen verheirateten infizierten Hämophilen steht die Angst im Vordergrund, vorzeitig zu sterben und die eigene Familie unversorgt zurückzulassen. Sie haben Angst, die eigenen Kinder, das überzeugendste Symbol ihrer Selbstverwirklichung, anzustecken, oder sie dem Ruf, aus einer AIDS-Familie zu stammen, auszusetzen und damit der Isolation preiszugeben.

4. Partnerschaftskonflikte und familiäre Konflikte

Die Partner und Ehefrauen bzw. die Eltern von Infizierten sind ebenfalls von massiven Ängsten geplagt, zum Teil vor Ansteckung, in den meisten Fällen aber um den Betroffenen selbst, was sie aber oft nicht wahrhaben wollen. So ist häufig zu beobachten, daß innerhalb der Familie das Thema HIV überhaupt nicht angesprochen wird, um die Bedrohung und Ängste nicht existent werden zu lassen. Manchmal gelingt es erst in gemeinsamen Paar- bzw. Familiengesprächen, sich gegenseitig dies einzugestehen.

5. Umgang mit der Sexualität

In erster Linie ist die Bearbeitung der Trauer um den Verlust eines bis zum Bekannt- und Bewußtwerden der Infektion befriedigenden Sexual-Lebens zu nennen. Trotz der Anwendung von Kondomen haben viele Bluter die Angst, ihre Partnerin zu infizieren. Aber auch die Partnerinnen selbst haben oft massive Ängste vor einer Ansteckung.

6. Suizidalität

Das Thema Suizid wird von den Betroffenen immer wieder angesprochen, wenn Verzweiflung und Resignation, Angst und tiefe Depression keinen anderen Ausweg mehr erkennen lassen: „Wenn du nachts allein im Bett liegst, und die Angst steigt hoch und die Wut auf alles, und die Verzweiflung, dann wünschst du, du wärst tot und überlegst dir einen Weg, wie es möglichst schnell vorbei sein könnte." Bis jetzt hat sich noch keiner unserer HIV-infizierten Patienten suizidiert, auch wenn einige, die inzwischen erkrankt sind, sagten, bei den ersten Symptomen von AIDS würden sie dies tun.

7. Abfindung

Auch wenn die Abwicklung der Abfindung durch die Versicherungen der pharmazeutischen Industrie seit einiger Zeit abgeschlossen ist, wird dieses Thema immer wieder angesprochen und ist mit heftigen Emotionen besetzt, sind doch die Begräbniskosten bereits mit enthalten. Zufrieden mit der Abfindungssumme sind die wenigsten, gerade in letzter Zeit, da in einigen anderen Ländern wesentlich höhere Summen ausbezahlt werden.

8. Geringe Selbstakzeptanz als Hämophiler

Ein wesentliches Ergebnis unserer Erstuntersuchung von 1986/87 war die geringe Selbstakzeptanz als Bluter in der Gruppe der infizierten Hämophilen im Vergleich zu den negativ Gebliebenen. Die Ursache für das überwiegend labile Selbstbild liegt darin, daß durch die HIV-Infektion das Stigma als körperlich behinderter, chronisch kranker Mensch wieder zu neuem Leben erwacht ist. Die Behinderung durch die Hämophilie, die bis zum Auftreten der HIV-Infektion durch die Substitutionspräparate mehr oder weniger erfolgreich kompensiert worden war, steht als Rückfall in den Krankheitsstatus wieder im Vordergrund.

Die Hämophilie als die vertraute Krankheit wird als Vehikel für den unsichtbaren Feind benutzt, die Hämophilie ist schuld an allem Übel.

Beispielhaft dafür ist ein heute 30jähriger Patient, der in die Beratungsstelle kam:

„Mit meiner Hämophilie bin ich eigentlich so ganz gut zurecht gekommen, bei Blutungen habe ich nur selten gespritzt, habe Muskeltraining gemacht, ich hatte es im Griff. Mit meiner Freundin war das auch kein Thema mehr, von wegen Bluter... Aber seit einiger Zeit regt mich das furchtbar auf, ständig spritzen, ich brauch wesentlich mehr, auch wenn ich das nicht will, ich halte das auch nicht für gut. Beim Training oder in der Gymnastik habe ich ständig Schmerzen. Am Morgen brauche ich eine Stunde, bis ich überhaupt mal halbwegs aufrecht gehen kann. HIV hab' ich ja auch. Noch tut er – das Virus – mir nichts, aber wer weiß... Ich hätte auf meine innere Stimme hören sollen und die Hämophilie mit meinen Mitteln bekämpfen sollen, ohne Substitution. Überhaupt, diese Mistkrankheit, die versaut einem doch alles. Wäre ich kein Bluter, hätte ich kein HIV.“

Wenn aber die Hämophilie, als zu einem selbst gehörig, nicht akzeptiert wird, können die Vorerfahrungen und die Kompetenz, die in der Bewältigung dieser Krankheit bereits erworben wurden, nicht für den Umgang mit der tödlichen Bedrohung durch die HIV-Infektion genutzt werden.

Deshalb war und ist unser primäres Ziel in der Betreuungsarbeit, die Identität als Bluter zu fördern und das Selbstbild zu stabilisieren, indem wir die Aufmerksamkeit bei den betroffenen Patienten auf früher erfolgreich bewältigte Streßsituationen im Zusammenhang mit der Hämophilie lenken und die Selbstwertschätzung als Hämophiler stärken.

Wenn die Identität als Bluter stabiler und damit die Akzeptanz der Krankheit ermöglicht wird, können die positiven Vorerfahrungen und die Kompetenz in der Krankheitsbewältigung für den Umgang mit der HIV-Infektion genutzt werden.

Abschließende Bemerkung

In unserer Arbeit mit HIV-infizierten Hämophilen und ihren Angehörigen versuchen wir laufend, die Ergebnisse unserer Forschung in die Praxis umzusetzen, um die Patienten in ihrem Umgang mit der Bedrohung durch HIV und AIDS zu unterstützen. Wieweit uns dies möglicherweise gelingt, läßt sich aus der letzten Darstellung entnehmen (siehe Abbildung 7), die die Veränderung in den psychischen Faktoren der von uns untersuchten und betreuten HIV-infizierten Patienten zeigt.

Deutlich ist der Anstieg in der Selbstakzeptanz, in der Zukunftsorientierung, im Vorhandensein von inneren Ressourcen, und die Abnahme von psychischen und sozialen Störungen bei unseren HIV-infizierten Hämophilen nach 2 bis 4 Jahren im Vergleich zu der Zeit kurz nach Testmitteilung.

Wieweit diese positiven Veränderungen auf unsere Arbeit zurückzuführen sind, und wieweit bei den Patienten eigene innere Faktoren zum Tragen kommen, die HIV-Infektion also innere psychische Kräfte bzw. Selbstheilungsten-

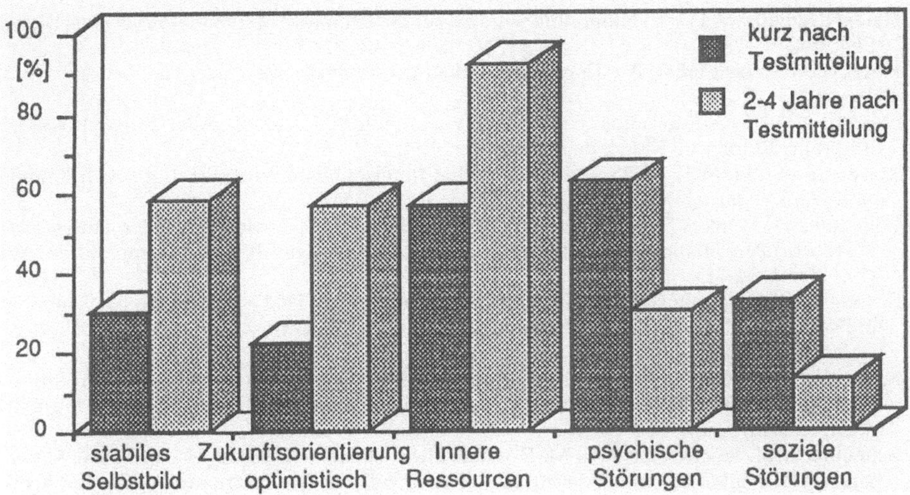

Abb. 7. Psychische Faktoren von HIV-infizierten Hämophilen kurz nach Testmitteilung und nach 2 – 4 Jahren

denzen mobilisiert hat, läßt sich nicht beantworten. Die Aufgabe für Medizin, Psychologie und Sozialarbeit, für Forscher und Betreuer bleibt bestehen, den betroffenen Patienten und ihren Angehörigen gemeinsam in ihrer Auseinandersetzung mit HIV und AIDS zur Seite zu stehen.

Literatur

Agle D, Gluck H, Pierce GF (1987) The risk of AIDS: Psychologic impact on the hemophilic population. General Hosp Psychiatry 9:11 – 17
Bean J et al (1989) Methods for the Reduction of AIDS Social Anxiety and Social Stigma. AIDS Education and Prevention, 1 (3) 194 – 221, The Guilford Press
Beutel M (1988) Bewältigungsprozesse bei chronischen Erkrankungen. Edition Medizin, Weinheim.
Bor R, Miller R (1988) Addressing „Dreaded Issues“: A Description of a unique Counselling Intervention with Patients with AIDS/HIV. Conselling Psychology Quarterly, Vol. 1, No. 4, 397 – 406
Gaus E, Köhle K (1986) Psychische Anpassungs- und Abwehrprozesse bei körperlichen Erkrankungen. In: Th. von Uexküll (Hrsg.) Psychosomatische Medizin. Urban & Schwarzenberg, München, Wien, Baltimore, S. 1127 – 1145
Germain CB, Gitterman A (1980) The Life Model of Social Work Practice. Columbia University Press, New York
Heim E (1988) Coping und Adaptivität. Gibt es ein geeignetes oder ungeeignetes Coping? Psychother Med Psychol 38
Heim E, Augustiny KF, Blaser A (1983) Krankheitsbewältigung (Coping) – ein integratives Modell. Psychother med Psychol 33:35 – 40
Heim E, Augustiny KF, Blaser A, Bürki C, Schaffner L, Valach L (1990) Die Berner Bewältigungsformen (BEFO). Manual zur Erfassung der Krankheitsbewältigung. Psychiatrische Universitätspoliklinik Bern (PUPK)

Heim N, Schuller A (1989) Hämophilie und Gesundheitspolitik. Medizin Mensch Gesellschaft, 14:40–48

Herek GM et al. (1988) An Epedimic of Stigma. American Psychologist. Vol. 43. No 11, 886–891

Houben A (1975) Ansätze einer psychoanalytisch fundierten Technik. Klinisch-psychologische Beratung. Reinhardt, München, Basel

Mason JP et al. (1989) AIDS and Hemophilia: Implications for Interventions with Families. Journal of Pediatric Psychology, Vol. 14, No. 3, 341–355

Pohlmann H, Henkel S, Schramm W (1989) Aufbau und Entwicklung einer umfassenden psychosozialen Hämophilie-Betreuung in München und für Bayern. Hämophilie-Blätter DHG No 1, 34–43

Schneider MM, Fleischer-Kreipl KH, Henkel S, Schramm W (1991 a) Four Years of Experience in Psychosocial Counselling with Hemophilia and HIV-infection. Excerpta medica congress series, Elsevier, Amsterdam

Schneider MM, Ermann M, Seidl O, Rommel F, Schramm W (1990) Coping Abilities of Hemophiliacs with HIV-Infection. 6th International Conference on AIDS, San Francisco, Abstract-Vol. 3, S. B. 373

Schneider MM, Seidl O, Ermann M, Rommel F, Schramm W (1991 b) Use of Social Network among HIV-infected and Non-infected Hemophiliacs. 7th International Conference on AIDS, Florence, Abstract-Vol. 2, W. B. 2399

Schneider MM, Ermann M, Schramm W (1989) Psychosoziale Probleme bei Hämophilen mit HIV-Infektion. In: Klußmann R, Goebel F-D (Hrsg.) Zur Klinik und Praxis der AIDS-Krankheit. Springer, Berlin Heidelberg New York

Schramm W, Pohlmann H, Dattenberg T, Ermann M (1987) Psychosoziale Betreuung am Münchener Hämophiliezentrum. 2. Darmstädter Seminar zu psychosozialen Problemen Hämophiler. Verhandlungsbericht

Schramm W, Schneider MM (1990) Psychosoziale Betreuung bei Hämophilie und HIV-Infektion. 6. Darmstädter Seminar zu psychosozialen Problemen Hämophiler. Verhandlungsbericht

Steinhausen HC (1976) Die Hämophilie. Sozialmedizin und Psychologie einer chronischen Krankheit. Thieme, Stuttgart

Völker P, Döhner O (1981) Familienprobleme bei Kindern und Jugendlichen mit Hämophilie. In: Angermeyer C, Döhner O (Hrsg.) Chronisch kranke Kinder und Jugendliche in der Familie. Enke, Stuttgart

Wilson PA, Wasserman K (1989) Psychosocial Responses to the Treat of HIV-Exposure among People with Bleeding Disorders. National Association of Social Workers, Inc., 176–183

III. Erfahrungen mit neuen Faktor VIII- und IX-Konzentraten

Diskussionsleitung:

H. BEESER (Freiburg)
K. LECHNER (Wien)
K. SCHIMPF (Heidelberg)

Erfahrungen mit hochgereinigten Faktor VIII-Konzentraten

H.-H. Brackmann, J. Oldenburg, J. K. Rockstroh, U. Hammerstein (Bonn)

Neben der Entwicklung ausreichender Virusinaktivierungsverfahren zur Vermeidung der durch Plasmaprodukte übertragbaren viralen Infektionen, wie insbesondere Hepatitis B und D, Hepatitis C sowie HIV, hat die deutliche Reduzierung der Fremdproteine in den letzten Jahren die Entwicklung zu hochgereinigten Faktor VIII-Konzentraten möglich gemacht.

Vier dieser hochgereinigten Faktor VIII-Konzentrate haben wir in den letzten Jahren in zunehmendem Maße angewandt. Über unsere bisherigen diesbezüglichen Erfahrungen, sowohl bei in-vitro- als auch in-vivo-Untersuchungen, insbesondere aber im Hinblick auf die Langzeitbeobachtung, wird, im Vergleich zu den zuvor weniger gereinigten Konzentraten, im folgenden berichtet.

Methoden und Patienten

Gerinnungskonzentrate

Bei den vier hochgereinigten Faktor VIII-Konzentraten handelt es sich um:
das Produkt „Haemophil M" der Firma Baxter,
das Produkt „Beriate HS", der Firma Behring,
das Produkt „Koate HS" der Firma Cutter und
das Produkt „Octavi" der Firma Octapharma.

Bei der Herstellung dieser Produkte wird bei dem „Haemophil M" der Firma Baxter eine Reinigung mit monoclonalen Mäuseantikörpern durchgeführt, bei den übrigen drei weiteren Produkten eine chromatographische Reinigung. Das „Beriate HS" der Firma Behring wird durch Pasteurisierung virusinaktiviert, die drei anderen Produkte durch ein Solvent-Detergens-Verfahren (TNBP und Tween-80).

Zur Stabilisierung des Produktes wird bei dem Produkt der Firma Octapharma („Octavi") der von Willebrand-Faktor verwendet, bei den drei übrigen Faktor VIII-Konzentraten geschieht dies durch Albumin. Nur bei dem „Beriate HS" betrug das Flüssigkeitsvolumen bei 1000 Einheiten 30 ml, bei den übrigen Konzentraten 10 ml.

G. Landbeck, I. Scharrer, W. Schramm (Hrsg.)
22. Hämophilie-Symposion Hamburg 1991

In-vitro- und in-vivo-Untersuchung

In-vitro-Untersuchung

Faktor VIII einphasig:
1. Merz und Dade der Fa. Baxter mit dem Koagulometer KC 10 der Fa. Amelung.
2. Chromogen der Fa. Baxter mit dem Elektra 1000.

Von Willebrand-Antigen:
ELISA der Fa. Böhringer.

Fibrinogen:
Gentechnische Methode der Fa. Böhringer mit dem Hitachi 704.

Gesamteiweiß:
Biurett-Methode mit Reagenzien der Fa. Böhringer mit dem Hitachi 704.

Immunglobuline:
Nephelometer und Reagenzien der Fa. Beckmann.

Albumin:
Serum-Protein-Elektrophorese der Fa. Eltec und den Reagenzien der Firma Boskamp.

In-vivo-Untersuchung

Faktor VIII einphasig:
1. Nach EGLI und DAHLMANN [1].
2. Merz + Dade der Firma Baxter (siehe unter „in-vitro-Untersuchung").
3. Chromogen (siehe unter „in-vitro-Untersuchung").

Recovery:
Nach E. SHANBRON und G. THELIN [2].

Halbwertszeit:
Nach der Methode C. ABILDGAARD et al [3].

Langzeitbeobachtung

Hinsichtlich der Untersuchungsparameter anläßlich der Langzeitbeobachtung der Patienten wurden folgende Parameter bzw. Methoden herangezogen:

Konzentratverbrauch:
Aufgeteilt in den Verbrauch für Blutungsereignisse, prophylalaktische Behandlungen und Krankenhausbehandlungen:
Behandlungsprotokolle der Patienten unseres Hämophilie-Zentrums.

Immunglobuline A, G und M:
Nephelometer und Reagenzien der Firma Beckmann.

Transaminasen, SGOT, SGPT, Gamma-GT sowie das Gesamtbilirubin:
Reagenzien der Fa. Böhringer mit dem Hitachi 704.
Blutbild:
Blutbild-Analyzer Sysmex 780.
Lymphozyten:
mikroskopisch per Ausstrich.
CD-4-Helferzellen:
Flowcytometer der Fa. Coulter. Diese wurden nur bei HIV-positiven Patienten untersucht.
Beta-2-Mikroglobulin:
ELISA der Fa. Elias. Diese wurden nur bei HIV-positiven Patienten untersucht.
Hepatitis C-Serologie:
EIA der Fa. Abott (2. Generation).
HIV I- und II-Serologie:
ELISA der Fa. Wellcome und Westernblot der Fa. Ortho.
Allergische Reaktionen:
eigene Beobachtungen sowie Beobachtungen des Patienten (Behandlungsprotokolle).
Hemmkörper:
Bethesda-Methode.

Patienten

Einschlußkriterien für die Langzeitbeobachtung:
Hämophilie A schwerer Verlaufsform (Faktor VIII unter 1 %).

Ein Jahr ein neues Produkt.

Ein Jahr das dem neuen vorausgegangenen Produkt. Dies gilt nicht für Patienten, die auf Hemofil M der Firma Baxter umgestellt wurden.

Da das Produkt „Koate SD" der Fa. Cutter noch nicht ein Jahr im Handel war, wurde sich hier auf einen Beobachtungszeitraum von je 150 Tagen des alten sowie des neuen Produktes beschränkt.

Mindestens zwei der unter „Langzeitbeobachtung" angegebenen Untersuchungsparameter.

Unter Berücksichtigung der o. g. Einschlußkriterien konnten von insgesamt 437 Patienten, 144 in die Langzeitbeobachtung aufgenommen werden. Im einzelnen ergaben sich für das Produkt Haemofil M der Firma Baxter 15 Patienten, für das Produkt Beriate HS der Firma Behring 48 Patienten, für das Produkt Koate SD der Firma Cutter 16 Patienten und für das Produkt Octavi der Firma Octapharma 65 Patienten.

Hinsichtlich des Beobachtungszeitraumes der Patienten in der Anwendung des neuen Produktes ergaben sich für die Firma Baxter 8 Patienten bereits aus 1987 (klinische Studie) und 7 weitere Patienten aus 1989/1990, für die Firma Behring 5 Patienten aus 1988 (klinische Studie) und 43 weitere Patienten aus 1990, für die Firma Cutter 16 aus 1991 und für die Firma Octapharma 59 Patienten aus 1989 und 6 aus 1988. Da das Produkt der Firma Cutter erst Anfang 1991 zugelassen wurde, mußte der Beobachtungszeitraum auf ein halbes Jahr, sowohl für das alte wie für das neue Produkt, beschränkt werden. Hinsichtlich der Altersverteilung waren alle Patienten, die mit dem Produkt der Firma Baxter behandelt wurden, über 12 Jahre. Bei dem Produkt der Firma Behring waren 33 Patienten über 12 und 15 unter 12 Jahre, bei dem Produkt der Firma Cutter und der Firma Octapharma lediglich jeweils 1 Patient unter 12 und die übrigen Patienten über 12 Jahre.

   Von den o. g. Patienten waren bei der Firma Baxter 7 Patienten sog. PUP's (previonsly untreated patients), bei der Firma Behring 30, bei der Firma Cutter 7 und bei der Firma Octapharma 15 Patienten. Einen positiven HIV-Antikörper zeigten bei Eintritt in die Studie bei der Firma Baxter 10 Patienten, bei der Firma Behring 20, bei der Firma Cutter 11 und bei der Firma Octapharma 48 Patienten.

Ergebnisse

In-vitro-Untersuchungen

Hierbei wurden je Firma die durchschnittlichen Untersuchungsergebnisse der letzten 10 Lots herangezogen.

Faktor VIII-einphasig (mit Merz & Dade und chromogen) (Abb. 1):
Wie aus der Abbildung 1 hervorgeht, entsprachen die Faktor VIII-Aktivitäten den jeweils deklarierten Mengen.

Spezifische Aktiviät (Abb. 2):
Hinsichtlich der spezifischen Aktivität ergaben sich für das Haemofil M der Firma Baxter nach Abzug des Albumingehaltes die höchsten Werte. Allerdings waren sowohl bei dem Produkt der Firma Cutter als auch bei dem Produkt der Firma Octapharma Durchschnittswerte von deutlich über 100 festzustellen. Le-

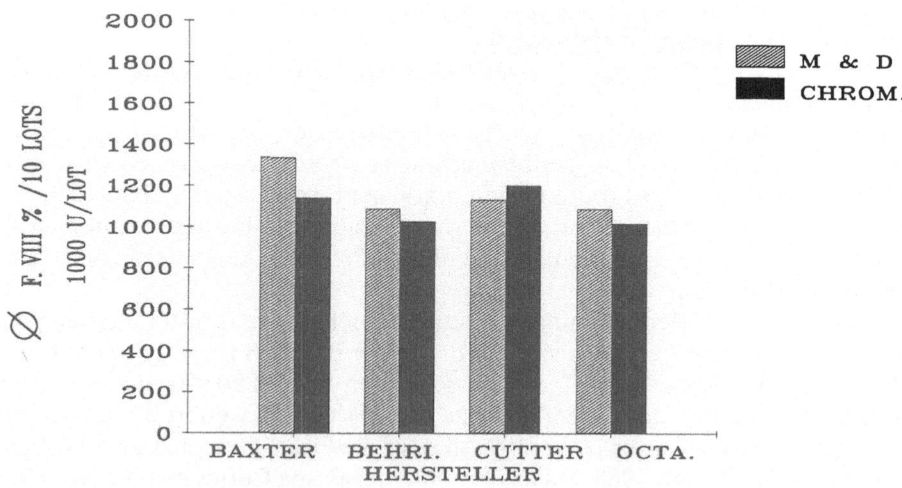

Abb. 1. Faktor VIII-einphasig

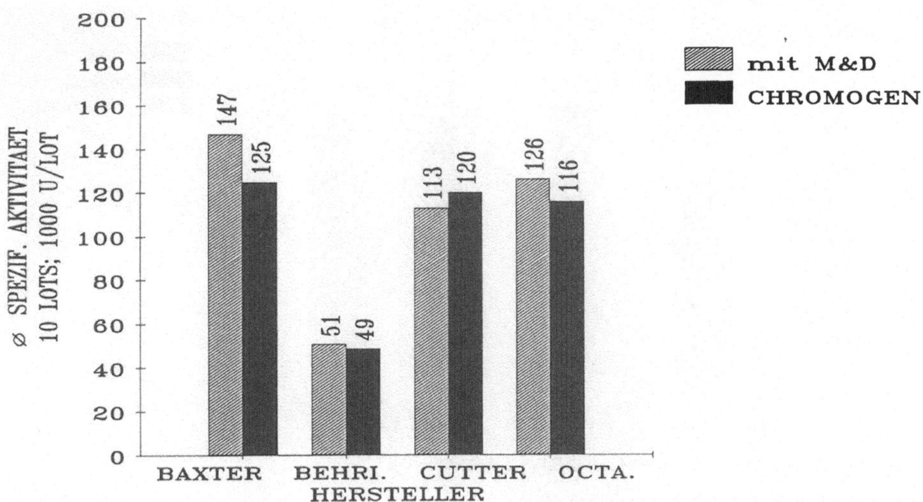

Abb. 2. Spezifische Aktivität

diglich bei dem Produkt der Firma Behring, Beriate SD, wurden Werte um 50 gemessen.

Gesamteiweiß und Albumin:
Das Gesamteiweiß war nach Abzug des Albumins bei den Produkten, die Albumin als Stabilisator verwenden, wie Baxter, Behring, Cutter gering unter, bei dem Produkt der Firma Octa, um 1 mg/dl.

Immunglobuline (IgG, IgA, IgM):
Während bei allen Produkten IgG und IgA praktisch gleiche Werte gering unter bzw. gering über 1 mg/dl zeigten, lag bei dem Produkt der Firma Octapharma das IgM gelegentlich über 1.

Von Willebrand-Antigen:
Das von Willebrand-Antigen war bei den Produkten der Firma Baxter und Behring am geringsten. Das entspricht dem gewollten Verfahren dieser Firmen. Bei der Firma Octapharma wurden Werte zwischen 250 und 500 Einheiten, pro 1000 Einheiten Faktor VIII und bei der Firma Cutter Werte von durchschnittlich über 1500 Einheiten gemessen.

Fibrinogen:
Während bei der Firma Octapharma gelegentlich geringe Mengen von Fibrinogen gemessen wurden, lag bei den 3 übrigen Produkten das Fibrinogen z.T. unterhalb der Nachweisgrenze.

In-vivo-Untersuchungen
Recovery (Abb. 3)
Während bei dem Produkt Haemofil M der Firma Baxter die Ergebnisse hinsichtlich der Recovery um 60 % lagen, konnte bei den 3 übrigen Produkten eine Recovery von über 70 % gemessen werden.

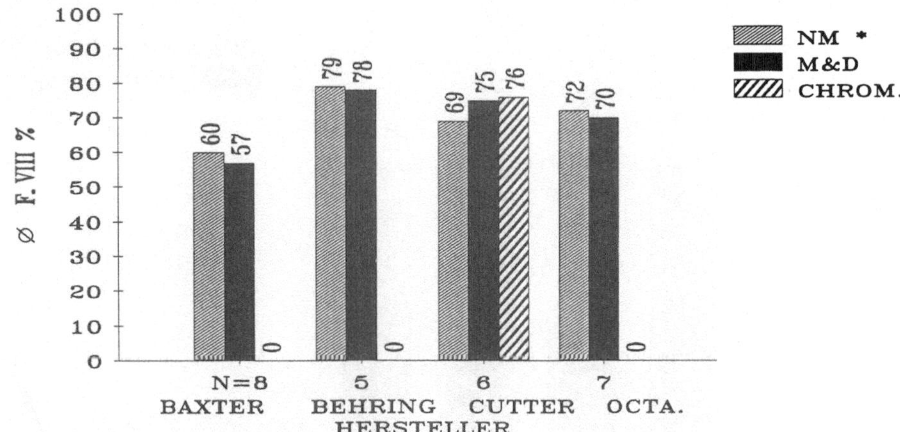

Abb. 3. Recovery F. VIII Konzentrate

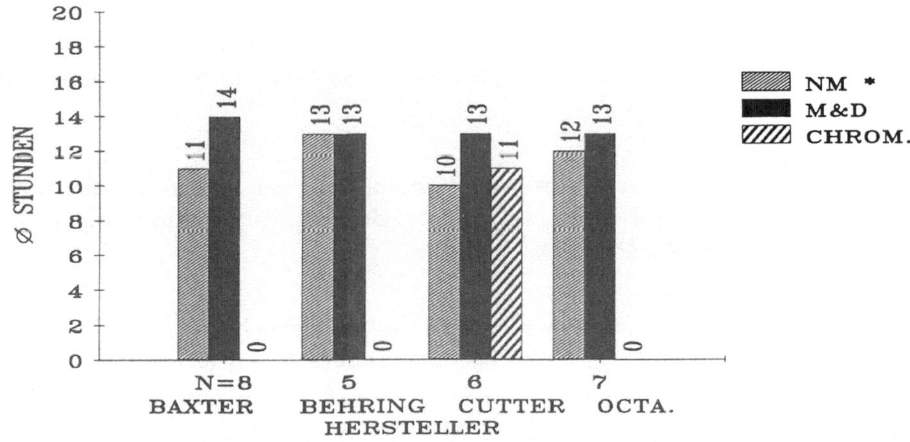

Abb. 4. Halbwertszeit F. VIII Konzentrate

Halbwertszeit (Abb. 4)

Hinsichtlich der Halbwertszeit zeigte das Produkt der Firma Baxter mit dem Einphasen-Faktor VIII-Test von Merz & Dade den höchsten Wert von 14 Stunden, bei den 3 anderen Firmen wurden Halbwertszeiten von 13 Stunden festgestellt. Im natürlichen System (Hämophilie-A-Mangelplasma) nach EGLI und DAHLMANN wurden die niedrigsten Werte bei dem Produkt der Firma Cutter mit 10 Stunden und die höchsten Werte bei dem Produkt der Firma Behring mit 13 Stunden gemessen. Das Produkt der Firma Baxter zeigte Werte von 11 und das der Firma Octapharma von 12 Stunden. Lediglich bei dem Produkt der Firma

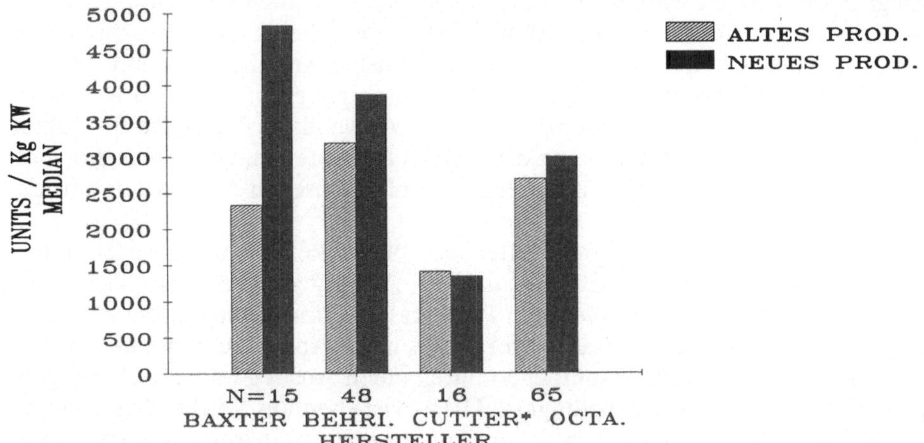

Abb. 5. Konzentratverbrauch gesamt

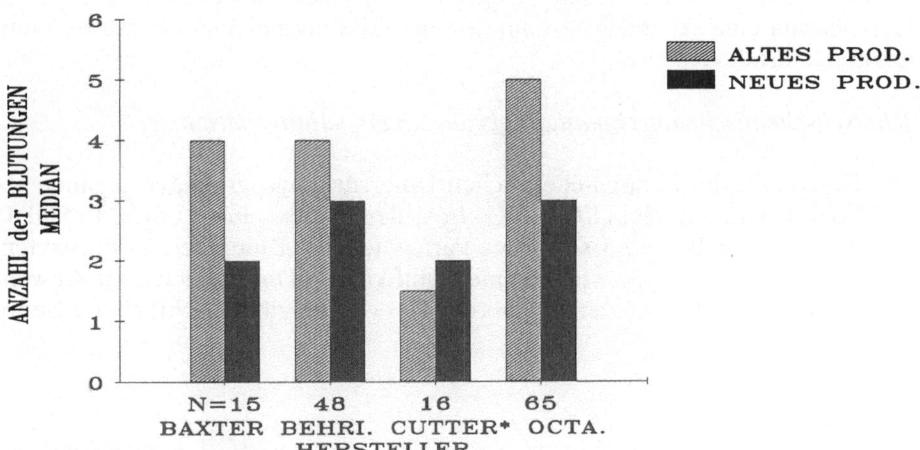

Abb. 6. Blutungen gesamt

Cutter waren neben den beiden o.g. Tests zusätzlich der chomogene Faktor VIII-Test bestimmt worden, der eine Halbwertszeit von 11 Stunden zeigte.

,angzeitbeobachtung

Konzentratverbrauch und Blutungsereignisse (Abb. 5 und 6)

Hinsichtlich des Vergleiches des Konzentratverbrauches zwischen der Anwendung des alten und des neuen Produktes ergaben sich für das Produkt der Firma Baxter ein deutlicher Anstieg bei Anwendung des neuen Produktes. Dies ist auf die Tatsache zurückzuführen, daß 5 Patienten im Krankenhaus einem operativen

Eingriff unterzogen wurden. Daraus ergibt sich, vor allen Dingen auch unter Berücksichtigung der Nachbehandlungsphase, ein höherer Gesamtverbrauch in der prophylaktischen Anwendung, die den höchsten Anteil des Gesamtverbrauches ausmacht. Dagegen hat sich die Blutungsneigung um fast 50 % reduziert. Bei dem Produkt der Firma Behring ist unter Anwendung des neuen Produktes ebenfalls ein Anstieg des Gesamtverbrauches festzustellen, die im wesentlichen auf einen leichten Anstieg im Bereich der prophylaktischen Anwendung zurückzuführen war.

Bei dem Produkt der Firma Cutter war bisher kein nennenswerter unterschiedlicher Gesamtverbrauch festzustellen. Allerdings ist der Beobachtungszeitraum deutlich geringer. Bei dem Produkt der Firma Octapharma zeigt sich ein geringer Anstieg des Gesamtverbrauches unter Anwendung des neuen Produktes, der ebenfalls im wesentlichen durch einen Anstieg im Bereich der prophylaktischen Anwendung bedingt ist. Hierbei ist ebenfalls, wie bei dem Produkt der Firma Baxter, ein beträchtlicher Anteil von stationären Patienten unter Anwendung des neuen Produktes zu berücksichtigen, die in der poststationären Behandlungsphase einen höheren prophylaktischen Anteil erfordern. Wie bei dem Produkt der Firma Baxter zeigt sich auch bei dem Produkt der Firma Octapharma eine erhebliche Reduktion der Blutungsneigung bei Anwendung des neuen Produktes.

Klinisch-chemische und hämatologische Untersuchungsparameter

Die Ergebnisse der klinisch-chemischen Untersuchungsparameter, ergaben sowohl bei den Immunglobulinen IgG, IgA, den Transaminasen SGOT, SGPT, Gamma-GT, dem Bilirubin, sowie den Parametern des Blutbildes (Erythrozyten, Hb, Leukozyten Lymphozyten) keine signifikanten Unterschiede bei Anwendung des alten und des neuen Produktes. Das gleiche gilt hinsichtlich der Beob-

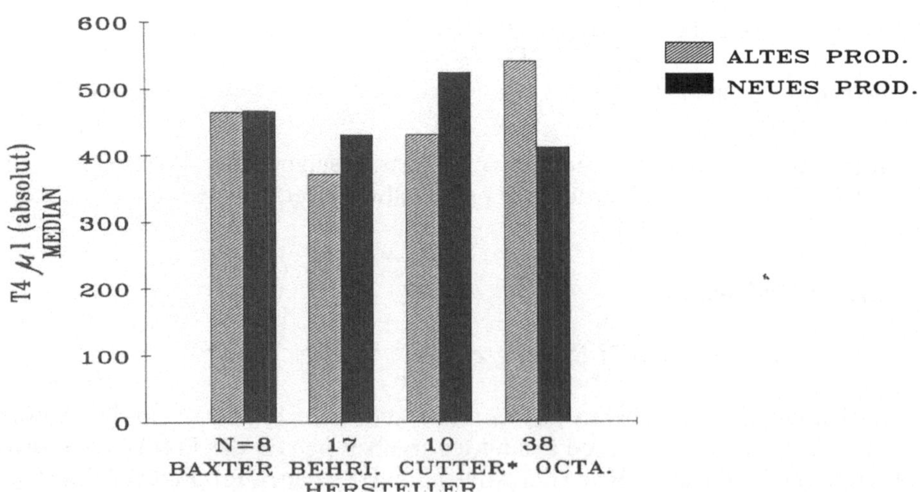

Abb. 7. T-Helferzellen (absolut)

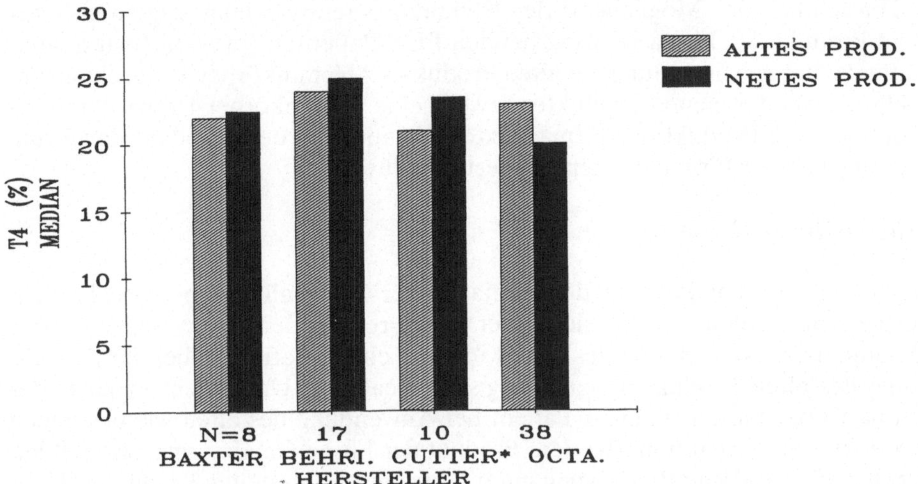

Abb. 8. T-Helferzellen (%)   * 150 TAGE BEOBACHTUNG

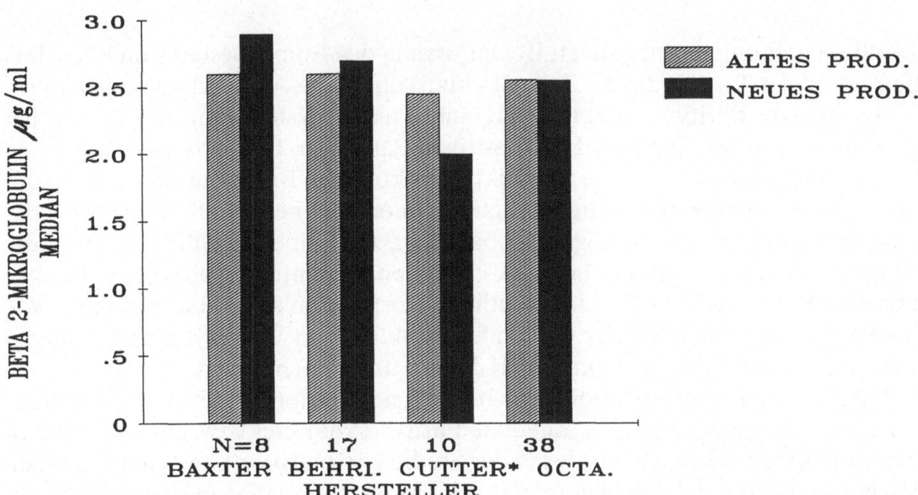

Abb. 9. Beta 2-Mikroglobulin   * 150 TAGE BEOBACHTUNG

achtung der absoluten T-Helferzahl (Abb. 7), dem prozentualen Anteil der Helferzahl (Abb. 8), der T_4/T_8-Ratio sowie dem Beta 2-Mikroglobulin (Abb. 9).

Eine Serokonversion des HIV-Antikörpers konnte bei keinem der Produkte festgestellt werden.

Eine Serokonversion der Hepatitis C konnten wir bei dem alten Produkt der Firma Behring nachweisen. Bei allen anderen Produkten wurden keine diesbezüglichen Serokonversionen beobachtet.

Hinsichtlich der Möglichkeit der Hemmkörperentwicklung zeigten sich bei dem Produkt der Firma Behring bei den PUP-Patienten (previously untreated patients) unter Anwendung des alten Produktes 2 Hemmkörper-Entwicklungen, während bei den neuen Produkten jeweils eine Hemmkörper-Entwicklung sowohl bei dem Produkt der Firma Baxter wie auch bei dem Produkt der Firma Behring und der Firma Octapharma festgestellt wurde.

Allergische Reaktionen

Während bei dem Produkt der Firma Baxter keine allergischen Reaktionen festgestellt wurden, zeigten sich unter dem Produkt der Firma Behring bei 2 Patienten bei Anwendung des neuen und bei einem Patienten bei der Anwendung des alten Produktes eine allergische Reaktion. Unter dem Produkt der Firma Cutter hatten jeweils 1 Patient bei Anwendung des alten wie des neuen Produktes eine Reaktion. Bei dem Produkt der Firma Octapharma hatten 9 Patienten 15 allergische Reaktionen unter Anwendung des neuen Produktes. Über die hierfür zugrunde liegenden Ursachen ist bereits in dem Hämophilie-Band von 1989 berichtet worden.

Diskussion

Die Beobachtung der negativen Beeinflussung des Immunsystems und hier insbesondere der T_4- und der T_8-Zellen (4 bis 5) durch die Anwendung sogenannter „Intermediate Purity" – Faktor VIII- und Faktor IX-Konzentrate, sowohl bei HIV-negativen wie auch bei HIV-positiven Patienten, führte zu der Forderung höher- und höchstgereinigter Produkte. So konnten BRETTLER und LEVINE [6] unter Anwendung eines hochgereinigten monoclonal hergestellten Faktor VIII-Konzentrates nach mehrjähriger Beobachtungszeit keine wesentlichen Veränderungen des Immunsystems bei HIV-positiven Patienten beobachten. Ebenso konnten PARI und HILL [7] eine deutliche Korrelation sowohl der in-vitro- wie in-vivo-Hemmung der phagozytierenden Funktion von Monozyten in Abhängigkeit von der Reinheit der Faktor VIII-Konzentrate nachweisen.

Jüngere randomisierte Studien aus Italien zeigen unter vergleichbaren Anwendungsbedingungen eines „Intermediate Purity"-Produktes bzw. eines hochgereinigten Faktor VIII-Konzentrates in der Studie von DE BIASI konstante CD4-Zellen bei Anwendung des hochgereinigten Konzentrates, dagegen eine Verschlechterung der Zellen unter Anwendung des „Intermediate Purity"-Konzentrates. Keine unterschiedlichen immunologischen Veränderungen konnten in einer vergleichbaren Studie von MANNUCCI festgestellt werden [9].

Der eindeutige Beweis hinsichtlich der immunologisch besseren Verträglichkeit bei ausschließlicher Anwendung eines hochgereinigten Produktes, ist derzeit noch nicht belegt, da multizentrische prospektive Studien an einer möglichst großen Anzahl zu beobachtender Patienten derzeit noch fehlen.

Unsere hier demonstrierten diesbezüglichen Untersuchungen waren weder prospektiv noch randomisiert, sondern ausschließlich descriptiv. Daß wir keine wesentlichen Veränderungen, insbesondere im Bereich immunologischer Parameter feststellen konnten, ist im wesentlichen auf den zu geringen Beobachtungszeitraum zurückzuführen. Daher werden die hier untersuchten Parameter in den nächsten Jahren weiterhin beobachtet werden müssen.

Grundsätzlich ist allerdings festzuhalten, daß ohne derzeitige eindeutige Hinweise hinsichtlich der negativen Beeinflussung des Immunsystems durch weniger gereinigte Konzentrate allein aus allgemeiner medizinischer Sicht eine durch die Notwendigkeit der therapiebedingten Daueranwendung von Plasmaprodukten möglichen immunologischen Alteration durch Fremdproteine vermieden werden sollte.

Zusammenfassung

Fassen wir die Ergebnisse zusammen, so ergeben sich für die verschiedenen in-vitro und in-vivo-Untersuchungsparameter folgende Feststellungen:

In-vitro-Untersuchungen

Hinsichtlich der Faktor VIII-Einphasenuntersuchungen der einzelnen Produkte (jeweils 10 Lots) konnten vergleichbare Ergebnisse bei allen Produkten beobachtet werden.

Während das von Willebrand-Antigen bei dem Produkt der Firma Cutter mit durchschnittlich über 1500 Einheiten sehr stark erhöht und bei der Firma Octapharma mit über 250 Einheiten deutlich erhöht war, war es bei den anderen Produkten nur gering meßbar. Hierbei ist allerdings zu berücksichtigen, daß bei diesen beiden letztgenannten Produkten (Baxter und Behring) das von Willebrand-Antigen bewußt dem Produkt entzogen wurde.

Hinsichtlich der Fibrinogenmessung konnten bei dem Produkt der Firma Octapharma gelegentlich geringe Mengen nachgewiesen werden. Das Gesamteiweiß war allgemein sehr gering.

Die Immunglobuline IgA, IgG und IgM waren allgemein sehr gering bis auf die Feststellung, daß das IgM bei der Firma Octapharma gelegentlich leicht erhöht war.

Das Albumin war bis auf das Produkt der Firma Octapharma bei allen anderen 3 Produkten deutlich meßbar, da es diesen Produkten als Stabilisator zugesetzt wurde.

In-vivo-Untersuchungen

Die Recovery-Untersuchungen bei den 4 Produkten ergab lediglich für das Produkt der Firma Baxter, gegenüber den anderen Produkten, leicht erniedrigte Prozentwerte, während die Halbwertszeit bei allen Produkten vergleichbare Ergebnisse von etwa 12 Stunden erreichte und bei der Firma Baxter mit dem Faktor VIII-Test der Firma Merz & Dade sogar mit 14 Stunden am höchsten lag.

Langzeitbeobachtung

Gesamtverbrauch und Blutungsereignisse

Hinsichtlich des Gesamtverbrauches an Faktor VIII-Konzentraten zeigten sich bei dem Produkt der Firma Baxter, unter Anwendung des neuen Produktes, deutliche, bei dem Produkt der Firma Behring leichte Erhöhungen unter der Prophylaxe, wobei sich insbesondere bei der Firma Baxter dies durch operative Eingriffe bei 5 Patienten mit einer hierdurch bedingten längeren postoperativen prophylaktischen Behandlungsphase erklären ließ. Die Blutungsneigung war bei Anwendung der neuen Produkte allgemein rückläufig.

Hinsichtlich der klinisch-chemischen Untersuchungsparameter, des Blutbildes sowie der Helferzellen und des Beta-2-Mikroglobulins ergaben sich, bei den ausschließlich HIV-positiven Patienten, keine Unterschiede zwischen der Beobachtung unter Anwendung des alten wie des neuen Produktes. Bei dem alten Produkt der Firma Behring konnte eine Hepatitis C nachgewiesen, dagegen eine HIV-Serokonversion bei keinem der Produkte festgestellt werden.

Allergische Reaktionen wurden bei dem Produkt der Firma Baxter keine festgestellt. Bei dem Produkt der Firma Behring wurden unter der Anwendung des alten Produktes ein und bei Anwendung des neuen Produktes zwei allergische Reaktionen festgestellt, während bei dem Produkt der Firma Cutter sowohl unter der Anwendung des alten als auch des neuen Produktes jeweils ein Patient eine allergische Reaktion zeigte. Bei dem Produkt der Firma Octapharma waren unter Anwendung des alten Produktes keine und unter Anwendung des neuen Produktes in der Anfangsphase Ende 1988 fünfzehn allergische Reaktionen bei neun Patienten festgestellt worden. Hierüber ist bereits anläßlich des Hamburger Hämophilie-Symposiums 1989 berichtet worden.

Hemmkörper-Entwicklungen konnten bei der Firma Baxter unter Anwendung des neuen Produktes bei einem Patienten, bei der Firma Behring unter Anwendung des alten Produktes bei zwei Patienten sowie unter Anwendung des neuen Produktes bei einem Patienten und bei der Firma Octapharma unter Anwendung des neuen Produktes bei einem Patienten beobachtet werden.

Zusammenfassend kann festgestellt werden, daß in der Langzeitbeobachtung, hinsichtlich der verschiedensten Untersuchungsparameter, derzeit kein Anhaltspunkt für nennenswerte Unterschiede in der Beobachtung des alten im Vergleich zur Anwendung des neuen Produktes gesehen werden. Allerdings ist der Beobachtungszeitraum von jeweils einem Jahr zu kurz, um mögliche positive Einflüsse in der längerfristigen Anwendung von Produkten mit niedrigerem Eiweißgehalt und insgesamt höherem Reinheitsgrad eruieren zu können.

Literatur

1. Egli H, Dahlmann W (1966) Hamburger Symposion über Blutgerinnung. Schattauer Verlag, Stuttgart: 46–50
2. Shanbron E, Thelin G (1969) JAMA 208:1853–1956
3. Abildgaard C et al (1966) N Engl J Med 275:471–475
4. Carr R et al (1984) Lancet i:1431–1434
5. Madhok R et al (1986) BMJ 293:978–30
6. Brettler DB, Levin PH (1989) Blood 73:2067–2073
7. Pasi KJ, Hill FGH (1990) Br J Haematol 76:88–9
8. de Biasi R et al (1991) Blood, Vol. 78, No. 8:1919–1922
9. Mannucci PM et al (1991) ISTH-congress, Amsterdam; abstract No. 489

Faktor VIII-Behandlung bei HIV-infizierten Hämophilen: Einfluß des Konzentrattyps auf den Verlauf der HIV-Infektion

S. Eichinger, I. Pabinger, U. Köller, P. A. Kyrle, P. Kier, B. Schneider,
K. Lechner (Wien)

Einleitung

Kommerziell erhältliche Gerinnungsfaktorenkonzentrate, die bisher in der Behandlung hämophiler Patienten verwendet wurden, haben eine immunsuppressive Wirkung, die durch einen von Präparat zu Präparat verschieden hohen Anteil an Fremdproteinen bedingt sein könnte [1, 2]. Bei der Herstellung höher gereinigter Gerinnungsfaktorenkonzentrate wird dieser Proteinanteil und damit die immunsuppressive Wirkung vermindert. Da die Infektion mit dem human immunodeficiency virus 1 (HIV-1) bei fast allen Patienten zu einem kontinuierlichen Abfall der CD4-Zellen führt, wurde vielfach darüber diskutiert, daß die Gabe dieser hochgereinigten Faktorenkonzentrate vor allem in der Behandlung HIV-infizierter hämophiler Patienten von Bedeutung sein könnte [3].

Patienten und Methoden

Patienten (Tabelle 1)

Im Jahr 1983 wurden 39 HIV-1-positive hämophile Patienten, die bis dahin regelmäßig mit nicht virusinaktivierten Gerinnungsfaktorenkonzentraten behandelt wurden, in 2 Gruppen geteilt. Gruppe A bestand aus 21 Patienten mit einer CD4/CD8-Zellratio von weniger als 1, Gruppe B aus 18 Patienten mit einer CD4/CD8-Zellratio über 1. Ab Mai 1983 erhielten alle Patienten der Gruppe A ein höhergereinigtes virusinaktiviertes Faktor VIII-Präparat mit dem Ziel, die immunsupprimierende Wirkung bei diesen Patienten zu vermindern. Patienten der Gruppe B wurden weiterhin mit dem weniger gereinigten Konzentrat behandelt, das jedoch seit 1984 ebenfalls virusinaktiviert war.

Faktor VIII-Konzentrate

Kryobulin S-TIM 3®, Immuno: Kryopräzipitat, seit 1984 dampfbehandelt. Das Konzentrat enthält 1.32 IU Faktor VIII/mg Protein. Der Anteil (mg/1000 IU F. VIII) an Protein beträgt 737, an Albumin 57, an Fibronektin 51, an IgA 1.7, an IgM 0.8, an IgG 5.6 und an Fibrinogen 663.

G. Landbeck, I. Scharrer, W. Schramm (Hrsg.)
22. Hämophilie-Symposion Hamburg 1991
© Springer-Verlag Berlin Heidelberg 1992

Tabelle 1. Patientencharakteristika bei Studienbeginn (1983)

	"High" purity	Intermediate purity	
Number	21	18	
Age (years)	25	21	n. s.
Factor VIII Consumption (IU/year)	71000	74000	n. s.
CD4-cells/µl	539	679	n. s.
CD8-cells/µl	980	449	p <0.0005
Ratio (CD4/CD8)	0.55	1.5	p <0.0005
IgG (mg/dl)	2310	1800	n. s.
β2-microglobuline (mg/dl)	2.99	2.99	n. s.

F VIII „HS"®, Behringwerke: Kryopräzipitat, hitzeinaktiviert (in Lösung bei 60°C für 10 h erhitzt). Vor der Zugabe von Albumin als Stabilisator beträgt die Faktor VIII-Konzentration 20 IU/mg Protein, nach Zugabe von Albumin 6.1 IU/mg Protein. Der Anteil (mg/1000 IU F VIII) an Protein beträgt 164, an Albumin 200 und an Fibronektin 18. Immunglobuline und Fibrinogen sind nicht nachweisbar.

Der Faktor VIII-Gehalt des höher gereinigten Produktes war vor der Zugabe von Albumin 15mal höher als der des weniger gereinigten Präparates.

Berechnung des CD4-Zellabfalls während des Beobachtungszeitraums

Für jeden Patienten wurde eine Regressionsgerade auf Basis aller während des Beobachtungszeitraums bestimmten CD4-Zellen und daraus der jährliche Abfall der CD4-Zellen ähnlich der von PHILLIPS et al. [4] publizierten Methode berechnet.

Ergebnisse

Verlauf der CD4-Zellen während des Beobachtungszeitraums (Tabelle 2):

Der jährliche Abfall der CD4-Zellen war von Patient zu Patient verschieden und variierte von 22 bis 260 Zellen/µl. Bei Patienten, die mit dem höher gereinigten Produkt behandelt wurden, betrug der mediane Abfall der Zellen 62/µl pro Jahr, bei Patienten, die mit dem weniger gereinigten Produkt behandelt wurden 61/µl pro Jahr. Ähnliche Daten wurden auch von GOLDSMITH et al. [5] publiziert, die einen jährlichen Abfall der CD4-Zellen bei hämophilen Patienten unter 25 Jahren von 53/µl und bei Patienten über 25 Jahren von 64/µl fanden.

Tabelle 2. Abfall der CD4-Zellen

	"High" purity	Intermediate purity
CD4-cells (Study entry 1983)	539 (264 – 1462)	680 (330 – 1120)
CD4-cell Determinations	10 (2 – 18)	8.5 (4 – 15)
Decline of CD4-cells/µl/year	62 (260 to – 8)	61 (151 to – 46)

all median (range) values

Klinischer Verlauf

1983 waren alle Patienten asymptomatisch und entsprechend als CDC II klassifiziert. Am Ende des Beobachtungszeitraums 1990 sind 9 von 21 mit dem höher gereinigten Präparat behandelten Patienten an AIDS erkrankt, 8 Patienten sind verstorben. Nur 5 Patienten blieben asymptomatisch. Von 18 Patienten, die mit dem weniger gereinigten Produkt behandelt wurden, haben 7 Krankheitssymptome entwickelt und 11 Patienten sind asymptomatisch.

Diskussion

Als im Jahr 1983 bei hämophilen Patienten ähnliche Dysfunktionen des Immunsystems wie bei Homosexuellen beobachtet werden konnten, wurde der hohe Anteil an Fremdproteinen in den Gerinnungsfaktorenkonzentraten teilweise dafür verantwortlich gemacht. Aus diesem Grund wurden im Wiener Hämophiliezentrum ab Mai 1983 hämophile Patienten mit einer CD4/CD8-Ratio unter 1 mit einem höher gereinigten Faktor VIII-Präparat behandelt, Patienten mit einer CD4/CD8-Ratio über 1 erhielten weiterhin ein weniger gereinigtes Gerinnungsfaktorenkonzentrat. Nach einem Beobachtungszeitraum von 7 Jahren hatten Patienten, die mit dem höher gereinigten Faktor VIII-Präparat behandelt wurden, fast denselben medianen CD4-Zellabfall verglichen mit Patienten, die das weniger gereinigte Produkt erhielten. Ebenso war der klinische Verlauf bei Patienten, die das höher gereinigte Produkt erhielten, nicht besser als bei Patienten der Vergleichsgruppe.

Kritisch betrachtet müssen die Ergebnisse dieser Studie dennoch mit Vorsicht interpretiert werden. Erstens war die Studie nicht randomisiert, und wir erachteten Patienten der Gruppe A als gefährdeter an AIDS zu erkranken als Patienten der Gruppe B. Zum zweiten konnte zwar während des Beobachtungszeitraums von 7 Jahren kein signifikanter Unterschied im Abfall der CD4-Zellen zwischen den beiden Gruppen festgestellt werden, der β-Error war jedoch sehr hoch. Und drittens basieren die Regressionsgeraden aufgrund nicht immer regelmäßig durchgeführter CD4-Zellzahlbestimmungen bei einigen Patienten auf nur wenigen Daten.

Dennoch lassen die Ergebnisse dieser Studie den Schluß zu, daß eine Erhöhung des Reinheitsgrades der Faktor VIII-Konzentrate um das 15fache offensichtlich keinen günstigen Effekt auf den Verlauf der CD4-Zellen und der HIV-Infektion hat.

Literatur

1. Eibl M, Ahmad R, Wolf V, Linnau Y, Gotz E, Mannhalter J (1987) A component of factor VIII preparations which can be separated from factor VIII activity-modulates human monocyte functions. Blood 69:1153–1160
2. Schreiber A (1988) The preclinical characterization of Monoclate® Factor VIII: C, antihemophilic factor (human). Semin Hematol 25 (suppl 1)
3. Brettler DB, Forsberg AD, Levine PH, Petillo J, Lamon K, Sullivan JL (1989) Factor VIII: C concentrate purified from plasma using monoclonal antibodies: human studies. Blood 73:1859–1863
4. Phillips A, Lee Ch, Elford J, Janossy G, Timms A, Bofill M, Kernoff P (1991) Serial CD4 lymphocyte counts and development of AIDS. Lancet 337:389–392
5. Goldsmith J, Deutsche J, Tang M, Green D (1991) CD4 Cells in HIV-1 infected hemophiliacs: effect of factor VIII concentrates. Thromb Haemostas 66 (4):415–419

Modulation of Immune System
by Factor Concentrates

Impact of Factor VIII Concentrate Purity on Immune System Variables in Hemophilia During Replacement Therapy; Acute and Long Term Effects

E. Berntorp, E. Waldenström (Malmö/Schweden)

Abstract

In order to evaluate the impact of factor VIII concentrate purity on immune system variables in hemophilia A patients, studies using two different approaches were performed. Lectin-induced uptake of tritiated thymidine was evaluated before and after a single infusion of intermediate-purity or ultra-pure concentrate. Lymphocytes from HIV seronegative patients (n = 28) receiving the intermediate-purity concentrate displayed a significant reduction in response to lectin after infusion, whereas no such change was seen in the group (n = 10) receiving ultrapure concentrate.

Patients who were on high-dose regimens with intermediate-purity concentrate were randomly assigned either to switch to an ultra-pure product (7 HIV seropositives, 7 seronegatives) or to continue with the intermediate-purity product (5 seropositives, 4 seronegatives). The mean duration of follow-up was one year, with check-ups every third month. A decline in CD4 counts was generally seen among HIV seropositive subjects, but among seronegatives the pattern was mixed. Among those switched to the purer product, $\beta2$-microglobulin levels clearly decreased after the switch to the more pure product, whereas IgG concentrations increased. It is concluded that ultra-pure concentrates may have some beneficial effects on immune system variables in HIV seronegative subjects, but in seropositives HIV progression proceeds irrespective of concentrate purity.

Introduction

It is well established that hemophiliacs who have been treated with factor concentrates manifest abnormalities in their immune system. This is especially obvious if infection with human immunodeficiency virus (HIV) is present but has also been reported for HIV seronegative patients. Thus CD4 and CD8 cell counts may be altered [1–3], and the cell-mediated immunity impaired [4]. Clotting factor concentrates have a direct immunosuppressive effect in vitro [5] perhaps partly due to reduced interleukin-2 production [6]. Madhok et al. [7] have shown the capacity to produce interleukin-2 to be reduced in hemophiliacs, and hypothetically this is due to the alloantigenic load provided by replacement therapy with low purity factor concentrates. Whether such impact on the immune system by factor concentrates exacerbates the progressive defects in HIV seropositive

G. Landbeck, I. Scharrer, W. Schramm (Hrsg.)
22. Hämophilie-Symposion Hamburg 1991
© Springer-Verlag Berlin Heidelberg 1992

hemophiliacs, to the detriment of their clinical situation, is not known. Studies have therefore been initiated, by several groups, to investigate this issue and ascertain whether ultra-pure concentrates are more beneficial than less pure concentrates for use both in HIV seropositive and seronegative hemophiliacs.

In the present study, hemophiliacs who had been treated with an intermediate-purity concentrate for more than five years were randomly assigned either to continue with the same concentrate or to switch to an ultra-pure, monoclonal antibody purified concentrate. Immunological variables have been monitored at repeated follow-up more than one year, and we have also studied the immediate effects on lymphocytes after a single infusion with these concentrates.

Material and methods

Factor VIII concentrates

Octonativ (Kabi Pharmacia AB, Stockholm, Sweden) is a conventionally manu-factured concentrate of intermediate purity made exclusively from domestic plasma. Virus inactivation is performed both by dry heat at 68°C for 24 h and by solvent (tri-n-butyl phosphate, TNBP). Monoclate (Armour, Kankakee, Ill., USA) is an ultrapure concentrate purified using monoclonal antibodies against von Willebrand factor and virus-inactivated by dry heat at 60°C for 30 h. The biochemical properties of the concentrates have been reported elsewhere [8]. In brief, the fibrinogen content (mg/IU VIII:C) is 0.09 in Octonativ and 0.00 in Monoclate, the respective specific activity values being 2.4 and 15.2 IU VIII:C/mg protein, (the latter figure for Monoclate is calculated with added carrier albumin included). Octonativ is no longer available on the market in Sweden and Monoclate has been replaced by Monoclate P.

Clinical material

In the single infusion study, 38 HIV seronegative hemophiliacs were studied, all of whom had been on regular treatment with Octonativ prior to the study. Two study groups were formed by random assignment. One group (moderate disease n = 3, severe n = 25, mean age 21 years) continued with Octonativ treatment, and the other (mild n = 1, moderate n = 1, severe n = 8, mean age 28 years) switched to Monoclate. The concentrates were given by single infusion at a dosage of 30 IU per kg body weight. Blood for lymphocyte isolation and lectin stimulation was sampled immediately prior to and 5 min after the infusion. In two patients in the Octonativ group blood was also sampled at different time points during the 24 hours after infusion. The Octonativ and Monoclate groups were comparable with regard to the mean total dosage of Octonativ given during the 12-month period preceding the study (3871 and 3880 IU/kg, respectively), as they were both with regard to the CD4 count (1.010 and 0.773×10^9/l, respectively) and to the CD8 count (0.706 and 0.783×10^9/l, respectively).

120   E. Berntorp et al.

In the longterm study, 23 hemophiliacs with severe factor VIII deficiency, all of whom had been on regular prophylaxis with Octonativ for a minimum of 5 years, were randomly assigned to continue with Octonativ (n = 9, mean age 33 y, 5 HIV+ and 4 HIV–) or switch to Monoclete (n=14, mean age 33y) 7 HIV+, 7 HIV–). None of the patients developed AIDS during the study period, and none of the seropositive patients were on any drugs for their HIV infection. The Octonativ and Monoclate groups received similar amounts of concentrate during the study period, 205 ± 102 and 219 ± 83 IU/kg/month (mean $\pm$ SD) respectively, the duration of which was 14.7 ± 2.7 and 13.6 ± 5.6 months respectively. The patients were followed up with various tests at 0, 3, 6, 9, 12 and 18 months.

Lectin-induced lymphocyte transformation

Lymphocytes from heparinized peripheral venous blood were isolated by Lymphoprep gradient separation and cultured with the lectin, phytohemagglutinin (PHA) 1 ug/ml, or concanavalin A (con A) 25 ug/ml in RPMI 1640 medium. After 48 hours' incubation at 37°C in a CO_2 incubator (5 % CO_2 in humidified air), 0.1 uCi of tritiated thymidine was added. After a further 24 hours incubation, cells were harvested and the radioactivity counted.

Immunological tests

Skin testing was performed using the multitest CMI panel (Institut Mérieux, Lyon, France). CD4 and CD8 cell counts were made with direct immunofluorescence using monoclonal antibodies and a Facs Analyzer, all purchased from Becton Dickinson, Mountain View, CA., USA. Concentrations of immunoglobulins (IgA, IgG, IgM) and complement factors (C3, C4) were determined using routine methods at the Department of Clinical Chemistry. β2-microglobulin was measured by ELISA (Enzygnost-β2-microglobulin, Behring).

Statistical analysis

The development of cell count and plasma protein concentrations over time was estimated by linear regression analysis. The average change was tested for difference between the two groups in an inverse-variance weighted analysis of variance. The Wilcoxon signed rank test was used to evaluate differences within groups prior to and after concentrate infusion, and at the end of study.

Results

Five minutes after infusion of a single dose of Octonativ, both PHA and con A stimulation were significantly decreased, whereas Monoclate had no such effect (Fig. 1). In two patients in the Octonativ group where intermittent blood sam-

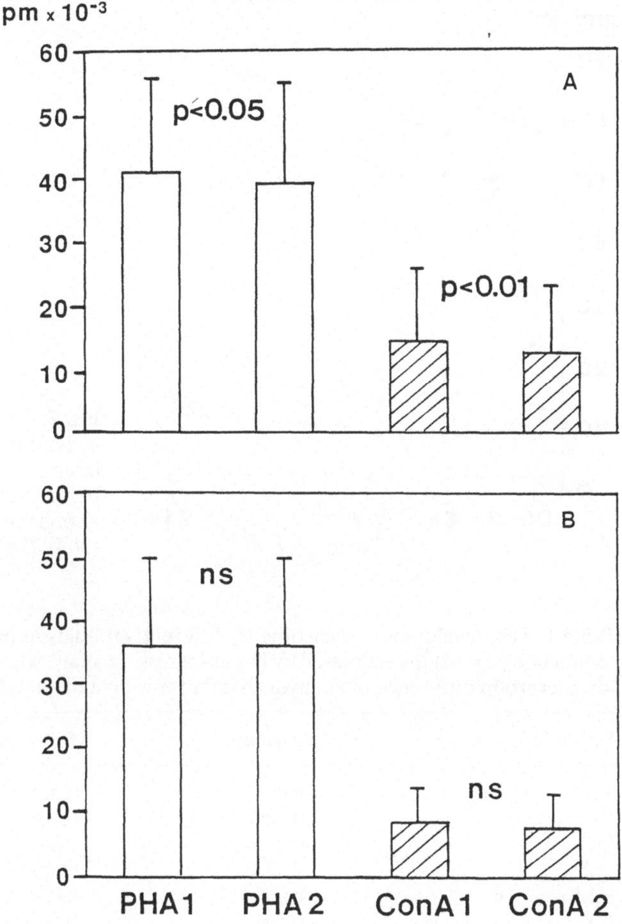

Fig. 1. Tritiated thymidine incorporation by lymphocytes after PHA or con A stimulation before (1) and after (2) infusion of Octonativ (**A**) or Monoclate (**B**) (30 IU/kg/ body weight)

pling was performed up to 24 hours after infusion (Fig. 2), only a transient depressed stimulatory capacity of the lectin was seen, values returning to their preinfusion levels within six hours, followed, at least in the case of PHA, by what appeared to be a rebound effect with an increased thymidine uptake.

Table 1 shows the development of immunological variables over time. No statistical differences were seen between the groups for cell counts or complement factors, although there was a downward trend of the CD4 counts in the Octonativ group whereas those in the Monoclate group remained stable. IgG and IgA concentrations increased in the Monoclate group, but decreased in the Octonativ group, the intergroup differences being highly significant. On the other hand, IgM concentrations increased more in the Octonativ group. The β2-microglobulin concentration decreased in the Monoclate group, but increased in the Octonativ group, the intergroup difference being highly significant.

As the series was small, statistical calculations could only be made without subdividing the groups according to HIV status. Figure 3 shows the CD4 regression lines of the individual patients. In the Octonativ group, an upward slope was

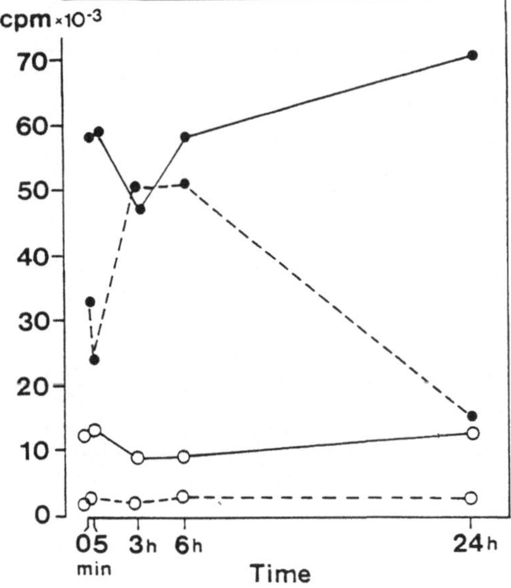

Fig. 2. Tritiated thymidine incorporation by lymphocytes after PHA (filled circles) or con A (open circles) stimulation before and at different time points after a single infusion of Octonativ (30 IU/kg/body weight) into two patients

Table 1. The development over time of different variables in patients on Octonativ (n = 9) or Monoclate (n = 14) (as estimated by linear regression analysis). Mean change values were tested for intergroup difference in an inverse-variance weighted analysis of variance

Variable	Octonativ	Monoclate	p-value
CD4	−0.005	0.001	0.067
CD8	−0.006	−0.006	0.961
IgG	−0.206	0.043	0.002
IgA	−0.040	0.008	<0.001
IgM	0.036	0.003	0.003
C3	−0.141	0.102	0.379
C4	1.972	2.580	0.401
β2-microglobulin	0.022	−0.033	0.001

obtained only for one patient, who was HIV seronegative. The Monoclate group manifested a more mixed pattern, a clearcut upward trend being obtained for five patients of whom four were seronegative.

In the skin tests, the number of reactions to recall antigens in the Octonativ group was 2.2±1.2 (mean ± SD) prior to the study and 1.6±1.3 at end of the study, the corresponding values for the Monoclate group being 1.5±1.2 and 1.6±1.2. One seropositive patient in the Monoclate group was anergic already at beginning of the study and two patients in the same group became anergic, one of whom was HIV seronegative. In the Octonativ group no anergy was seen. The number of reactions within the groups did not differ significantly (Wilcoxon, p = 0.12 and 0.53 for the respective group).

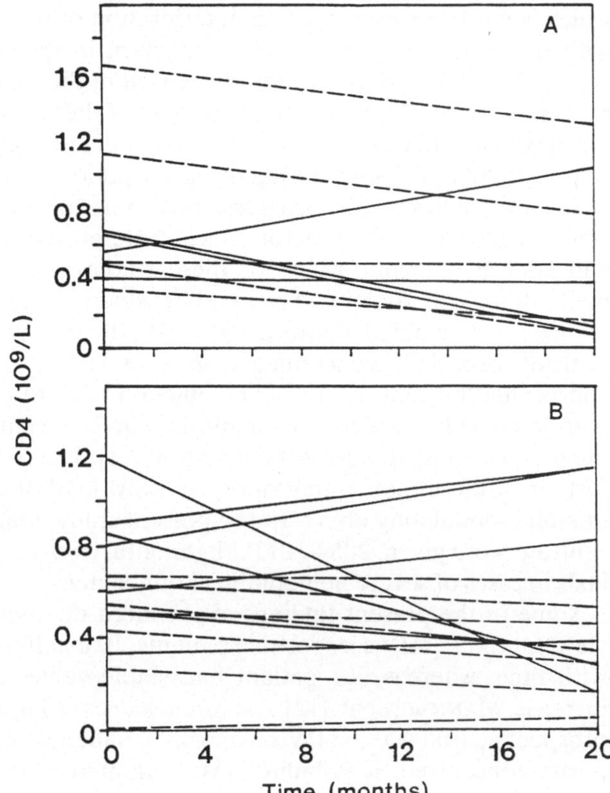

Fig. 3. Development over time of CD4 counts shown as regression lines for individual patients, treated with Octonativ (**A**) or Monoclate (**B**). Unbroken lines denote values for HIV seronegative patients, and dashed lines values for seropositives

Discussion

It is well established that, in certain in vitro systems, factor VIII concentrates exert an immunomodulating effect that is especially pronounced in the case of concentrates of low/intermediate purity [5,6, 9]. As, unlike Octonativ, Monoclate is an ultrapure preparation, hypothetically it should be the more inert of the two products as far as the immune system is concerned, as was borne out by our results for the lymphocyte stimulatory capacity of lectins pre- and post-infusion of a single dose of concentrate, though the lectin effect seems to be transient and to have disappeared within hours.

Extrapolating from previously reported in vitro and ex vivo data [5–7], and the results from our studies of lymphocyte function after a single concentrate infusion, some time after the switch of concentrate patients in the Monoclate group would be expected to manifest reduced concentratemediated modulation of immune system variables. This was also the case in some but not all respects. The β2-microglobulin level decreased, reflecting a decrease in lymphocyte turnover, perhaps due to reduced alloantigenic stimulation by the concentrate. Moreover, the CD4 counts remained stable in the Monoclate group, as did the IgM concentration; on the other hand, IgG concentrations increased in the Monoclate group which is more consistent with a deterioration of the immune system concurrent with the progression of the HIV infection in the seropositive patents [3]. In contrast, the IgG concentration decreased in the Octonativ group. These differences might also be due to the smallness of the series, or to the mixture of HIV seronegative and positive patients. The number of reactions to recall antigens in skin tests did not change during the study period.

Several studies are in progress, and some have been published, in which is evaluated the impact of factor concentrate purity on immune system variables and clinical outcome. Many of these studies are hampered by a number of methodological problems. The numbers studied are often too small, falling short of the recommended figure of 60–120 [10]. Matching of the patients is very difficult, especially concerning degree of HIV progression at entry but also concerning the reduction of liver function (due to chronic hepatitis), as this is correlated with the reduction in interleukin-2 concentration [7] and may contribute to development of the HIV infection [11]. The concentrate load is probably a further of the utmost importance, as a low load of concentrate might mask its immune-modulating effect. In the present study, relatively high dosages of concentrate were given, 205–210 IU/kg/month, owing to the routine use of prophylaxis in cases of severe hemophilia at our center.

Some of the present findings might merit discussion from a clinical point of view. Of the 12 HIV seropositive patients, 10 manifested a decline in CD4 counts with time, whereas one patient had stable values and one displayed a slight increase. MANNUCI et al. [12] also found a decreasing trend in CD4 counts in their prospective trial where HIV seropositive patients treated with the intermediate-purity concentrate Kryobulin TIM 3 (Immuno, Austria) were compared with seropositive patients treated with a high-purity concentrate (Beriate, Behring, Germany). EICHINGER et al. [13] found no difference in outcome between patients treated with high-purity concentrates and those given intermediate-purity concentrates, and also reported a steady decline in CD4 counts in their seropositive patients. It thus seems as if HIV progression is unaffected by the type of replacement therapy, which is not surprising as HIV is considered to be a progressive infection in the longterm perspective. Published results have been conflicting, however. BRETTLER et al. [14] reported stable CD4 counts in their seropositive hemophilia cohort, who was treated with superpure or intermediate-purity concentrates. In a 48 week follow-up ROCINO et al. [15] found a decline of CD4 cells in the group who had been treated with the intermediate-purity concentrate Kryobulin TIM 3, but a stable count in the Hemofil M group. FUKUTAKE et al. [16] followed the development of the immune status during an 18-month period in 51 HIV seropositive hemophiliacs, and found no decline in CD4 counts; no control preparation was used. GOLDSMITH et al. [17] reported stable CD4 counts in their 13 seropositive patients treated with a monoclonal purified concentrate, and a decline in the 8 patients given an intermediate-purity preparation.

The findings reported by these four groups [14–17] might seem surprising as far as the natural course of HIV infection is concerned. However, in a follow-up of our own seropositive hemophilia patients during the years 1985–87 no decline in CD4 counts was observed, despite the fact that the patients had been heavily treated with products of intermediate purity [3]. It thus seems obvious, from the results of several studies, that in terms of the CD4 count the immune system may remain stable for quite a long period, irrespective of the type of concentrate used for replacement. Whether this is due to the concentrate therapy is of course impossible to say, but it is striking that among HIV seropositive patients in Sweden, those who are hemophiliacs manifest a slower progression of their HIV infection than non-hemophiliac blood transfusion recipients [18].

In the Monoclate group, the CD4 counts showed improvement with time in four out of seven seronegative patients. This is in line with the interim report from the large study by FUKUTAKE et al. [16] who followed 58 seronegative patients and found an improvement of CD4 and of CD8 counts at the 18-month follow-up. It is also consistent with the results in the present infusion study where an immune-modulating effect was only seen among those on the intermediate-purity concentrate.

To sum up, replacement therapy in hemophiliacs with an ultra-pure factor VIII concentrate instead of an intermediate-purity product, may have beneficial effects on some immune system variables, and there are indications that this is most prominently to be seen in HIV seronegative subjects. However, progression of HIV seems to occur irrespective of the type of concentrate used. The clinical benefit of ultra-pure concentrates, if any, in terms of impact on the immune system and clinical outcome, is difficult to show, partly owing to the difficulty of obtaining large, well-controlled study groups.

Acknowledgement. This study was supported by grants from the Medical Faculty, University of Lund.

References

1. Ludlam CA, Steel CM, Cheinsong-Popov R, McClelland, Tucker J, Tedder RS, Weiss RA, Philip I, Prescott RJ (1985) Human T-lymphotropic virus type II (HTLV-III) infection in seronegative haemophiliacs after transfusion of factor VIII. The Lancet 108:233–236
2. Aledort LM (1988) Blood products and immune changes: Impacts without HIV infection. Semin Hematol 25:14–20
3. Berntorp E, Jarevi G, Wedbäck A, Böttiger B, Hansson BG, Nordenfelt E, Nilsson IM (1989) Natural history of HIV infection in Swedish haemophiliacs. Eur J Haematol 42:254–258
4. Madhok R, Gracie A, Lowe GDO, Burnett A, Froebel K, Follet E, Forbes CD (1986) Impaired cell mediated immunity in haemophilia in the absence of infection with human immunodeficiency virus. Br Med J 293:978–980
5. Froebel KS, Madhok R, Forbes CD, Lennie S, Lowe GDO, Sturrock RD (1983) Immunological abnormalities in haemophilia: are they caused by American factor VIII concentrate. Br. Med J 287:1091–1093
6. Thorpe R, Dilger P, Dawson NJ, Barrowcliffe TW (1989) Inhibition of interleukin-2 secretion by factor VIII concentrates: a possible cause of immunosuppression in haemophiliacs. Br J Haematol 71:387–391
7. Madhok R, Gracie JA, Smith J, Lowe GDO, Forbes CD (1990) Capacity to produce interleukin 2 is impaired in haemophilia in the absence and presence of HIV 1 infection. Br J Haematol 76:70–74
8. Berntorp E, Nilsson IM (1988) Biochemical and in vivo properties of commercial virus-inactivated factor VIII concentrates. Eur J Haematol 40:205–214
9. Pasi KJ, Hill FGH (1990) In vitro and in vivo inhibition of monocyte phagocytic function by factor VIII concentrates: correlation with concentrate purity. Br J Haematol 76:88–93

10. Brettler DB, (1989) Proposed protocol for the evaluation of the effect of high purity factor concentrates on the immune system of hemophilia patients. Thrombos Haemostas 62:811–812
11. Eyster ME, Gail MH, Ballard JO, Al-Mondhiry H, Goedert JJ (1987) Natural history of human immunodeficiency virus infections in hemophiliacs: effects of T-cell subsets, platelet counts, and age. Ann Intern Med 107:1–6
12. Manucci PM, Gringeri A, De Biasi R, Ciavarella N, Baudo F, Morfini M (1991) Immune status of HIV-seropositive hemophiliacs: A randomized prospective comparison of treatment with a high-purity or an intermediate-purity factor VIII concentrate. Thromb Haemostas 65:824 (Abstract)
13. Eichinger S, Pabinger I, Köller U, Kyrle PA, Kier P, Schneider B, Lechner K (1991) Factor VIII concentrates in human immunodeficiency virus 1 (HIV-1) positive hemophiliacs – is pure better? Thromb Haemostas 65:998 (Abstract)
14. Brettler DB, Forsberg AD, Levine PH, Petillo J, Lamopn K, Sullivan JL (1989) Factor VIII:C concentrate purified from plasma using monoclonal antibodies: human studies. Blood 3:1859–1863
15. Rocino A, Miraglia E, Mastrullo L, Quirino AA, Ziello L, De Biasi R (1990) Prospective controlled trial of an ultra-pure factor VIII concentrate to evaluate the effects on the immune status of HIV antibody-positive hemophilia patients (preliminary results). Acta Toxicologica et Therapeutica XI:49–58
16. Fukutake K, Hada M, Ikematsu S, Fujimaki M, Hanabusa S, Inagaki M, Mimaya Jun-ich, Shirahata A (1990) Multicenter study on the influende of long-term continuous use of ultrapurified factor VIII preparation on the immunological status of HIV-infected and non-infected hemophilia A patients. XIX international congress of The World Federation of Hemophilia. Washington DC. Abstract no. 124
17. Goldsmith JM, Deutsche J, Tang M, Green D (1991) CD4 cells in HIV-1 infected Hemophiliacs: Effect of Factor VIII Concentrates. Thromb Haemostas 66:415–419
18. Giesecke J, Scalia-Tomba G, Berglund O, Berntorp E, Schulman S, Stigendal L (1988) Incidence of symtoms and AIDS in 146 Swedish haemophiliacs and blood transfusion recipents infected with human immunodeficiency virus. Br Med J 297: 99–102

Ergebnisse zur Virussicherheit eines TNBP/TWEEN-behandelten Faktor VIII- bzw. IX-Präparates in der Hämophiliebehandlung (PUP's study)

H. Pollmann, M. Binder, R. Rokicka-Milewska, M. Wielopolska, A. Klukowska, A. Adamowiez-Salach, H. Gazda (Münster, Warschau)

Einleitung

Auch heute – nach der Entwicklung virusinaktivierter Gerinnungspräparate – ist die endgültige Virussicherheit dieser Konzentrate nicht in jedem Fall mit wissenschaftlichen Daten zu belegen. Einzelbeobachtungen von nunmehr selten auftretenden Hepatitiden bei hämophilen Patienten im Zusammenhang mit der Substitution von Gerinnungspräparaten führen vielmehr zur Verunsicherung von Patienten und auch Behandlern. Eine Klärung der Virussicherheit der derzeit verwendeten Faktorenkonzentrate ist somit nur von prospektiven Studien an zuvor unbehandelten Patienten, sogenannten PUP's (previous untreated patients) mit behandlungsbedürftiger Hämophilie zu erwarten.

Aus diesen Gründen führten wir in Zusammenarbeit mit der Medizinischen Akademie Warschau eine Virussicherheitsstudie nach den Kriterien des „Scientific and Standardization Committee" des „International Committee on Thrombosis and Hemostasis (ICTH)" durch. Nur durch strikte Anwendung dieses ICTH-Protokolls in der Fassung vom November 1988 läßt sich das Risiko hepatotroper Infektionen nach Verwendung von gepoolten Faktorenkonzentraten beurteilen. Gelegentliche serologische Kontrollen der Hämophiliepatienten lassen keine endgültigen Sicherheitsaussagen zu, da die Hepatitis C-Infektion auch unabhängig von Bluttransfusionen erworben werden kann und noch immer etwa 10 % der Hepatitiden nicht serologisch erfaßbar sind. Erst eine engmaschige prospektive Kontrolle der Transaminasenwerte kann eine transfusionsbedingte Infektion mit ausreichender Sicherheit ausschließen.

Patienten

In die Studie wurden 27 Patienten mit einer Hämophilie A bzw. B aufgenommen, wobei ein Patient (Nr. 8) bereits vor der ersten Substitutionsbehandlung einen positiven Hepatitis C-Titer aufwies, was bereits die Problematik von retrospektiven Einzelfallbeobachtungen deutlich macht. Ein weiterer Patient (Nr. 7)

Die Ergebnisse sind im wesentlichen Gegenstand der Dissertation von Frau Dr. rer. nat. M. Binder,
Herrn Prof. Dr. med. G. Schellong zum 65. Geburtstag gewidmet

G. Landbeck, I. Scharrer, W. Schramm (Hrsg.)
22. Hämophilie-Symposion Hamburg 1991
© Springer-Verlag Berlin Heidelberg 1992

war vor Studienbeginn mit anderen Blutbestandteilen behandelt worden, was den sofortigen Studienausschluß notwendig machte. Ein weiterer Hämophiler (Nr. 13) konnte wegen eines Wohnortwechsels nicht weiter untersucht werden. Vier der 27 Patienten wurden bis zu dieser Auswertung noch nicht mit einem Gerinnungskonzentrat behandelt, da bisher keine Substitutionsindikation bestand. Zum jetzigen Zeitpunkt kann somit eine Gruppe von 18 Hämophilie A- und 2 Hämophilie B-Patienten, die zuvor nicht mit Blut oder Blutbestandteilen behandelt wurden, ausgewertet werden. Die Aufnahme in die Studie mit Abnahme der Ausgangswerte erfolgte bei allen Patienten direkt nach Diagnosestellung; die erste Substitution mit einem Faktorenkonzentrat wurde im Falle der ersten behandlungsbedürftigen Blutung in der üblichen Dosierung von etwa 20 Einheiten pro kg Körpergewicht durchgeführt. Das Alter der untersuchten Patienten betrug bei Studienbeginn im Mittelwert 39 Monate (4 Monate – 128 Monate). Der Schweregrad der Hämophilie ist für eine Virussicherheitsstudie nicht von Bedeutung und bleibt somit unberücksichtigt.

Alle Patienten wurden nach Diagnosestellung, d.h. vor der ersten Therapie mit Gerinnungskonzentraten, aktiv subcutan gegen Hepatitis B geimpft, so daß eine Aussage zur Hepatitis B-Sicherheit des verwendeten Präparates nicht möglich ist.

Laborparameter

Nach den Kriterien des ICTH-Protokolls erfolgten die Blutentnahmen während der ersten drei Monate in 14tägigen Abständen. Im Verlauf des 4. bis 6. Monats nach erstmaliger Substitution in monatlichen Abständen. In der Zeitspanne von 6 Monaten wurden somit unter Einschluß des Ausgangswertes bei jedem Patienten protokollgerecht 11 Blutentnahmen angestrebt. Die laboranalytische Auswertung der bei –20 Grad eingefrorenen Blutproben erfolgte zentral in den zuständigen Laboratorien der Universitätsklinik Münster bzw. im Landesuntersuchungsamt Münster. Zum Zeitpunkt der Diagnosestellung, d.h. vor einer Therapie mit Blutbestandteilen, erfolgte die Bestimmung der HIV-, Hepatitis B- und C-Serologie. Zudem wurde der Ausgangswert für die GOT, GPT und GammaGT dokumentiert. Eine andere, die Leber betreffende Infektion oder Grunderkrankung wurde klinisch und laboranalytisch ausgeschlossen.

Wegen der derzeit bestehenden Verunsicherung im Hinblick auf eine mögliche Hepatitis A-Übertragung nach einer Publikation von MANNUCCI (1992) wurden die Blutproben in Erweiterung des ICTH-Protokolls 6 Monate nach der ersten Behandlung auf Anti-HAV (IgG und IgM) untersucht.

Faktorenkonzentrat

Die in die Studie aufgenommenen Patienten wurden ausschließlich mit einem Faktorenkonzentrat der Firma Alpha/Langen behandelt. Bei den Patienten mit einer Hämophilie A bzw. B kamen insgesamt 67 500 Einheiten aus 10 Chargen eines Tri(n-butyl)Phosphat (TNBP)/TWEEN behandeltes Faktorenkonzentrats der laufenden Produktion zur Anwendung. Die Behandlung der Patienten mit Faktor VIII- bzw. IX-Konzentraten erfolgte unabhängig von der Studie nach den Richtlinien des jeweiligen Hämophiliezentrums im Falle einer behandlungsbedürftigen Blutung.

Ergebnisse

Die Resultate der GPT (ALT)-Werte können der Tabelle 1 entnommen werden. Auch die hier nicht dargestellten Werte der GOT und GammaGT wiesen ausschließlich Normalwerte auf. Von 220 nach Protokoll vorgeschriebenen Blutuntersuchungen konnten lediglich 10 (5 %) Kontrollen nicht erfolgen, da der Patient zur Blutentnahme nicht erschienen ist. Da aber die nicht durchgeführten Untersuchungen von Normalwerten umgeben sind, können alle Patienten für die Auswertung akzeptiert werden. Bei zwei Patienten (Pat. 15, 17) fehlt jedoch der abschließende Wert nach 6 Monaten. Zu einem späteren Zeitpunkt durchgeführte Kontrollen ergaben jedoch auch bei diesen beiden Patienten ebenfalls normalwertige Befunde, so daß auch diese Patienten in die Auswertung einbezogen werden können.

Alle untersuchten 20 Patienten wiesen 6 Monate nach der ersten Substitutionsbehandlung eine negative HIV- und Hepatitis C-Serologie auf. Eine Bewer-

Tabelle 1. GPT-Werte für den Zeitraum von 6 Monaten nach der ersten Behandlung mit einem Faktorenkonzentrat

ALT

Pat. No.	age		1 0	2 2w	3 4w	4 6w	5 8w	6 10w	7 12w	8 14w	9 4m	10 5m	11 6m
	y	m											
1	–	6	17	24	9	12	6	6	16	10	16	9	3
2	–	4	4	5	7	8	8	7	7	9	6	7	12
3	5	3	6	5	6	4	1	nd	6	6	2	5	8
4	2	10	20	4	4	5	8	6	6	8	7	nd	5
5	1	3	7	6	7	9	5	7	7	6	11	nd	7
8	0	11	7	12	10	7	8	8	nd	9	8	23	9
10	2	11	12	6	6	6	6	5	nd	7	10	12	12
11	0	3	9	13	12	10	9	10	9	9	12	8	12
12	5	2	4	4	3	6	5	7	6	6	2	2	6
13				lost to follow-up									
14	5	8	3	6	9	11	11	12	7	6	4	6	8
15	1	6	4	nd	7	5	8	nd	3	6	nd	6	nd
17	10	7	5	6	5	5	4	9	6	6	8	11	nd
18	10	8	5	6	5	5	8	9	8	8	11	10	3
20	0	10	8	6	8	6	5	4	7	9	10	10	9
21	0	10	10	18	9	9	10	11	8	9	9	7	6
22	2	6	6	11	10	4	6	11	7	7	10	7	12
24	2	0	8	8	6	8	5	13	6	7	4	5	6
26	0	7	6	8	12	7	6	5	11	9	9	10	8

Tabelle 2. Ergebnisse der serologischen Untersuchung 6 Monate nach der ersten Substitutions-behandlung für Hepatitis C, HIV und Hepatitis A

	HBV	HCV	HIV	HAV
18 pat. with hemophilia A	vac.	0/18	0/18	0/18
2 pat. with hemophilia B	vac.	0/2	0/2	0/2
total		0/20	0/20	0/20

vac. = vaccinated

tung der Hepatitis B-Serologie war nicht möglich, da alle Patienten vor der ersten Substitutionsbehandlung geimpft wurden.

Auch die Untersuchung des IgG- und IgM-Titers gegen Hepatitis A blieb 6 Monate nach der ersten Substitution negativ.

Zusammenfassung

Zur Kontrolle der Virussicherheit von zugelassenen Faktorenkonzentraten halten wir auch weiterhin die Durchführung von prospektiven Sicherheitsstudien nach dem Protokoll der ICTH für notwendig. Dies gilt insbesondere aus dem Grund, da hepatotrope Virusinfektionen auch ohne Kontakt mit Blut oder Blutbestandteilen auftreten können (BUGG, 1983; KOZIOL 1986) und veröffentlichte Einzelbeobachtungen eher zur Verwirrung von Patienten und Behandlern führen, als daß hierdurch eine akzeptable Sicherheitskontrolle zu erwarten wäre.

Im Rahmen der hier vorgestellten Studie nach den Kriterien der ICTH fanden wir keinen Hinweis für eine hepatotrope Virusinfektion nach der Behandlung mit dem durch TNBP/TWEEN virusinaktivierten Faktorenkonzentraten der Firma Alpha/Langen bei den 20 bisher auszuwertenden Patienten. Die HIV-Serologie blieb ebenfalls während der gesamten Studiendauer negativ. Auch die Analyse der Transaminasen (GOT, GPT und GammaGT) läßt keinen Hinweis auf eine Infektion der Leber nach der Behandlung mit dem oben beschriebenen Präparat zu. Die zunächst recht niedrig erscheinenden GPT-Werte sind in der untersuchten Altersstufe üblich.

Die Erweiterung der Untersuchungsreihe auf die Möglichkeit einer Hepatitis A-Infektion nach einer Behandlung mit TNBP-inaktivierten Gerinnungskonzentraten, wie sie von MANNUCCI (1992) diskutiert wird, läßt sich nach unseren Daten nicht bestätigen. Andere prospektive Studien liegen zu dieser Fragestellung bisher nicht vor. Eine Übertragung der Hepatitis A durch die Substitution von gepoolten Gerinnungskonzentraten erscheint uns jedoch ohnehin unwahrscheinlich, da im Ausgangsmaterial hohe protektive Antikörpertiter enthalten sind, die möglicherweise vorhandene Hepatitis A-Viren inaktivieren. Zudem sind auch aus der Zeit vor der Virusinaktivierung von Gerinnungspräparaten keine gehäuften Infektionsraten mit diesem Virus in der Gruppe der Hämophiliepatienten bekannt geworden.

Literatur

Mannucci PM (1992) Outbreak of hepatitis A among Italian patients with haemophilia Lancet i:819
Horowitz MS et al (1988) Virus-safety of solvent-detergent treated antihemophilic factor concentrate Lancet ii:186
Mariani G et al (1991) Prospective hepatitis C safety evaluation of high-purety, solvent-detergent FVIII concentrate Blood:55
Bugg et al (1983)
Koziol at al (1986)
ICTH Studienprotokoll (1988) Br J Haematol. 68:427

Klinische Erfahrungen mit zwei rekombinanten Faktor VIII-Konzentraten

E. Aygören, H.-H. Brackmann, I. Scharrer (Frankfurt/Main, Bonn)

Seit 1988 stehen zwei verschiedene rekombinante F.VIII-Präparate für die Anwendung im Rahmen klinischer Studien zur Verfügung. In den Hämophiliezentren Bonn und Frankfurt/Main werden seit dieser Zeit erwachsene, vorbehandelte Hämophile mit rekombinantem F.VIII (rF.VIII) der Hersteller Baxter und Cutter behandelt. Das Ziel beider Studien ist die Demonstration von Sicherheit und Wirksamkeit von rekombinantem F.VIII.

Mit dem Cutter-Präparat Kogenate® überblicken wir derzeit einen Beobachtungszeitraum von bis zu 3 Jahren. Insgesamt 5 Patienten wurden in beiden Zentren damit behandelt (Tabelle 1). Mit dem Baxter-Präparat Recombinate® wurden insgesamt 7 Patienten behandelt (Tabelle 2). Der Beobachtungszeitraum beträgt hier bis zu 34 Monate.

Laborkontrollen der Virusserologie auf HIV, Hepatitis B, CMV und EBV werden in beiden Studien in regelmäßigen Abständen durchgeführt, darüberhinaus Kontrollen der Leberenzyme und klinischen Chemie sowie der F.VIII-Hemmkörper. Bezüglich der Virusserologie war im Beobachtungszeitraum bei keinem der insgesamt 12 Patienten eine Serokonversion zu beobachten. Die Transaminasenverläufe blieben bei 11 Patienten konstant. Ein Patient aus dem Frankfurter Hämophiliezentrum, der mit rF.VIII von Cutter behandelt wurde, zeigte einen signifikanten Transaminasenanstieg, der jedoch einer Phase von Alkoholabusus zugeschrieben werden konnte. Dieser Patient wurde nach 18 Monaten aus Compliancegründen von der Weiterbehandlung mit rF.VIII ausge-

Tabelle 1. Charakteristika der mit rF.VIII von Cutter behandelten Patienten an beiden Zentren

	Bonn	Frankfurt
Anzahl d. Pat.	3 Patienten	2 Patienten
Hämophilietyp	2 Pat. schwere Häm. A 1 Pat. mittelschwere Häm. A	2 Pat. schwere Häm. A
Alter	36, 39, 34 J.	33, 35 J.
HIV-Status	3 Pat. HIV-AK negativ	2 Pat. HIV-AK negativ
Beobachtungszeitraum	37, 35, 34 Monate	34, 18* Monate

* Studie abgeschlossen

G. Landbeck, I. Scharrer, W. Schramm (Hrsg.)
22. Hämophilie-Symposion Hamburg 1991
© Springer-Verlag Berlin Heidelberg 1992

Tabelle 2. Charakteristika der mit rF.VIII von Baxter behandelten Patienten an beiden Zentren

	Bonn	Frankfurt
Anzahl d. Pat.	4 Patienten	3 Patienten
Hämophilietyp	4 Pat. schwere Häm. A	3 Pat. schwere Häm. A
Alter	54, 38, 29, 25 J.	48, 25, 65 J.
HIV-Status	1 Pat. HIV-AK positiv 3 Pat. HIV-AK negativ	1 Pat. HIV-AK positiv 2 Pat. HIV-AK negativ
Beobachtungszeitraum	32, 31, 30, 34 Monate	31, 30, 30 Monate

schlossen. Ein Patient aus dem Hämophiliezentrum Bonn wurde kurz nach Studienbeginn wegen eines Transaminasenanstiegs aus der Cutter-Studie ausgeschlossen. Bei diesem Patienten lag eine chronische Hepatitis mit starken Schwankungen der Leberenzyme vor. Es konnte gezeigt werden, daß der beobachtete Transaminasenanstieg dieses Patienten im Rahmen seiner üblichen Transaminasenschwankungen zu sehen ist [1]. Bei allen übrigen Patienten wurden in beiden Studien nur geringfügige Transaminasenschwankungen beobachtet.

In beiden Studien sind Kontrollen auf F.VIII-Hemmkörper in zunächst 4-wöchigen, später in größeren Abständen vorgesehen. Außer bei einem Patienten aus dem Frankfurter Zentrum (Pat. G–D), der unter der Behandlung mit dem Baxter-Präparat einen vorübergehenden low-titer-Inhibitor (max. 0,7 BE) zeigte, waren bei keinem der übrigen Patienten F.VIII-Hemmkörper zu beobachten. Der F.VIII-Inhibitor bei diesem Patienten zeigte lediglich einen Einfluß auf die F.VIII-Recovery 10 Minuten bis 3 Stunden post-infusionem. Die Halbwertzeit blieb mit 10,9 Stunden im wesentlichen unverändert (s. a. Tabelle 3). Bei wiederholten Kontrollen waren anschließend, unter fortgesetzter Therapie mit rF.VIII, F.VIII-Inhibitoren im Bethesda-Assay nicht mehr nachweisbar und die F.VIII-Recovery stieg in den Ausgangsbereich an.

Die Wirksamkeit von rF.VIII wird in beiden Studien anhand wiederholter in vivo F.VIII-Recoveries, der Anwendung bei akuten Blutungen und prophylaktischer Dauertherapie, bei chirurgischen Eingriffen und invasiver Diagnostik beurteilt. In beiden Studien werden F.VIII-Recoveries nach Infusion von 50 E rF.VIII/kg KG bestimmt, 10 Minuten-Recoveries in der Cutter-Studie, 24 Stunden-Recoveries mit acht Blutentnahmezeitpunkten in der Baxter-Studie (Abb. 1 und 2). Die großen intraindividuellen Schwankungen der F.VIII-Recovery mit Variationskoeffizienten von bis zu 26,7 % pro Entnahmezeitpunkt sind nur zu einem geringen Teil mit der Variation der F.VIII-Bestimmung im Labor zu erklären. Vielmehr sind große intraindividuelle Variationen von pharmakokinetischen Parametern auch von herkömmlichen, aus Plasma hergestellten F.VIII-Konzentraten bekannt [2, 3]. Die interindividuellen Variationen der pharmakokinetischen Daten unserer Studienpatienten liegen entsprechend noch höher. Die Halbwertzeit von rF.VIII Baxter lag im Mittel zwischen 12 und 22 Stunden

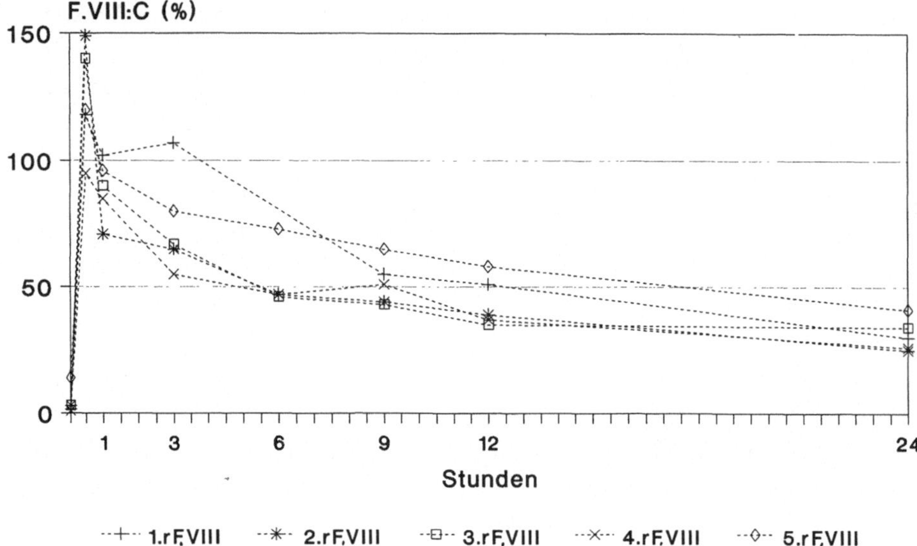

Abb. 1. rF.VIII Baxter (Recombinate®). 24h-Recoveries zu 5 verschiedenen Zeitpunkten über einen Zeitraum von 18 Monaten. Patient P – A, Bonn

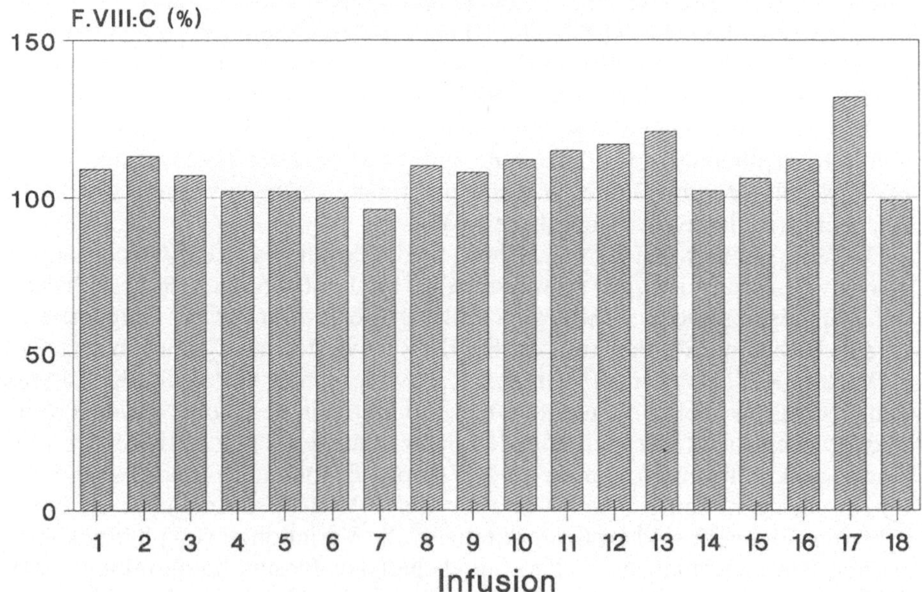

Abb. 2. rF.VIII Cutter (Kogenate®). 10 Minuten-Recoveries zu 18 verschiedenen Zeitpunkten über einen Zeitraum von 34 Monaten. Patient M – P, Frankfurt

Tabelle 3. Halbwertzeit von rF.VIII Baxter

Pat.	G–D 8801	E–H 8802	W–L 8803
mittlere HWZ rF.VIII (h)	12.0	12.9	22.6
± SD	2.7	3.6	8.9
VK (%)	22	27	39
HWZ Hemofil M (h)	11.5	9.1	16.1

und zeigte große intra- und interindividuelle Schwankungen mit intraindividuellen Variationskoeffizienten bis zu 39 % (Tabelle 3). Bei keinem der Patienten war jedoch eine Tendenz zu beobachten. Die Halbwertzeit der Vergleichsinfusion mit Hemofil M lag durchweg in einem mit der Halbwertzeit von rF.VIII Baxter vergleichbaren Bereich.

Beide rekombinante F.VIII-Präparate wurden in der Blutungsbehandlung und bei chirurgischen Eingriffen erfolgreich angewandt. Es zeigte sich dabei eine gute hämostatische Wirksamkeit bei einer beidseitigen Parazentese, der konservativen Behandlung einer Talusfraktur, bei einer Gelenkmobilisation sowie bei einer Lebertransplantation, über die an anderer Stelle gesondert berichtet wird.

In beiden Studien werden die Patienten angehalten, einen subjektiven Eindruck über die Wirksamkeit der Substitution abzugeben. Dies wird in den allermeisten Fällen mit gut bis sehr gut angegeben. Dieser Eindruck wird bestätigt, wenn man den durchschnittlichen Jahresverbrauch an rekombinantem F.VIII mit dem an herkömmlichen F.VIII vergleicht. Wie in Tabelle 4 am Beispiel der Frankfurter Patienten ersichtlich wird, lag der Verbrauch an rF.VIII in beiden Studien in einem dem an herkömmlichen F.VIII-Konzentrat (pdF.VIII) vergleichbaren Bereich, oder aber niedriger.

Tabelle 4. Durchschnittlicher Jahresverbrauch an rF.VIII im Vergleich zu dem aus Plasma hergestelltem F.VIII-Konzentrat (pdF.VIII)

Studie/Patient		rF.VIII E/Jahr	pdF.VIII E/Jahr
Baxter	G–D	9.500 E	37.000 E im Vorjahr
	E–H	236.000 E	231.000 E
	W–L	249.000 E	315.000 E
Cutter	M–P	79.000 E	80.000 E
	C–W	88.000 E	135.000 E

Unsere klinischen Erfahrungen mit rekombinantem F.VIII der Hersteller Cutter und Baxter an den Hämophiliezentren Bonn und Frankfurt/Main zeigen, daß die hämostatische Wirksamkeit von rF.VIII mit der von herkömmlichen, aus Plasma hergestellten F.VIII-Konzentraten zu vergleichen ist.

Literatur

1. Brackmann HH, Egli JE, van Loo B for the rFactor VIII Clinical Trial Group (1991) Clinical Safety of Recombinant Factor VIII. Sem Hematol 28 Suppl 1:37–42
2. Messori A, Longo G, Morfini M, Cinnoti S, Filimberti E, Giustarini G, Rossi Ferrini P (1988) Multi-Variate Analysis of Factors Governing the Pharmacokinetics of exogenous Factor VIII in Hemophiliacs. Eur J Clin Pharm 35:663–668
3. Matucci M, Messori A, Donati-Cori D, Longo G, Vannini S, Morfini E, Tendi E, Rossi Ferrini P (1985) Kinetic evaluation of four Factor VIII concentrates by model-independant methods. Scan J Hematol 34:22–28

Thrombogenität von Faktor IX-haltigen Konzentraten

H. P. SCHWARZ (Wien)

Der Einsatz Faktor IX-haltiger Konzentrate zur Therapie und Prophylaxe von Blutungen bei Patienten mit Hämophilie B hat in den letzten 25 Jahren dazu beigetragen, die Lebensqualität dieser Patienten substantiell zu verbessern und ihre Lebenserwartung in die Nähe der Durchnittsbevölkerung zu heben [1, 2].

Paradoxerweise ist die Verwendung dieser Produkte mit seltenen Komplikationen in Form von thromboembolischen Ereignissen verbunden [3–10]. Die Normalisierung des Gerinnungsdefektes durch intensive Substitutionstherapie wurde manchmal zum Preis dieser Nebenwirkungen erkauft.

Frau Dr. JEANNE LUSHER hat im Auftrag des Faktor VIII/Faktor IX Subkomitees der International Society of Thrombosis and Haemostasis seit 1984 thromboembolische Ereignisse unter Faktor IX-Substitution registriert, wobei Produkte fast aller Hersteller betroffen waren [11]. Zu diesen unerwünschten Nebenwirkungen bei Patienten mit angeborenem Gerinnungsdefekt zählen nach der Häufigkeit gereiht Thrombophlebitiden, tiefe Beinvenenthrombose, pulmonale Embolien, Myokardinfarkte und das Auftreten von Laborparametern, die in Richtung einer Hyperkoagulabilität weisen.

Um die Ursachen dieser unerwünschten Nebenwirkungen bei Patienten mit einer hämorrhagischen Diathese unter Faktor IX-Substitution erfassen zu können, bedarf es einer Betrachtung möglicher Prädispositionsfaktoren bei den betroffenen Patienten einerseits und biochemischer/präklinischer tierexperimenteller Untersuchungen der angewandten Konzentrate andererseits.

Mögliche Prädispositionsfaktoren für das Auftreten von thromboembolischen Ereignissen sind in Tabelle 1 aufgelistet.

Tabelle 1. Risikofaktoren für thromboembolische Komplikationen während der Therapie mit Faktor IX-Konzentraten

1. Bettlägerigkeit
2. hohe kontinuierliche Dosierung
3. chirurgische Eingriffe, Quetschverletzungen (Freisetzung von TF)
4. Blutung in die große Muskulatur
5. Leberfunktionstörung
   = verringerte Synthese natürlicher antithrombotischer Faktoren wie AT III, Protein C, Protein S
   = verzögerte Clearance aktivierter Faktoren, Fragmente und Komplexe
6. Infektion, lokale Entzündungen
7. Antiphospholipid-Antikörper

G. Landbeck, I. Scharrer, W. Schramm (Hrsg.)
22. Hämophilie-Symposion Hamburg 1991
© Springer-Verlag Berlin Heidelberg 1992

Neben Bettlägerigkeit, hoher Dosierung über mehrere Tage, stellen chirurgische, orthopädische Eingriffe einen Risikofaktor dar. Bei Patienten mit eingeschränkter Leberfunktion ist die Synthese antithrombotisch wirksamer Proteine wie Antithrombin III, Heparin-Kofaktor II, Protein C und Protein S vermindert und die Elimination aktivierter Gerinnungsfaktoren oder Enzym-Substratkomplexe verzögert. Infekte und lokale Entzündungen führen auch bei Nicht-Hämophilen zu einer Zytokin-induzierten Aktivierung zellulärer Elemente, die zur Hyperkoagulabilität beitragen kann. Anticardiolipin-Antikörper werden mit einer Prävalenz von etwa 23 % bei HIV-positiven Patienten mit Hämophilie angetroffen. Obwohl bei Patienten mit Lupus erythematodes Anticardiolipin-Antikörper mit thromboembolischen Komplikationen in Zusammenhang stehen, konnte eine solche Beziehung bei Patienten mit Hämophilie B und thromboembolischen Komplikationen nach Faktorensubstitution noch nicht hergestellt wer-

Tabelle 2. Akuter Myokardinfarkt unter Substitution mit Faktor IX-haltigen Konzentraten [14–18]

Nr.	Mangel	Alter Jahre	Produkt	Dosis	Dauer Tage	Kommentar
1.	VIII	62	aPPSB	120 E/kg	7	–
2.	VIII	17	PPSB	21.000 E	4	∓, subendokardiale Blutung
3.	IX	51	PPSB	2 x 50 E/kg	1	volle Rehabilitation
4.	VIII	15	PPSB	3 x 75 E/kg	7	volle Rehabilitation
5.	VIII	17	PPSB	„Insgesamt mehr als 150 Fläschen"	6	∓ 5 J. nach MI
6.	IX	52	PPSB	3.200 E (+10 E/ml Heparin)	4	Herzinsuffizienz
7.	VIII	22	PPSB	3 x 120 E/kg	4	∓, frische transmurale Blutung
8.	VIII	29	PPSB aPPSB PPSB	4 x 800 E 1 x 1200 E, 4 x 800 E	3 1 1	∓, großer hämorrhagischer Infarkt, GI-Blutung
9.	VIII	14	aPPSB	2 x 150 E/kg	5	Herztransplantation
10.	IX	21	PPSB	30 E/kg 1 x 1500 E 1 x 1500 E	3 1 1	∓, HIV, P. carinii Pneumonie, multiple Infarkte in Herz, Lunge, Nieren
11.	IX	13	PPSB	6000–10000 E/Tag 14000 E/Tag (350 E/kg) 7000–14000 E/Tag	7 7 19	–
12.	IX	45	PPSB	100 E/kg 80 E/kg	1 3	∓, hämorrhagischer Infarkt

Modifiziert nach Chavin et al. [14]
∓ verstorben

den [12]. Die Vermutung ist erlaubt, daß die Begleitumstände, die bei Nicht-Hämophilen das Thromboserisiko erhöhen, auch bei Patienten mit Hämophilie B unter Faktor IX-Substitution ein beträchtliches Risiko darstellen, besonders wenn auf Thromboseprophylaxe verzichtet wird.

SCHIMPF und Mitarbeiter berichteten 1982 erstmals über einen Myokardinfarkt bei einem Patienten mit Faktor VIII Inhibitor und Substitutionstherapie [13]. Eine Zusammenstellung der in der Literatur berichteten Myokardinfarkte unter Faktor IX-Substitution wird in Tabelle 2 gezeigt [14–18]. Acht von 12 Patienten hatten ein Alter von unter 30 Jahren. Die überwiegende Zahl der Patienten hatten eine Hämophilie A. Bis auf Patient 3 erhielten die betroffenen Patienten hohe Dosen Faktor IX-haltiger Präparate über mehrere Tage, entgegen den Empfehlungen der Hersteller. Postmortal fanden sich subendokardiale oder transmurale Blutungen bei fehlenden Koronarthromben bzw. Koronarsklerose. Die Pathogenese des Myokardinfarkts unter Substitutionstherapie bei Patienten mit Hämophilie ist ungeklärt, es fehlen sogar Ansätze einer vernünftigen Arbeitshypothese.

Produktspezifische Eigenschaften, die das thromboembolische Potential eines Faktor IX-haltigen Konzentrates erhöhen, sind in Tabelle 3 dargestellt. Der Gehalt an Vitamin K-abhängigen Zymogenen von Serinproteasen führt möglicherweise zur „Zymogenbelastung" des Patienten und Anhebung der Plasmaspiegel von Faktor X und Prothrombin um ein vielfaches der Norm. Aktivierte Gerinnungsfaktoren zusammen mit negativ geladenen Phospholipiden werden mit der Thrombogenität in Zusammenhang gebracht [19].

Tabelle 3. Produktspezifische Eigenschaften, die zum thromboembolischen Risiko während der Therapie mit Faktor IX-Konzentraten beitragen

---

1. Hoher Gehalt an Vitamin K-abhängigen Zymogenen von Gerinnungsfaktoren (II, VII, X)
2. Vorhandensein von aktivierten Gerinnungsfaktoren (II a, VII a, IX a, X a)
3. Vorhandensein von aktiven Phospholipiden

Der Versuch einer Arbeitshypothese zur Entstehung thromboembolischer Komplikationen bei Patienten mit Hämophilie B ist in Abbildung 1 skizziert. Unter der Annahme normaler funktioneller Faktoren XII, XI, VIII, X, V, Prothrombin und Fibrinogen führt die Faktor IX Substitution zu einer Normalisierung des Gerinnungsablaufes. Die Zufuhr von Zymogenen – Protrombin und Faktor X – bewirkt über längere Zeit eine Erhöhung dieser Proteinspiegel um ein vielfaches der normalen Konzentration, womit die Dissoziationskonstante der Faktoren X und Prothrombin für negativ geladene Phospholipidoberflächen (Plättchen) abnimmt und eine lokale Anreicherung dieser Faktoren erleichtert wird. Die Infusion gerinnungsaktiver Phospholipide, bestehend aus Phosphatidylcholinen und Phosphatidylserin führt zu einer Abnahme der Michaelis-Konstante für die Aktivierung der Faktoren X und Prothrombin. Durch die Abnahme der Dissoziationskonstante und Michaelis-Konstante ergibt sich ein erhöhtes Aktivierungspotential in den Konzentraten, was zusammen mit Patientenrisikofaktoren zur Entstehung paradoxer Nebenwirkungen beiträgt.

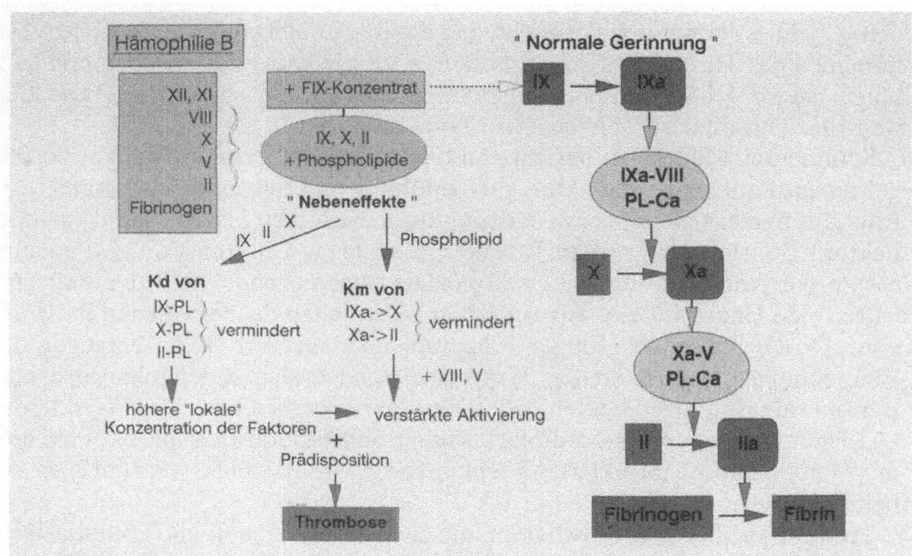

Abb. 1 Arbeitshypothese zur Entstehung thromboembolischer Komplikationen bei Patienten mit Hämophilie B nach Applikation F. IX-haltiger Konzentrate

Tabelle 4. Beitrag der Phospholipide zur Kinetik der Prothrombin- und Faktor X-Aktivierung

Prothrombin Aktivator	K_m Pro- thrombin, μM	V_{max} II a · min^{-1}·X a^{-1}
Xa, Ca^{2+}	84	0.68
Xa, Ca^{2+}, PL	0.11	2.56
Xa, Ca^{2+}, PL, Va	0.14	4,050
Faktor X Aktivator	K_m Faktor X μM	V_{max}, X a· min^{-1}·IX a^{-1}
IX a, Ca^{2+}	181	0.01
IX a, Ca^{2+}, PL	0.36	0.025
IX a, Ca^{2+}, PL, VIIIa	0.29	500

PL = Phospholipid

Die Rolle der Phospholipide in der Kinetik der Prothrombin- und Faktor X-Aktivierung wird in Tabelle 4 dargestellt. In Abwesenheit der Phospholipide liegt die Michaelis-Konstante für die Prothrombinaktivierung durch Faktor Xa bei 84 μM, um ein vielfaches über der Plasmakonzentration von Faktor X (1 μM). Erst nach Zugabe von Phospholipidvesikeln wird die Michaelis-Konstante unter die Plasmakonzentration gesenkt, womit die Enzymreaktion erst mit physiologisch relevanter Geschwindigkeit ablaufen kann [20].

Die Signifikanz der in vitro beobachteten dramatischen Beschleunigung der Prothrombinaktivierung durch Phospholipide wird anhand von Tierexperimenten von GILES und Mitarbeitern deutlich [21]. Die Infusion von gereinigtem aktiviertem Faktor X zusammen mit Phospholipidvesikeln in verschiedenen Tiermodellen führt zur Veränderung von Laborparametern, die auf eine massive Thrombingenerierung und Verbrauchskoagulopathie schließen lassen.

Tiermodelle sind für die vorklinische Untersuchung von Faktor IX-haltigen Konzentraten unverzichtbar. So gilt das von Stanford WESSLER 1954 erstmals beschriebene Stase-Kaninchenmodell [22] noch heute als goldener Standard zum Ausschluß eines thrombogenen Potentials Faktor IX-haltiger Konzentrate. Trotzdem ist es notwendig, klinische Beobachtungen und neueste biochemische Erkenntnisse heranzuziehen, um die geeignetsten Tiermodelle zu entwickeln, um Arbeitshypothesen über den Mechanismus von Nebenwirkungen zu überprüfen. Nur ein Mehraufwand an Tierversuchen kann ein adäquates Niveau an therapeutischer Sicherheit gewährleisten.

Im Wessler Stasemodell werden nach Präparation einer Jugularvene im Abstand von 1,5 bis 2 cm lockere Ligaturen gelegt. Über eine kontralaterale Ohrvene wird die zu prüfende Substanz schnell injiziert und nach 30 Sekunden die Ligatur festgezogen. Nach einer Stasezeit von 10 oder 20 Minuten wird das Venensegment entfernt, in eine mit Kochsalzlösung gefüllte Petrischale gebracht, geöffnet und der Inhalt der Vene visuell nach Thrombenbildung untersucht. Das klinische Korrelat dieses Tiermodells entspricht der Virchov-Trias: Hyperkoagulabilität, Endothelschaden und Stase.

Die Abbildung 2 zeigt das Ergebnis eines klassischen Wessler-Versuches. Im dargestellten Fall war das venöse Segment von einem festen Thrombus ausgefüllt, ein alarmierendes Ergebnis, welches wir nach Applikation von 200 Einheiten eines PPSB-Präparates eines nicht-kommerziellen Herstellers erhielten.

IMMUNINE (Human) dampfbehandelt, Immuno, ist ein hochgereinigtes, monokomponentes Faktor IX-Konzentrat. Es wurde mit dem Ziel entwickelt, die in der Tabelle 3 gezeigten produktspezifischen Komponenten bei erhaltener Wirksamkeit zu eliminieren, um das Risiko thromboembolischer Ereignisse nach Applikation zu reduzieren. Tabelle 5 zeigt die Ergebnisse nach Testung mit IMMUNINE im Wessler Stasemodell. Untersuchungen an fünf verschiedenen Produktionslots von IMMUNINE (500 E/kg) ergaben keine Anzeichen für eine

Tabelle 5. Thrombogenität von IMMUNINE (human) dampfbehandelt, IMMUNO, im Wessler Stasemodell

Dosis	Wessler Score	
500 E/kg	0 0 0	(5 verschiedene Lots)
1000 E/kg	0 0 0	(15 verschiedene Lots)

Wessler Score:
  0 = kein Thrombus
  1 = einige kleine Thromben
  2 = viele kleine Thromben
  3 = ein größerer und viele kleine Thromben
  4 = ein das Venenstück ausfüllender Thrombus

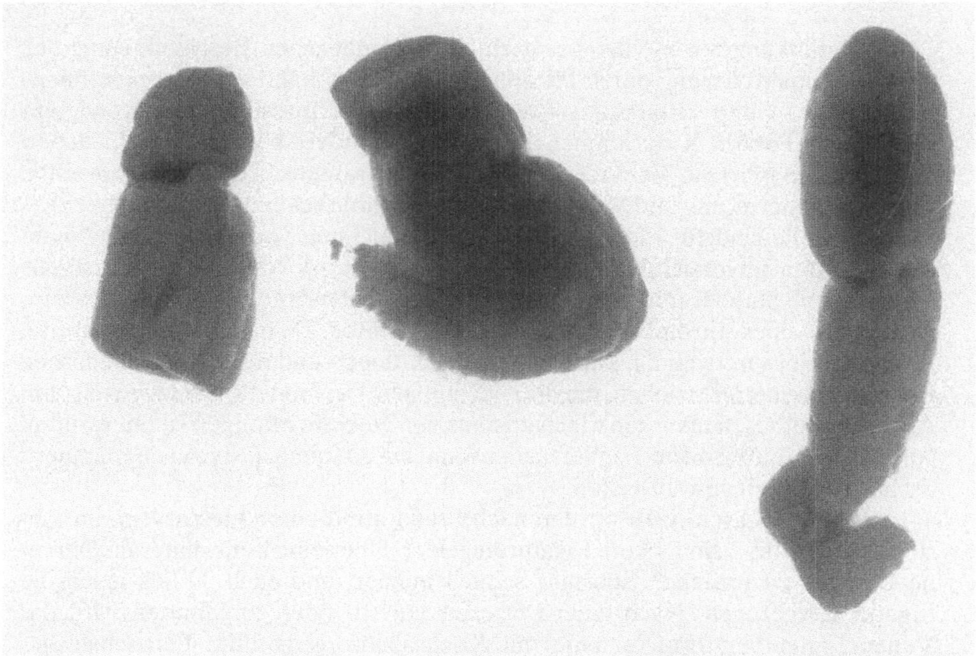

Abb. 2. Ergebnis eines klassischen Wessler-Versuches nach Applikation von 200 Einheiten eines PPSB-Präparates eines nicht-kommerziellen Herstellers (entspricht einem Wessler Score von 4)

Thrombenbildung. Auch nach 1000 E/kg (das maximal tolerierbare Volumen), konnte bei 15 verschiedenen Produktionslots von IMMUNINE keine Thrombenbildung nachgewiesen werden.

Diese Ergebnisse der präklinischen in vivo Untersuchungen lassen die Vermutung zu, daß die klinische Anwendung der neuen Faktor IX Hochkonzentrate mit einem reduzierten thromboembolischen Risiko einhergehen wird. Allerdings werden erst die klinischen Studien zeigen, ob sich diese Annahme bewahrheitet.

Literatur

1. Rosendaal FR, Smit C, Briët E (1991) Hemophilia treatment in historical perspective: a review of medical and social developments. Ann Hematol 62:5–15
2. Jones PK, Ratnoff OD (1991) The changing prognosis of classic hemophilia (factor VIII "deficiency"). Ann Int Med 114:641–648
3. Triantaphyllopoulos DC (1972) Intravascular coagulation following injection of prothrombin complex. A.J.C.P. 37:603–610
4. Kasper CK (1973) Postoperative thrombosis in hemophilia B. N Engl J Med 289:160
5. Edson JR (1974) Prothrombin-complex concentrates and thromboses (letter). N Engl J Med 290:403
6. Marchesi SL, Burney R (1974) Prothrombin-complex concentrates and thromboses (letter). N Engl J Med 290:403–404

7. Damus PS (1974) Prothrombin-complex concentrates and thromboses (letter). N Engl J Med 290:404
8. Kasper CK (1974) Prothrombin-complex concentrates and thromboses (letter). N Engl J Med 290:404
9. Kingdon HS, Lundblad RL, Veltkamp JJ, Aronson DL (1975) Potentially thrombogenic materials in factor IX concentrates. Thrombos Diathes haemorrh 33:617
10. White II GC, Roberts HR, Kinghon HS, Lundblad RL (1977) Prothrombin complex concentrates: potentially thrombogenic materials and clues to the mechanism of thrombosis in vivo. Blood 49:159–170
11. Lusher JM (1991) Thrombogenicity associated with factor IX complex concentrates. Sem Hematol 28:3–5
12. Naimi N, Plancherel C, Bosser C, Jeannet M, de Moerloose P (1990) Anticardiolipin antibodies in HIV-negative and HIV-positive haemophilacs. Blood Coag Fibrinol 1:5–8
13. Schimpf KL, Zeltsch CH, Zeltsch P (1982) Myocardial infarction complicating activated prothrombin complex concentrate substitution in patient with haemophilia A. Lancet ii:1043
14. Chavin SI, Siegel DM, Rocco TA, Olson JP (1988) Acute myocardial infarction during treatment with an activated prothrombin complex concentrate in a patient with factor VIII deficiency and a factor VIII inhibitor. Am J Med 85:245–249
15. Fuerth JH, Mahrer P (1981) Myocardial infarction after factor IX therapy. JAMA 245:1455–1456
16. Agrawal BL, F.R.C.P. (C.), Zelkowitz L, F.A.C.P., Hletko P (1981) Acute myocardial infarction in a young hemophiliac patient during therapy with factor IX concentrate and epsilon aminocaproic acid. J Pediatr 98:931–933
17. Gruppo RA, Bove KE, Donaldson VH (1983) Fatal myocardial necrosis associated with prothrombin-complex-concentrate therapy in hemophilia A. N Engl J Med 309:242–243
18. Sullivan DW, Purdy LJ, Billingham M, MB, BS, Glader BE (1984) Fatal myocardial infarction following therapy with prothrombin complex concentrates in a young man with hemophilia A. Pediatrics 74:279–281
19. Giles AR, Nesheim ME, Hoogendoorn H, Tracy PB, Mann KG (1982) The coagulant-active phospholipid content is a major determinant of in vivo thromogenicity of prothrombin complex (factor IX) concentrates in rabbits. Blood 59:401–407
20. Mann KG, Jenny RJ, Krishnaswamy S (1988) Cofactor proteins in the assembly and expression of blood clotting enzyme complexes. Ann Rev Biochem 57:915–56
21. Giles AR, Mann KG, Nesheim ME (1988) A combination of factor Xa and phosphatidylcholine-phosphatidylserine vesicles bypasses factor VIII in vivo. Br J Haematol 69:491–497
22. Wessler S, Thye Yin E (1968) Experimental hypercoagulable state induced by factor X: Comparison of the nonactivated and activated forms. J Lab Clin Med 72:256–260

Thrombogenität von Faktor IX-haltigen Gerinnungskonzentraten. Ein Erfahrungsbericht von 1970 bis 1990

J. Oldenburg, R. Schwaab, U. Hammerstein, H.-H. Brackmann (Bonn)

Die Therapie des Faktor IX-Mangels bei der Hämophilie B mit den Faktor IX-Konzentraten der älteren Generation, den Prothrombinkomplexkonzentraten, ist mit der Gefahr thromboembolischer Komplikationen verbunden [1–3]. Als mögliche Ursachen für die Thrombogenität gelten die in diesen Konzentraten enthaltenen aktivierten Gerinnungsfaktoren XIIa, Xa, IXa, VIIa [4–6] sowie Komplexe aktivierter Faktoren, z.B. von Xa mit Phospolipiden [7, 8].

In der hier vorgestellten Studie möchten wir uns weniger mit den Ursachen der Thrombogenität von Faktor IX-Konzentraten befassen, als vielmehr rein deskriptiv unsere Erfahrungen mit diesen Gerinnungspräparaten aufzeigen. Aufgrund hinreichend guter Dokumentation war es möglich, die Daten über den Zeitraum von 1970 bis 1990 zu erfassen.

Insgesamt 114 Hämophilie B-Patienten befanden sich in diesen Jahren, zumindest zeitweise, in Behandlung am Bonner Hämophilie-Zentrum. 79 der Patienten (69%) wiesen eine schwere, 17 (15%) eine mittelschwere und 18 (16%) eine leichte Verlaufsform auf (Abb. 1). Abbildung 2 zeigt die Anzahl der in diesem Zeitraum im jeweiligen Jahr behandelten Hämophilie B-Patienten. Bis 1978 stieg die Patientenanzahl relativ gleichmäßig um durchschnittlich 7 Patienten pro Jahr. Seit Ende der 70er Jahre beträgt die Patientenzahl etwa 60 mit leicht steigender Tendenz.

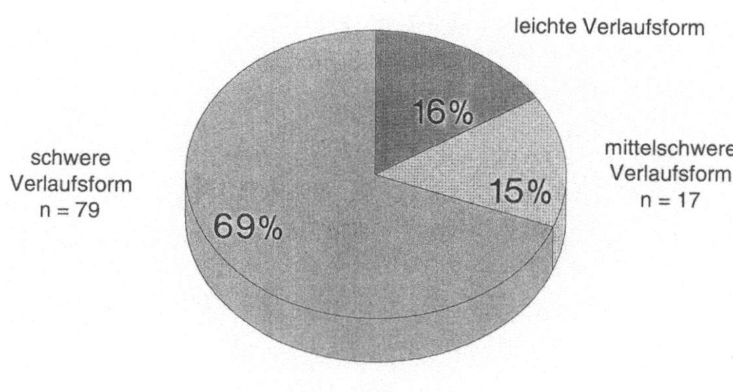

Abb. 1. Anzahl der zwischen 1970 und 1990 am Bonner Hämophilie-Zentrum behandelten Hämophilie B-Patienten

G. Landbeck, I. Scharrer, W. Schramm (Hrsg.)
22. Hämophilie-Symposion Hamburg 1991
© Springer-Verlag Berlin Heidelberg 1992

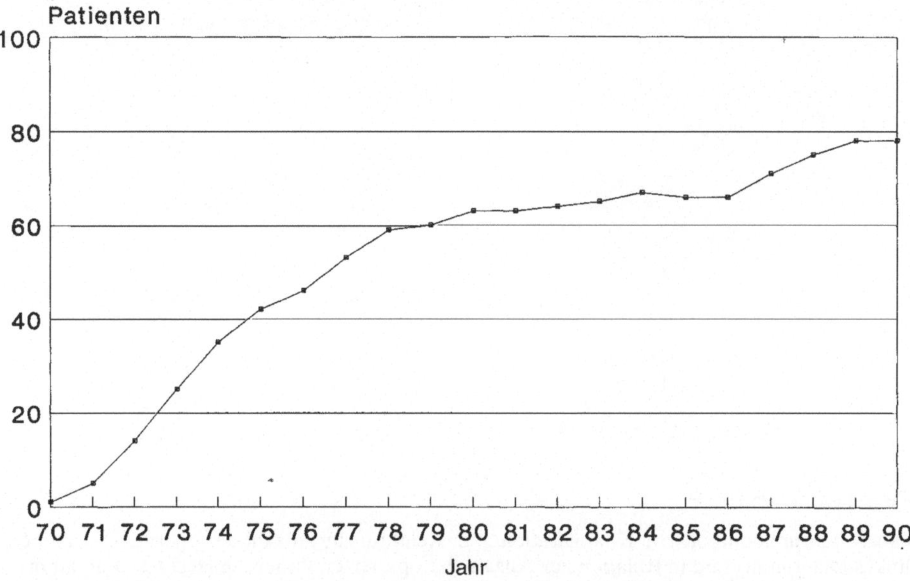

Abb. 2. Anzahl der Hämophilie B-Patienten im jeweilige Behandlungsjahr

Bei 8 von 114 Hämophilie B-Patienten traten im o. g. Zeitraum insgesamt 10 thromboembolische Ereignisse auf. 8 der thromboembolischen Ereignisse waren tiefe Bein- und/oder Beckenvenenthrombosen, in 4 Fällen trat als Komplikation eine Lungenembolie auf. Bei 2 Patienten beobachteten wir eine isolierte Lungenembolie, ohne daß ein Thrombus mit anderer Lokalisation gefunden wurde. 6 der 10 Thromboseereignisse traten nach einem operativen Eingriff, 3 unter Behandlung von Kniegelenks- oder Oberschenkelmuskulaturblutungen auf. Bei 1 Patienten konnte die Ursache nicht mehr festgestellt werden, da die Diagnosen einer früher abgelaufenen Thrombose der tiefen Beinvenen sowie einer Lungenembolie erst sehr viel später als Nebenbefunde erhoben wurden. In fünf der hier aufgeführten Fällen ist ein thromboembolisches Ereignis trotz einer Thromboseprophylaxe mit Heparin eingetreten. Die Therapie bestand überwiegend in einer hochdosierten Heparinisierung. Eine tiefe Beinvenenthrombose wurde thrombektomiert, bei einer andern tiefen Beinvenenthrombose wurde eine Urokinaselysetherapie durchgeführt. Bei dem Patienten, bei dem die Diagnose erst im nachhinein als Nebenbefund gestellt wurde, war keine Therapie mehr erforderlich. Bei allen Patienten war die durchgeführte Therapie sowohl vom klinischen Befund als auch vom Ergebnis der bildgebenden Verfahren her erfolgreich. Bei vier heparinbehandelten tiefen Beinvenenthrombosen wurde allerdings nur eine Teilrekanalisierung mit der Ausbildung von Kollateralkreisläufen erreicht.

Zur Abschätzung von Risikofaktoren für thromboembolische Ereignisse haben wir die im Berichtszeitraum durchgeführten operativen Eingriffe genauer untersucht (Abb. 3). Bei den 114 Hämophilie B-Patienten wurden insgesamt 70 Operationen durchgeführt. 53 der Operationen erfolgten bei Patienten mit

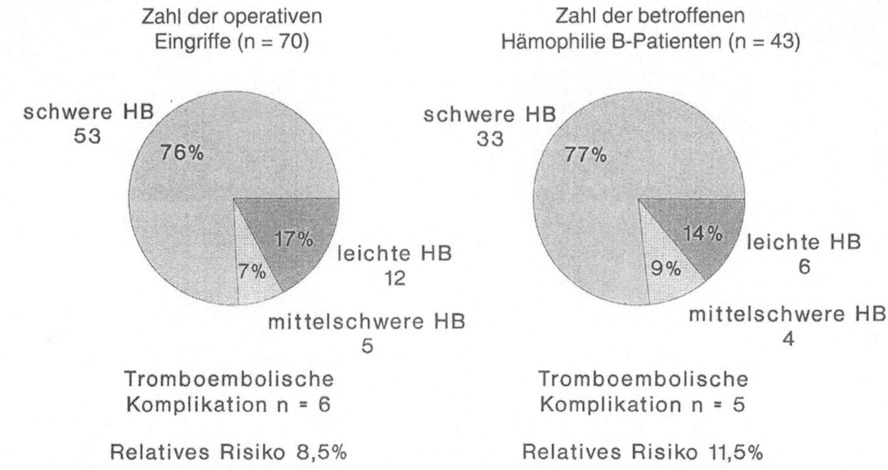

Abb. 3. Thromboembolische Komplikationen in Relation zur Anzahl der operativen Eingriffe (linkes Diagramm) und in Relation zur Anzahl der operierten Patienten (rechtes Diagramm)

schwerer, 5 bei Patienten mit mittelschwerer und 12 bei Patienten mit leichter Verlaufsform. Die Eingriffe verteilten sich auf 43 Patienten, da einige mehrfach operiert wurden. Zahnextraktionen sind hierbei nur berücksichtigt, wenn ein stationärer Aufenthalt erforderlich war.

Insgesamt sind 6 thromboembolische Komplikationen im Zusammenhang mit einer Operation aufgetreten. Danach ergibt sich für einen Hämophilie B-Patienten bei einer Gesamtzahl von 70 Operation ein relatives Risiko von etwa 8,5 % für ein thromboembolisches Ereignis bei einer Operation (Abbildung 3, linkes Diagramm).

Bezieht man die Thromboseereignisse auf die Anzahl der operierten Patienten, so sind hiervon 5 Patienten betroffen. Daraus ergibt sich ein relatives Risiko von etwa 11,5 % (Abb. 3, rechtes Diagramm).

Das Risiko für ein thromboembolisches Ereignis verändert sich beträchtlich, wenn das Alter der Patienten zum Zeitpunkt des operativen Eingriffes berücksichtigt wird (Abb. 4). Die meisten Altersklassen weisen relativ gleichmäßig etwa 4–8 Patienten auf. Entsprechend betrug das Durchschnittsalter der Patienten bei einem operativem Eingriff 32,2 Jahre. Die von einer thromboembolischen Komplikation betroffenen Patienten waren zum Zeitpunkt der Operation zwischen 38 und 53 Jahre alt. Ihr Durchschnittsalter betrug 48 Jahre und liegt damit deutlich über dem Durchschnittsalter aller operierten Patienten. Berücksichtigt man nur die über 35jährigen Patienten so verbleiben für eine Beurteilung des Thromboserisikos 31 operative Eingriffe bei 17 Patienten (Abb. 5). Bezogen auf die Anzahl der Operationen, die bei dieser Patientengruppe durchgeführt wurden, verdoppelt sich das Risiko für ein thromboembolisches Ereignis von 8,5 % auf 19,4 % (6 von 31). Bezogen auf die Anzahl der operierten Patienten erhöht sich das Risiko sogar von 11,5 % auf 29,4 % (5 von 17).

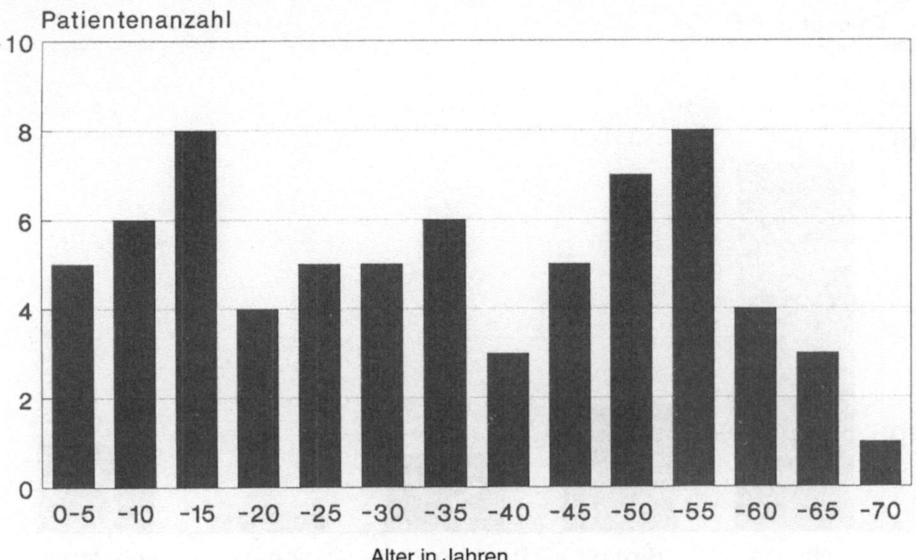

Abb. 4. Alter der Patienten zum Zeitpunkt des operativen Eingriffes

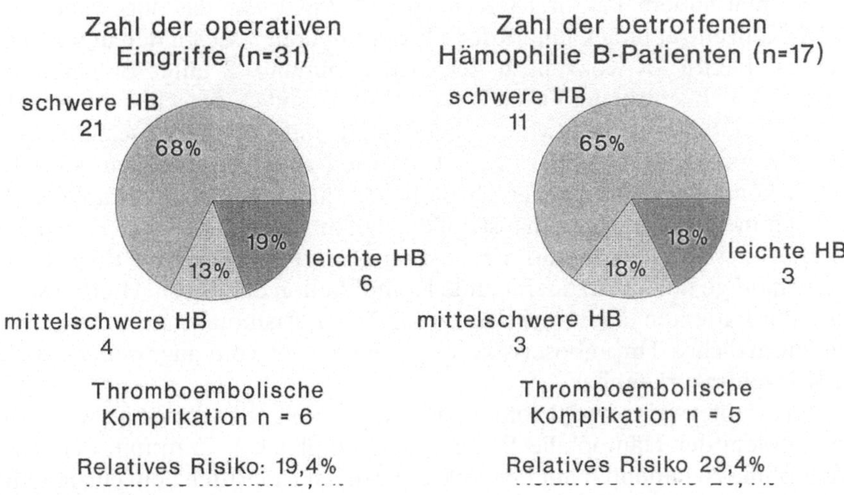

HB = Hämophile B

Abb. 5. Thromboembolische Komplikationen bei den über 35jährigen Patienten in Relation zur Anzahl der operativen Eingriffe (linkes Diagramm) und in Relation zur Anzahl der operierten Patienten (rechtes Diagramm)

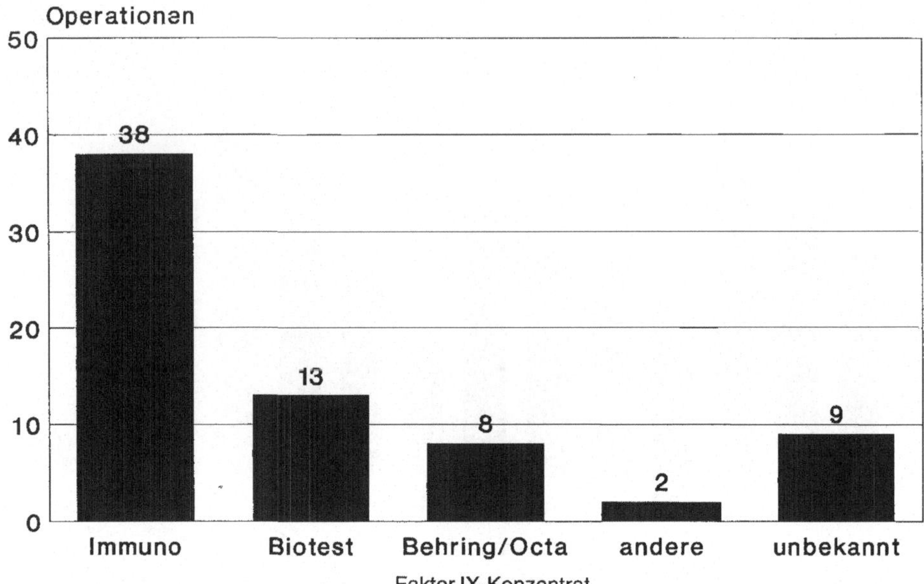

Abb. 6. Anzahl der Operationen mit den dabei eingesetzten verschiedenen Faktor IX-Konzentrate

In Abbildung 6 ist die Anzahl der Operationen mit den dabei eingesetzten verschiedenen Faktor IX-Konzentraten aufgeführt. Bei den operativen Eingriffen wurde 38mal Faktor IX-Konzentrat der Firma Immuno angewendet, 13mal Biotest, 8mal Faktor IX-Konzentrate der neuen Generation (Behring oder Octanyne), 2mal andere Faktor IX-Konzentrate, 9mal war das angewendete Faktor IX-Konzentrat unbekannt. 8 der Thromboseereignisse fanden unter Behandlung mit Faktor IX-Konzentrat der Firma Immuno, 2 unter Behandlung mit Faktor IX-Konzentrat der Firma Biotest statt. Damit entsprechen die Anzahl der Thromboseereignisse in etwa der Häufigkeit, mit der die verschiedenen Faktor IX-Konzentrate bei operativen Eingriffen eingesetzt wurden, so daß sich hieraus kein Unterschied in der Thrombogenität der Konzentrate ableiten läßt.

Zusammenfassend läßt sich feststellen, daß thromboembolische Ereignisse bei der Blutungsbehandlung und hier insbesonders bei operativen Eingriffen eine relativ häufige und ernstzunehmende Komplikation darstellen. Hierbei stellt das Alter der Patienten einen wichtigen zusätzlichen Risikofaktor dar. Dagegen war kein zusätzliches Thromboserisiko in Abhängigkeit vom angewendeten Faktor IX-Konzentrat erkennbar.

Interessanterweise sind thromboembolische Komplikationen im wesentlichen ein Problem der Hämophilie B. So wurde im gleichen Zeitraum bei etwa 805 Hämophilie A-Patienten mit über 500 operativen Eingriffen kein einziges thromboembolisches Ereignis beobachtet.

Mit der Entwicklung von neuen Faktor IX-Konzentraten, die überwiegend oder sogar ausschließlich den Faktor IX enthalten [9], hofft man das Thrombogenitätsrisiko zu reduzieren. Inwieweit dies möglich ist, werden die Erfahrungen in den nächsten Jahren zeigen. Erste Ergebnisse deuten auf eine Verminderung der Anzahl thromboembolischer Komplikationen hin, allerdings wurden'auch schon Thrombosen bei Anwendung von Faktor IX-Konzentraten der neuen Generation beobachtet (J. M. Lusher pers. Mitteilung).

Unserer Meinung nach läßt sich auch mit einem „ideal reinen" Faktor IX-Konzentrat das Thrombogenitätsrisiko nicht auf das Niveau von Faktor VIII-Konzentraten reduzieren, da zwischen den Grunderkrankungen ein ganz wesentlicher Unterschied besteht. Bei der Hämophilie A wird ein Faktorenmangel, bei sonst weitgehend unveränderter Hämostase ausgeglichen. Hämophilie B-Patienten weisen sehr oft excessiv erhöhte Faktor VIII-Aktivitäten auf. Korrigiert man hier den Faktor IX-Mangel, so bleibt ein erhebliches thrombogenes Potential durch die erhöhte Faktor VIII-Aktivität bestehen. So wird unseres Erachtens auch in Zukunft bei der Behandlung mit Faktor IX-Konzentraten eine Thromboseprophylaxe mit Heparin erforderlich sein.

Literatur

1. Kasper CK (1975) Thromboembolic Complications. Thromb Diath haemorrh 33:640–644
2. Cash JD, Dalton RG, Middleton S, Smith JK (1975) Studies on the thrombogenicity of Scottish factor IX concentrates in dogs. Thromb Diath haemorrh 33:632–639
3. Cash JD, Owens R, Dalton RG, Prescott JR (1978) Thrombogenicity of factor IX concentrates: in vitro and in vivo (rabbit) studies. Vox Sang 35:105–110
4. Kingdom HS, Lundblao RL, Veltkamp JJ, Aronson DL (1975) Potentially thrombogenic materials in factor IX concentrates. Throm Diath haemorrh 33:617–629
5. Pepper DS, Banhegyl D, Howie A, Cash JD (1977) In vitro thrombogenicity tests of factor IX concentrates. Brit J Haemat 36:573–583
6. Prowse CV, Williams AE (1980) A comparison of the in vitro and in vivo thrombogenic activity of factor IX concentrates using stasis (Wessler) and non-stasis rabbit models. Thromb Haemost 44:81–86
7. Prowse CV, Boffa MC, Guthrie C, Pepper DS (1979) In vitro thrombogenicity test of factor IX concentrates. II. Effects of phospholipids and heparin. Thromb Haemost 42:1368–1377
8. Giles AR, Nesheim ME, Hoogendoorn H, Tracy PB, Mann KG (1982) The coagulant active phopholipid content is a major determant of in vivo thrombogenicity of prothrombin complex (factor IX concentrates) in rabbits. Blood 59:401–407
9. Michalski C, Bal F, Burnouf T, Goudemand M (1988) Large-scale production and properties of a solvent-detergent-treated factor IX concentrate from human plasma. Vox Sang 55:202–210

Erfahrungen und Bewertung vergleichender Faktor VIIIC-Aktivitätsmessungen mit Einstufen-, Zweistufen- und chromogenen Methoden in hochgereinigten Faktor VIII-Konzentraten

H. Beeser (Freiburg)

Einleitung

Voraussetzung für die Zuverlässigkeit der Bestimmung der F. VIII C-Aktivität in hochgereinigten Faktor VIII-Konzentraten ist die Beachtung von weitgehend standardisierten Bedingungen bei der Vorbereitung des zu untersuchenden Konzentrates, der Durchführung der F. VIII C-Aktivitätsbestimmungen und der daraus abgeleiteten Berechnung des F. VIII C-Gehaltes im jeweiligen Präparat.

Tabelle 1 faßt die in diesem Zusammenhang wesentlichen Bedingungen zusammen.

Neben der vollständigen Lösung des gesamten lyophilisierten Proteinkonzentrates in einem genau festgelegten Volumen ist die Verwendung einer standardisierten spezifischen F. VIII C-Methode unerläßlich. Nur die sorgfältige Kalibrierung der Methode am jeweils gültigen WHO- F. VIII-Referenzmaterial erlaubt die Bestimmung und Berechnung eines vergleichbaren Gehaltes an F. VIII C-Aktivität. Um Aktivitätsverluste im gelösten Konzentrat zu vermeiden, muß die F. VIII C-Bestimmung sofort nach der Rekonstitution, d.h. in einem Zeitraum zwischen 30 Minuten und 120 Minuten nach dem Auflösen durchgeführt werden. Bei nochmaligem Einfrieren und Auftauen der Konzentratproben ist mit Aktivitätsverlusten zu rechnen, so daß Aktivitätsbestimmungen in derartigen Proben nicht aussagefähig sind hinsichtlich des ursprünglichen F. VIII C-Gehaltes. Der vorgeschriebenen Konzentratverdünnungslösung muß Humanalbumin in einer Konzentration zwischen 0,1–1,0 % hinzugegeben wer-

Tabelle 1. Voraussetzungen zur zuverlässigen Bestimmung der F. VIII C-Aktivität in hochgereinigten F. VIII-Konzentraten

- Verwendung standardisierter spezifischer F. VIII C-Methoden (1stufig, 2stufig, chromogen)
- Sorgfältige Kalibrierung der F. VIII C-Methode am jeweils gültigen WHO-Referenzmaterial
- Testdurchführung nur am frisch rekonstituierten Konzentrat, das nicht wieder eingefroren wurde
- Verwendung der vorgeschriebenen Konzentrat-Verdünnungslösung, die 0,1–1,0 % Humanalbumin enthalten muß
- Berechnung der F. VIII C-Aktivität von mindestens 3 Konzentratverdünnungen, deren Aktivitäten innerhalb des Bereichs der Referenzkurve liegen
- F. VIII C-Aktivitätsmessungen in mindestens 2 Fläschchen je Charge

G. Landbeck, I. Scharrer, W. Schramm (Hrsg.)
22. Hämophilie-Symposion Hamburg 1991
© Springer-Verlag Berlin Heidelberg 1992

den, um Aktivitätsverluste durch Anhaften des F. VIII-Proteins an der Röhrchenwand zu vermeiden. Eine zuverlässige Berechnung des F. VIII C-Gehaltes eines Konzentrates darf nur dann erwartet werden, wenn mindestens drei Konzentratverdünnungen mit F. VIII C-Aktivitäten innerhalb des Bereiches der Referenzkurve untersucht wurden. Schließlich müssen zur Beurteilung des F. VIII C-Gehaltes einer Konzentratcharge mindestens zwei Fläschchen unter den angegebenen Bedingungen untersucht werden. Trotz Einhaltung standardisierter Bedingungen wird bei vergleichender Anwendung von Einstufen-, Zweistufen- und chromogenen F. VIII C-Methoden in Faktor VIII-Konzentraten häufig ein voneinander abweichender F. VIII C-Gehalt gemessen. Diese Unterschiede beruhen möglicherweise auf einer verschiedenen Empfindlichkeit dieser Methodenprinzipien gegenüber der im Vergleich mit Plasma teils stark modifizierten Zusammensetzung der dem Faktor VIII-Molekül zugeordneten Aktivitäten sowie anderer Proteine in diesen Konzentraten. Besonders bemerkenswert sind Beobachtungen, daß in manchen Konzentraten die F. VIII C-Aktivitäten gemessen mit Einstufenmethoden deutlich gegenüber denen der Zweistufen und chromogenen Methode erhöht sind. Offensichtlich ist die Einstufenmethode gegenüber aktivierten Anteilen des Faktor VIII-Moleküls besonders empfindlich.

Im Rahmen unserer Routinekontrollen von Faktor VIII-Konzentraten haben wir in Präparaten unterschiedlichster Herstellungsweise und Zusammensetzung hinsichtlich des Faktor VIII/vWF-Komplexes vergleichende Untersuchungen des F. VIII C-Gehaltes mit Einstufen-, Zweistufen- und chromogenen F. VIII C-Methoden durchgeführt.

Material und Methoden

Die Faktor VIII-Hochkonzentrate Alpha SD Spritze, Beriate HS, Biotest, Hemofil M, Kogenate, Monoclate, Octavi, Premofil und Recombinate wurden vergleichend mit den drei erwähnten Methoden auf ihren F. VIII C-Gehalt untersucht.

Die Konzentrate wurden in den vom Hersteller angegebenen Volumina des Lösungsmittels rekonstituiert und entsprechend den zu erwartenden Konzentrationen der verschiedenen Aktivitäten mit 0,9%iger NaCl-Lösung, die 0,1 % Humanalbumin enthielt, weiter verdünnt. Zur Bestimmung der F. VIII C-Aktivität wurde auf ca. 1 IE F. VIII C verdünnt. Diese Vorverdünnung diente dann zur Herstellung der Verdünnungsreihe der Proben für die Testung.

Die Bestimmung des F. VIII C wurde im Einstufentest mit den Reagentien und der Methode der Fa. Baxter, München, im Zweistufentest und im chromogenen Test mit den Reagentien und der Methode der Fa. Immuno Heidelberg durchgeführt. Als Faktor VIII-Standard wurde der Mega I Standard eingesetzt. Der vWF wurde mit dem ELISA Kit der Fa. Boehringer, Mannheim bestimmt. Für die Bestimmung des Ristocetin Cofaktors wurde sowohl die Aggregometer-Methode mit dem Chronolog Gerät (Vertrieb Fa. Nobis, Endingen) als auch der Agglutinationstest eingesetzt. Für beide Methoden wurden Reagentien der Fa. Behring, Marburg verwendet.

Tabelle 2. Vergleich der F. VIII C-Aktivität in F. VIII-Hochkonzentraten mit der F. VIII C-Einstufen-, Zweistufen- und chromogenen Methode

Präparat	Ch. B	F. VIII C lab IU	F. VIII C 1-st IU	F. VIII C 2-st IU	F. VIIIC chromogen IU	vWF IU	F. VIIIR Cof IU
A	029011	500	530	634	524	158	42
B	18910066	250	221	211	206	158	63
B	19001176	250	258	285	246	41	14
C	1622010A	500	561	644	527	230	120
D	XA-1002	1000	935	1058	892	1151	541
E	H47609	1005	1107	1029	895	156	7,9
E	H46208	615	635	567	568	89	4,0
F	2935V241AA	1030	1455	838	1001	11,1	7,0
F	92B20A205B	1000	1265	895	930	12,1	8,0
G	–	500	650	430	480	–	–
H	2938RO18AC	513	525	360	484	neg	neg
I	3151	680	484	405	660	neg	neg

Ergebnisse

Die Ergebnisse der vergleichenden F. VIII C-Bestimmung mit den drei Methodenprinzipien sind in Tabelle 2 für die verschiedenen Präparate aufgelistet.

Zunächst kann festgestellt werden, daß abgesehen von den beiden rekombinanten Präparaten (H u. I) alle Methoden die vom Hersteller vorgegebene F. VIII C-Aktivität (F. VIII C Lab) in akzeptablen Grenzen wiederfinden, wenn auch die Unterschiede der mit den 3 Methoden bestimmten F. VIII C-Aktivitäten beträchtlich sein können. Der beträchtliche Mangel an vWF und F. VIIIR Cof hat offensichtlich keinen entscheidenden Einfluß auf die mit den drei Testprinzipien gemessenen F. VIII C-Aktivitäten. Ganz im Gegenteil finden sich in den Konzentraten mit den niedrigsten Konzentrationen für vWF und F. VIIIR Cof die F. VIII C-Einstufenergebnisse teils deutlich gegenüber dem mit den anderen Methoden gefundenen F. VIII C-Gehalt erhöht. Nur bei dem völligen Fehlen der beiden Parameter vWF und F. VIIIR Cof in den beiden recombinanten Faktor VIII-Konzentraten (H, I) ergibt der Vergleich der mit den drei Methoden ermittelten F. VIII C-Aktivitäten deutliche Unterschiede, die nicht systematisch und gleichsinnig voneinander abweichen und damit schwer interpretierbar sind.

Der auffallendste Befund in diesem Vergleich ist jedoch, daß in den Präparaten F und G mit der Einstufenmethode F. VIII C-Konzentrationen gefunden werden, die extrem sowohl oberhalb der vom Hersteller deklarierten F. VIII C-Aktivität als auch den F. VIII C-Aktivitäten, die mit der Zweistufen- und der chromogenen Methode gemessen wurden, liegen. Es ist davon auszugehen, daß diese Faktor VIII-Konzentrate einen beträchtlichen Anteil an teilaktiviertem F. VIII C enthalten.

Diskussion

Die in diesen Untersuchungen vorgelegten vergleichenden Ergebnisse der F. VIII C-Gehaltsbestimmung mit drei Methodenprinzipien in Faktor VIII-Hochkonzentraten verschiedener Herstellungsverfahren und Zusammensetzung machen deutlich, daß trotz standardisiertem Vorgehen bei der Vorbereitung und Aktivitätsbestimmung und trotz einheitlicher Kalibrierung am WHO-Referenzmaterial F. VIII C-Einstufen-, Zweistufen- und chromogene Methoden zu teils deutlich voneinander abweichenden Aktivitätsberechnungen führen. Dies kann am ehesten mit einer unterschiedlichen Sensitivität der drei Methodenprinzipien für die durch Hochreinigung bedingten Abweichungen der Zusammensetzung des F. VIII-Molekülkomplexes in den verschiedenen Konzentraten bzw. durch molekulare Alterationen der dem Faktor VIII zugeordneten Aktivitäten erklärt werden.

Sofern die in den Präparaten F und G beobachteten extrem erhöhten F. VIII C-Aktivitäten mit dem Einstufentest gegenüber den F. VIII C-Aktivitäten, die mit dem Zweistufen- und dem chromogenen Test gefunden wurden, tatsächlich durch teilaktivierten Faktor VIII C bedingt sind, müßte einerseits die Einstufenmethode stets parallel zu einem der beiden anderen Testprinzipien eingesetzt werden, um Aktivierungsvorgänge nicht zu übersehen und andererseits wäre die ausschließliche F. VIII C-Aktivitätsbestimmung in Konzentraten mit F. VIII C-Einstufenmethoden nicht länger zu verantworten, da dadurch sonst fälschlich erhöhte F. VIII C-Aktivitäten in den Konzentraten berechnet würden. Für die Steuerung der Therapie des Patienten würde dies eine entsprechende Unterdosierung mit der Gefahr einer möglicherweise unzureichenden Substitutionswirkung bedeuten.

Literatur

Beeser H (1991) Characterization of highly purified factor VIII products. Ann Hematol 63:126–130
Beeser H, Wüst Th (1991) Purity Characteristics of the New Generation of Faktor VIII Concentrates Abstract 70 35th Annual Meeting of the GTH, Göttingen Ann Hematol

In-vitro-Charakteristik aktueller hochgereinigter Faktor IX-Konzentrate

H. Beeser, H. R. Lang (Freiburg)

Einleitung

Die Hochreinigung von therapeutischen Faktor IX-Konzentraten für die Behandlung der Hämophilie B hat erst im Laufe der letzten Jahre deutliche Fortschritte gemacht. Mit verschiedenen Präparationstechniken, so auch unter Einsatz von monoklonalen Antikörpern konnte der Faktor IX in den Konzentraten weitgehend frei von anderen Gerinnungsfaktoren und Begleitproteinen mit hoher spezifischer Aktivität dargestellt werden. Durch optimale Löslichkeit in kleinen Volumina und neuen Applikationsformen (z.B. in Zweikammerfertigspritzen) wurde die Anwendung erleichtert.

Die In-vitro-Eigenschaften der wesentlichen z.Zt. verfügbaren Faktor IX-Konzentrate wurden eingehend untersucht.

Material und Methoden

Es wurden aktuelle Chargen der Faktor IX-Hochkonzentrate Alphanine HS, Alphanine SD, F. IX HS Behring, F. IX-Konzentrat Biotransfusion, F. IX-Konzentrat Biotest, Immunine und Octanyne untersucht. Die Konzentrate wurden in dem vom Hersteller angegebenen Volumen des Lösungsmittels rekonstituiert und entsprechend den zu erwartenden Konzentrationen der verschiedenen Aktivitäten mit 0,9%iger NaCl Lösung, die 0,1 % Humanalbumin enthielt, weiter verdünnt. Zur Bestimmung der F. IX C-Aktivität wurde das Konzentrat auf ca. 1 IE F. IX C verdünnt. Diese Verdünnung diente zur Herstellung der Probenverdünnungen für die Testung. Die Kalibrierung der Methode wurde gegen den WHO Konzentratstandard 84/681 vorgenommen.

Die Bestimmung des F. IX C wurde im Einstufentest und mit einer chromogenen Methode durchgeführt. Dabei wurden für beide Methoden die Reagenzien und Vorschriften der Fa. Baxter, München verwendet.

Die Gerinnungsfaktoren II, VII, X wurden im Einstufentest mit den Reagenzien und Methoden der Fa. Baxter, München, bestimmt. Die NaPTT wurde mit nicht aktiviertem plättchenfreien Zitratplasma als Substrat und Cephalin Reagenz der Fa. Boehringer, Mannheim, zur PTT Bestimmung durchgeführt. AT III wurde chromogen mit den Reagenzien der Fa. Immuno, Heidelberg, bestimmt. Für die Heparinbestimmung wurden die chromogene Methode und die Reagenzien der Fa. Pharmacia-Kabi, Freiburg, verwendet.

G. Landbeck, I. Scharrer, W. Schramm (Hrsg.)
22. Hämophilie-Symposion Hamburg 1991

Protein C und FPA wurden mit dem ELISA-Test der Fa. Boehringer, Mannheim, durchgeführt. Die Immunglobuline IgG, IgM und IgA wurden nephelometrisch mit dem BNA-Nephelometer Analyzer und den Reagenzien der Fa. Behring, Marburg, bestimmt. Das Gesamtprotein wurde mit der Coomassie Methode am Cobas Mira, Fa. Hoffmann La Roche, Albumin mit der Urinmethode des BNA-Nephelometer Analyzer und den Reagenzien der Fa. Behring, Marburg, bestimmt. D-Dimere wurden nach der Agglutinationsmethode und mit den Reagenzien der Fa. Baxter ermittelt.

Die Virusmarker Anti-HIV, Anti-HCV, Anti-CMV und das HBsAg wurden im ELISA Test der Fa. Abbott, Wiesbaden, mit dem Commander-Automaten nachgewiesen.

Ergebnisse

Die Tabelle 1 und 2 fässen die Untersuchungsergebnisse zusammen. Für alle Konzentrate außer der Chargen Nr. 05D199105S des Präparates A, wo eine beträchtliche Unterfüllung zu beobachten ist, konnten die vom Hersteller ange-

Tabelle 1. In-vitro-Charakteristika hochgereinigter Faktor IX-Konzentrate

Präparat Ch.B.		A 05 DO 79102S	B 9000–2100	C 00313	D 1668041
Vol	(ml)	5	10	4,6	10
F. IXC Lab.		(IU)	500	560	1000
F. IXC 1-st	(IU)	465	494	1227	490
F. IXC chromog.	(IU)	516	534	–	570
F. X	(IU)	neg	neg	32,5	neg
F. II	(IU)	neg	neg	neg	neg
F. VII	(U)	neg	neg	neg	neg
NaPTT 1:10	min	>15	>15	>15	>15
1:100	sec	197	219	213	228
1:1000	sec	216	196	193	220
AT III	(IU)	n.n.	n.n.	0,05	n.n.
Heparin	(IU)	39,0	56,0	28,0	51,0
Protein C	(U)	1,05	0,75	1,3	1,0
IgG	mg	0,02	n.n.	0,03	n.n.
IgA	mg	n.n.	n.n.	0,02	n.n.
IgM	mg	0,03	n.n.	n.n.	n.n.
Albumin	mg	2,0	2,0	2,3	3,0
Ges. Protein	mg	4,6	9,9	10,5	13,3
Spezifische Aktivität		107	52	118	36,8
pH		–	–	–	7,12
D-Dimere		neg	neg	neg	neg
FPA	ng	–	31,2	6,9	7,4
HBsAg		neg	neg	–	neg
Anti-HIV		neg	neg	–	neg
Anti-HCV		neg	neg	–	neg
Anti-CMV		neg	neg	–	neg
Löslichkeit	(min)	0,5	1,0	0,5	0,5

Tabelle 2. In-vitro-Charakteristika hochgereinigter Faktor IX-Konzentrate

Präparat Ch.B.		E S1006/3SD	F 069011	G 1030425	A 05D199105S
Vol	(ml)	4,6	10	10	10
F. IXC Lab.	(IU)	1000	250	250	1200
F. IXC 1-st	(IU	1134	236	252	840
F. IXC chromog.	(IU)	1129	271	197	903
F. X	(IU)	1,0	474	n. n.	8,7
F. II	(IU)	n. n.	n. n.	n. n.	n. n.
F. VII	(U)	n. n.	4,4	n. n.	n. n.
NaPTT 1:10	min	>15	>15	>15	>15
1:100	sec	239	291	353	219
1:1000	sec	228	211	211	234
AT III	(IU)	n. n.	1,0	n. n.	n. n.
Heparin	(IU)	35,9	98	137	124
Protein C	(U)	0,87	227	0,3	16
IgG	mg	n. n.	0,07	n. n.	n. n.
IgA	mg	n. n.	n. n.	n. n.	n. n.
IgM	mg	n. n.	n. n.	n. n.	n. n.
Albumin	mg	4,1	10	2,0	4,0
Ges. Protein	mg	5,4	15	6,3	9,5
Spezifische Aktivität		210	15,7	40	88
pH		6,5	6,5	6,5	6,5
D-Dimere		neg	neg	neg	neg
FPA	ng	n. n.	n. n.	23	28
HBsAg		neg	neg	neg	neg
Anti-HIV		neg	neg	neg	neg
Anti-HCV		neg	neg	neg	neg
Anti-CMV		neg	neg	neg	neg
Löslichkeit	(min)	0,25	0,5	0,2	0,5

gebenen F. IX C-Aktivitäten mit dem Einstufentest bestätigt werden. Dies gilt nicht für die Ergebnisse des chromogenen F. IX C-Tests, der offensichtlich noch nicht genügend standardisiert durchführbar ist. Bis auf die Konzentrate C und F die noch deutliche bzw. extrem hohe Faktor X-Aktivität enthalten, sind die F. IX-Konzentrate praktisch frei von anderen Faktoren des Prothrombinkomplexes. Aktivierte Anteile mit thrombogener Tendenz werden durch die Ergebnisse der NaPTT weitgehend ausgeschlossen, die für alle Konzentrate im Bereich des Leerwertes der Methode ohne Verkürzung der Reaktionszeit beobachtet wird. Alle Konzentrate sind frei von Immunglobulinen, D-Dimere sind nicht nachweisbar. Jedoch in den meisten Konzentraten werden geringe Konzentrationen von FPA, was auf eine Aktivierung hinweisen könnte, gefunden (Präparate B, C, D, G, A).

Virusmarker werden in den untersuchten F. IX-Konzentraten nicht nachgewiesen. Die Löslichkeit der Präparate ist optimal unter 1 Minute gelegen. Die spezifische Aktivität als Maß für die Reinheit der Präparate liegt in jedem Falle hoch, in den Präparaten A und C erreicht sie ca. 100, im Präparat E sogar 210.

Diskussion

Die Ergebnisse der Untersuchungen der derzeitig verfügbaren Faktor IX-Konzentrate zeigen, daß mittlerweile hochgereinigte Konzentrate zur Behandlung der Hämophilie B ohne wesentliche Verunreinigungen anderer Gerinnungsfaktoren und thrombogener Metaboliten vorliegen, die sich schnell, vollständig und klar lösen. Die Darreichung des schnellöslichen Hochkonzentrates in einer Zweikammerfertigspritze ist ein weiterer Fortschritt im Sinne einer schnellen und leichten Applikation einer lebenslangen Substitutionstherapie.

Nur eines der untersuchten Faktor IX-Konzentrate (F) fällt durch seinen extrem hohen Faktor X-Gehalt von 474 IE bei einem deklarierten Faktor IX-Gehalt von 250 IE hinsichtlich der Reinheit heraus. Somit ist hier die Bezeichnung F. IX-Konzentrat sachlich irreführend und muß folglich abgelehnt werden.

In-vitro-Charakteristik von gepooltem virusinaktivierten lyophilisierten Frischplasma

H. BEESER, H. R. LANG (Freiburg)

Da bisher kein wirksames Virusinaktivierungsverfahren zur Behandlung von Frischplasma verfügbar war, war eine bei der Plasmatransfusion stets zu beachtende mögliche Nebenwirkung die Übertragung einer Virusinfektion (HBV, HCV, HIV) auf den Patienten. Durch Behandlung mit Tri-N-Butylphosphat und einem Detergenz nach der Methode von HOROWITZ [1] ist nun offensichtlich die Virusinaktivierung auch im Frischplasma möglich. Allerdings handelt es sich bei der resultierenden Plasmakonserve weder um ein Frischplasma, noch um ein Einzelspenderplasma, sondern um ein Poolplasma, das nach Wiederauftauen von gefrorenen Frischplasmen vieler Einzelspender gepoolt, virusinaktiviert und dann als Plasmapool nochmals tiefgefroren und eventuell lyophilisiert wird. Wir untersuchten die nach diesem Verfahren behandelten Plasmakonserven von zwei verschiedenen Herstellern.

Die Ergebnisse sind in Tabelle 1 zusammengefaßt. Man erkennt, daß offensichtlich die Manipulation und der Herstellungsprozeß einen deutlichen Verlust der Gerinnungsaktivität der verschiedenen Faktoren verursacht. Dies ist in dem Plasma des Herstellers I ausgeprägter als bei Hersteller II. Bei Hersteller I fällt auf, daß das Poolplasma einen stark alkalischen pH-Wert zwischen 9,2 und 8,0 aufweist. Bei diesem Hersteller finden sich auch als Indikator für abgelaufene Aktivierungen im Plasma während der Aufbereitung deutlich gesteigerte PF4- und FPA-Konzentrationen.

Zusammenfassend ist festzustellen,
1. daß es sich bei dem nach dem SD Verfahren virusinaktivierten Plasma weder um ein gefrorenes Frischplasma, noch um ein Einzelspenderplasma handelt,
2. daß die Wirksamkeit der Virusinaktivierung bisher nicht nachgewiesen wurde, insbesondere fehlen beweiskräftige klinische Studien,
3. ist das geringe Restrisiko der Infektiosität eines Einzelspenderplasmas von einem nach den Richtlinien zur Blutgruppenbestimmung und Bluttransfusion [2] sorgfältig kontrollierten Dauerspender gegen die vielfach höhere Gefahr der Infektion eines von z. B. 1000 Spendern gemischten Plasmapools durch einen oder mehrere Virusträger abzuwägen.
Würden diese möglicherweise infizierten Spenden durch das Virusinaktivierungsverfahren nicht sicher neutralisiert, besteht die Gefahr, daß alle Empfänger dieses Plasmapools infiziert werden. Bei Einzelspenderplasmen, die als Fresh Frozen Plasma transfundiert werden, besteht dagegen jeweils nur eine Infektionsgefahr für den Empfänger des möglicherweise infizierten einzelnen Plasmas.

G. Landbeck, I. Scharrer, W. Schramm (Hrsg.)
22. Hämophilie-Symposion Hamburg 1991
© Springer-Verlag Berlin Heidelberg 1992

Tabelle 1. Charakteristik von gepooltem virusinaktivierten lyophilisierten Frischplasma

Präparat		I		II	
CH B		0222209	1212401	1220796N	1170596
F. VIIIC	%	67	62	93	86
vWF	%	104	74	99	108
F. VIIIR Cof	%	70	49	63	70
F. V	%	58	82	77	67
F. II	%	84	94	91	79
F. VII	%	95	89	71	67
F. IX	%	78	69	75	78
F. X	%	86	91	93	87
F. XI	%	53	63	59	57
F. XII	%	62	65	91	89
F. XIII	%	100	50	50	85
Fibg.	mg/dl	275	285	255	245
Fibronect.	mg/dl	30,2	28,0	0,29	0,28
AT III	%	78	83	87	82
Prot. C	%	98	88	94	81
Plasminogen	%	102	99	96	91
IgG	g/l	9,9	9,6	10,0	7,3
IgM	g/l	2,2	1,2	1,4	0.9
IgA	g/l	1,2	1.9	1,9	1,3
Albumin	g/l	33,6	35,0	34,4	27,9
Ges. Prot.	g/l	57,0	55,0	56,9	46,7
Isoaggl. A		neg	1:32	neg	neg
Isoaggl. B		1:1	1:16	neg	neg
PF$_4$	IU/ml	158	73,0	15	23,4
FPA	ng/ml	5,7	7,9	n. n.	n. n.
Plasma Hb	mg/dl	3,0	1,6	0,9	0,9
Zitrat	g/l	3,9	3,9	3,1	3,9
pH		9,2	8,0	7,3	7,7
Anti-HIV		neg	neg	neg	neg
Anti-HCV		neg	neg	neg	neg
HBsAg		neg	neg	neg	neg
Anti-CMV		pos	pos	pos	pos
TNBP	ppm	0,2	0,2	0,1	0,1
Löslichkeit	(min)	15	20	10	10

4. Ein virussicheres lyophilisiertes Poolplasma, dessen Qualität chargenmäßig deklariert vorliegt und das bei Raumtemperatur transportfähig ist und überall vorrätig gehalten werden kann, wäre sicherlich ein Fortschritt. Nur muß zunächst die größere Virussicherheit gegenüber nicht inaktiviertem Einzelspenderplasma durch klinische Untersuchungen objektiv nachgewiesen werden, bevor gefrorenes Frischplasma (FFP) als mit einer geringeren Virussicherheit behaftet hingestellt werden darf.

Literatur

1. Horowitz B et al (1992) Solvent/Detergent-Treated Plasma: A Virus-Inactivated Substitute for Fresh Frozen Plasma Blood 79:826
2. Richtlinien für Blutgruppenbestimmung und Bluttransfusion der Bundesärztekammer und des Bundesgesundheitsamtes, Fassung 1991, Deutscher Ärzteverlag Köln 1992

IV. Thrombophilie

Diskussionsleitung:

E. LECHLER (Köln)
H. RASCHE (Bremen)
E. WENZEL (Homburg/Saar)

Normale und abnormale Varianten des humanen Fibrinogens

A. H. Henschen, K. G. Krieglstein, R. E. Baumann, H. C. Pirkle
(Irvine/Kalifornien)

Das Fibrinogen ist ein zentrales Protein im Blutgerinnungssystem. Das Fibrino-
genmolekül ist aus drei Paaren von nicht-identischen Peptidketten aufgebaut.
Die Ketten werden mit Aα, Bβ und γ bezeichnet; die Gesamtstruktur kann also
mit (Aα, Bβ, γ)$_2$ beschrieben werden. Während der Blutgerinnung spaltet das
Enzym Thrombin zwei Paare von Ketten, so daß die niedermolekularen Fibrino-
peptide A und B freigesetzt werden. Aus diesem Grunde ist die Struktur des
Fibrinmoleküls (α, β, γ)$_2$. Es besitzt die Fähigkeit zu polymerisieren, so daß ein
Gerinnsel entsteht. Die humanen Fibrinogenketten enthalten 610, 461 und 411
Aminosäurereste und werden durch 29 Schwefelbrücken verknüpft (Abb. 1
und 2). Die kovalente Struktur des humanen Fibrinogens wurde erstmals durch
Aminosäure-Sequenzanalyse aufgeklärt. Die Arbeit war 1979 abgeschlossen und
wurde dann einige Jahre später durch Nukleotid-Sequenzanalyse bestätigt [1–3].

Humanes Fibrinogen existiert in einer großen Anzahl verschiedener molekula-
rer Zustandsformen, da es mehrere regionale Varianten gibt und diese unterschiedlich kombiniert sein können. Die Anzahl der Kombinationen ist besonders
groß, da jede regionale Variante auf beiden Seiten, nur auf einer Seite oder auf
keiner Seite des dimeren Fibrinogenmoleküls vorkommen kann (Abb. 3). Man
kann die regionalen Varianten in zwei Gruppen aufteilen, in solche, die in jedem
Individuum zu finden sind und andere, die nur bei einigen Individuen vorkommen, da sie erblich erworben sind (Tabelle 1). Eine Beziehung zwischen einer

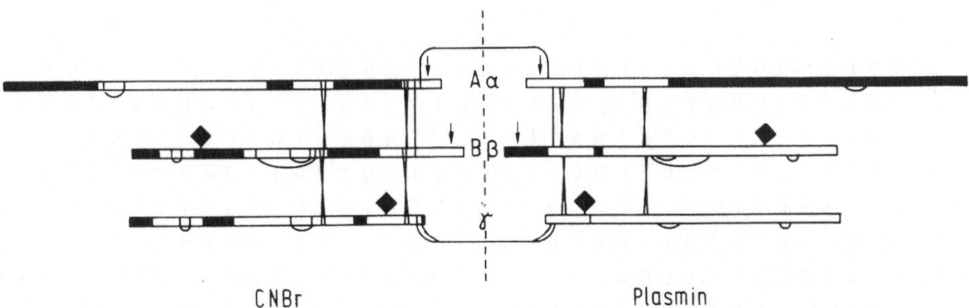

Abb. 1. Humanes Fibrinogen, ein Modell der kovalenten Struktur. Die N-terminalen Bereiche
der Ketten sind im Zentrum. Die dünnen Verbindungslinien bezeichnen Schwefelbrücken, die
Pfeile Thrombinspaltstellen, die Karos Kohlenhydratseitenketten. Auf der linken Seite sind die
5 Disulfidknoten, die durch Bromzyanspaltung entstehen, und auf der rechten Seite die Plas-
minfragmente D und E weiß

G. Landbeck, I. Scharrer, W. Schramm (Hrsg.)
22. Hämophilie-Symposion Hamburg 1991
© Springer-Verlag Berlin Heidelberg 1992

```
  1  A D S G E G D F L A E G G G V R↓G P R V V E R H Q S A C K D S D W P F C S D E D
 41  W N Y K C P S G C R M K G L I D E V N Q D F T N R I N K L K N S L F E Y Q K N N
 81  K D S H S L T T N I M E I L R G D F S S A N N R D N T Y N R V S E D L R S R I E
121  V L K R K V I E K V Q H I Q L L Q K N V R A Q L V D M K R L E V D I D I K I R S
161  C R G S C S R A L A R E V D L K D Y E D Q Q K Q L E Q V I A K D L L P S R D R Q
201  H L P L I K M K P V P D L V P G N F K S Q L Q K V P P E W K A L T D M P Q M R M
241  E L E R P G G N E I T R G G S T S Y G T G S E T E S P R N P S S A G S W N S G S
281  S G P G S T G N R N P G S S G T G G T A T W K P G S S G P G S T G S W N S G S S
321  G T G S T G N Q N P G S P R P G S T G T W N P G S S E R G S A G H W T S E S S V
361  S G S T G Q W H S E S G S F R P D S P G S G N A R P N N P D W G T F E E V S G N
401  V S P G T R R E Y H T E K L V T S K G D K E L R T G K E K V T S G S T T T T R R
441  S C S K T V T K T V I G P D G H K E V T K E V V T S E D G S D C P E A M D L G T
481  L S G I G T L D G F R H R H P D E A A F F D T A S T G K T F P G F F S P M L G E
521  F V S E T E S R G S E S G I F T N T K E S S S H H P G I A E F P S R G K S S S Y
561  S K Q F T S S T S Y N R G D S T F E S K S Y K M A D E A G S E A D H E G T H S T
601  K R G H A K S R P V


  1  Z G V N D N E E G F F S A R↓G H R P L D K K R E E A P S L R P A P P P I S G G G
 41  Y R A R P A K A A A T Q K K V E R K A P D A G G C L H A D P D L G V L C P T G C
 81  Q L Q E A L L Q Q E R P I R N S V D E L N N N V E A V S Q T S S S S F Q Y M Y L
121  L K D L W Q K R Q K Q V K D N E N V V N E Y S S E L E K H Q L Y I D E T V N S N
161  I P T N L R V L R S I L E N L R S K I Q K L E S D V S A Q M E Y C R T P C T V S
201  C N I P V V S G K E C E E I I R K G G E T S E M Y L I Q P D S S V K P Y R V Y C
241  D M N T E N G G W T V I Q N R Q D G S V D F G R K W D P Y K Q G F G N V A T N T
281  D G K N Y C G L P G E Y W L G N D K I S Q L T R M G P T E L L I E M E D W K G D
321  K V K A H Y G G F T V Q N E A N K Y Q I S V N K Y R G T A G N A L M D G A S Q L
361  M G E N⁺R T M T I H N G M F F S T Y D R D N D G W L T S D P R K Q C S K E D G G
401  G W W Y N R C H A A N P N G R Y Y W G G Q Y T W D M A K H G T D D G V V W M N W
441  K G S W Y S M R K M S M K I R P F F P Q Q


  1  Y V A T R D N C C I L D E R F G S Y C P T T C G I A D F L S T Y Q T K V D K D L
 41  Q S L E D I L H Q V E N⁺K T S E V K Q L I K A I Q L T Y N P D E S S K P N M I D
 81  A A T L K S R K M L E E I M K Y E A S I L T H D S S I R Y L Q E I Y N S N N Q K
121  I V N L K E K V A Q L E A Q C Q E P C K D T V Q I H D I T G K D C Q D I A N K G
161  A K Q S G L Y F I K P L K A N Q Q F L V Y C E I D G S G N G W T V F Q K R L D G
201  S V D F K K N W I Q Y K E G F G H L S P T G T T E F W L G N E K I H L I S T Q S
241  A I P Y A L R V E L E D W N G R T S T A D Y A M F K V G P E A D K Y R L T Y A Y
281  F A G G D A G D A F D G F D F G D D P S D K F F T S H N G M Q F S T W D N D N D
321  K F E G N C A E Q D G S G W W M N K C H A G H L N G V Y Y Q G G T Y S K A S T P
361  N G Y D N G I I W A T W K T R W Y S M K K T T M K I I P F N R L T I G E G Q Q H
401  H L G G A K Q A G D V
```

Abb. 2. Humanes Fibrinogen, Aα-Kette (oben), Bβ-Kette (mitte) und γ-Kette (unten). Die Pfeile zeigen die Thrombinspaltstellen und + Kohlenhydratseitenketten

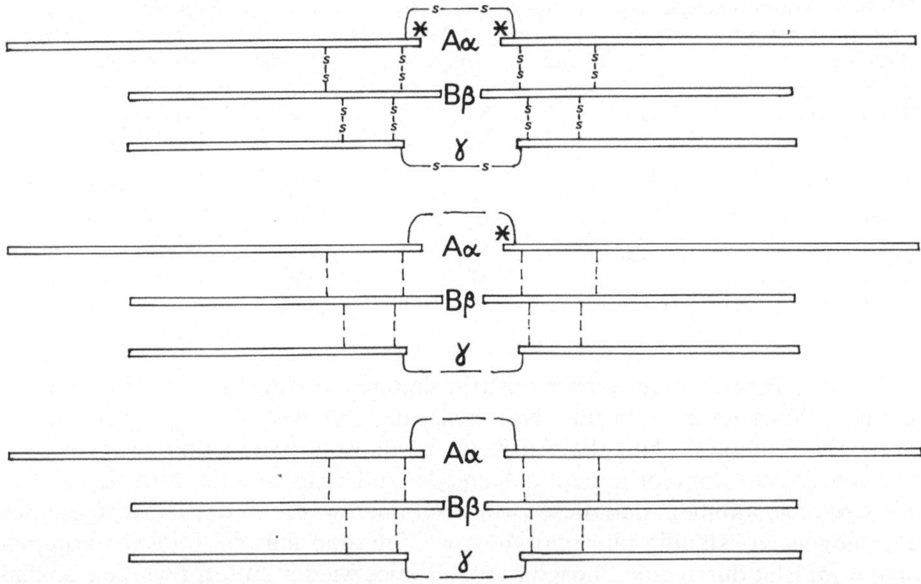

Abb. 3. Fibrinogenmolekül-Modelle mit regionaler Variante auf beiden Seiten, einer Seite und keiner Seite

Tabelle 1. Regionale Fibrinogenvarianten

Nicht vererbbare Varianten:
    „Splicing" der γ-Kette
    Phosphorylierung der Aα-Kette
    Sulfatierung der Bβ- und γ-Kette
    Prolin-Hydroxylierung der Bβ-Kette
    Glykosylierung der Bβ- und γ-Kette
    Proteolytischer Abbau der Aα- und γ-Kette

Vererbbare Varianten:
    Polymorphismus in der Aα- und Bβ-Kette
    Mutationen in der Aα, Bβ- oder γ-Kette

definierten, regionalen Variante und den funktionellen Eigenschaften des entsprechenden Fibrinogens ist erst in einigen Fällen beobachtet worden.

Die erste Gruppe von regionalen Varianten beinhaltet diejenigen, die durch „alternative splicing" oder durch posttranslationale Modifikation entstanden sind. Der C-terminale Bereich der γ-Kette kommt in zwei verschiedenen Formen vor: die letzten vier Aminosäuren (AGDV in Abb. 2) sind in der alternativen Form durch eine 20-Aminosäuren-langen Reihe ersetzt (Sequenz: VRPEHPAE-TEYDSLYPEDDL). Die kürzere γ-Kette entspricht etwa 90 % der Population der γ-Ketten, und nur Fibrinogenmoleküle mit kurzer γ-Kette können mit Blutplättchen interagieren.

Tabelle 2. Posttranslational modifizierte Aminosäuren im humanen Fibrinogen

Modifizierung	Peptidkette	Aminosäure	Position	Sequenzumgebung
Phosphorylierung	Aα	S	3	A D S G E G
	Aα	S	345	N P G S S E R
Sulfatierung	lange γ	Y	418	E T E Y D S L
Hydroxylierung	Bβ	P	31	S L R P A P P
Glykosylierung	Bβ	N	364	M G E N R T M
	γ	N	52	Q V E N K T S

Alle drei Peptidketten werden posttranslational modifiziert durch Phosphory-
lierung, Sulfatierung, Prolin-Hydroxylierung, Glykosylierung (Tabelle 2)
und/oder Proteolyse. Nur die Aα-Kette ist phosphoryliert, und zwar an zwei
Serinen, das eine im Fibrinopeptid A und das andere in etwa der Mitte der Kette.
Es wird angenommen, daß diese zwei Positionen während der Biosynthese des
Fibrinogens vollständig phosphoryliert werden, und daß die Phosphatgruppen
später im Blut durch eine Phosphatase teilweise wieder entfernt werden, so daß
nur noch etwa 20 % der jeweiligen Serine in modifizierter Form vorliegen. Bei
erhöhter Syntheserate während einer Akuten-Phasen-Reaktion ist der phosphorylierte Anteil entschieden größer, da mehr frisch entstandenes Fibrinogen vorhanden ist. Auch beim ungeborenen Kind ist der phosphorylierte Anteil größer
als der unphosphorylierte. Die Serin-Phosphorylierung in der Aα-Kette scheint
jedoch nicht von funktioneller Bedeutung zu sein, da die Geschwindigkeit der
Thrombin-induzierten Fibrinopeptid A-Freisetzung vom Phosphorylierungsgrad
unabhängig ist.

Im humanen Fibrinogen ist nur die lange γ-Kette an einem Tyrosin sulfatiert.
Die Sulfatierung scheint vollständig zu sein. Eine Bedeutung für die Fibrinogen-
funktion ist nicht bekannt. Dabei ist anzumerken, daß die Mehrzahl der untersuchten tierischen Fibrinopeptide B Tyrosin-sulfatiert sind, das humane jedoch
nicht, und es enthält auch kein Tyrosin. In den Fibrinopeptiden verstärkt die
Sulfatierung die sauren Eigenschaften der Peptide und damit ihre „Schutzfunk-
tion" als Fibrinogenpolymerisationshemmer.

In der Bβ-Kette ist ein bestimmtes Prolin zu 20 % hydroxyliert. Dieser neue
Befund ist sehr unerwartet, da Hydroxyprolin sonst hauptsächlich in Kollagen-
ähnlichen Proteinen vorkommt. Im Kollagen ist diese Hydroxylierung von großer funktioneller Bedeutung, da sie die optimale Temperaturstabilität des Kolla-
gens regelt. Im Fibrinogen ist jedoch die Bedeutung unbekannt und Variationen
im Hydroxyprolin-Gehalt sind noch nicht nachgewiesen worden.

Das Fibrinogen ist an zwei verschiedenen Stellen glykosyliert, nämlich im
C-terminalen Bereich des Bβ-Kette und im N-terminalen Bereich der γ-Kette.
Die zwei Kohlenhydratseitenketten sind sehr ähnlich; beide sind an Aspara-
gin N-glykosidisch verknüpft und biantennar. Eine Heterogenität entsteht dadurch, daß entweder eine oder zwei endständige Sialsäurereste per Kohlenhy-
dratseitenkette vorhanden sind. Die Menge an Sialsäure beeinflußt die Fibrinpo-
lymerisationsgeschwindigkeit insofern, als erhöhte Mengen an Sialsäure zur Ver-

langsamung der Polymerisation führen. Eine Überglykosylierung mit triantennaren Kohlenhydratseitenketten, zusätzlicher Sialsäure und verzögerter Polymerisation kommt bei Leberkrankheiten vor. Eine andersartige, unspezifischere Glykosylierung entsteht bei Diabetes dadurch, daß Glukose an Aminogruppen angelagert wird.

Es ist seit langem bekannt, daß die Aα-Kette Proteolyse-empfindlich und auch im normalen Blut teilweise in abgebauter Form vorhanden ist. Nicht abgebautes Fibrinogen hat ein Molekulargewicht von 340 kDa und entspricht etwa 70 % des Plasmafibrinogens. Weitere 25 % haben ein Molekulargewicht von 305 kDa und die letzten 5 % nur 270 kDa. Die drei Formen werden mit HMW, LMW und LMW' bezeichnet. In der LMW-Form fehlt die C-terminale Hälfte der einen Aα-Kette, in der LMW'-Form die C-terminale Hälfte beider Aα-Ketten. Die für den Abbau verantwortliche Protease ist noch nicht identifiziert worden. Weder Plasmin noch Leukozytenelastase können in Frage kommen, da sie Fibrinogen andersartig abbauen. Abweichende Mengenverhältnisse der drei Molekulargewichtsformen sind bei einigen Krankheitsbildern beschrieben worden. Fibringerinnsel mit geringerem Anteil an vollständiger Aα-Kette sind weniger stabil. In 10 % der Aα-Ketten fehlt die erste N-terminale Aminosäure. Es ist anzunehmen, daß dieser Abbau durch eine Aminopeptidase verursacht wird. Die Abspaltung der ersten Aminosäure scheint ohne funktionelle Bedeutung zu sein.

Auch in einem geringen Anteil der γ-Ketten fehlen C-terminale Bereiche. Die Ursache hierfür ist unbekannt. C-terminal abgebaute γ-Ketten können jedoch weder durch Faktor XIIIa quervernetzt werden, noch an Blutplättchen binden.

Die zweite Gruppe von regionalen Varianten beinhaltet diejenigen, die vererbbar sind. Gewisse erblich erworbene Varianten kommen häufig in der Population vor und sollten die physiologische Funktion des Fibrinogens nicht beeinträchtigen. Dieser Polymorphismus verursacht die sogenannte Mikroheterogenität in gepoolten Plasmaproben. Andere erblich erworbene Varianten kommen nur in einer oder einigen Familien vor und sind bis jetzt ausschließlich im Zusammenhang mit mangelhafter Funktion des Fibrinogens beobachtet worden.

Ein Verdacht, daß einige Positionen im Fibrinogen polymorph sein könnten, entstand, als die Aminosäuresequenzanalyse-Ergebnisse mehrerer Forschungsgruppen verglichen wurden. Polymorphismus könnte eine Erklärung für unterschiedliche Ergebnisse bieten. Sieben Positionen, 47, 296 und 312 in der Aα-Kette, 162, 296 und 448 in der Bβ-Kette und 88 in der γ-Kette, wurden durch Restriktionsfragmentanalyse nach Polymerasekettenreaktions-Amplifikation (PCR) oder Allel-spezifische PCR untersucht. Ein Polymorphismus konnte für Position 312 in der Aα-Kette und Position 448 in der Bβ-Kette nachgewiesen werden. Für die übrigen Positionen konnte kein Anhaltspunkt für Polymorphismus gefunden werden. Die charakteristischen Muster, die bei dem genetisch bedingten Threonin-Alanin-Wechsel in der Aα-Kette und Arginin-Lysin-Wechsel in der Bβ-Kette zu beobachten waren, sind in Abbildung 4 gezeigt. Eine Zusammenfassung der bis jetzt beschriebenen polymorphen Positionen im Fibrinogen-Genbereich ist in Abbildung 5 gegeben, wobei zu bemerken ist, daß die Mehrzahl der Positionen außerhalb der translatierten Abschnitte zu finden ist.

Eine Analyse von mehr als 100 Individuen in Kalifornien ergab, daß die Allelfrequenzen für das Paar Threonin-Alanin 0,76 zu 0,24 und für das Paar

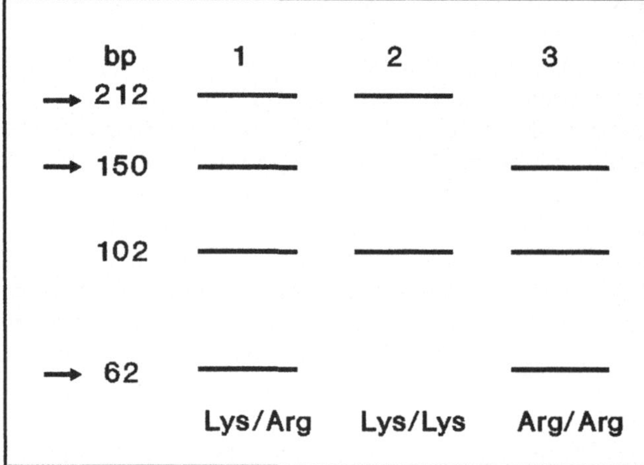

Abb. 4. Fibrinogenpolymorphismus in Position 312 der Aα-Kette (oben) und 448 der Bβ-Kette (unten). Schematische Abbildung der Polyakrylamidgelelektrophoresemuster, die nach PCR und Restriktionsenzymspaltung entstehen. Die Pfeile zeigen die charakteristischen Banden, die bei heterozygoten (1) und homozygoten (2 bzw. 3) Individuen entstehen. Die Aα-Kettenanalyse wurde mit dem Enzym RsaI und die Bβ-Kettenanalyse mit Mn1I durchgeführt

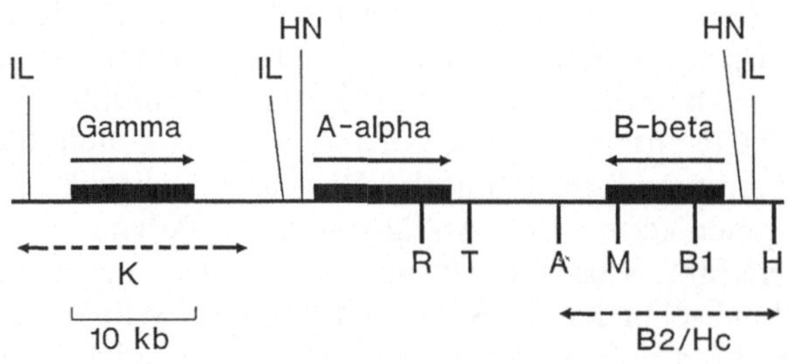

Abb. 5. Fibrinogen-Genbereich mit Bindungsstellen der Biosynthese-beeinflussenden Faktoren (oben) und mit polymorphen Positionen, die durch Restriktionsenzymspaltung analysiert wurden (unten). Die Pfeile zeigen die Richtung der drei Kettengene und <- · · · · -> ungenau charakterisierte Spaltstellen

Tabelle 3. Fibrinopeptid-Freisetzung durch Thrombin in abnormen Fibrinogenen

Gruppe	homozygot		heterozygot	
I A	kein	A	1 normales	A
	2 normale	B	2 normale	B
I B	2 normale	A	2 normale	A
	kein	B	1 normales	B
II A	2 abnorme	A	1 abnormes	A
	2 normale	B	1 normales	A
			2 normale	B
II B	2 normale	A	2 normale	A
	2 abnorme	B	1 abnormes	B
			1 normales	B
III	2 normåle	A	2 normale	A
	2 normale	B	2 normale	B

Arginin-Lysin 0,85 zu 0,15 sind. Der Polymorphismus in der Bβ-Kette zeigte eine ausgesprochene Korrelation mit dem schon beschriebenen Polymorphismus außerhalb des translatierten Abschnitts im Bβ-Kettengen (H in Abb. 5). Von dem letztgenannten Polymorphismus ist bekannt, daß er mit dem Plasmafibrinogenspiegel korreliert und somit auch zumindest indirekt mit dem Fibrinogenspiegelassoziierten Herz-Gefäß-Krankheitsrisiko. Es scheint nun berechtigt zu fragen, ob die Varianten im Gen oder die in der Peptidkette das Krankheitsrisiko beeinflussen könnten.

Es kann zusammengefaßt werden, daß im normalen humanen Fibrinogen mindestens 4 regionale Varianten in der Aα-Kette, 3 in der Bβ-Kette und 3 in der γ-Kette vorhanden sind. Da diese 10 Variationsmöglichkeiten symmetrisch oder unsymmetrisch vorliegen können (s. Abb. 3), ein oder zwei davon jedoch bei manchen Individuen in genetisch homozygoter Form vorliegen, kann berechnet werden, daß $3^8 = 6561$, $3^9 = 19\,683$ oder sogar $3^{10} = 59\,049$ Kombinationen von nicht-identischen molekularen Zustandsformen des Fibrinogens im Blut existieren. Die verschiedenen Formen müßten sich erheblich in ihren funktionellen Eigenschaften unterscheiden, und man könnte sich vorstellen, daß einige Kombinationen von regionalen Varianten besonders gesundheitsgefährdend sind.

Ungewöhnliche, genetisch bedingte Fibrinogenvarianten sind bis jetzt in etwa 300 Familien beschrieben worden. Sie werden fast immer im Routinelabor dadurch entdeckt, daß das Blutplasma zu langsam nach Thrombin- und/oder Reptilasezugabe gerinnt. Es ist dabei wichtig festzustellen, daß der Gerinnungstest nur einige der vielen funktionellen Eigenschaften des Fibrinogens überprüft, und daß die hierbei entdeckten Dysfibrinogenämien dem Testsystem entsprechen müssen. Fibrinogen besitzt jedoch noch viele andere physiologisch relevante funktionelle Eigenschaften, und das Fibrinogenmolekül interagiert ganz spezifisch mit vielen anderen Proteinmolekülen, mit mehreren Zelltypen, mit gewissen Ionen usw. Es ist durchaus zu erwarten, daß, wenn Labortestsysteme diesen funktionellen Eigenschaften entsprechend entwickelt und benutzt werden würden, eine große Anzahl andersartiger Dysfibrinogenämien erfaßt werden könnten.

Wegen der Größe des Fibrinogenmoleküls ist die Strukturfehlersuche bei Dysfibrinogenämien schwierig. Ein zusätzliches Problem verursacht die Tatsache, daß die Mehrzahl der Patienten heterozygot für den Strukturfehler ist. Allgemeinere Analysen, die erste Hinweise auf die molekulare Lokalisation der Strukturanomalie geben können, sind deshalb wertvoll. Da so viele Dysfibrinogene durch ihre mangelhafte Gerinnung entdeckt worden sind, war es sinnvoll, zuerst die zwei Teilreaktionen der Gerinnung, Fibrinopeptid-Freisetzung und Fibrinpolymerisation, zu überprüfen. Die Analyse mit Hochleistungsflüssigkeitschromatographie (HPLC) der durch Überschuß an Thrombin freigesetzten Fibrinopeptide ermöglichte eine Klassifikation der Dysfibrinogenämien (Tabelle 3) und oft, in Verbindung mit Aminosäure-Sequenzanalyse, eine schnelle Strukturaufklärung, wenn charakteristische HPLC-Muster zu sehen waren (Abb. 6). Zusätzliche Hinweise konnten durch die HPLC-Analyse der Fibrinopeptid-Freisetzungsgeschwindigkeit (Abb. 7) und die Analyse der durch Zugabe von erst Reptilase und danach Thrombin entstehenden Fibrinpolymerisation (Abb. 8) erhalten werden. Die Mehrzahl der bis jetzt Struktur-aufgeklärten, abnormen Fibrinogene sind mit Protein-chemischen Methoden analysiert worden, einige in den letzten Jahren jedoch mit PCR-Amplifikation und Nukleinsäure-Sequenzanalyse.

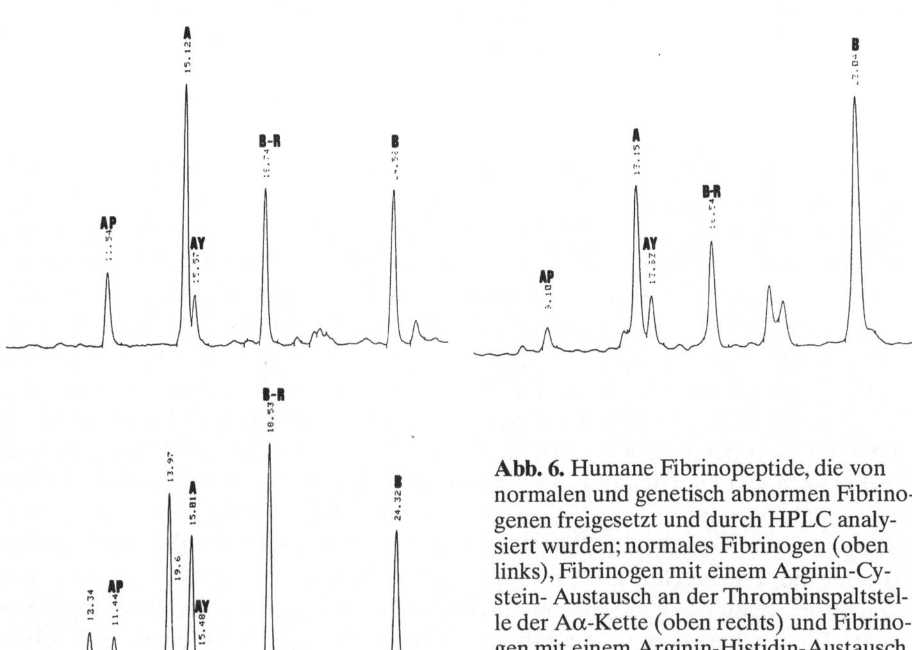

Abb. 6. Humane Fibrinopeptide, die von normalen und genetisch abnormen Fibrinogenen freigesetzt und durch HPLC analysiert wurden; normales Fibrinogen (oben links), Fibrinogen mit einem Arginin-Cystein- Austausch an der Thrombinspaltstelle der Aα-Kette (oben rechts) und Fibrinogen mit einem Arginin-Histidin-Austausch in derselben Position (unten).

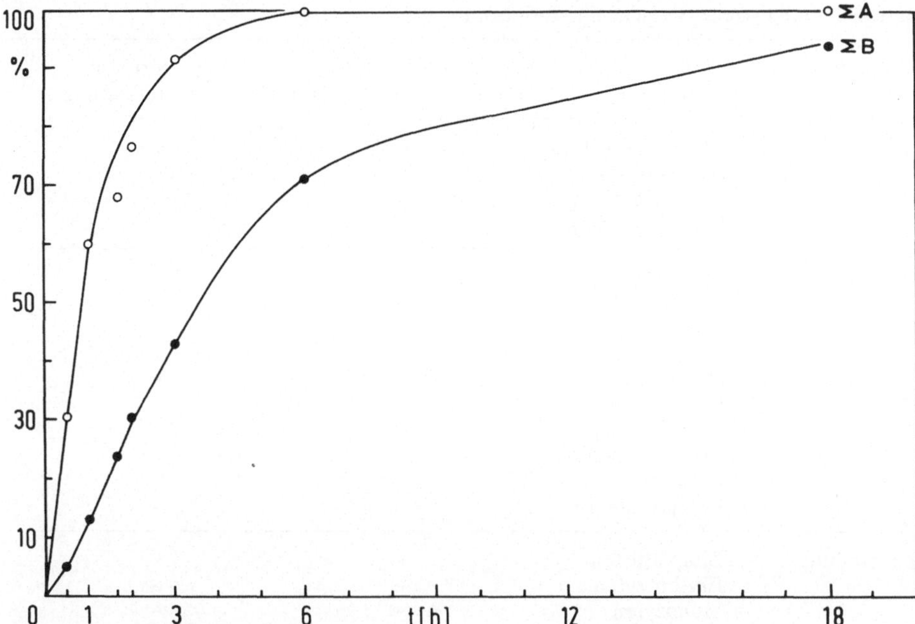

Abb. 7. Zeitabhängigkeit der Fibrinopeptid-Freisetzung bei normalem humanen Fibrinogen. Die Fibrinopeptide wurden mit HPLC analysiert

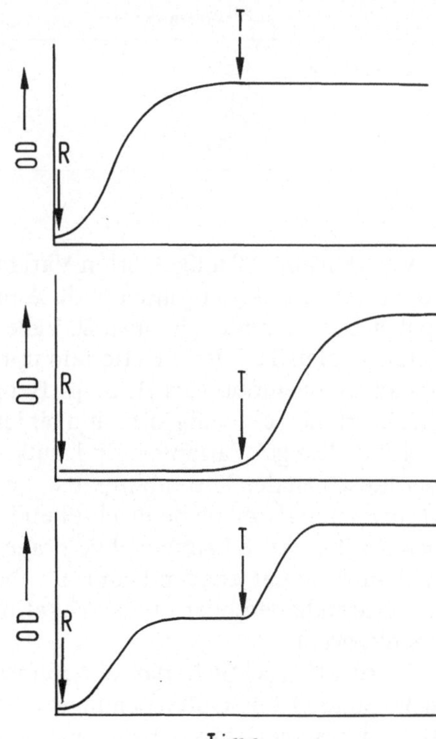

Abb. 8. Fibrinpolymerisation nach sequenzieller Zugabe von Reptilase (R) und Thrombin (T) bei normalem Fibrinogen (oben), homozygot (mitte) und heterozygot (unten) abnormen Fibrinogen mit einem Arginin-Cystein-Austausch an der Thrombinspaltstelle in der Aα-Kette

Tabelle 4. Funktionelle Bereiche im Fibrinogen

Funktion		bekannte Dysfunktion	Struktur-aufklärung
Fibrinogen-eigene	Thrombinspaltung	+	+
	Polymerisation	+	+
	Quervernetzung	+	–
	Plasminspaltung	+	–
Proteinbindung	Thrombin	+	+
	Faktor XIII	–	–
	Plasmin(ogen)	+	–
	Plasminogen-aktivatoren	+	–
	Fibronektin	–	–
	α_2-Antiplasmin	–	–
	Thrombospondin	–	–
	Kollagen	–	–
	Lipoprotein (a)	–	–
Zellbindung	Blutplättchen	+	+
	Erythrozyten	+	–
	Monozyten	–	–
	Makrophagen	–	–
	Endothelzellen	–	–
	Fibroblasten	–	–
	Staphylokokken, Streptokokken	–	–
Ionenbindung	Kalzium	+	+
	Zink	–	–
	Zitrat	+	+
	EDTA	+	+

Von den über 80 aufgeklärten Varianten war der Strukturfehler in etwa 55 Fällen im Bereich der Fibrinopeptide A und B und den entsprechenden Thrombinspaltstellen zu finden, in etwa 20 Fällen im primären Polymerisationsbereich im C-terminalen Teil der γ-Kette und nur in etwa 6 Fällen in anderen Abschnitten des Fibrinogenmoleküls [1, 3, 4]. Bemerkenswerterweise sind nur etwa 22 der Strukturfehler einmalig, d. h. sind bis jetzt in einer einzigen Familie nachgewiesen worden. Einige Varianten sind außerordentlich häufig, der Arginin-Histidin-Austausch an der Thrombinspaltstelle der Aα-Kette wurde schon in 26 weltweit verbreiteten Familien beobachtet und der Arginin-Cystein-Austausch an derselben Position in 18 Familien. Die Frage, ob die jeweilige zugrundeliegende Mutation nur einmal entstand und alle betroffenen Familien einen gemeinsamen Vorfahren haben oder ob die Mutation mehrfach entstand, ist zur Zeit nicht zu beantworten.

Es ist offensichtlich, daß die abnormen Fibrinogenvarianten als hochspezifische Sonden bei Untersuchungen über Struktur-Funktions-Beziehungen und Biosynthesemechanismen dienen können. Der Austausch einer einzigen Aminosäure in einem Proteinmolekül von fast 1500 Aminosäurebausteinen (pro Molekülhälfte gezählt) kann die funktionellen Eigenschaften dramatisch verändern und, was besonders wichtig ist, die Auswirkung kann nicht nur im Reagenzglas, sondern im lebenden Menschen analysiert werden. Tabelle 4 zeigt eine Aufstellung von funktionellen Bereichen, die im Fibrinogen vorhanden sein müssen und bei welchen Funktionen eine Fibrinogen-abhängige Dysfunktion schon beobachtet wurde. Die Strukturaufklärung eines entsprechenden abnormen Fibrinogens bietet oft einen klaren Anhaltspunkt für die Beziehung zwischen Struktur und Funktion.

Die Untersuchungen an den abnormen Fibrinogenmolekülen haben in vielen Fällen zusätzliche besondere Informationen über Fibrinogen gebracht. Es konnte gezeigt werden, daß in den Varianten mit Arginin-Cystein-Austausch an den Thrombinspaltstellen die neuen Cysteine der beiden Molekülhälften eine Extra-Schwefelbrücke miteinander bilden. Hieraus konnte gefolgert werden, daß die N-terminalen Bereiche der Aα- bzw. Bβ-Ketten parallel verlaufen und daß entsprechende Thrombinspaltstellen der zwei Molekülhälften nahe zusammenliegen. Weiterhin konnte gezeigt werden, daß bei heterozygoten Individuen ausschließlich symmetrisch abnorme und symmetrisch normale Fibrinogenmoleküle vorhanden waren. Hybridmoleküle mit einem Aminosäure-Austausch nur auf einer Seite (s. Abb. 3, mitte) schienen nicht zu existieren. Es wäre von großem allgemeinen Interesse, den Biosynthesemechanismus zu kennen, der diesen Befund erklären kann.

Es wird allgemein angenommen, daß die bedeutungsvollste biologische Funktion des Fibrinogens in der Blutgerinnung liegt. Es wird jedoch vermutet, daß das Fibrinogen eine wesentliche Funktion auch bei mehreren anderen physiologischen und pathologischen Vorgängen hat, wie z.B. Wundheilung, Tumorwachstum und Metastasierung sowie Verteidigungsmechanismen. Die entsprechenden Fibrinogendysfunktionen und abnormen Varianten sind jedoch noch nicht entdeckt worden.

Literatur

1. Henschen A, McDonagh J (1986) Fibrinogen, fibrin and factor XIII. In: Zwaal, RFA, Hemker HC (eds) Blood coagulation. Elsevier 171
2. Mosesson MW, Doolittle RF (1983) Molecular biology of fibrinogen and fibrin. Ann NY Acad Sci:408
3. Ebert RF (1991) Index of variant human fibrinogens. CRC-Press
4. Beck EA, Furlan M (1984) Variants of human fibrinogen. Hans Huber Publ

Dysfibrinogenemia as Thrombophilic Factor

F. Haverkate (Leiden)

The prevalence of congenital disfibrinogenemia in venous thrombosis is approximately 0.5 % as deduced from 5 studies on familial thrombophilia including a total of 1871 patients [1–5]. This is low in comparison with the prevalence of deficiencies of anticoagulation factors such as antithrombin III, protein S and protein C, which together account for one-third of the cases of familial thrombophilia.

Up to now it was uncertain whether thrombophilia is associated with or caused by disfibrinogenemia. This paper presents evidence for such an association.

Approximately 250 cases of congenital disfibrinogenemia have now been reported. Up to 20 % of the cases are associated with one or more thrombotic episodes, 25 % with bleeding and 55 % appear to be asymptomatic and were found by chance.

The low mean age of the propositi of the 50 cases of thrombophilic disfibrinogenemia reported is 34 years indicating that the thrombosis was not primarily due to ageing problems. The disfibrinogenemia occurs in this group of 50 equally in men and women. When using a very strict definition of thrombosis ruling out interfering factors, such as accompanying diseases which may cause thrombosis, age over 40 of patients with venous thrombosis, age over 50 of patients with arterial thrombosis, still 27 cases of dysfibrinogenemia with thrombophilia remain. This is 11% of the 250 cases of dysfibrinogenemia reported. In a normal comparable population, the incidence of thrombosis is lower than 1%. This clearly shows that thrombosis can be associated with dysfibrinogenemia. How a defect in the fibrinogen molecule may lead to thrombosis has not yet been established.

Another argument for such an association stems from studies on localisation of the defects at the molecular level. It appears that bleeding is associated with a defective release of fibrinopeptide A by thrombin, or more general, with a defect at the N-terminal site of the fibrinogen Aα-chain. Thrombosis does not occur in disfibrinogenemia with such a defect. Here, the defects occur elsewhere in the fibrinogen molecule as shown in 9 cases in Table 1. This confirms that thrombosis does not occur by chance in disfibrinogenemia.

A third argument for an association between dysfibrinogenemia and thrombophilia stems from family studies. However the number of families with 2 or more members with thrombophilia avaiable for investigation are rather limited. The association between thrombosis and a defective fibrinogen is convincing only in Caracas V [13], Dusard [14], Naples [10], and Frankfurt/Vlissingen [12].

G. Landbeck, I. Scharrer, W. Schramm (Hrsg.)
22. Hämophilie-Symposion Hamburg 1991
© Springer-Verlag Berlin Heidelberg 1992

Table 1. Molecular defects in cases of congenital dysfibrinogenemia associated with thrombophilia

Abnormal Fibrinogen	Defect in amino acids		Reference
Baltimore I	γ-292	Gly $\rightarrow$ Val	6
Bergamo II	γ-275	Arg $\rightarrow$ His	7
Haifa	γ-275	Arg $\rightarrow$ His	8
IJmuiden	Bβ-14	Arg $\rightarrow$ Cys	9
Naples	Bβ-68	Ala $\rightarrow$ Thr	10
New York I	Bβ 9–72	deletion	11
Nijmegen	Bβ-44	Arg $\rightarrow$ Cys	9
Vlissingen/Frankfurt IV*	γ 319–320	deletion	12

* Frankfurt IV refers to a patient with thrombophilic dysfibrinogenemia and with the same defect in fibrinogen as Vlissingen. Both families appeared to have common ancestors (Prof I. Scharrer, Klinikum der JW Goethe Universität, Frankfurt)

Further important observations on thrombophilic dysfibrinogenemia are
- Pregnancy is obviously a factor precipitating thrombosis before, during or after delivery.
- Within the group of 27 cases with thrombosis according to a strict definition, venous thrombosis predominates with 22 cases. Arterial thrombosis was reported in 3 cases and both types of thrombosis in 2 cases.

In conclusion, it is obvious that disfibrinogenemia may cause thrombosis, mainly in cases where the defect is not localised at the N-terminal site of the Aα-chain, but elsewhere in the fibrinogen molecule. Venous thrombotic episodes predominate. Pregnancy is a precipitating factor.

References

1. Gladstone CL, Griffin JH, Hach V et al (1985) The incidence of protein C and protein S deficiency in 139 young thrombotic patients. Blood 66, Suppl 1:350a (abstract)
2. Conard J, Horellou MH, Samama MM (1989) Screening for inherited thrombotic disorders. Res Clin Lab 19:391–402
3. Felez J, Rodriguez-Pinto C, Velasco F et al (1987) High incidence of congenital hemostatic disorders among 578 patients with primary and secondary thrombosis. Blood 70, Suppl 1:372a (abstract)
4. Wiesel ML, Grunebaum L, Freyssinet JM et al (1988) Biological causes of familial thrombosis. Fibrinolysis 2, Suppl 2:14–15
5. Kakkar V, Melissari E (1989) Incidence of venous thrombosis – Risk factors. Thromb Haemostas 62:336 (abstract)
6. Bantia S, Mane SM, Bell WR et al (1990) Fibrinogen Baltimore I: polymerization defect associated with a γ 292 Gly – Val (GGC $\rightarrow$ GTC) mutation. Blood 76:2279–2283
7. Reber P, Furlan M, Henschen A et al (1986) Three abnormal fibrinogen variants with the same amino acid substitution (γ 275 Arg $\rightarrow$ His): Fibrinogens Bergamo II, Essen and Perugia. Thromb Haemostas 56:401–406
8. Siebenlist KR, Mosesson MW, DiOrio JP et al (1989) The polymerization of fibrin prepared from Fibrinogen Haifa (γ 275 Arg $\rightarrow$ His). Thromb Haemostas 62:875–879

9. Koopman J, Haverkate F, Grimbergen J et al (1992) Abnormal fibrinogens IJmuiden (Bβ Arg 14 → Cys) and Nijmegen (Bβ Arg 44 → Cas) form disulfide-linked fibrinogen-albumin complexes. Proc Natl Acad Sci USA 89:3478–3482

10. Koopman J, Haverkate F, Lord ST et al (1992) Molecular basis of fibrinogen Naples associated with defective thrombin binding and thrombophilia. Homozygous substitution of Bβ 68 Ala → Thr. J Clin Invest 90: 238–244

11. Liu CY, Koehn JA, Morgan FJ (1985) Characterization of fibrinogen New York I. A dysfunctinal fibrinogen with a deletion of Bβ 9–72 corresponding exactly to exon 2 of the gene. J Biol Chem 260:4390–4396

12. Koopman J, Haverkate F, Briët E et al (1991) A congenitally abnormal fibrinogen (Vlissingen) with a 6 base deletion in the γ-chain gene, causing defective calcium binding and impaired fibrin polymerization. J Biol Chem 266:13 456–13 461

13. Arocha-Pinango CL, Torres A. Marchi R et al (1987) A new thrombotic dysfibrinogenemia present in several members of a venezuelan family. Thromb Haemostas 58:149 (abstract)

14. Soria J, Soria C, Caen JP (1983) A new type of congenital dysfibrinogenemia with defective fibrin lysis – Dusard syndrome: possible relation to thrombosis. Br J Haematol 53:575–586

Dysfibrinogenämie – Homburg I-VI

J. Gross, U. T. Seyfert, J. Koscielny, E. Wenzel (Homburg/Saar)

Einleitung

Bereits der Austausch einer einzigen Aminosäure im Fibrinogenmolekül kann zu nachhaltigen Funktionsstörungen führen. Die klinische Symptomatologie einer solchen Dysfibrinogenämie kann daher sehr unterschiedlich sein; neben inapparenten Fällen wurden Blutungen, andererseits auch thromboembolische Ereignisse beschrieben [2, 6, 10].

In vorliegender Arbeit sollen laboranalytische und biochemische Befunde sowie die klinische Symptomatologie von 6 Familien mit hereditärer Dysfibrinogenämie dargestellt und auf ihre Korrelation überprüft werden; wesentliches Anliegen ist die Untersuchung von Rheologie und Mikrozirkulation mit Hilfe der Kapillarmikroskopie.

Methodik

Im Zeitraum 1978–1989 konnte bei 6 nicht miteinander verwandten Familien („Homburg" I–VI, 42 Patienten) die Diagnose einer hereditären Dysfibrinogenämie gestellt werden. Dabei mußten folgende Kriterien erfüllt sein:
- Divergenz zwischen funktionellen und immunologischen Methoden der Fibrinogenbestimmung.
- Familiäres Auftreten mit vergleichbaren Befunden bei miteinander verwandten Patienten.
- Fakultativ: Verlängerung von Prothrombinzeit, PTT, Reptilasezeit und Thrombinzeit.
- Normalisierung dieser Parameter durch Testsysteme, die normales Fibrinogen enthalten.

Zur Untersuchung der Rheologie wurden ex vivo- in vitro-Versuche mit einem durch Behandlung mit β-Propiolacton künstlich veränderten Fibrinogen durchgeführt [1]. Dabei wurden einem standardisierten Normalplasma zunehmende Mengen an menschlichem Fibrinogen bzw. des künstlich veränderten Fibrinogens zugesetzt; danach wurden die Veränderungen der Viskosität und des Erythrozytenaggregations-Index untersucht. Bei 6 Patienten wurde eine Kapillarmikroskopie zur Untersuchung von morphologischen und dynamischen Veränderungen der Mikrozirkulation durchgeführt [4].

G. Landbeck, I. Scharrer, W. Schramm (Hrsg.)
22. Hämophilie-Symposion Hamburg 1991
© Springer-Verlag Berlin Heidelberg 1992

Ergebnisse

Häufigkeit von Blutungsereignissen und Laborbefunde (Tabelle 1)

Bei 2 Familien („Homburg" I und III) fanden sich Blutungsereignisse in der Anamnese.

Laborchemisch waren alle Familien gekennzeichnet durch eine Verminderung des gerinnbaren Fibrinogens nach Clauss; Thrombinzeit, Thrombinkoagulasezeit und Reptilasezeit waren verlängert; durch Zugabe von gereinigtem Fibrinogen konnten die Gerinnungszeiten normalisiert werden; es bestand kein weiterer Defekt der plasmatischen Gerinnung, des inhibitorischen oder des fibrionolytischen Systems.

Tabelle 1. Dysfibrinogenämie „Homburg" I – VI: Häufigkeit von Blutungsereignissen und Laborbefunde

Familie		Blutung	Laboratoriumsbefund (übereinstimmend bei I – VI)
H I:	1978	+	1. Fibrinogen nach Clauss vermindert
H II:		ø	2. Tz, TKz und Rz verlängert
H III:	1982/84	+ +	
H IV:		ø	3. Zugabe von gereinigtem Fibrinogen
H V:	1986	ø	normalisiert die Gerinnungszeiten
H VI:	1988/89	ø	4. Kein weiterer Defekt der plasmatischen Gerinnung, des inhibitorischen und des fibrinolytischen Systems

TZ = Thrombinzeit, TKz = Thrombinkoagulasezeit, Rz = Reptilasezeit

Tabelle 2. Dysfibrinogenämie „Homburg" I – VI: Fibrinopeptid A-Freisetzung (FP-A), Fibrinbildungsgeschwindigkeit (FG) und Defekt in der Aminosäuresequenz

	FP-A	FG	biochemische Analyse
H I	?	?	?
H II	vermindert	vermindert ————	A-16 (ARG)
H III	vermindert	vermindert ————	(Arg.-Cyst.)
H IV	normal	vermindert	?
H V	?	vermindert	?
H VI	?	?	?

Arg. = Arginin, Cyst. = Cystein

Biochemische Befunde (Tabelle 2)

Bei 2 Familien („Homburg" II und III) war die Fibrinopeptidfreisetzung vermindert. 4 Familien („Homburg" II – V) waren gekennzeichnet durch eine Verminderung der Fibrinbildungsgeschwindigkeit. Der Defekt in der Aminosäuresequenz konnte bei 2 Familien geklärt werden („Homburg" II und III); in beiden Fällen war die Aminosäure in Postion 16 (Arginin) gegen Cystein ausgetauscht.

Rheologie

Bei den ex-vivo- in-vitro-Untersuchungen war die Plasmaviskosität nach Zugabe des künstlich veränderten Fibrinogens signifikant höher als nach Zugabe des menschlichen Fibrinogens (p <0,001) (Abb. 1).

Auch der Erythrozytenaggregations-Index war nach Zugabe des künstlich veränderten Fibrinogens signifikant höher als nach Zugabe des menschlichen Fibrinogens (p <0,05) (Abb. 2).

Kapillarmikroskopische Befunde

Bei der kapillarmikroskopischen Untersuchung wurden sowohl morphologische als auch dynamische Veränderungen der Mikrozirkulation gefunden.

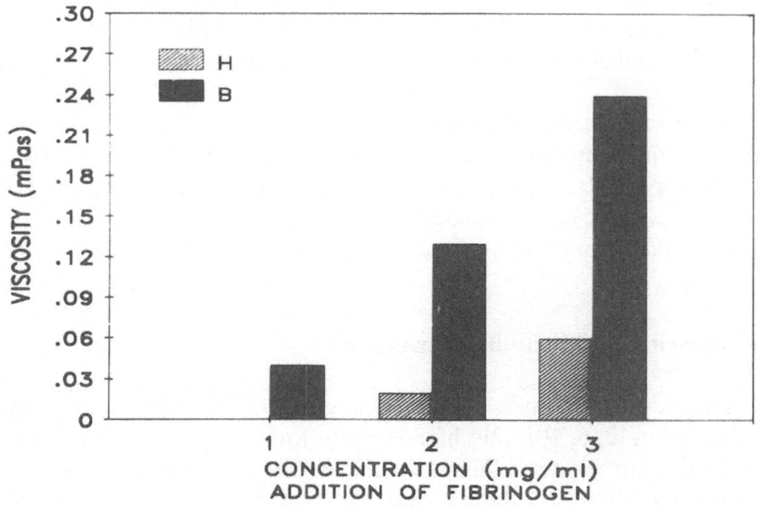

Abb. 1. Veränderung der Plasmaviskosität nach Zugabe unterschiedlicher Mengen an menschlichem (H) bzw. an künstlich verändertem Fibrinogen (B) zu einem standardisierten Normalplasma
I   = Zugabe von 100 mg Fibrinogen pro dl
II   = Zugabe von 200 mg Fibrinogen pro dl
III   = Zugabe von 300 mg Fibrinogen pro dl

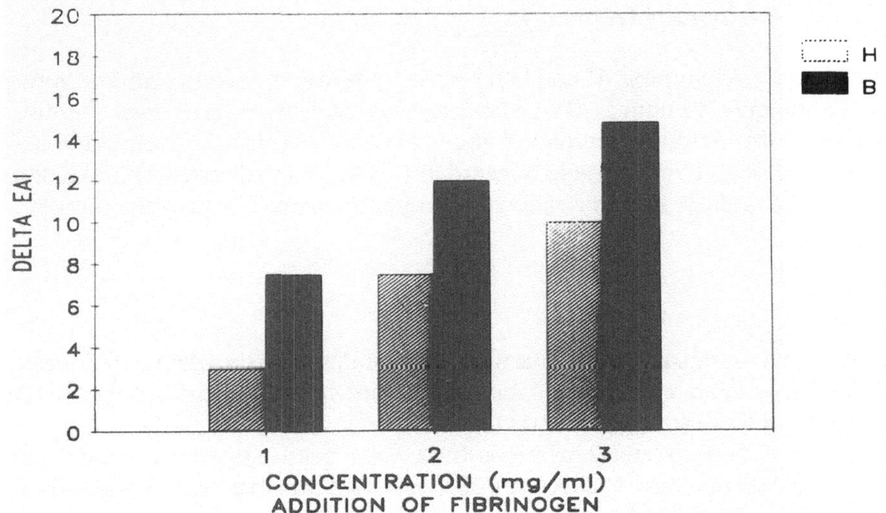

Abb. 2. Veränderung des Erythrozytenaggregations-Index nach Zugabe unterschiedlicher Mengen an menschlichem (H) bzw. an künstlich verändertem Fibrinogen (B)
I   = Zugabe von 100 mg Fibrinogen pro dl
II   = Zugabe von 200 mg Fibrinogen pro dl
III   = Zugabe von 300 mg Fibrinogen pro dl

Morphologische Veränderungen
An morphologischen Veränderungen fielen Stasen mit sehr hohem Leukozytenanteil in der Blutbahn auf (Abb. 3); die Torquierung der Kapillaren war erhöht (Abb. 4); sowohl in den arteriellen als auch den venösen Schenkeln imponierte eine beginnende Kapillardilatation (Abb. 5). Abbildung 6 zeigt zum Vergleich ein unauffälliges Kapillarbett eines klinisch gesunden Nichtrauchers.

Dynamische Veränderungen
Bei diskontinuierlich-diskordantem Fluß im Bereich der nutritiven Hauptkapillaren war die Ruheperfusion reduziert; die vasomotorische Reserve war vermindert. Die reaktive Hyperämie nach 3minütiger Ischämie war auf 120 Sekunden verkürzt (Dauer beim Gesunden: mindestens 180 Sekunden).

Diskussion und Schlußfolgerungen

Bis heute ist über mehr als 200 Fälle von hereditärer Dysfibrinogenämie berichtet worden [2, 6, 10]. Die hier vorgestellten Familien „Homburg" I–VI zeigen, daß eine zuverlässige Diagnose schon mit üblichen Testverfahren möglich ist. Beide Familien, bei denen eine Klärung des biochemischen Defektes gelang, zeigten ein unterschiedliches klinisches Erscheinungsbild, obwohl die Defekte – gemessen mit einfachen Filtertests – vergleichbar waren [9].
    Familie „Homburg" I zeigt trotz biochemischer Hinweise auf thromboembolie-typische Veränderungen des Fibrinogens eine „Überalterung" (3 betroffene Familienmitglieder haben ein Lebensalter >70 Jahre erreicht) [9].

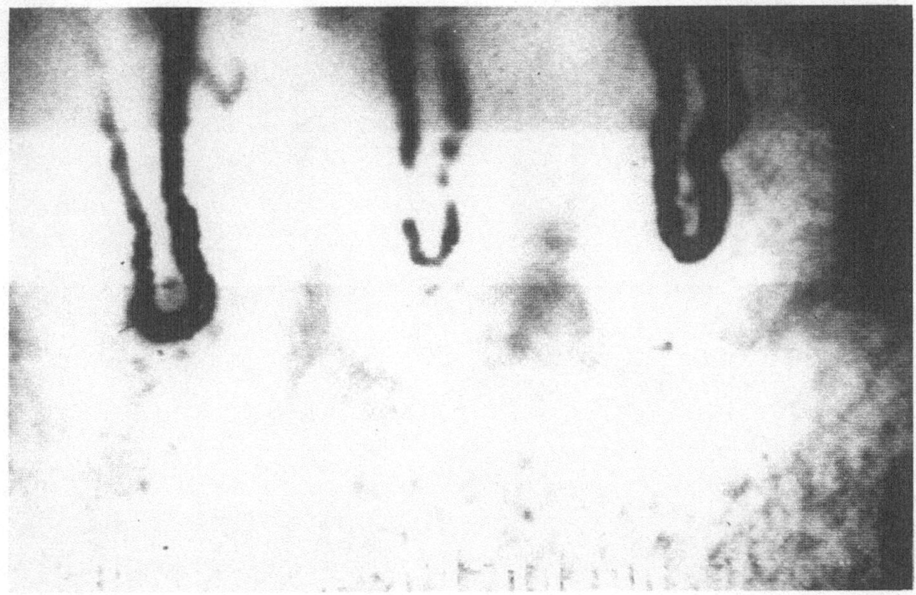

Abb. 3. Dysfibrinogenämie „Homburg" – morphologische Veränderungen der Mikrostrombahn: Stasen im Bereich der nutritiven Hautkapillaren mit auffällig hohem Leukozytenanteil in der Blutbahn (Vergrößerung 1 : 570; reale Ausschnittsgröße 0,5 mm)

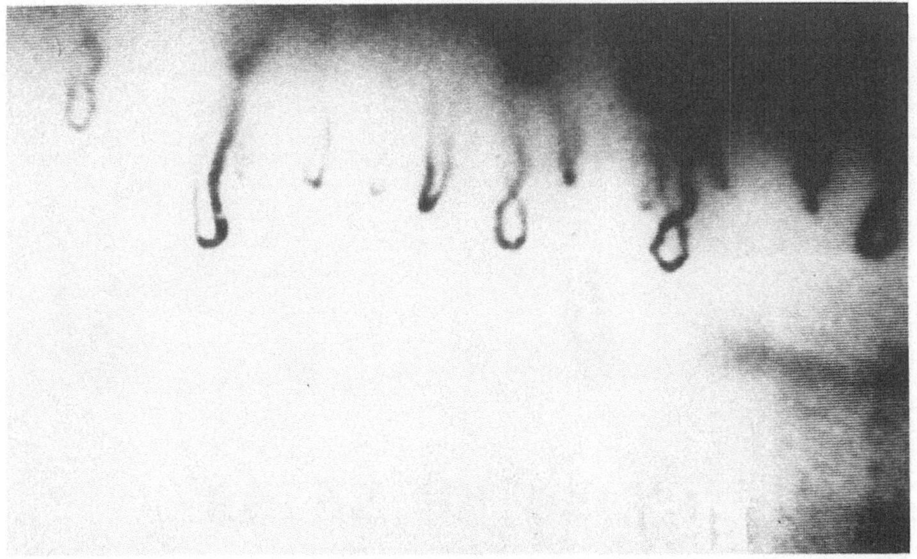

Abb. 4. Dysfibrinogenämie „Homburg" – morphologische Veränderungen der Mikrostrombahn: Erhöhte Torquierung der Kapillaren (Vergrößerung 1 : 285; reale Ausschnittsgröße 1 mm)

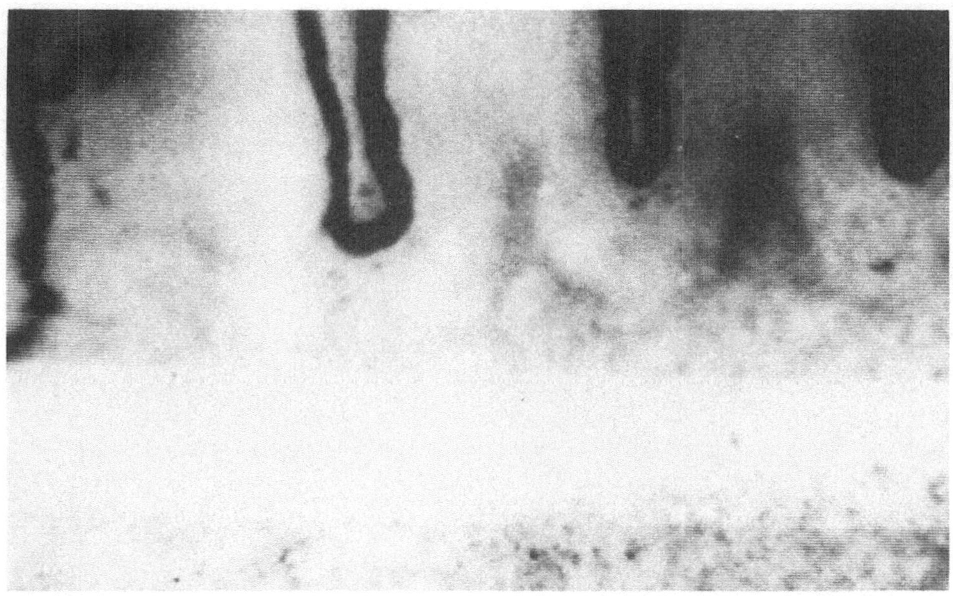

Abb. 5. Dysfibrinogenämie „Homburg" – morphologische Veränderungen der Mikrostrombahn: Beginnende Kapillardilatation in den arteriellen und venösen Schenkeln (Vergrößerung 1 : 285; reale Ausschnittsgröße 1 mm)

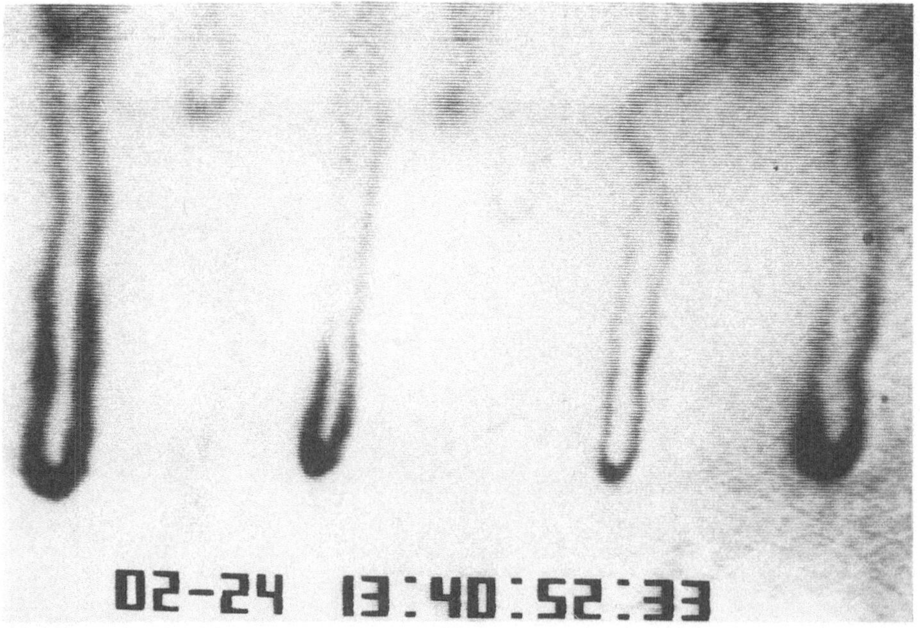

Abb. 6. Unauffälliges Kapillarbett der nutritiven Hautkapillaren bei einem klinisch Gesunden (32jähriger Nichtraucher, 174 cm groß, 68 kg schwer) (Vergrößerung 1 : 570; reale Ausschnittsgröße 0,5 mm)

Die zur Untersuchung der Rheologie durchgeführten ex-vivo- in-vitro-Versuche haben nach Zugabe zunehmender Mengen an künstlich verändertem Fibrinogen eine – verglichen mit menschlichem Fibrinogen – signifikant höhere Plasmaviskosität bzw. signifikant größere Zunahme des Erythrozytenaggregations-Index gezeigt; dabei haben diese Ergebnisse nur Gültigkeit für immunologische Methoden der Fibrinogen-Bestimmung [8].

Die vorgestellten kapillarmikroskopischen Befunde zeigen morphologische und dynamische Veränderungen der Mikrostrombahn; die Kapillarmikroskopie kann daher als interessante Methode zur Charakterisierung von Patienten mit hereditärer Dysfibrinogenämie angesehen werden. Da diese Veränderungen auch in anderen Kollektiven beobachtet werden [3, 5], kann diese Methode nicht als spezifisch gewertet werden.

Es bleibt festzustellen, daß weder gerinnungsanalytische, biochemische noch kapillarmikroskopische Befunde von Patienten mit hereditärer Dysfibrinogenämie mit der jeweiligen Symptomatik korrelieren; weitere Untersuchungen auf molekularbiologischer Ebene erscheinen sinnvoll. Bei Korrelation biochemischer Befunde mit klinischen Symptomen sollte berücksichtigt werden, daß unabhängig von den biochemisch definierten Defekten des Fibrinogenmoleküls auch andere hereditäre und erworbene Risikofaktoren (z.B. art. Hypertonie, Diabetes mellitus, Nikotinabusus) thromboembolische Komplikationen auslösen, die in der Regel nicht mit gerinnungsanalytischen Verfahren, wohl aber mit gefäßspezifischen Untersuchungsmethoden, wie beispielsweise der Kapillarmikroskopie, erfaßt werden können.

Literatur

1. Brunner H, Wenzel E, Holzhütter H, Oppolzer R (1973) Experimentelle Fibrinogenopathie nach Reaktion von humanem Fibrinogen mit β-Propiolacton. Verh Dtsch Ges Inn Med 79:1330–1334
2. Francis IL (1988) Fibrinogen, Fibrin Stabilization, Fibrinolysis Chichester: Ellis Horwood
3. Jung F, Sackenheim K, Frank M, Kiesewetter H, Sitzmann FC, Wenzel E, Weinges KF (1985) Einfluß der Fließfähigkeit des Blutes auf die Erythrozytengeschwindigkeit des Blutes in Nagelfalzkapillaren bei Kindern mit Diabetes mellitus Typ I. Med Welt 36:1624–1630
4. Jung F, Wappler M, Nüttgens HP, Kiesewetter H, Wolf S, Müller G (1987) Zur Methodik der Videokapillarmikroskopie: Bestimmung geometrischer und dynamischer Meßparameter. Biomed Technik 32:204–213
5. Landau F, Davis E (1957) Capillary thinning and high capillary blood pressure in hypertension. Lancet 272:1327–1330
6. Lane DA, Southan C (1987) Dysfibrinogenemia. In: Haemostasis and Thrombosis 2nd ed, Bloom AL, Thomas D (Eds). Edinburgh-Churhill-Livingstone, 442–451
7. Miyashita C, Schwammborn J, von Blohn G, Wenzel E (1982) Dysfibrinogenemia Homburg. In: Fibrinogen – structural variants and interactions. Henschen A (Ed); Berlin, New York; Walter de Gryter, 237–246
8. Seyfert UT, Jung F, Braun B, Pindur G, Wenzel E (1991) Flow behaviour of blood in dysfibrinogenemia – possible clinical implications. Thrombotic and haemorhagic disorders 171–176
9. Wenzel E, Seyfert UT, Weier B, Bohnerth G, Pindur G (1990) Clinical, rheological and haemostaseological aspects of dysfibrinogenemia. In: Current basic and clinical aspects. Matsuda M, Inwanaga S, Takada A, Henschen A (eds) Amsterdam. Excerpta medica, 153–158
10. Williams WJ, Beutler E, Ersler AJ, Lichtmann A (1990) Hematology. New York, McGrow Hill

Faktor XII-Mangel und Thrombophilie

C. Mannhalter, W. M. Halbmayer, M. Fischer (Wien)

Einleitung

Die Bedeutung des Faktor XII-Mangels als Risikofaktor für eine erhöhte Thromboseneigung ist bis in die heutige Zeit ungeklärt. Nahezu alle Publikationen, die sich mit Faktor XII (F. XII)-Mangel bzw. F. XII-Mangelpatienten auseinandersetzen, weisen darauf hin, daß F. XII für die Aktivierung des Gerinnungssystems in vivo keine Rolle zu spielen scheint, da die Patienten mit F. XII-Mangel in der Regel nicht bluten. Gleichzeitig wird immer wieder die Vermutung geäußert, daß der F. XII-Mangel mit einer erhöhten Thromboseneigung assoziiert sein könnte.

In vitro sind die Funktionen des F. XII genau untersucht. F. XII lagert sich an negativ geladenen Oberflächen an und entwickelt dabei eine proteolytische Aktivität gegenüber seinem Substrat Präkallikrein, welches er zu Kallikrein aktiviert. Das entstandene Kallikrein wirkt zurück auf seinen Aktivator F. XII und spaltet diesen zu dem zweikettigen F. XIIa (Abb. 1). Gleichzeitig kann Kallikrein noch eine Reihe anderer Funktionen wahrnehmen: es aktiviert das Komplementsystem sowie das Renin – Angiotensinsystem, es spaltet hochmolekulares Kininogen und es beeinflußt die intrinsische Aktivierung des fibrinolytischen Systems.

Dabei dürfte es sich vor allem um indirekte Effekte von F. XII und Präkallikrein auf das fibrinolytische System handeln, die nicht über eine direkte Aktivierung von Plasminogen laufen, sondern über eine Aktivierung eines Plasminogen Aktivators (Abb. 2). Ein Teil dieser Aktivität entsteht vermutlich durch Einwir-

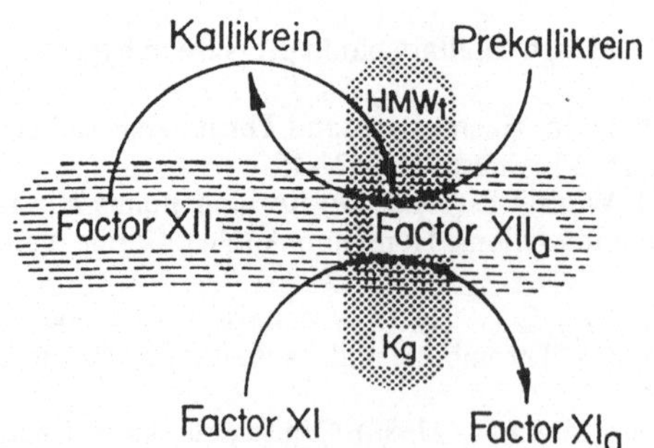

Abb. 1. Aktivierung von Faktor XII

G. Landbeck, I. Scharrer, W. Schramm (Hrsg.)
22. Hämophilie-Symposion Hamburg 1991
© Springer-Verlag Berlin Heidelberg 1992

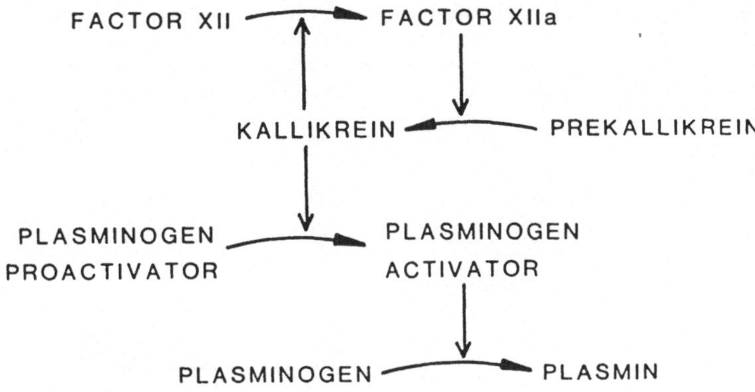

Abb. 2. Intrinsische Aktivierung der Fibrinolyse

kung des F. XII via Kallikrein auf einen Urokinase – ähnlichen Plasminogenaktivator.

Die physiologische Bedeutung der Kontaktfaktoren für die Aktivierung des fibrinolytischen Systems in vivo ist derzeit noch nicht vollständig geklärt. Das Sammeln von Daten, die einerseits in „in vitro"-Experimenten erhoben wurden und andererseits durch Untersuchung von Patienten ermittelt wurden, kann zur Klärung dieser Frage beitragen.

Untersuchungsergebnisse verschiedener Studien

Einzelne Publikationen berichten über den Zusammenhang zwischen dem Plasma-F. XII-Spiegel von Patienten mit hereditärem F. XII-Mangel und dem Auftreten einer Thromboseneigung. GOODNOUGH et al. [1] beobachteten eine 8 %ige Inzidenz von Venenthrombosen und eine 8 %ige Inzidenz von Myokardinfarkten bei 24 F. XII-Mangelpatienten aus Ohio. Bei weiteren 46 F. XII-Mangelpatienten aus anderen amerikanischen Bundesstaaten fanden die Autoren sogar eine 11 %ige Inzidenz thromboembolischer Komplikationen.

Unsere Gruppe befaßte sich bereits im Jahre 1986 mit der Untersuchung des Zusammenhanges zwischen F. XII-Mangel und Thromboseneigung aus einem anderen Blickwinkel. Wir untersuchten, ob bei Patienten mit gesicherten Venenthrombosen neben anderen als Risikofaktoren bekannten Gerinnungsdefekten wie Antithrombin III-Mangel, Protein C-Mangel und Protein S-Mangel ein gehäuftes Auftreten von F. XII-Mangel beobachtet werden kann. Von insgesamt 107 Patienten identifizierten wir 11, deren F. XII-Spiegel um mehr als 2 Standardabweichungen unter dem Mittelwert eines gleichzeitig untersuchten Normalkollektivs lag [2]. Bei den nachgewiesenen F. XII-Mängeln handelte es sich um Typ I-Mängel, bei denen sowohl Aktivität wie auch Antigen im gleichen Ausmaß vermindert waren (Tabelle 1). Bei 5 der 11 Patienten konnten wir auch Familienmitglieder untersuchen. Bei 2 Familien gelang es, nachzuweisen, daß der F. XII-Mangel mit der Thromboseneigung einherging (Abb. 3)

Tabelle 1. Faktor XII-Aktivität und Antigen in Normalpersonen und Patienten mit Venen-thrombosen

	N	Aktivität U/ML	Antigen U/ML
Kontrollen	55	1.16+0.28	1.13+0.25
Patienten	107		
ohne F. XII-Mangel	96	1.06+0.22	1.07+0.22
mit F. XII-Mangel	11	0.5 +0.04	0.46+0.07

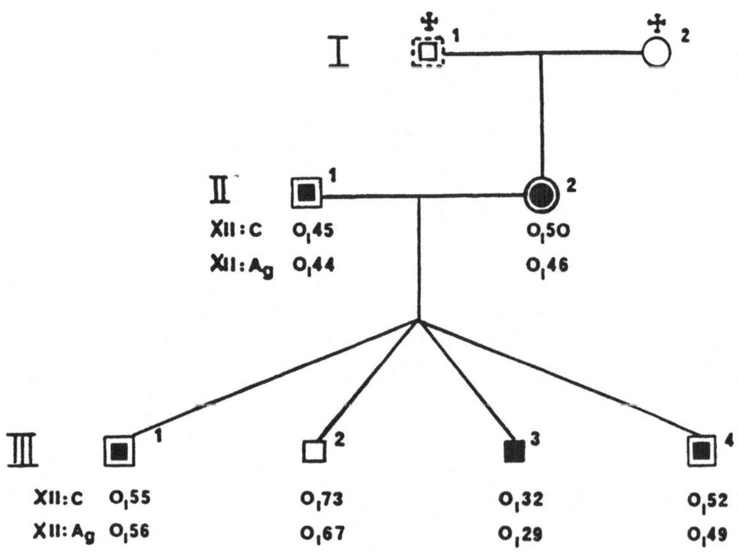

Abb. 3. Stammbaum einer Familie mit hereditärem Faktor XII-Mangel und familiärer Throm-boseneigung. Die ausgefüllten Symbole kennzeichnen Familienmitglieder mit F. XII-Mangel (II 1, II 2, III 1, III 3 und III 4). Patient II 1, III 1 und III 4 präsentierten sich mit Thrombosen. Patient I 1 konnte nicht untersucht werden

In weiterführenden Untersuchungen, die überwiegend von Dr. HALBMAYER am Krankenhaus Lainz (Wien) durchgeführt wurden, testeten wir die F. XII-Gerin-nungsaktivität und die Antigenkonzentration in 103 Patienten mit rekurrieren-den venösen und/oder arteriellen Thrombosen. Im Rahmen dieser Studie identi-fizierten wir 15 Patienten mit F. XII-Mangel, 3 mit Protein C-Mangel und 3 mit Protein S-Mangel. Wir beobachteten weder das Auftreten eines Antithrom-bin III-Mangels, noch fanden wir kombinierte Mängel. Während in der Subgrup-pe der Patienten mit venöser Thrombose wieder 8 % der Patienten verminderte F. XII-Spiegel aufwiesen, identifizierten wir in der Gruppe der Patienten mit arteriellen Thrombosen und/oder Herzinfarkt bei 20 % aller Patienten vermin-derte F. XII-Spiegel. Bei vier der 15 Patienten haben wir nachgewiesen, daß es sich um einen familiären F. XII-Mangel handelt, bei den anderen 11 Patienten konnten wir diesen Nachweis nicht erbringen. Wir haben allerdings andere Ursachen wie Leber- oder Nierenschaden bzw. Lupus Antikoagulans als Ursachen ausgeschlossen.

Im Jahr 1991 erschien eine Arbeit von LÄMMLE et al. [3] die das Auftreten von thromboembolischen Komplikationen und Blutungsneigung bei 74 Patienten aus 14 Schweizer Familien mit F. XII-Mangel untersucht. Die Autoren fanden bei insgesamt 3 der 74 Patienten Venenthrombosen und bei 2 Personen arterielle Verschlußkrankheiten, was einer 6,8 %igen Inzidenz einer thromboembolischen Erkrankung bei F. XII-Mangelpatienten entspricht. In der von LÄMMLE und Koautoren untersuchten Patientengruppe (ausschließlich Patienten mit F. XII-Mangel) traten die Thrombosen überwiegend bei Personen mit „homozygotem" schwerem F. XII-Mangel auf, während bei unseren Untersuchungen alle Patienten „heterozygot" waren und keinen schweren Mangel aufwiesen. Die etwas unterschiedlichen Ergebnisse der beiden Studien lassen sich durch die völlig andere Auswahl der Patienten erklären. Während LÄMMLE et al. 74 Personen aus nur 14 Familien mit bekanntem F. XII-Mangel auf das Auftreten von Thrombosen testete, bestimmten wir bei 103 Patienten mit bekannter Thromboseneigung (aus 103 Familien) die F. XII-Spiegel.

Tabelle 2

Group	n	(%)	statistical significance
N	0/50	(0%)	–
V	3/38	(8%)	N vs. V: $p = 0.153$ (N.S.)
A+V	4/25	(16%)	N vs. A+V: $p = 0.018$
A	8/40	(20%)	N vs. A: $p < 0.003$

Inzidenz des Faktor XII-Mangels und statistische Signifikanz (Chi-Quadrat Test).

Neueste Daten von MUNKVAD et al. liefern konkrete Hinweise, daß F. XII für die endogene Fibrinolyse bedeutsam ist [4]. In ihrer Arbeit konnten die Autoren zeigen, daß bei Patienten mit verminderter F. XII-abhängiger fibrinolytischer Aktivität ein erhöhtes Risiko zur Reokklusion eines Myokardinfarkts nach Lysetherapie besteht. Auch in einer anderen Arbeit gibt es Beweise für die Bedeutung des F. XII für die Fibrinolyse. LEVI et al. demonstrierten eine verminderte kontaktaktivierungsabhängige fibrinolytische Aktivität bei F. XII-Mangelpatienten [5].

Zusammenfassung

Nach dem derzeitigen Stand der Untersuchungen gibt es eine Reihe von Hinweisen dafür, daß eine verminderte F. XII-Aktivität als Risikofaktor für eine erhöhte Thromboseneigung in Betracht gezogen werden muß. Daher glaube ich, daß die Bestimmung der F. XII-Aktivität bei der Erhebung eines Thrombosestatus inkludiert werden sollte.

Literatur

1. Goodnough LT, Saito H, Ratnoff OD (1983) Thrombosis or myocardial infarction in congenital clotting factor abnormalities and chronic thrombocytopenias: A report of 21 patients and a review of 50 previously reported cases. Medicine 62:248–255
2. Mannhalter C, Fischer M, Hopmeier P, Deutsch E (1987) Factor XII activity and antigen concentrations in patients suffering from recurrent thrombosis. Fibrinolysis 1:259–263
3. Lämmle B, Wuillemin WA, Huber I, Krauskopf M, Zürcher C, Pflugshaupt R, Furlan M (1991) Thromboembolism and bleeding tendency in congenital factor XII deficiency – A study on 74 subjects from 14 swiss families. Thromb Haemostas 65:117–121
4. Munkvad S, Gram J, Kluft C, Jespersen J (1991) Depressed factor XII-dependent fibrinolytic activity characterizes patients with early myocardial reinfarction after thrombolytic therapy. Thromb Haemostas 65:661
5. Levi M, Hack CE, de Boer JP, Brandjes DPM, Büller HR, ten Cate JW (1991) Reduction of contact activation related fibrinolytic activity in factor XII deficient patients. J Clin Invest 88:1155–1160

Faktor XII-Mangel

K. HASLER, P. BERNSTEIN (Freiburg)

Bei 5 Patienten wird im Rahmen einer präoperativen Diagnostik ein Faktor XII-Mangel nachgewiesen. 4 Patientinnen sind 24–77 Jahre alt, der männliche Patient ist 74 Jahre alt. Hinweis für einen Faktorendefekt ist die deutlich verlängerte partielle Thromboplastinzeit bei normaler Thrombinzeit und normalem Quick. Die Tabellen 1 und 2 dokumentieren den Grund der Untersuchung sowie die Ergebnisse.

Keiner der 5 Patienten hatte bisher eine Thrombose. Nur die 31jährige Patientin KO hat seit der Kindheit eine Blutungsneigung. Sie hat häufig Nasenbluten sowie eine verstärkte und verlängerte Periodenblutung. 2 Geburten sowie Zahnextraktionen verliefen ohne Blutungskomplikationen. Die Gerinnungsdiagnostik erfolgt jetzt wegen der Tonsillektomie bei rezidivierenden Tonsilliden.

Die 24jährige Patientin PM steht zur Op einer Ovarialcyste an. Bei der 50jährigen Patientin DG wird ein Rectumcarcinom diagnostiziert. Die bereits durchgeführte Strumektomie verlief ohne Komplikationen. Die 77jährige Patientin MP wurde am rechten Auge erfolgreich operiert, jetzt steht das linke Auge zur Staroperation an. Bei dem 74jährigen Patienten WH ist ein aorto-coronarer Bypaß vorgesehen.

Allen 5 Patienten gemeinsam ist eine verlängerte partielle Thromboplastinzeit (PTT) auf 110–171 sec (normal <45 sec). Quick, Fibrinogen, Thrombinzeit sind normal.

Tabelle 1. 5 Patienten mit einem Faktor XII-Mangel

Patient	Alter (Jahre)	Grund der Diagnostik	Quick (%)	PTT (sec)	Thrombin-zeit (sec)	Fibrinogen mg %
PM	24	prä Op Cyste	89	171	19	240
KO	31	prä Op TE	90	125	16	250
DG	50	prä Op Rectum-Tu	75	165	20	380
WH	74	prä Op Bypass	80	117	16	325
MP	77	prä Op Star	78	110	21	320

G. Landbeck, I. Scharrer, W. Schramm (Hrsg.)
22. Hämophilie-Symposion Hamburg 1991

Tabelle 2. 5 Patienten mit einem Faktor XII-Mangel

Patient	F. VIII:C (%)	F. IX (%)	F. X (%)	F. XI (%)	F. XII (%)
PM	100	85	100	100	<1
KO	70	66	70	100	<1
DG	78	60	86	100	<1
WH	60	90	73	100	<1
MP	75	68	65	72	<1

Die Faktorenanalyse zeigt, daß der PTT-Verlängerung ein isolierter Faktor XII-Mangel zugrundeliegt (Tabellen 1 und 2).

Zusammenfassung

Bei 5 Patienten wird ein isolierter Faktor XII-Mangel nachgewiesen. Nur 1 Patientin hat eine vermehrte Blutungsneigung. Keiner der 5 Patienten hatte bisher eine Thromboseneigung.

Untersuchungen zur Fibrinolyseaktivität bei Faktor XII-Mangel

G. Siegert, I. Biester (Dresden)

Einleitung

Das Krankheitsbild des Faktor XII-Mangel wird autosomal rezessiv vererbt. Patienten mit einem schweren Faktor XII-Mangel zeigen in der Regel in vivo eine normale Hämostase, nur vereinzelt wird über eine milde Blutungsneigung berichtet. Die Diagnosestellung erfolgt deshalb häufig im Rahmen von Zufallsbefunden. Im Gegensatz zur fehlenden Blutungsneigung wird bei Patienten mit Faktor XII-Mangel ein gehäuftes Auftreten von thromboembolischen Erkrankungen sowie eine höhere Inzidenz von Herzinfarkten insbesondere bei jungen Patienten beschrieben. Die Ursache für die erhöhte Thromboseneigung wird in einer verminderten Aktivierung des Fibrinolysesystems gesucht.

Der zentrale Schritt des Fibrinolysesystems besteht in der Aktivierung von Plasminogen in Plasmin durch spezifische Plasminogenaktivatoren. Während der exogene Plasminogenaktivator von Gewebetyp (t-PA) bereits in der Einkettenform enzymatisch aktiv ist, zirkulieren die endogenen Plasminogenaktivatoren Prourokinase und Proaktivator als Zymogene. Die Überführung von Prouroki-

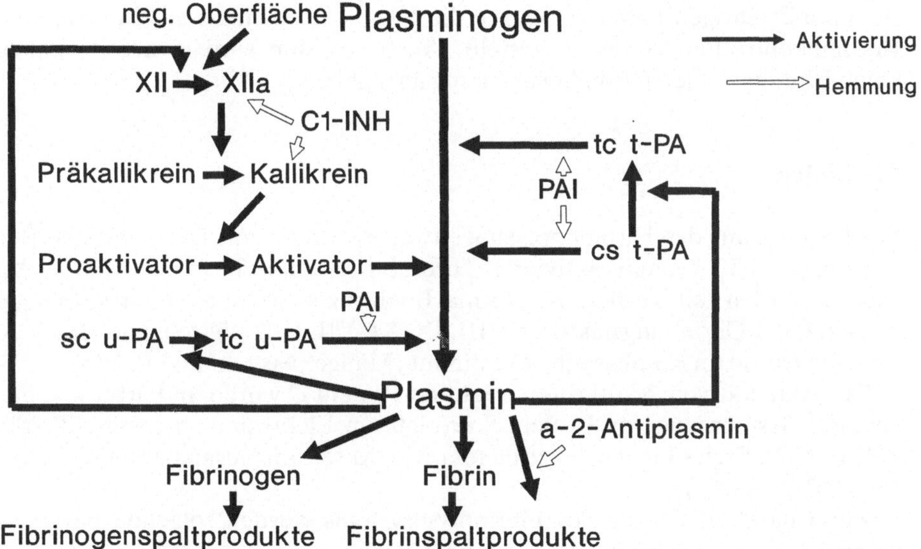

Abb. 1. Schematische Darstellung der Plasminogenaktivierung

G. Landbeck, I. Scharrer, W. Schramm (Hrsg.)
22. Hämophilie-Symposion Hamburg 1991
© Springer-Verlag Berlin Heidelberg 1992

nase in die aktive Form kann durch Plasmin und Kallikrein erfolgen. Der von BINNEMA et al. [1] näher charakterisierte Proaktivator wird ebenfalls durch Kallikrein in die aktive Form überführt (Abbildung 1). Kontrolliert wird die Aktivität von t-PA und Urokinase durch den Plasminogenaktivatorinhibitor (PAI). Die endogene Aktivierung der Fibrinolyse wird außerdem durch den C1-Esterase Inhibitor (C1INH) vermindert, der die Aktivität von Faktor XII a, XI a, Plasmin sowie Kallikrein hemmt.

Nach KLUFT [6] hängt die klinische Expression des Faktor XII-Mangels ab von der residualen Aktivität des Gerinnungs- und/oder Fibrinolysesystems. Aus dem Patientengut der Medizinischen Akademie Dresden wurden 2 Patienten mit charakteristischem Krankheitsbild ausgesucht und einer erweiterten Diagnostik unterzogen.

Patientengut

Patient 1

Bei der 65jährigen Patientin wurde die Diagnose im Rahmen der Vorbereitung auf eine Operation gestellt. Anamnestisch wird weder eine Blutungs- noch eine Thrombosesymptomatik angegeben. Vorausgegangene Operationen verliefen ohne Blutungskomplikationen.

Patient 2

Bei dem 25jährigen Patienten wurde die Diagnose ebenfalls im Rahmen einer Routinekontrolluntersuchung gestellt. Auch von ihm wird in der Anamnese keine Blutungs- oder Thromboseneigung angegeben.

Methoden

Die Bestimmung des Thromboplastinzeitwertes erfolgte mit Thromborel S (Behringwerke). PTT (Kaolin aktiviert), Thrombinzeit und Fibrinogen (Clauss-Methode) wurden mit Testkits der Firma Boehringer, Mannheim, ermittelt. Die Aktivität der Gerinnungsfaktoren VIII, IX, XI, XII, Präkallikrein und HMW-Kininogen wurde im Einphasentest bestimmt (Mangelplasmen IMMUNO).

Die Aktivität von Antithrombin III und Protein C wurde im Farbtest gemessen, die Bestimmung von Protein S erfolgte im Elektroimmunoassay (Testkits IMMUNO). Freies Protein S wurde relativer Anteil am Gesamt-Protein S ermittelt (RB 30–50 %).

Zur Charakterisierung des Fibrinolysesystems wurden folgende Parameter erfaßt:

Tissue-type Pasminogenaktivatorkonzentration (t-PA) vor und nach Venenokklusion (ELISA Boehringer, Mannheim)

Plasminogenaktivatorinhibitoraktivität (PAI) (Behringwerke)

Tabelle 1. Aktivatoren und Inhibitoren des Gerinnungssystems bei Patienten mit Faktor XII-Mangel

Parameter	Patient 1	Patient 2
Quick (%)	110	102
PTT (sek)	173	200
Thrombinzeit (sek)	17,5	16,5
Fibrinogen (g/l)	3,3	2,0
Faktor VIII (%)	105	101
Faktor IX (%)	130	130
Faktor XI (%)	110	115
Faktor XII (%)	<1	<1
Präkallikrein (%)	82	120
HMW-Kininogen (%)	80	88
Antithrombin III (%)	83	87
Protein C (%)	91	106
Protein S gesamt (%)	120	110
Protein S frei (%)	35	50

Die Euglobulinfibrinolytische Aktivität (EFA) vor und nach Venenokklusion sowie die Dextransulfatfibrinolytische Aktivität (DEFA) wurden im Fibrinplattentest bestimmt. Die Fällungen erfolgten nach KLUFT et al. [5], die Herstellung der Fibrinplatten modifiziert nach JESPERSEN und ASTRUP [4]. Die Fibrinolyseaktivität der Euglobulin- und Dextransulfatfraktion wurde außerdem durch Zymographie nach Trennung der Fraktionen in der SDS-PAGE auf Fibrin-Agaroseplatten untersucht. Das Verfahren wurde nach einer von BOOTH et al. [3] beschriebenen Methode aufgebaut.

Die Venenokklusion (VO) erfolgte 10 Minuten mit einem Staudruck von 10 Torr über dem diastolischen Blutdruck. Das Citratblut für die Bestimmung der Fibrinolyseparameter wurde sofort nach der Abnahme eisgekühlt und bearbeitet.

Ergebnisse

Bei beiden Patienten lag die Aktivität von Faktor XII unter 1 %, für die anderen Faktoren des endogenen Gerinnungssystems wurden Aktivitäten im Normbereich ermittelt. Eine Störung der Inhibitoren des Gerinnungssystems konnte nicht festgestellt werden (Tabelle 1). Die erhobenen Parameter des Fibrinolysesystems sind in Tabelle 2 sowie Abbildung 2 dargestellt. Vor VO zeigten beide Patienten gegenüber den laboreigenen Normalwerten eine vergleichbare Aktivität, die Aktivität der DEFA war dagegen bei beiden Patienten vermindert. Nach VO zeigte Patientin 1 eine regelrechte Fibrinolyseresponse, bei Patient 2 erfolgte dagegen nur ein geringer Anstieg der EFA. Die t-PA-Konzentration stieg durch die VO bei beiden Patienten deutlich an. Die PAI-Aktivität lag bei Patientin 1 im Normbereich, Patient 2 zeigte dagegen eine erhöhte Aktivität. Während die Dextransulfatfraktion normaler Kontrollplasmen im Zymogramm eine Fibrino-

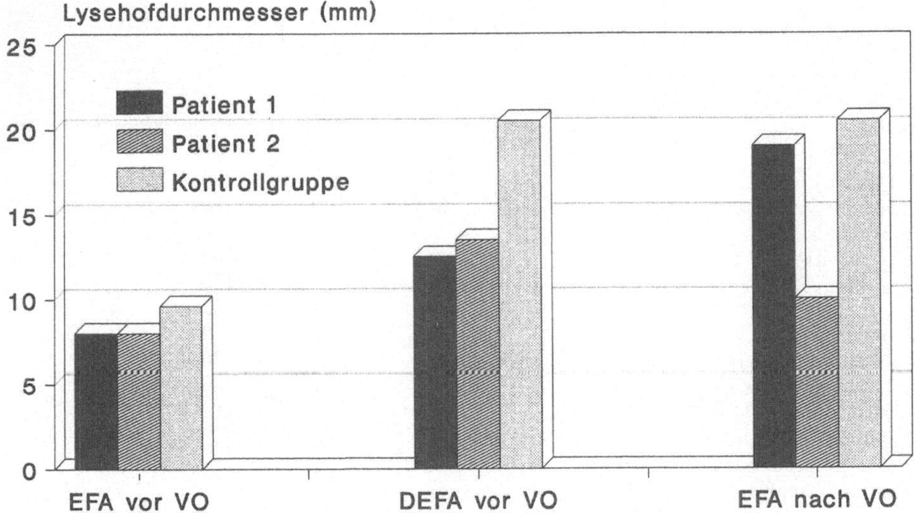

Abb. 2. Euglobulinfibrinolytische Aktivität (EFA) vor und nach Venenokklusion (VO) und Dextransulfatfibrinolytische Aktivität (DEFA) bei Patienten mit Faktor XII-Mangel und Kontrollgruppe (KG)

Tabelle 2. Euglobulinfibrinolytische Aktivität (EFA) vor und nach Venenokklusion (VO), Dextransulfatfibrinolytische Aktivität (DEFA), t-PA-Antigen vor und nach VO sowie Plasminogenaktivatorinhibitoraktivität (PAI) bei Patienten mit Faktor XII-Mangel

Parameter	Patient 1	Patient 2
EFA vor VO (mm)	8	8
EFA nach VO (mm)	19	10
DEFA vor VO (mm)	12,5	13,5
t-PA vor VO (ng/ml)	4,0	5,6
t-PA nach VO (ng/ml)	44,8	24,0
PAI vor VO (U/ml)	2,3	5,6

lyseaktivität im Molekulargewichtsbereich der Urokinase aufwiesen, fehlte diese Bande in der Dextransulfatfraktion des Plasmas beider Patienten.

Diskussion

Faktor XII, Präkallikrein und HMW-Kininogen sind notwendige Komponenten für die Aktivierung des Gerinnungs- und Fibrinolysesystems. Für die Aktivierung des Gerinnungssystems sind offensichtlich nur geringe Aktivitäten der Kontaktphasenfaktoren notwendig, so daß dieses System bei einem Defekt der Faktoren intakt bleibt, während die endogene Aktivierung des Fibrinolysesystems vermindert ist. Damit wird die Balance zwischen Gerinnung und Fibrinolyse gestört und das Gleichgewicht in Richtung Fibrinbildung verschoben [8]. Während Störungen der exogenen Aktivierung der Fibrinolyse (verminderte t-PA-Freisetzung und/oder erhöhte Aktivität des PAI) als Ursache einer Thrombophilie in zahlreichen Studien bestätigt wurden, ist über die Bedeutung einer verminderten endogenen Aktivierung des Fibrinolysesystems bisher wenig bekannt. Zum einen ist die Zahl der Patienten mit Faktor XII-Mangel sehr gering und zum anderen wurde dem endogenen Fibrinolysesystem in Studien bisher wenig Aufmerksamkeit geschenkt. MUNKVAD et al. [8, 9] stellten jedoch bei Untersuchungen an Patienten mit Myokardinfarkt, die mit rt-PA behandelt wurden, einen engen Zusammenhang zwischen Reinfarktrate und Verminderung der Faktor XII-abhängigen Fibrinolyseaktivierung fest. Die Ursache für die Verminderung der Faktor XII-abhängigen Fibrinolyse wird von den Autoren in einer hohen Plasminaktivität gesehen, die nicht mehr ausreichend durch alpha-2-Antiplasmin gehemmt wird. Infolge der geringen Anzahl der Patienten mit Faktor XII-Mangel sind Aussagen über das thrombophile Risiko dieser Patienten nur in begrenztem Umfang möglich. Den Untersuchungsergebnissen von LÄMMLE et al. [7] an Patienten mit Faktor XII-Mangel und deren Familienangehörigen ist zu entnehmen, daß thromboembolische Ereignisse in erster Linie bei den Patienten auftraten, bei denen ein weiteres thrombophiles Risiko bestand. Bei beiden von uns untersuchten Patienten mit schwerem Faktor XII-Mangel traten bisher keine thromboembolischen Erkrankungen auf. Die Aktivität der Inhibitoren des Gerinnungssystems lag bei beiden im Normbereich. Der deutliche Anstieg der EFA nach VO bei Patientin 1 in Verbindung mit hoher t-PA-Freisetzung und normaler PAI-Aktivität spricht für ein intaktes exogenes Fibrinolysesystem. Bei Patient 2 muß der fehlende Anstieg der EFA nach VO bei regulärer t-PA-Freisetzung auf eine erhöhte Inaktivierung des t-PA durch PAI zurückgeführt werden.

Bei Fällung der Euglobulinfraktion in vitro unter Zusatz von Dextransulfat wird in vitro eine Aktivierung der Zymogene der endogenen Fibrinolyse (Prourokinase und Proaktivator) erreicht. Die Aktivität dieser Fraktion war bei beiden Patienten vermindert, als Ausdruck einer gestörten endogenen Fibrinolyseaktivierung. Die fehlenden Aktivitätsbanden im Urokinasebereich in der Fibrinzymographie unterstützen diesen Befund. Ein Einfluß der hohen PAI-Aktivität bei Patient 2 auf die DEFA ist nicht anzunehmen, da die Aktivierung der endogenen Fibrinolyseaktivatoren durch Dextransulfat erst mit der Euglobulinfällung und damit Ausschaltung der Inhibitoren erfolgt. t-PA wird dagegen bereits in vivo durch Bildung von t-PA-PAI-Komplexen gehemmt. In eigenen Untersuchungen an Patienten mit erhöhter PAI-Aktivität bei Hypertriglyzeridämie war die DEFA gegenüber der Kontrollgruppe nicht vermindert. Da Prourokinase neben Kallikrein auch durch Plasmin in die aktive Form überführt werden kann [2], ist eine Aktivierung der Prourokinase bei intaktem exogenen Fibrinolysaktivierung über Plasmin möglich. Die Kombination von Faktor XII-Mangel mit verminderter t-PA-Freisetzung und/oder erhöhter PAI-Aktivität stellt dagegen ein erhöhtes Thromboserisiko dar. Da eine erhöhte PAI-Aktivität insbesondere bei metabolischen Erkrankungen wie Adipositas und Hypertriglyzeridämie auftritt, ist eine effektive Behandlung dieser Störungen zur Thromboseprophylaxe notwendig. Eine weitere Risikosituation stellen entzündliche Erkrankungen dar, da PAI als akute Phase-Protein reagiert. Möglicherweise spielt auch eine erhöhte Aktivität des Inhibitors der endogenen Fibrinolyseaktivierung, C1INH, eine bedeutende Rolle. In eigenen Untersuchungen bei Patienten mit thromboembolischen Erkrankungen und möglichem heterozygoten Faktor XII-Mangel trat das Ereignis im Rahmen entzündlicher Erkrankungen auf. Diese Befunde bedürfen jedoch weiterer Abklärung. Bei Patienten mit Faktor XII-Mangel ist eine umfassende Untersuchung der Aktivität des Gerinnungs- und Fibrinolysesystems zur Einschätzung des thrombophilen Risikos und zur Einleitung von prophylaktischen Maßnahmen erforderlich.

Literatur

1. Binnema D, Dooijewaard G, van Lersel J, Turion P, Kluft C (1990) The contakt-system dependent plasminogen activator from human plasma. Thrombosis and Haemostasis 664:390–397
2. Binnema D, Dooijewaard G, Turio P (1991) An analysis of the activators of single-chain urocinase-type plasminogen activator in the dextran sulfate euglobulin fraction of normal plasma and of plasmas deficient in factor XII and prekallikrein. Thrombosis and Haemostasis 65:144–148
3. Booth N, Anderson J, Benett B (1987) The plasma inhibitors of plasminogen activator, studied by a zymographic technique. Eur J Biochem 165:595–600
4. Jespersen J, Astrup J (1983) A study of the fibrin plate assay of fibrinolytic agents. Haemostasis 13:301–315
5. Kluft C (1979) Studies on the fibrinolytic system in human plasma: quantitative determination of plasmaminogen activators and proactivators. Thrombosis and Haemostasis 41:365–383
6. Kluft C, Dooijewaard G, Emeiss J (1987) Role of contact system in fibrinolysis Semin. Thromb Haemostasis 13:50–68
7. Lämmle B, Wuillemin W, Huber I, Krauskopf M, Zürcher Ch, Pflugshaupt R, Furlan M (1991) Thromboembolism and bleeding tendency in congenital factor XII-deficiency – a study on 74 subjects from 14 swiss families. Thrombosis and Haemostasis 65:117–121
8. Munkvard S, Jespersen J, Gram J, Kluft C (1991) Depression of factor XII-dependent fibrinolytic activity characterizes patients with early myocardial reinfarktion after recombinant tissue-type plasminogen activator therapy. J Am Coll Cardiol 18:454–458
9. Munkvard S, Jespersen J, Gram J, Kluft C (1991) Long lasting depression of factor XII-dependent fibrinolytic system in patients with myocardial infarction undergoing thrombolytic therapy with recombinant tissue type plasminogen activator. J Am Coll Cardiol 17:957–962

Rezidivierende thromboembolische Erscheinungen bei einer Patientin mit kongenitalem Faktor XII-Mangel

R. Zimmermann, R. Tecl, V. Korten (Heidelberg)

Einleitung

Die Aktivierung des „intrinsic"-Gerinnungssystems wird durch Kontakt des Plasmas mit negativ geladenen Oberflächen eingeleitet. Als derartige Oberflächen wirken in vivo subendotheliale Strukturen wie das Kollagen, die Basalmembranen und andere verschiedene Gewebsstrukturen. In vitro besitzen Glas, Kaolin, Celite und Ellagsäure vergleichbare Eigenschaften [1, 7].

An der Aktivierung dieser Kontaktphase des Gerinnungssystems sind die Gerinnungsfaktoren XII, Faktor XI, HMW-Kininogen und Präkallikrein (PKK) beteiligt. Folge des Zusammenwirkens dieser Proteine ist nicht nur eine Aktivierung des plasmatischen Gerinnungssystems, sondern auch die des Kinin- und des Komplementsystems. Darüber hinaus aktivieren die Faktoren XIIa und Kallikrein Plasminogen und somit das fibrinolytische System. Dabei wurden verschiedene Hypothesen der Aktivierung diskutiert.

Biochemisch stellt der Faktor XII ein einkettiges Protein mit einem Molekulargewicht von 80000 Dalton dar und gehört zu den beta-Globulinen [8, 9]. Der Faktor XI (Molekulargewicht 160000) besteht aus zwei Ketten von 80000, die durch Disulfidbrücken miteinander verbunden sind. HMW-Kininogen ist ein einkettiges Protein mit einem Molekulargewicht von 110000. Präkallikrein besitzt ein Molekulargewicht von 85000 und weist ebenfalls nur eine Kette auf.

Der erste Patient mit einem Faktor XII-Mangel wurde von Ratnoff und Colopy [6] beschrieben. Es handelte sich um einen amerikanischen Güterfrachtrangierer, Mr. John Hageman, der sich wegen eines Magenulcus einer Operation unterziehen mußte, anläßlich der eine abnorm verlängerte Gerinnungszeit festgestellt wurde. Mr. Hageman starb an einer schweren Lungenembolie und wies, wie auch die meisten später beschriebenen Patienten mit „Hageman trait", keine hämorrhagischen Erscheinungen auf. Inzwischen wurde ein Faktor XII-Mangel bei mehreren hundert Patienten diagnostiziert. Im folgenden wird über eine bei Diagnosestellung 68 Jahre alte Patientin berichtet, bei der wiederholt thromboembolische Episoden auftraten.

Kasuistik

Die Patientin H. S. wurde am 26. 1. 1921 geboren. Aus der Kindheit und Jugendzeit sind keine ernsthaften Vorerkrankungen bekannt. Im Jahre 1963 erfolgte

G. Landbeck, I. Scharrer, W. Schramm (Hrsg.)
22. Hämophilie-Symposion Hamburg 1991
© Springer-Verlag Berlin Heidelberg 1992

eine Hysterektomie wegen eines Myoms. 1968 wurde eine Appendektomie durchgeführt. Im Jahre 1969 erlitt die Patientin im Rahmen einer operativen Versorgung einer Knöchelfraktur mehrfache thromboembolische Komplikationen. Es trat eine Beinvenenthrombose und eine Lungenembolie auf. Darüber hinaus erlitt die Patientin eine Hemiparese, die sich im Sinne einer TIA rasch zurückbildete. An weiteren operativen Eingriffen erfolgte im Jahre 1978 eine Cholezystektomie und 1986 eine Endoprothesenoperation des re. Hüftgelenkes. 1988 wurde die Patientin wegen einer Gastroenteritis stationär behandelt. Im August 1989 wurde die Patientin wegen einer Beinvenenthrombose links bei uns stationär aufgenommen. Die phlebographische Untersuchung ergab einen thrombotischen Verschluß im Bereich der Unterschenkelvenen und der V. poplitea.

Gerinnungsanalytisch fiel bei der Patientin eine auf mehr als 180 Sekunden verlängerte PTT bei einem Quickwert von 94 % auf. Die weitere gerinnungsanalytische Abklärung ergab eine Faktor XII-Aktivität von unter 1 %. Die Sicherung der Diagnose eines Faktor XII-Mangels erfolgte durch Bestimmung des Faktors XII mit einem spezifischen Mangelplasma eines Faktor XII-Mangel-Patienten. Die weiteren Gerinnungsuntersuchungen ergaben einen durchweg regelrechten Befund. Alle übrigen plasmatischen Gerinnungsfaktoren wurden normgerecht bestimmt. Auch die Inhibitoren des plasmatischen Gerinnungssystems und die Thrombozytenfunktion waren unauffällig. Die weitere Behandlung erfolgte zunächst mit Heparin 30000 E/24 Stunden. Entsprechend der Verlängerung der Thrombinzeit konnte diese Dosis auf 25000 E/24 Stunden in den nächsten Tagen reduziert werden. Die aPTT wurde weiterhin auf nicht meßbare Werte verlängert registriert. Nach zwischenzeitlicher Sicherung der Diagnose wurde die Patientin auf eine orale Antikoagulation mit Marcumar umgesetzt. Heparin wurde an insgesamt 3 Tagen überlappend gleichzeitig zu Marcumar verabreicht. Die Behandlung mit Marcumar wird bis zum heutigen Tage weitergeführt. Eine im Jahre 1990 durchgeführte subtotale Strumektomie verlief ohne thrombotische Komplikationen. Die Patientin war vor dem operativen Eingriff in einem auswärtigen Krankenhaus auf eine Kombinationstherapie von low dose-Heparin und Dihydroergotamin (Embolex®) umgesetzt worden. 8 Tage nach Durchführung der Operation wurde die Patientin wiederum auf die orale Antikoagulation mit Marcumar eingestellt.

Diskussion

Im vorliegenden Fall einer Patientin mit einem schweren hereditären Faktor XII-Mangel traten hämorrhagische Erscheinungen nicht auf. Das eigentliche klinische Problem stellte die Prädisposition zur Entstehung thromboembolischer Komplikationen dar. Andere Ursachen im Sinne einer thrombophilen Diathese, wie z.B. eine Verminderung der Inhibitoren des Gerinnungssystems, konnten ausgeschlossen werden. So erlitt unsere Patientin erstmals im Alter von 48 Jahren nach einem operativen Eingriff (Osteosynthese einer Knöchelfraktur) gleichzeitig mehrere thromboembolische Komplikationen: eine Beinvenenthrombose, eine Lungenembolie und eine TIA. Eine weitere Komplikation ereignete sich im

Alter von 68 Jahren. Diese Thrombose trat spontan ohne ein auslösendes Ereignis auf. Allerdings verliefen 5 weitere operative Eingriffe, darunter auch eine Totalendoprothesenoperation des Hüftgelenkes im Alter von 65 Jahren, ohne thromboembolische Probleme.

In der Literatur werden hämorrhagische Erscheinungen bei Patienten mit Faktor XII-Mangel nur ausnahmsweise berichtet. So zeigte keiner von 18 Patienten mit homozygotem Faktor XII-Mangel [4] hämorrhagische Erscheinungen. Nur einer von 45 Patienten mit heterozygoter Anlage entwickelte mäßiggradige hämorrhagische Probleme. Im experimentellen Thrombose-Perfusionsmodell wurde unter Verwendung plättchenreichen Plasmas eines Faktor XII-Mangel-Patienten keine verminderte Thrombenbildung beobachtet [10].

Auch in der Literatur wird gehäuft über thromboembolische Erscheinungen bei Patienten mit „Hageman trait" hingewiesen [1, 5]. So wurde in einer Arbeit von HELLSTERN und WENZEL [3] über venöse und arterielle Thrombosen bei einem nur 32 Jahre alten Patienten berichtet. GOODNOUGH [2] reviewte 121 Fälle von Faktor XII-Mangel und berichtete eine 8 %ige Thromboseinzidenz mit Auftreten von Herzinfarkten schon im jugendlichen Alter. In der Arbeit von LÄMMLE [4] boten 2 von 18 Patienten mit Faktor XII-Mangel tiefe venöse Thrombosen im Alter von unter 40 Jahren. Von den 45 Patienten mit heterozygoter Faktor XII-Anlage erkrankte eine Person an thromboembolischen Erscheinungen. Bei der gerinnungsanalytischen Untersuchung von 107 Patienten mit rezidivierenden tiefen venösen Thrombosen hatten 11 eine Verminderung des Faktors XII im Sinne einer heterozygoten Anlage gezeigt. Es wird zum jetzigen Zeitpunkt in der Literatur nicht einheitlich beurteilt, ob auch der heterozygote Faktor XII-Mangel als prädisponierend für die Entstehung thromboembolischer Komplikationen gelten muß.

Der vorliegende Fall von schwerem Faktor XII-Mangel und rezidivierenden thromboembolischen Komplikationen wie tiefer venöser Thrombose, Lungenembolie und TIA unterstreicht die Hypothese, daß der homozygote Faktor XII-Mangel zu thromboembolischen Erscheinungen disponiert. Es wird vorgeschlagen, bei Patienten mit homozygotem Faktor XII-Mangel in der akuten Phase von thromboembolischen Erscheinungen wie üblich vorzugehen. Die sekundäre Prophylaxe nach einer ersten tiefen Thrombose oder Lungenembolie sollte mittels 1–2jähriger oraler Antikoagulation durchgeführt werden. Bei rezidivierenden tiefen venösen Thrombosen oder Lungenembolien ist die lebenslange orale Antikoagulation indiziert. Eine konsequente primäre Thromboseprophylaxe sollte bei Zuständen mit erhöhter Thrombosegefährdung wie bei operativen Eingriffen, Bettlägerigkeit, Gravidität usw. erfolgen. Hier stellt niedrig/ mittelhoch dosiertes Heparin das Therapeutikum der Wahl dar. Bei längeren Reisen ist in jedem Fall eine konsequente physikalische Thromboseprophylaxe anzuraten.

Literatur

1. Fuhrer G, Gallimore MJ, Heller W, Hofmeister H-E (1990) F XII. Review article. Blut 61:258

2. Goodnough LT, Saito H, Ratnoff OD (1983) Thrombosis or myocardial infarction in congenital clotting factor abnormalities and chronic thrombocytopenias: A report of 21 patients and a review of 50 previously reported cases. Medicine 62:248
3. Hellstern P, Köhler M, Schmengler K, Doenecke P, Wenzel E (1983) Arterial and Venous Thrombosis and Normal Response to Streptokinase Treatment in a Young Patient with Severe Hageman Factor Deficiency. Acta Haematologica 69:123
4. Lämmle B, Wuillemin WA, Huber I, Krauskopf M, Zürcher C, Pflugshaupt R, Furlan M (1991) Thromboembolism and Bleeding Tendency in Congenital Factor XII Deficiency – A Study on 74 Subjects from 14 Swiss Families. Thrombos Haemostas 65:117
5. Mannhalter C, Fischer M, Hopmeier P, Deutsch E (1987) Factor XII activity and antigen concentrations in patients suffering from recurrent thrombosis. Fibrinolysis 1:259
6. Ratnoff OD, Calopy JE (1955) A familial hemorrhagic trait associated with a deficiency of a clot-promoting fraction from plasma. J Clin Invest 34:602
7. Ratnoff OD, Rosenbaum JM (1958) Role of Hageman factor in the initiation of clotting by glass. Amer J Med 25:160
8. Revak SD, Cochrane CG, Johnson AR, Hugli TH (1974) Structural changes accompanying enzymatic activation of human Hageman factor. J Clin Invest 54:619
9. Saito H, Ratnoff OD, Pensky J (1976) Radioimmune assay of human Hageman factor (factor XII). J Lab Clin Med 88:506
10. Weiss HJ, Turitto VT, Vicic WJ, Baumgartner HR (1984) Fibrin Formation, Fibrinopeptide A Release, and Platelet Thrombus Dimensions on Subendothelium Exposed to Flowing Native Blood: Greater in Factor XII and XI Than in Factor VIII and IX Deficiency. Blood 63:1004

V. *Freie Vorträge*

Diskussionsleitung:

A. H. Sutor (Freiburg)
R. Zimmermann (Heidelberg)
Ch. Heinrichs (Berlin)
E. Seifried (Ulm)

Die Indikation zur operativen Behandlung bei hämorrhagischen Diathesen in der Orthopädie – Erfahrungen über 10 Jahre

L. Hovy, I. Scharrer (Frankfurt/Main)

Einleitung

Bei schweren hämorrhagischen Diathesen, wie Hämophilie A, B und von Willebrand-Syndrom kommt es häufig zu Spontanblutungen vor allem am Bewegungsapparat. Die Inzidenz von Gelenkblutungen konnte durch eine konsequente Prophylaxe bzw. Substitutionstherapie mit Gerinnungsfaktoren in den letzten 20 Jahren drastisch gesenkt werden (vergl. [4]), dies führte zu einem Wandel des klinischen Erscheinungsbildes auf orthopädischem Fachgebiet in den letzten Jahren [3, 5, 10].

So wurde im Patientengut des Hämophiliezentrums in Frankfurt in den vergangenen 10 Jahren kein Fall eines hämophilen Pseudotumors (vergl. auch [3]) des Knochens oder der Weichteile diagnostiziert. Auch die Entwicklung der charakteristischen hämophilen Arthropathie, vor allem des Kniegelenkes, konnte bei Kindern und jungen Erwachsenen häufig verzögert werden. Es zeichnet sich sogar eine Verschiebung des typischen Verteilungsmusters der Gelenkschäden zuungunsten der Sprung- und Ellenbogengelenke ab [5].

Operationsverfahren und Ergebnisse 1981 bis 1991

In Einzelfällen entsteht trotz ausreichender Faktorensubstitution und lokaler sowie systemischer antiphlogistischer Therapie bereits bei jüngeren Patienten eine chronisch inflammatorische Arthropathie mit rezidivierenden Einblutungen und einer stark schmerzhaften Synovitis. Durch eine offene Synovektomie [17] an Ellenbogen- und Kniegelenken konnte bei allen 9 Patienten ein Stillstand der Blutungsinzidenz und eine deutliche Schmerzlinderung erreicht werden (Tabelle 1).

Die sogenannte *Frühsynovektomie* mit subtotaler Entfernung der Gelenkinnenhaut verbesserte die mittlere Gelenkbeweglichkeit, sowohl in Streckung, als auch in Beugung. Das Bewegungsausmaß konnte über viele Jahre gehalten werden und auch die Entwicklung der Arthropathie konnte bisher verhindert werden. Nur bei einem 12jährigen Jungen verblieb postoperativ eine Bewegungseinschränkung aufgrund mangelnder Compliance bei der Krankengymnastik. Leider verschlechterte sich bei ihm auch die vorbestehende Arthropathie im Stadium I sehr rasch. Eine Patientin mit von Willebrand-Syndrom und einer Synovitis villonodularis pigmentosa blieb bisher über 4 Jahre rezidivfrei. Die Gelenkbe-

G. Landbeck, I. Scharrer, W. Schramm (Hrsg.)
22. Hämophilie-Symposion Hamburg 1991
© Springer-Verlag Berlin Heidelberg 1992

Tabelle 1. Funktionelle Ergebnisse nach Synovektomie und Gelenkrevision

OP.-Verfahren	n	präop.	1 J. postop.	2 J. postop.	4–5 J. postop.	Blutungs-kontr.
Frühsynovekt.						
Knie	1	0-60-60*	0-30-60*	0-30- 90*	0-30-90*	+
Ellbogen	2	0-15-110*	0-10-120*		0-10-110*	+
Spätsynovekt.						
Knie	5	0-32-74*	0-15-67*	0-23-59*	0-29-50*	+
Synovektom.						
b. Synovitis						
villonod. pig.	1	0-0-130*	0-0-130*	0-0-130*	0-0-130*	+

weglichkeit der Patienten mit vorbestehenden Arthropathien im Stadium II und III (nach [2]) verbesserte sich initial nach der *Spätsynovektomie* besonders für die Extension aufgrund des gleichzeitig durchgeführten Gelenkdébridements. Leider verschlechterte sich die Streckfähigkeit und das Gesamtbewegungsausmaß innerhalb von 4 bis 5 Jahren wieder deutlich, so daß bei 2 Patienten inzwischen ein Kniegelenksersatz notwendig wurde.

Eine fortgeschrittene Arthropathie mit ausgeprägter Gelenkzerstörung und schmerzhafter Bewegungseinschränkung, vor allem an Hüfte und Knie, erfordert einen *endoprothetischen Gelenkersatz*, der überwiegend in Zementtechnik implantiert wurde. Durch den endoprothetischen Hüft- und Kniegelenksersatz verbesserte sich postoperativ bei allen Patienten das Gesamtbewegungsausmaß. In jedem Fall wurde Schmerzfreiheit und eine sichere Blutungskontrolle erreicht (Tabelle 1).

Bei einem 52jährigen Patienten mit einer aseptischen Pfannenlockerung 15 Jahre nach Primärimplantation lockerte sich die zementfrei eingebrachte Schraubpfanne nach einem Sturz auf die rechte Hüfte nach 5 Jahren wiederum. Es wurde ein erneuter Pfannenwechsel erforderlich. Ein weiterer Patient entwickelte simultan an beiden operierten Hüftgelenken, davon eine zementfreie Endoprothese, 5 bzw. 10 Monate postoperativ einen Pilzabszeß durch hämatogene Streuung bei positivem HIV-Status. Der Infekt konnte durch operative und antimykotische Therapie beherrscht werden. Ein weiterer HIV-positiver Patient entwickelte 1 Jahr postoperativ einen Spätinfekt mit Fistel im Bereich der Hüfttotalendoprothese (Tabelle 2).

Bei Knochenfrakturen kamen nach hochdosierter Faktorensubstitution die in der Traumatologie üblichen *Osteosyntheseverfahren* (2x) zur Anwendung. Diese erlaubten die sofortige frühfunktionelle Mobilisierung der oft durch multiplen Gelenkbefall beeinträchtigten Patienten. 2 Patienten mit einer eingestauchten Schenkelhalsfraktur, bzw. einer Tibiakopffraktur konnten durch *konservative Maßnahmen* behandelt werden. Die Frakturen heilten in allen Fällen zeitgerecht und komplikationsfrei aus. Durch intensive krankengymnastische Nachbehandlung konnte das ursprüngliche Bewegungsausmaß annähernd wieder erreicht werden.

Tabelle 2. Endoprothesen bei hämorrhagischen Diathesen

OP.-Verfahren	n	Komplikationen
Hüfttotalendoprothese		
zementiert	6	1 Spätinfekt bei HIV
zementfrei	1	1 Spätinfekt bei HIV
Prothesenwechsel	3	1 asept. Pfannenlockerg.
Knie-Endoprothese		
zementiert	7	
zementfrei	1	

Unter einer entsprechenden Substitutionstherapie mit Gerinnungsfaktoren wurden alle gängigen orthopädischen Operationen wie *arthroskopische Meniscusresektionen* (2x), *Arthrotomien* (2x), *Spongiosaplastiken* (2x) (z. B. bei intraossärem Ganglion oder Osteochondrosis dissecans tali) sowie *Korrekturosteotomien* (1x), *subtalare Arthrodesen* (1x) und *andere* mehr (4 Patienten) durchgeführt. Die Verläufe sowie klinischen und radiologischen Ergebnisse entsprachen den Literaturangaben.

Insgesamt traten im angegebenen Behandlungszeitraum in keinem Fall perioperative Komplikationen wie Blutungen, Wundheilungsstörungen oder Infektionen auf. Das subjektive Behandlungsergebnis war für alle Patienten zufriedenstellend.

Diskussion

Die Indikation zum operativen Vorgehen besteht einmal im Frühstadium der hämophilen Arthropathie ohne Bewegungseinschränkung, bei konservativ nicht beherrschbarer chronischer Synovitis mit rezidivierenden Einblutungen, als sogenannte *Frühsynovektomie.* Damit wird eine sichere Blutungskontrolle, Erhalt der Gelenkbeweglichkeit und eine Verzögerung der sekundären Arthrose über viele Jahre erzielt.

Demgegenüber kann in fortgeschritteneren Arthropathiestadien durch eine sogenannte *Spätsynovektomie* [17] mit Gelenkdébridement nur initial die Streckfähigkeit verbessert werden (vergl. Tabelle 1), [16]). Durch zunehmende fibröse Einsteifung der Gelenkkapsel [14] und fortschreitende Muskelarthrophie [10] kommt es innerhalb von 2 bis 5 Jahren zu einem deutlichen Funktionsverlust [14, 16]. MONTANE [15] fand auch hier in einigen Fällen noch eine Verzögerung der radiologischen Arthropathiezeichen. Die auch von uns bisher durchgeführte offene Synovektomie ist nicht durch postoperative Blutungen kompliziert, wie sie für die arthroskopische Technik in bis zu 50 % aller Fälle angegeben wird [14]. Demgegenüber soll bei der arthroskopischen Technik der postoperative Funktionsverlust geringer sein (9 Grad gegen 20 Grad nach [14]). Insgesamt erscheint somit für die Spätsynovektomie, besonders am Kniegelenk, eine zurückhaltende Indikationsstellung angebracht zu sein. Alternativ stehen die Radiosynoviorthese [6] und ggf. die intraartikuläre Cortisoninjektion zur Verfügung.

Durch den *endoprothetischen Hüftgelenksersatz* wird bei schweren sekundären Arthrosen in jedem Fall Schmerzfreiheit, eine sichere Blutungskontrolle und ein anhaltender Funktionsgewinn erreicht. Komplikationen waren in unserem Patientengut nur in 2 Fällen auf eine vorbestehende HIV-Infektion zurückzuführen. Eine sichere Langzeitverankerung der Prothese wird durch Knochenzement erreicht. Da bei der Mehrzahl der Patienten eine erhebliche Knochenatrophie bzw. Inaktivitätsosteoporose vorliegt, erscheint die zementfreie Implantationstechnik nur ausnahmsweise bei jüngeren Patienten gerechtfertigt. Unsere Ergebnisse stehen dabei durchaus im Gegensatz zu den Erfahrungen von LUCK [14], der eine Revisionsrate von 60 % bei den Hüfttotalendoprothesen angibt.

Auch bei der *Knieendoprothetik* werden mit einem zementierten, achsgeführten Modell [9] sehr gute klinische und radiologische Ergebnisse erreicht. Der Funktionserhalt setzt allerdings ein sehr konsequentes krankengymnastisches Übungsprogramm voraus. Ein reiner Oberflächenersatz in Form von bicondylären Kniegelenksprothesen (zementfrei oder zementiert) ist dagegen mit einer deutlich höheren Komplikationsrate (einschließlich Lockerungen) verbunden [7, 13].

Unter einer entsprechenden Substitutionstherapie sind weiterhin grundsätzlich alle orthopädischen oder traumatologischen Operationen am Bewegungsapparat durchführbar. Die Ergebnisse entsprechen den Literaturangaben.

Mitte der 80er Jahre kam es durch die HIV-Problematik zur erheblichen Verunsicherung von Patienten und Therapeuten, so daß ein drastischer Rückgang der elektiven orthopädischen Eingriffe zu verzeichnen war. Eine sehr strenge Indikationsstellung erscheint in der Tat bei positivem HIV-Status notwendig,

Tabelle 3. Immunstatus nach Operation bei Hämophilie und HIV

Pat. Alter	OP.-Verfahren	T4/T8 präop.	CDC-Stad. präop.	T4/T8 1. J. postop.	CDC-Stad. 1. J. postop.	Kompli- kationen	Verlauf (Monate)
B. K. 26 J	Synovektomie+ Gel-Revision	1,16	II	0,52	II		64
J. B. 32 J	TEP bds	1,36	III	0,7	IV	Abszeß bd. Hüften n. 5 bzw. 10 Mon	63†
L. H. 52 J	TEP-Wechsel	2,43	II	1,13	II		61
W. H. 61 J	Knie-Prothese	0,49	IV	0,04	IV		25†
Sch. P. 30 J	Korrektur- Osteotomie	0,37	II	0,25	II		56
W. G. 34 J	Osteosynthese	0,01	III	0	IV	Ellbogen- Empyem n. 5 Mon.	9†

da in unserem Krankengut nach mittleren und größeren orthopädischen Eingriffen eine anhaltende Verschlechterung des Immunstatus resultierte [8, 11], (vergl. Tabelle 3).

In diesen Fällen, oder aber bei Hemmkörperhämophilien, stellt die Radiosynoviorthese [1, 6] eine erfolgversprechende Alternative dar.

Literatur

1. Ahlberg A, Pettersson H (1979) Synoviorthesis with radioactive gold in hemophiliacs. Acta orthop scand 50:513–517
2. Arnold WD, Hilgartner MW (1977) Hemophilic arthropathy. J Bone Joint Surg 59:287–305
3. Döhring S (1985) Über die Hämophilie und deren Skelettveränderungen. Beitr Orthop u Traumatol 32:73–83
4. Egli H, Brackmann HH (1972) Die Heimselbstbehandlung der Hämophilie. Erfahrungen bei 130 Patienten. Dtsch Ärztebl 69:3143
5. Erlemann R, Pollmann H, Adolph J, Peters PE (1990) Die hämophile Osteoarthropathie unter besonderer Berücksichtigung des Ellenbogengelenkes. Radiologe 30:116–123
6. Fernandez-Palazzi F (1990) Radioactive synoviorthesis in haemophilic haemarthrosis. In: Hämäläinen M, Hagena F-W, Schwägerl W, Teigland J (eds): Revisional surgery in rheumatoid arthritis. Rheumatology 13. Karger, Basel, pp 251–260
7. Figgie MP, Goldberg VM, Figgie HE, Heiple KG, Sobel M (1989) Total knee arthroplasty for the treatment of chronic hemophilic arthropathy. Clin Orthop 248:98–108
8. Greene WB, Degnore LT, White GC (1990) Orthopaedic procedures and prognosis in hemophilic patients who are seropositive for human immunodeficiency virus. J Bone Joint Surg 72:2–11
9. Hassenpflug J, Harten K, Hahne HJ, Hobeck K, Holland C, Maronna U (1988) Ist die Implantation von Kniegelenkscharnierendoprothesen heute noch vertretbar? Z Orthop 126:398–407
10. Hofmann P, Rössler H, Brackmann H (1977) Orthopädische Probleme bei der Hämophilie. Z Orthop 115:342–355
11. Hovy L, Aygören E, Mondorf W, Scharrer I (1990) Long term follow up after orthopedic surgery in HIV antibody positive hemophiliacs. Poster. 19. Int. Congr. of the World Federation of Hemophilia 14.–19. August 1990, Washington
12. Kjaergaard-Anderson P, Christiansen SE, Ingerslev J, Sneppen O (1990) Total knee arthroplasty in classic hemophilia. Clin Orthop 256:137–146
13. Lachiewicz PF, Inglis AE, Insall JN, Sculco TP, Hilgartner MW, Bussel JB (1985) Total knee arthroplasty in hemophilia. J Bone Joint Surg 67:1361–1366
14. Luck JV, Kasper CK (1989) Surgical management of advanced hemophilic arthropathy. Clin Orthop 242:60–82
15. Montane I, McCollough NC, Lian EC-J (1986) Synovectomy of the knee for hemophilic arthropathy. J Bone Joint Surg 68:210–216
16. Schwägerl W, Niessner H, Novotny CH, Thaler E, Lechner K (1977) Synovektomie bei Blutern. Orthopädie 6:44–46
17. Storti E, Traldi A, Tosatti E, Davoli TG (1969) Synovectomy, a new approach to haemophilic arthropathy. Acta Haemat 41:193–205

HIV-Infektion und orthopädische Operation?

H. H. Eickhoff, J. Oldenburg, H.-H. Brackmann, W. Koch (Bonn)

In den letzten Jahren sieht sich der operativ Tätige vermehrt mit dem HIV-Problem konfrontiert. Eine vom HIV-Problem besonders betroffene Patientengruppe stellen die Hämophilen dar, welche aufgrund der Therapie mit nicht virusinaktiviertem Faktor VIII-Konzentrat vor 1985 infiziert wurden.

Besonderheiten bei der Indikationsstellung zur Operation

Die orthopädische Therapie der hämophilen Arthropathie bietet eine große Palette konservativer Behandlungsverfahren [1]. Oftmals stellt sich bei Beschwerdepersistenz oder gar Zunahme die Frage eines Verfahrenswechsels hin zur Operation. Bei vorliegender HIV-Infektion sind neben den üblichen Überlegungen bei der Indikationsstellung zur Operation vor allem die Immunsituation des Patienten, die Dringlichkeit der Operation und mögliche Alternativen, die Art der Operation und Schutzmöglichkeiten des Personals bei der Operation zu berücksichtigen.

1. Immunsituation des Patienten

Jeder operative Eingriff kann im Rahmen des „Postaggressionssyndroms" durch Beeinträchtigung der mitogenen Lymphozytenstimulierbarkeit zu Veränderungen im humeralen Immunsystem führen [6]. Auch die zellvermittelte Immunreaktion scheint beeinträchtigt zu werden. Bei HIV-Infizierten kann ein operativer Eingriff zur Progredienz der Erkrankung führen [3]. Entsprechend den in der Literatur zu findenden Empfehlungen sollte bei Vorliegen einer HIV-Infektion bei T-Helferzellzahlen unter 400/µl von der Durchführung elektiv operativer Maßnahmen abgesehen werden [7].

2. Dringlichkeit der Operation und mögliche Alternativen

Allgemein unterscheiden wir zwischen absoluter, relativer und präventiver Operationsindikation. In der Orthopädie haben wir es üblicherweise im Rahmen der Elektiveingriffe mit einer Relativ- oder Präventivindikation zu tun. Eine absolu-

G. Landbeck, I. Scharrer, W. Schramm (Hrsg.)
22. Hämophilie-Symposion Hamburg 1991

te Operationsindikation bei Vorliegen eines Notfalls liegt in der Orthopädie selten vor. Entsprechend ist die Zahl der möglichen Therapiealternativen groß und kann, ohne in Zugzwang kommen zu müssen, ausgenützt werden. Zu denken ist bei Vorliegen einer Arthropathie vordringlich an eine gezielte physikalische und krankengymnastische Therapie unter ausreichender Faktorensubstitution und antiphlogistischer Begleitmedikation. Von besonderer Bedeutung erscheint uns auch die intraartikuläre Injektion mit einem Lokalanästhetikum-Corticoid-Gemisch. Die Radiosynoviorthese erscheint bei den meist fortgeschrittenen Arthropathien mit intraartikulärer Bridenbildung und subchondralen Cysten problematisch [2].

3. Art der Operation

Ist eine Operation bei vorliegender HIV-Infektion nicht zu umgehen, sollte bei Auswahl zwischen mehreren Operationsverfahren dem am wenigsten belastenden Eingriff der Vorzug gegeben werden. Das Einbringen von Fremdmaterial ist im Einzelfall abzuwägen. Bei Implantation von Knietotalendoprothesen ist bei HIV-Infizierten immerhin im Verlauf mit einer Gesamtinfektionsrate der Endoprothesen (Früh- und Spätinfektionen) von ungefähr 10 % zu rechnen [7]. Eine erhöhte postoperative Mortalität wird beschrieben [5].

4. Schutzmöglichkeiten des Personals bei der Operation

Wenngleich auch das Risiko einer perioperativen Infektion mit HIV für das Operationspersonal als äußerst gering einzuschätzen ist (perkutan 0,5 %, mukokutan 0 %), sind spezielle Schutzvorkehrungen zu treffen [4].

Die größte Kontaminationsgefahr für den Operateur besteht sicher bei einer Verletzung der Hände. Als Schutz vor Stich- oder Schnittverletzungen ist das Tragen mindestens doppelter Handschuhe empfohlen. Eine mukokutane Infektion durch spritzendes Blut oder Knochenpartikel ist durch Tragen von speziellen Gesichtsschilden in Ergänzung zum üblichen Mundschutz zu verhindern. Flüssigkeitsdichte Operationskleidung und Überschuhe sind obligat. Daß der HIV-Status dem gesamten Team bekannt ist, versteht sich von selbst. Die Durchführung der Operation sollte von einem erfahrenen und ausgeruhten Operateur und erfahrenen Mitarbeitern durchgeführt werden. Der Ablauf des beabsichtigten Eingriffs ist vorab nochmals zu besprechen. Eine verlängerte OP-Zeit ist einzukalkulieren. Eine strikte OP-Disziplin ist einzuhalten. Übergabe von scharfen Instrumenten sollte mit einer Schale oder mit einem Zwischentisch erfolgen. Skalpelle und Nadeln sollten nach einmaligem Gebrauch ausgetauscht werden. Bei der Präparation sollte der Operateur statt seiner Finger, Pinzetten oder Präpariertupfer gebrauchen. Atraumatisches Nahtmaterial ist einzusetzen. Der instrumentelle Knoten ist dem manuellen Knoten vorzuziehen. Simultanes Nähen sollte unterbleiben.

Tabelle 1. HIV-Konstellation am Bonner Hämophilie-Zentrum

Pat. Bonn 1990	n	HIV pos.	% HIV pos.
Hämophilie <1 %	455	263	57,8
Hämophilie <1 % >20 J. 1 Target Joint	315	220	69,8
amb. Ortho Bonn	139	56	40,3
stat. Ortho Bonn	41	22	53,7
Operationen	15	4	(26,7)

HIV-Inzidenz am Bonner Hämophilie-Zentrum

Im Bonner Hämophilie-Zentrum werden zur Zeit über 800 Patienten betreut.
Bei 455 Patienten liegt eine schwere Verlaufsform vor (Tabelle 1). Die HIV-Inzidenz dieser Patienten beträgt 57,8 %. Die Anzahl der über 20jährigen Patienten
mit schwerer Hämophilie, die mindestens 1 Problemgelenk aufweisen, beträgt
315. Diese Patientengruppe ist bei vorliegender Arthropathie als potentiell zumindest zeitweise orthopädisch therapiebedürftig einzustufen. Hier liegt die
HIV-Inzidenz mit immerhin knapp 70 % deutlich höher. Im Jahre 1990 wurden
wegen orthopädischer Probleme 139 Patienten zum Teil mehrfach ambulant in
der Orthopädischen Universitätsklinik Bonn vorgestellt. Die HIV-Inzidenz dieser Patienten betrug 40,3 %. Im gleichen Jahr wurden 41 Patienten zur stationären Behandlung aufgenommen. 53,7 % waren HIV positiv. Insgesamt wurden in
diesem Zeitraum 15 Operationen bei Hämophilien, davon 14 bei schwerer Verlaufsform durchgeführt. 4 dieser Patienten waren HIV positiv. Diese Patienten
werden im folgenden Abschnitt ausführlich vorgestellt.

Kasuistiken

Fall 1:
U. F.: 33 Jahre, schwere Hämophilie A, HIV positiv, Walter-Reed-Stadium 3
09/89: Unfall, Ellbogengelenk-Luxations-Fraktur re (Abb. 1)
09/89: 1. OP, Osteosynthese (Abb. 2)
      im weiteren Verlauf Plattenbruch mit Ausbildung einer Pseudarthrose,
      Fixation im Gips (Abb. 3)
04/90: 2. OP, Metallentfernung und Spongiosaanlagerung, Fixation im Gips
      (Abb. 4)
      einer der Operateure wurde bei diesem Eingriff an der Hand verletzt,
      glücklicherweise blieb eine Serokonversion aus, im weiteren Verlauf Kon-
      traktur (Extension/Flexion 0/60/60. Pronation/Supination 0/60/85)

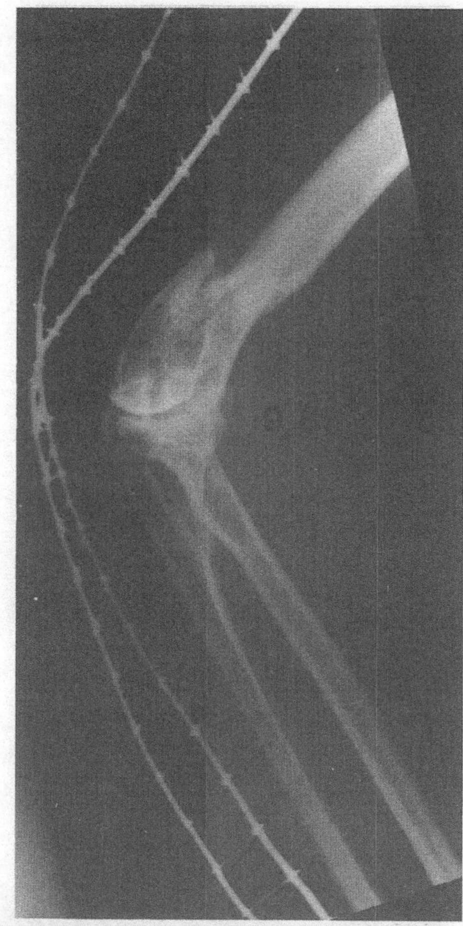

Abb. 1. Fall 1: Ellenbogengelenk-Luxations-fraktur (Unfallaufnahme)

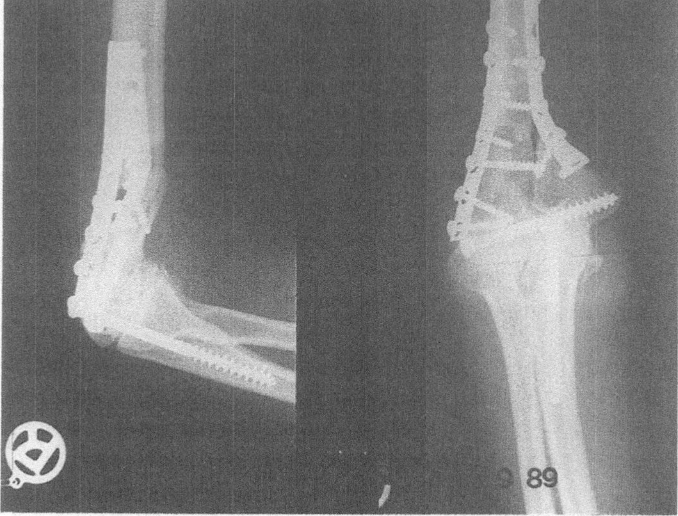

Abb. 2. Fall 1: Osteosynthese mit Drittelrohrplatten

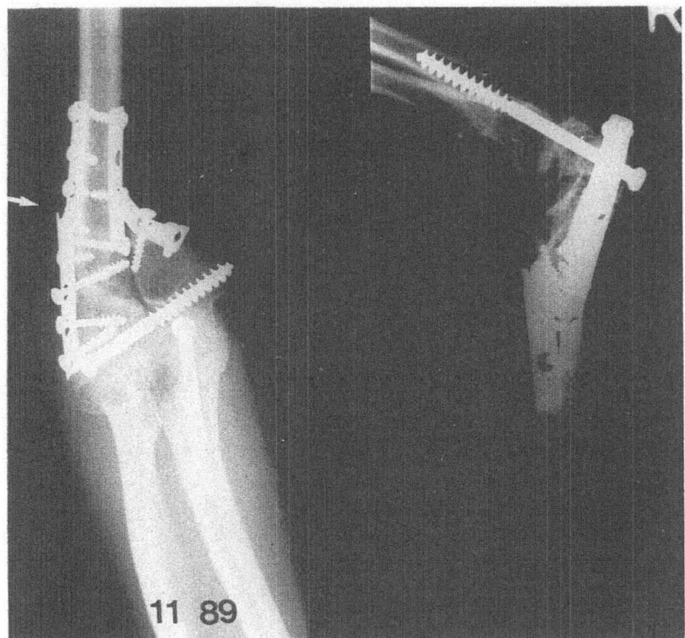

Abb. 3. Fall 1: Plattenbruch (→) mit im Verlauf sich ausbildender Pseudarthrose

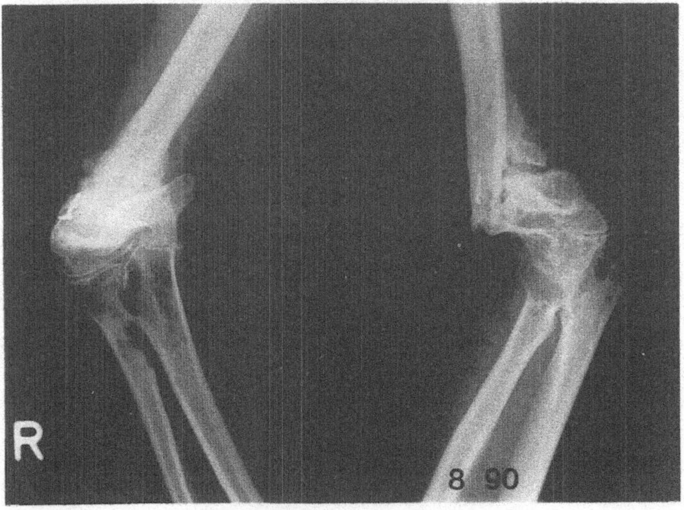

Abb. 4. Fall 1: Z. n. Metallentfernung mit Spongiosaanlagerung

10/91: z. Zt. EU-Verfahren nach fehlgeschlagener
       Umschulungsmaßnahme (Abb. 5)
Die Anzahl der T-Helferzellen nimmt im Anschluß an die Operationen jeweils
ab (Abb. 6).

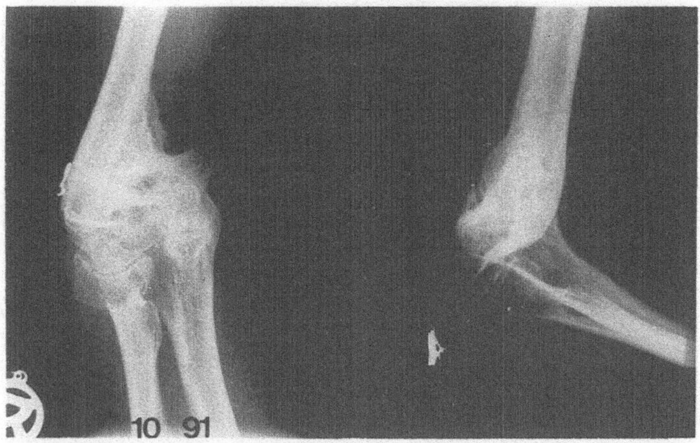

Abb. 5. Fall 1: Ausbildung einer hochgradigen Kontraktur

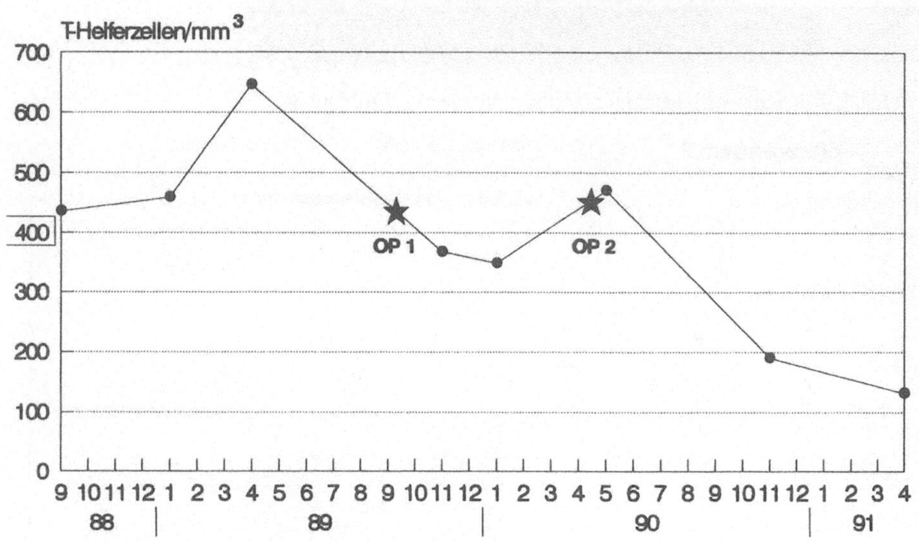

Abb. 6. Fall 1: Verlauf der T-Helferzellenanzahl (* = OP)

Fall 2:

A. G.: 32 Jahre, schwere Hämophilie A, HIV positiv, Walter-Reed-Stad. 6, bekannte Toxoplasmose

10/90: Unfall, Schenkelhalsfraktur re
OP am Unfalltag (Abb. 7)
verstorben 1 Monat postop. an opportunistischer Infektion

Die T-Helferzellzahl lag hier präoperativ schon langfristig unter 50/µl (Abb. 8).

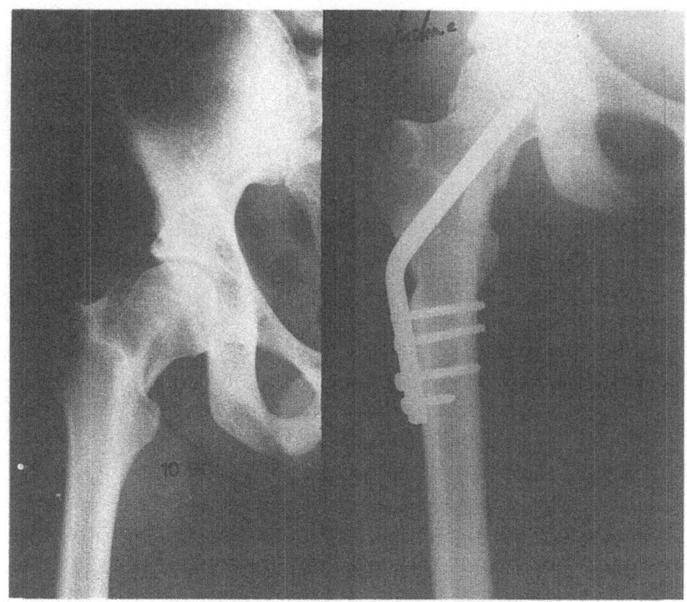

Abb. 7. Fall 2: Schenkelhalsfraktur, Osteosynthese mit Winkelplatte

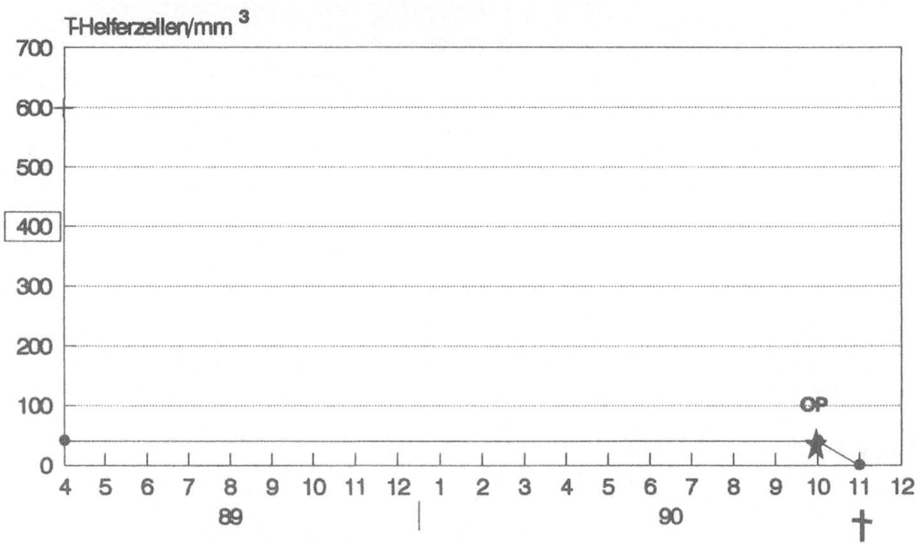

Abb. 8. Fall 2: Verlauf der T-Helferzellenanzahl (* = OP, Exitus 1 Monat postop.)

Fall 3:

H. H.: 39 Jahre, schwere Hämophilie B, HIV positiv, Walter-Reed-Stad. 1
(Abb. 9 u. 10)

01/90: Arthroskopie (28.01.90) *li* Kniegelenk mit Lösung von Briden
im Verlauf postop. weitgehend beschwerdefrei
(Extension/Flexion 0/5/110)

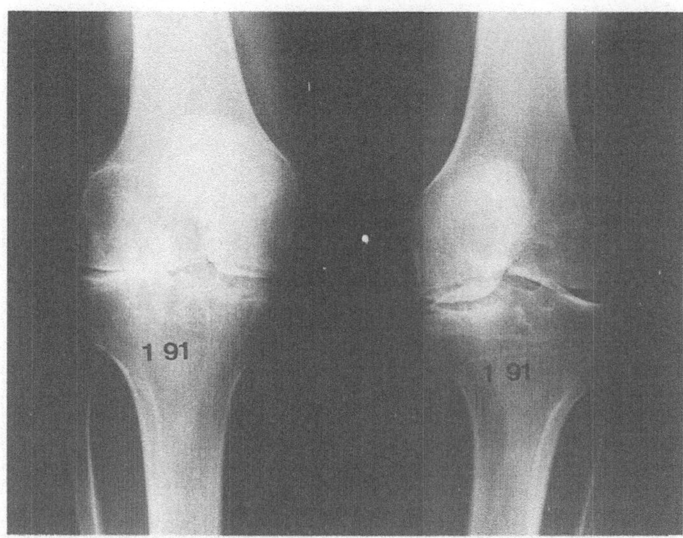

Abb. 9. Fall 3: Schwere hämophile Arthropathie beider Kniegelenke (Li erfolgte eine arthroskopische Operation. Re wurde eine konservative Therapie mit u. a. mehrfachen intraartikulären Lokalanästhetikum-Corticoid-Injektionen durchgeführt)

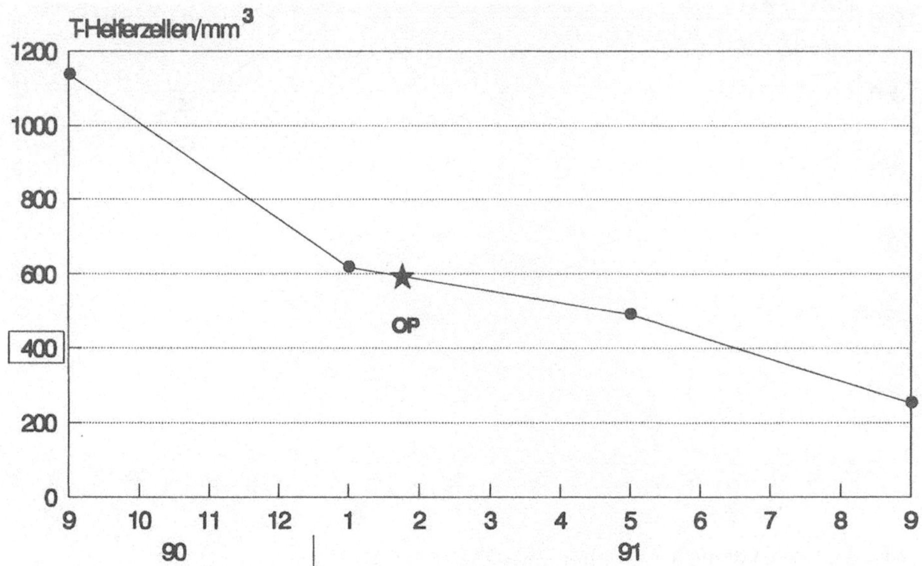

Abb. 10. Fall 3: Verlauf der T-Helferzellenanzahl (* = OP)

präop (23.01.90) HIV negativ, Serokonversion postop. festgestellt (05.02.91) („Biotest"-Fall)

06/90: bei Beschwerden im *re* Knie läßt sich im Verlauf durch mehrfache i. a. Injektionen mit LA-Corticoid-Gemisch und antiphlogistischer Dauermedikation ebenfalls eine weitgehende Beschwerdefreiheit erzielen (Extension/Flexion 0/10/110)

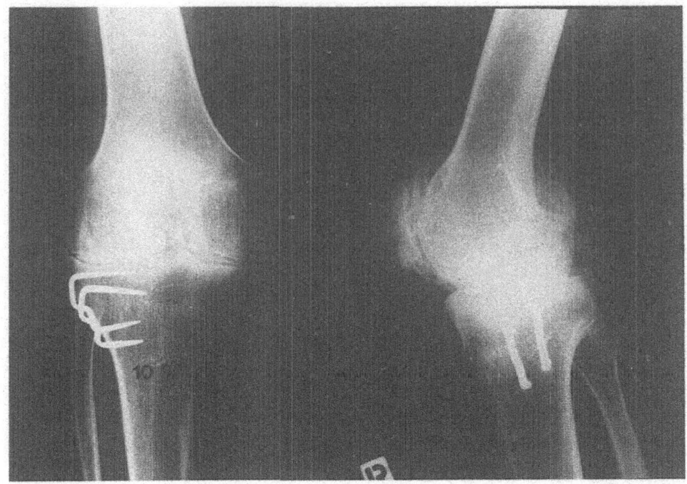

Abb. 11. Fall 4: 11/90 erfolgte Arthroskopie und Arthrotomie mit Spätsynovektomie (in der Vorgeschichte 11/77 valgisierende Tibiakopfumstellungsosteotomie mit noch liegenden Metallklammern)

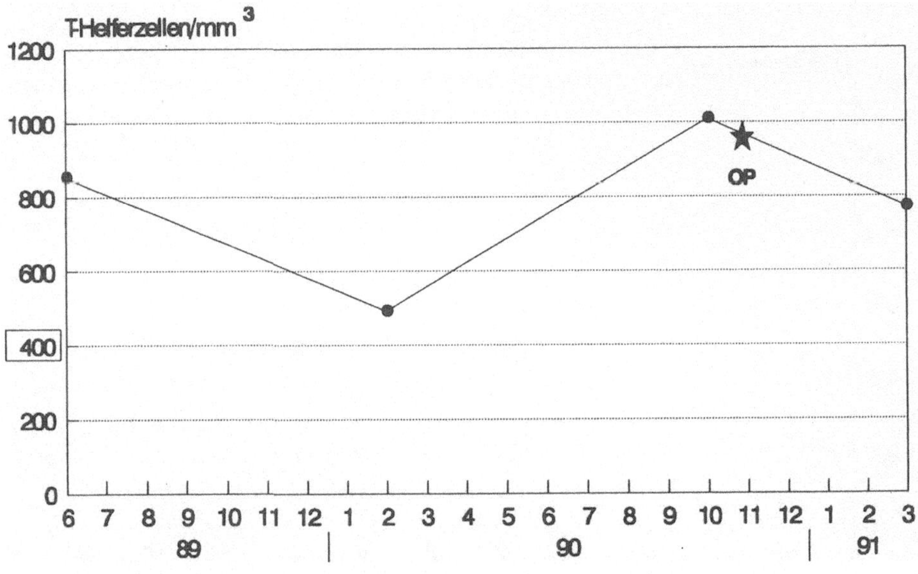

Abb. 12. Fall 4: Verlauf der T-Helferzellenzahl (* = OP)

Fall 4:
M. H.: 39 Jahre, schwere Hämophilie A, HIV positiv, Walter-Reed-Stad. 1
      (Abb. 11 u. 12)
11/90: Arthroskopie und Arthrotomie re Kniegelenk mit Synovektomie, im Verlauf sehr zufrieden (Extension/Flexion 0/20/95)

Diskussion

Zusammenfassend ist retrospektiv festzustellen, daß bei dem Patienten mit der Schenkelhalsfraktur, also bei absoluter OP-Indikation, der Eingriff wahrscheinlich die Lebenserwartung bei bereits manifestem AIDS-Stadium verkürzt hat.

Das Ausheilungsergebnis der Ellenbogengelenk-Luxationsfraktur bei Patient Nr. 1 ist enttäuschend. Dieser orthopädisch ungünstige Verlauf ist aber nicht im Zusammenhang mit der HIV-Infektion zu sehen. Auffällig erscheint hier die ungünstige Entwicklung der T-Helferzellzahl. Bedenklich stimmt die erlittene Verletzung eines Operateurs.

Nur in den beiden anderen Fällen sind die mittelfristigen Ergebnisse befriedigend. Auch hier stellt sich die Frage, ob nicht ein konservatives Vorgehen mit geringerem Risiko zu einem vergleichbaren Ergebnis geführt hätte. Hingewiesen sei in diesem Zusammenhang nochmals auf das erfolgreiche konservative Behandlungsergebnis am anderen Kniegelenk des als Fall 3 aufgeführten Patienten.

Schlußfolgerungen

An der Orthopädischen Universitätsklinik in Bonn sind wir nach abschließender Prüfung der Meinung, daß die Indikation für orthopädische Wahleingriffe bei HIV-Positiven nicht zu vertreten ist. Hier ist ein Umdenken sowohl des Arztes als auch des Patienten auf konservative nicht oder weniger invasive Alternativtherapien gefordert. Bei einem Notfall steht die OP-Indikation außer Frage.

Literatur

1. Eickhoff HH, Brackmann HH, Koch W (1991) Orthopädische Therapie der hämophilen Kniegelenkarthropathie unter besonderer Berücksichtigung der operativen Arthroskopie. In: Landbeck G, Scharrer I, Schramm W (Hrsg) 21. Hämophilie-Symposium Hamburg 1990. Springer, Berlin Heidelberg New York
2. Fridrich R (1978) Möglichkeiten und Risiken der intraartikulären Anwendung von Radiokolloiden. In: Müller W, Tillmann K (Hrsg) Eular Bulletin, Monograph Reihe. Eular, Basel
3. Greene WB, DeGnore LT, White GC (1990) Orthopaedic procedures and prognosis in hemophilic patiens who are seropostive for human immunodeficiency virus. J Bone Joint Surg [Am] 72:2–11
4. Henderson DK, Fahey BJ, Willy M. Schmitt JM, Carey K, Koziol DE, Lane HC, Fedio J, Saah AJ (1990) Risk of occupational transmission of human immunodeficiency virus type 1 (HIV-1) associated with clinical exposures. Ann Intern Med 113:740–746
5. Kaersgaard-Andersen P, Cristiansen SE, Ingerslev J, Sneppen O (1990) Total knee arthroplasty in classic hemophilia. Clin Orthop 256:137–146
6. Walton B (1979) Effects of anaesthesia and surgery on immunestatus. Br J Anaesthesia 51:37–41
7. Wiedel J (1990) XIX International Congress of The World Federation of Hemophilia, Washington, August 14 to 19

Eine weitere erfolgreiche phänotypische Heilung einer schweren Hämophilie A durch orthotope Lebertransplantation

P. Fischbach. L. O. Hattenbach, B. Markus, H. C. Wenisch, C. Allers, A. Encke, I. Scharrer (Frankfurt/Main)

Einleitung

Weltweit wurde über 11 lebertransplantierte Patienten mit Hämophilie A berichtet, davon über 2 Patienten mit schwerer Hämophilie A in Europa, beide wurden in Frankfurt transplantiert [1–3].

Tabelle 1 zeigt die Patienten, chronologisch aufgelistet nach Autoren, das Alter der Patienten, die Seropositivität, die Art und Schwere der Hämophilie und die Überlebenszeit [2–8].

Die erste erfolgreiche Lebertransplantation eines Patienten mit Hämophilie wurde 1982 in Pittsburgh durchgeführt [4].

Die längste Überlebenszeit der lebertransplantierten, an schwerer Hämophilie A erkrankten Patienten beträgt derzeit 45 Monate.

Obwohl die Lebertransplantation eine phänotypische Heilung der Hämophilie darstellt, sind die Indikationen für eine Lebertransplantation auch bei Hämophilen nur die schwere prognostisch infauste Leberzirrhose und der Lebertumor.

Lebenslange Immunsuppression, die Gefahr der Abstoßung, Infektion, wiederauftretende Grunderkrankung sind hohe Risiken, die auch bei der Hämophilie zu beachten sind [4].

Tabelle 1. Zusammenstellung über die berichteten lebertransplantierten an Hämophilie erkrankten Patienten, chronologisch aufgelistet nach Autoren

Author	Age	HIV	Hem. A/B	Survival (months)
Lewis	21	?	mild A	0
Bontempo	15	+	sev. A	44
Bontempo	48	+	sev. A	4
Bontempo	47	–	mild A	NA
Gibbas	35	+	mild A	27
Scharrer	47	–	sev. A	45 (+)
Merion	14	–	mild B	6 (+)
Delorme	38	–	mild A+B	NA
Makris	63	–	mild A	15 (+)
Makris	57	–	mild A	8 (+)
Scharrer	46	–	sev. A	7 (+)

(+) still alive   (NA) not available

G. Landbeck, I. Scharrer, W. Schramm (Hrsg.)
22. Hämophilie-Symposion Hamburg 1991

Über die erste europäische erfolgreiche phänotypische Heilung einer schweren Hämophilie A berichteten wir 1988 [1–3].

Es handelte sich um einen Patienten, der zusätzlich an einem primären Leberzellcarcinom und an einer Leberzirrhose auf dem Boden einer schweren Hepatitis B und Delta-Hepatitis litt.

Klinisch geht es ihm 45 Monate nach der Transplantation gut. Ein Tumorrezidiv oder ein Hepatitis-Rezidiv konnte bisher nicht nachgewiesen werden.

Der Patient ist weiterhin bezüglich der Hämophilie A phänotypisch geheilt.

Kasuistik

Bei unserer 2. Lebertransplantation handelt es sich um einen 47 Jahre alten Patienten, der an einer schweren Hämophilie A und an einer schweren posthepatitischen Leberzirrhose mit Hypersplenie-Syndrom bei Zustand nach substitutionsbedingter Hepatitis B und C litt.

Wegen rezidivierender Gelenkblutungen in das rechte Hüft- und Kniegelenk sowie in beide Ellenbogen und obere Sprunggelenke wurde er seit 1972 regelmäßig mit F.VIII-Konzentrat behandelt.

In den letzten 3 Jahren erhielt er wegen einer doch deutlichen Zunahme der Gelenkblutungen ca. 250000 I.E. F.VIII-Konzentrat/Jahr.

Neben der deutlich schlechter werdenden Gerinnungsproblematik mit konsekutiv steigendem Verbrauch an F.VIII, klagte er über zunehmenden Tremor, epigastrischen Druckschmerz und Übelkeit nach der Nahrungsaufnahme sowie zunehmende Konzentrations- und Leistungsschwäche.

Die präoperative Laborchemie ist der Tabelle 2 zu entnehmen.

Der Patient war wiederholt untersucht HIV-Ag und Ak negativ.

Sonographisch war insbesondere der linke Leberlappen deutlich vergrößert, die rechte Leber im Rahmen des zirrhotischen Umbaus verkleinert, die Milz war deutlich vergrößert mit einem Längsdurchmesser von 20 cm.

Nach ausführlicher Rücksprache mit dem Patienten wurde am 8. 4. 1991 eine orthotope Lebertransplantation in Kombination mit einer Splenektomie unter Anlage eines veno-porto-venösen Bypasses durchgeführt.

Die gesamte Operationszeit betrug 10 h, wobei die Zeit im wesentlichen durch die Präparationsphase und Splenektomie (6 h) bestimmt wurde. Die anhepatische Phase und Reperfusionsphase betrugen jeweils 2 h.

Die Transplantation wurde in typischer Weise durchgeführt (s. Abb. 1), [25]. In der anhepatischen Phase wurde zur Kreislaufstabilisierung und zum Ausgleich der Preloadverminderung durch Abklemmen der Vena cava inferior und der Vena Porta [23] ein veno-venöser Bypass ohne systemische Heparinisierung eingesetzt.

Die Histologie der hypotrophen (24x15x8 cm) Leber ergab eine fortgeschrittene pseudonekrotische Leberzirrhose mit kompletten pseudoazinärem Umbau und dichten Rundzellinfiltraten.

Die Milz (22x13x8 cm) war doppeltkindskopfgroß und zeigte eine ausgeprägte Faservermehrung.

Prä-, intra- und postoperativ bis 24 h nach Operationsende erhielt der Patient insgesamt 22000 I.E. rekombinanten F.VIII (präoperativ 8000 I.E. vor Narko-

Tabelle 2. Präoperative Laborwerte

Pathologica:			
Platelets.	18 000/nl	IgG	1930 mg
GOT	31 U/l	IgA	483 mg
GPT	25 U/L	IgM	153 mg %
GT	17 U/l	Gesamteiweiß	7,5 g %
Bilirubin	1,6 mg %	Albumin	3 g %
Glucose	147 mg %		53,9 %
		α1-Globulin	1,7 %
Quick (PT)	61 %	α2-Globulin	6,3 %
PTT	72 sec	β-Globulin	8,5 %
Fibrinogen	160 mg %	γ-Globulin	22,6 %
AT III	53 %		
Protein C	56 %	CHE	2248,0 U/l
Protein S	19 %	GLDH	4,8 U/l
Plasm.-AG	45 %		
F.II	63 %		
F.V	45 %	Normwerte für:	
F.VII	45 %	Diff-BB	
F.VIII:C	3 %	Nierenretentionswerte	
F.VIII-Inh.	0 BU	Kreatinin-Clearance	
F.IX	52 %	Elektrolyte	
F.X	65 %	Blutfette	
F.XI	34 %	Schilddrüsenparameter	
F.XII	50 %	Tumormarker	

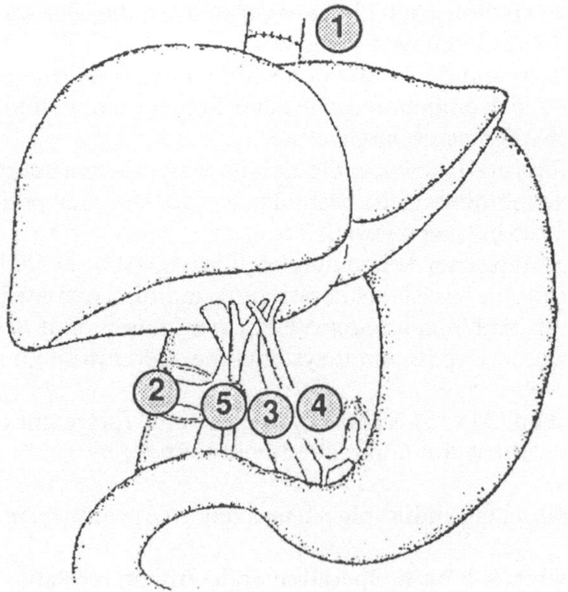

Reihenfolge der Anastomosen:

1. suprahepatische Vena cava

2. intrahepatische Vena cava

3. Vena portae (danach im allgemeinen Freigabe der
Durchblutung)

4. Arteria hepatica

5. Galiengang

Abb. 1. Technik der orthotopen
Lebertransplantation [25]

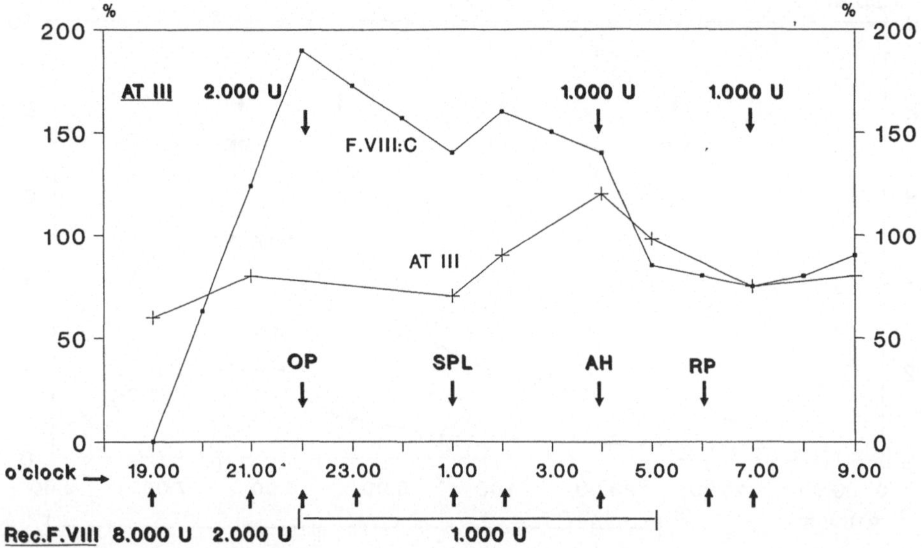

Abb. 2. Verlauf des AT III und des F.VIII während der Präparationsphase, der Splenektomie, der anhepatischen Phase und der Reperfusionsphase sowie die Menge und der Zeitpunkt der Substitution mit rekombinantem F.VIII und AT III

seeinleitung, intraoperativ 10000 I.E: (s. Abb. 2) und in den ersten 24 h nach Operationsende 4000 I.E., letzteres erhielt der Patient aus prophylaktischen Gründen.

Außerdem erhielt der Patient intraoperativ 4000 I.E. AT III (s. Abb. 2) wegen eines präoperativ erniedrigten AT III.

Die Höhe des F.VIII- und AT III-Spiegels sind der Abbildung 2 zu entnehmen. Bereits 4, 8, 12 und 48 h nach Substitutionsende wurden F.VIII-Werte über 100 % gemessen.

Zusätzlich erhielt der Patient zur Hemmung der Fibrinolyse von Operationsbeginn bis zur anhepatischen Phase 200000 I.E. Aprotinin/h, während der anhepatischen Phase 400000/h (Abb. 3).

Intraoperativ wurden 12 Erythrozytenkonzentrate, 11 Einheiten Fresh Frozen Plasma und 3 Thrombozytenkonzentrate von 6,4 und 9 Spendern transfundiert (Tabelle 3).

Der postoperative Verlauf wurde kompliziert durch ein hepatorenales Versagen, bedingt durch eine Kathetersepsis, durch Staphylococcus aureus. Staphylococcus aureus wurde an der Katheterspitze, an der Urethralkatheterspitze, im Wund- und Gallensekret nachgewiesen.

Es kam zu einem Anstieg der Lebertransaminasen bis auf 1800 U/l am 5. p.o. Tag, begleitet von einem Abfall von F.II, V und VII als besonders empfindliche Parameter der Leberfunktion (Abb. 4), einem Anstieg der D-Dimere und einem erhöhten AT III-Verbrauch (Abb. 5), so daß es postoperativ zu vermehrter Blutung aus dem Bauchraum kam.

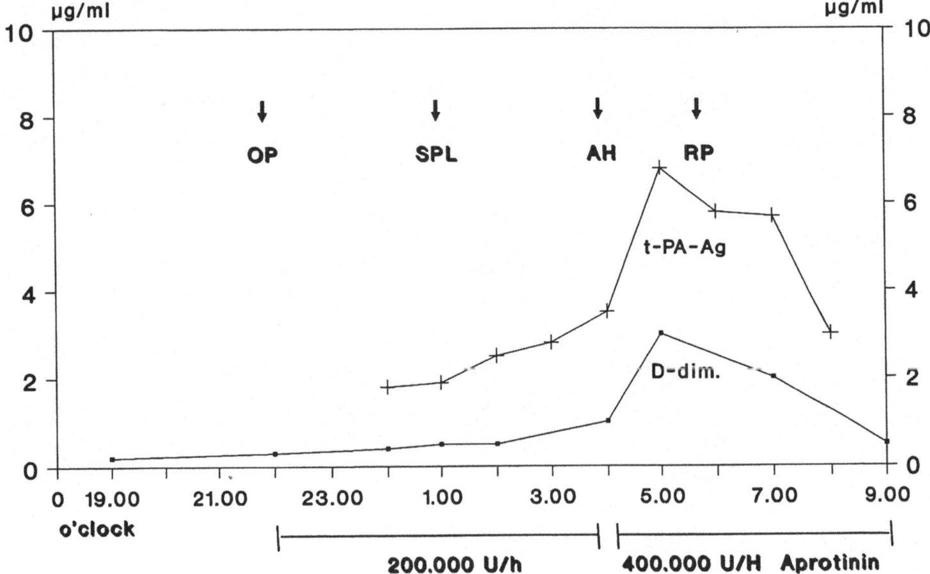

Abb. 3. Verlauf von t-PA-Ag und der D-Dimere sowie Menge und der Zeitpunkt der Aprotiningabe in der Präparationsphase während der Splenektomie, der anhepatischen und Reperfusionsphase

Tabelle 3. Verbrauch an Erythrozyten, Fresh Frozen Plasma und Thrombozyten-Konzentraten im Vergleich zu nicht-hämophilen Patienten, die mit und ohne Aprotinin behandelt wurden

	eigener Patient	Studie* mit Aprot.	Studie* o. Aprot.	Studie** o. Aprot.
Ery.-Konz.	12	7 (1−17)	24 (6−55)	43
FFP	11	9 (0−19)	24 (6−51)	40
Thrombo.-Konz.	3	9 (0−20)	24 (0−70)	21
Zeit: Reperfusionsbeginn -Hautschluß	180 min	67 min (60−100)	118 min (76−180)	k. A.

* Studie n. MALLET et al., 1990   ** Studie n. BONTEMPO et al., 1985   k. A. = keine Angaben

Das Bilirubin stieg bis auf 26 mg % bis zum 13. p. o. Tag, begleitet von einer Leukozytose bis 66 000/nl, einem Harnstoffanstieg bis auf 240 mg %, einer Oligurie und einem F. VIII-Anstieg bis auf 475 % (Abb. 6).

Das hepatorenale Versagen konnte konservativ beherrscht werden durch eine entsprechende Bilanzierung des Patienten, einer gezielten Antibiose und einer Substitution mit AT III von insgesamt 36 000 I. E. bis zum 51. p. o. Tag.

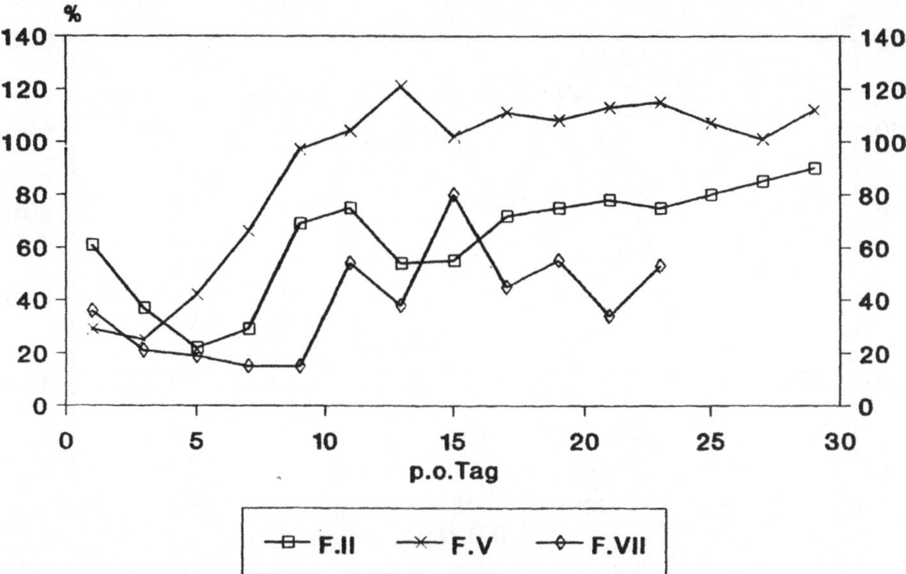

Abb. 4. Postoperativer Verlauf von F.II, V und VII

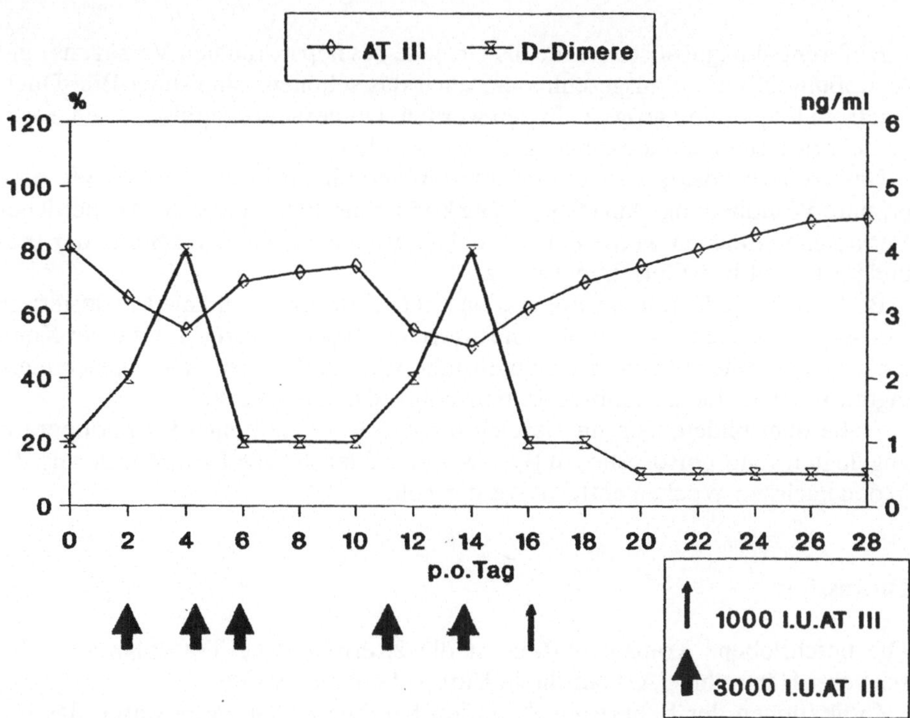

Abb. 5. Postoperativer Verlauf von AT III und der D-Dimere sowie Menge und der Zeitpunkt der erfolgten AT III-Substitution

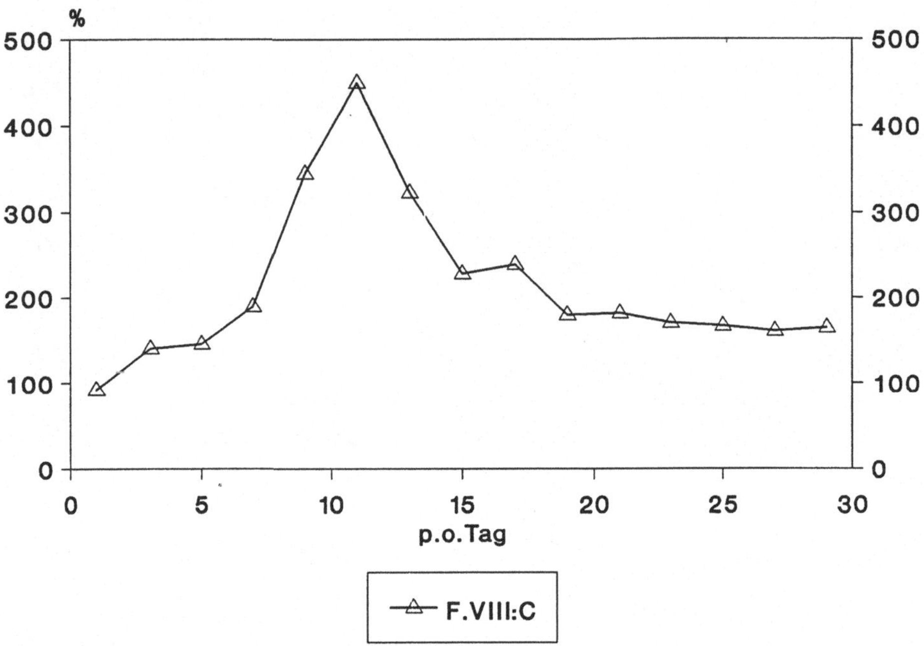

Abb. 6. Postoperativer Verlauf von F.VIII

Differentialdiagnostisch wurde als Ursache des hepatorenalen Versagens eine Abstoßung bioptisch ausgeschlossen, auch das seltenere Vanishing-Bile-Duct-Syndrom [25] konnte ausgeschlossen werden. Duplexsonographisch konnte keine Leberarterienthrombose nachgewiesen werden.

Der weitere postoperative Verlauf war komplikationslos. Es erfolgte eine primäre Wundheilung. Am 60. p. o. Tag konnte der Patient in guter körperlicher Verfassung entlassen werden. Tabelle 4 zeigt eine Zusammenstellung der prä- und postoperativen Gerinnungswerte.

Bedingt durch die Immunsuppression mit Ciclosporin A und niedrig dosiertem Cortison entwickelte der Patient eine arterielle Hypertonie, die unter einer Kombinationstherapie mit einem Angiotensinkonvertasehemmer, einem Calciumantagonisten und einem Betablocker befriedigend eingestellt ist.

Außerdem bildete sich im Bereich der li. Leiste als Folge des perioperativ angelegten veno-porto-venösen Bypasses eine 2 faustgroße Lymphocele aus, die in den nächsten Wochen entfernt werden soll.

Diskussion

Die beschriebene Transplantation ist die 2. erfolgreiche Transplantation bei schwerer Hämophilie A, über die in Europa berichtet wurde.

Indikationen der Lebertransplantation bei diesem Patienten waren das Hypersplenie-Syndrom mit zunehmender Thrombopenie, der zunehmende Abfall der Gerinnungsfaktoren, konsekutive Gelenkblutungen mit konsekutiven Ge-

Tabelle 4. Postoperative Laborwerte im Vergleich zu den präoperativen Werten

Before Liver-Transplantation		60 p. o. Day	
Pathologica:		*Pathologica:*	
Platelets.	18 000/nl	Platelets	321 000/nl
GOT	31 U/l	Hb	10.1 g %
GPT	25 U/L	GOT	9 U/L
GT ·	17 U/l	GPT	22 U/l
Bilirubin	1,6 mg %	GT	33 U/l
Glucose	147 mg %	Bilirubin	1,1 mg %
Quick (PT)	61 %	Quick (PTZ)	80 %
PTT	72 sec	PTT	30 sec
Fibrinogen	160 mg %	Fibrinogen	400 mg %
AT III	53 %	AT III	91 %
Protein C	56 %	Protein C	75 %
Protein S	19 %	Protein S	70 %
Plasm.-AG	45 %		
F.II	63 %	F.II	108 %
F.V	45 %	F.V	112 %
F.VII	45 %	F.VII	69 %
F.VIII:C	3 %	F.VIII:C	171 %
F.VIII-Inh.	0 BU	F.VIII-HK	0 BU
F.IX	52 %	F.IX	194 %
F.X	65 %	F.X	112 %
F.XI	34 %	F.XI	133 %
F.XII	50 %	F.XII	109 %

lenkschäden, der steigende Verbrauch an Substitutionsmenge und die Verschlechterung der Leberzirrhose.

Die größte Gefahr während der Operation ist die Blutung. Ursache ist neben dem F.VIII-Mangel eine bereits präoperativ bestehende Gerinnungsstörung durch die Erniedrigung sämtlicher Gerinnungsfaktoren, der Inhibitoren Protein C, S und AT III.

Ein weiterer Faktor bei fortgeschrittener Lebererkrankung, der die Blutungsneigung begünstigt, ist die Thrombozytopenie bei Hypersplenie-Syndrom.

Begünstigend für die Blutungsneigung ist auch die präoperative Erhöhung der t-PA-Aktivität [9] durch den verminderten hepatischen Abbau [10], und eine verminderte Synthese des $\alpha2$-Antiplasmins [11, 12] sowie eine qualitative Veränderung der Gerinnungsproteine, insbesondere des Fibrinogens [13].

Während der Operation kommt es zusätzlich zu einem Ungleichgewicht der Hämostase sowohl durch eine verminderte Lebersynthese als auch durch einen verminderten Abbau von Proteasen in der anhepatischen Phase sowie eine vermehrte Freisetzung von Aktivatoren aus den Endothelien der Spenderleber [14, 15, 9] in der Reperfusionsphase [16].

Hinzu kommen perioperative Veränderungen des Gerinnungspotentials durch Acidose, Hyperkaliämie, Hypocalcämie (durch Citrat-haltige Konserven) und Hypothermie [17].

Der Verlauf des AT III-Spiegels (s. Abb. 2) während der Operation zeigt eine gute Substitution. Gewöhnlich wird bereits zu Operationsbeginn ein AT III-Abfall beobachtet, der seinen Tiefpunkt am Ende der anhepatischen Phase erreicht. Er liegt im Durchschnitt bei 48 % der Ausgangsaktivität. [18].

Das AT III wird wahrscheinlich zur Inaktivierung von F.XII verbraucht, der u. a. durch starke Endothelschädigung freigesetzt wird. Durch AT III-Substitution soll der durch Aktivierung des F.XII eben gestartete Gerinnungsablauf blockiert werden [18]. Außerdem soll durch die AT III-Substitution die Mikrothrombosierung in der Reperfusionsphase gehemmt werden.

Studien zeigen, daß eine perioperative Mindestkonzentration des AT III von 80 % erforderlich ist [18], um Blutungskomplikationen zu vermeiden.

Der Verlauf des t-PA-Ag und der D-Dimere (Abb. 3) zeigt trotz der Gabe von Aprotinin eine deutliche Hyperfibrinolyse, insbesondere in der anhepatischen Phase, aber auch in der Reperfusionsphase, die zu schweren Blutungskomplikationen führen kann.

Der Transfusionsverbrauch lag im Durchschnitt etwas höher als bei Nicht-Hämophilen, die mit Aprotinin zur Hemmung der Fibrinolyse behandelt wurden, war jedoch deutlich niedriger als bei Nicht-Hämophilen, die ohne Aprotinin behandelt wurden [19, 20] (Tabelle 3).

Durch die Gabe von Aprotinin wird der perioperative Blutverlust nachweislich reduziert [19, 20], wobei die kontinuierliche Gabe wirkungsvoller ist als die Bolusgabe [21].

Die Abnahme der Blutverluste korreliert mit einer signifikanten Verkürzung der Operationsdauer, einem besseren postoperativen Verlauf und einer deutlich höheren Überlebensrate [19, 22].

Die Operationsdauer betrug 10 h, bei Nicht-Hämophilen 560 min (420– 880 min) [23]. Dabei wird die Operationsdauer, wie auch bei unserem Patienten, bestimmt durch die technisch schwierige Entnahme des Organs der Präparationsphase.

Während in der Operationsphase die bedeutendste Gefahr die Blutung in Folge der Hyperfibrinolyse darstellt, ist die größte Gefahr der postoperativen Phase die Leberarterienthrombose [23].

Sie ist häufig die Indikation für die notfallmäßige Retransplantation [24].

Meist wird sie verursacht durch eine Kombination aus lokalen operativ bedingten Gefäßschäden und einem erneuten Ungleichgewicht der Hämostase, bedingt durch eine Normalisierung der Gerinnungsfaktoren II, VIII:C, IX, X, XI, XII, XIII am 1. Tag, einem übernormalen Anstieg des F.VIII:C bis auf >300 mg % am 5. Tag, einer verzögerten Normalisierung von F.V und VII am 3. Tag, einem stark verzögerten Anstieg von AT III, Protein C und S sowie durch Auftreten von Thrombin/Antithrombin-Komplexen und gerinnungsaktiven Peptiden als Zeichen vermehrter Gerinnung [9].

Diese postoperativen Veränderungen der Hämostase zeigen sich auch in den Abbildungen 6, 7 und 4.

Die Infektion stellt eine Komplikation in 30–40 % der letal ausgehenden Fälle nach Lebertransplantation dar [25]. Hierbei stehen im Vordergrund Cytomegalie-, Candida- und Aspergillus-Infektionen. Bei unserem Patienten lag eine Infektion mit Staphylococcus aureus vor, ausgehend von einer Kathetersepsis, die Anlaß des hepatorenalen Versagens war (Abb. 7 und 4 und 6). Das hepatorenale Versagen konnte konservativ beherrscht werden.

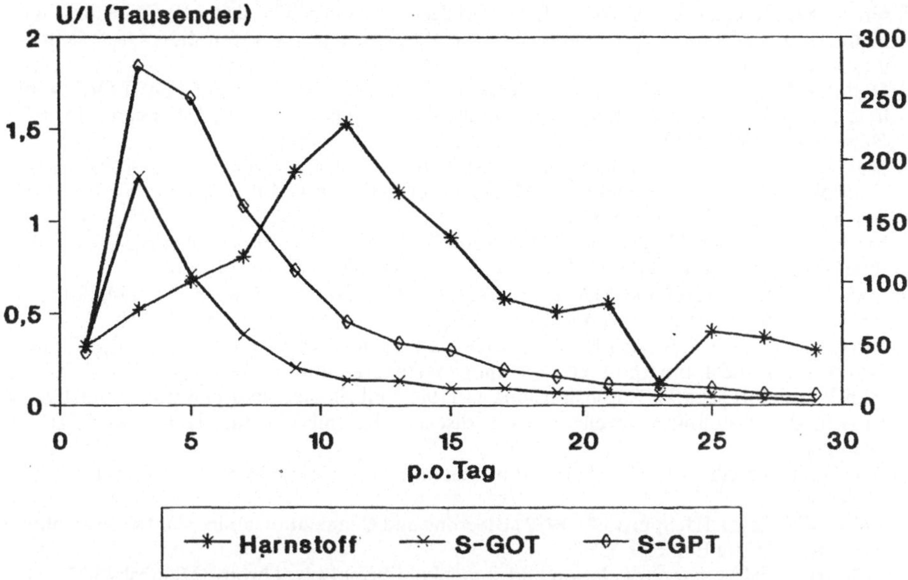

Abb. 7. Postoperativer Verlauf der Lebertransaminasen und des Harnstoffs

Auch 6 Monate nach der Lebertransplantation ist der Patient weiter phäno-typisch geheilt, was für ihn eine deutliche Verbesserung der Lebensqualität bedeutet.

Dieser Fall ist die 2. beschriebene phänotypische Heilung einer schweren Hä-mophilie A in Europa durch orthotope Lebertransplantation. Unser Patient er-hielt als 1. in der Welt während einer Lebertransplantation rekombinanten F.VIII.

Im Vergleich zu unserem 1. Patienten, der mit pasteurisiertem virusinaktivier-tem hochgereinigtem F.VIII-Konzentrat behandelt wurde, benötigte er etwas mehr als die Hälfte an F.VIII-Substitution des ersten Patienten. Es ist somit von einer mindestens vergleichbaren hämostypischen Wirkung des rekombinanten F.VIII auszugehen.

Literatur

1. Scharrer I, Encke A, Hottenrott Chr, Markus B, Klein G, Friedrich K, Ernst W, Hauser I, Kachel G, Hach-Wunderle V, Aegoyren E, Vigh Zs (1990) Phänotypische Heilung einer Hämophilie A durch Lebertransplantation. Med Klinik 85:116–118
2. Scharrer I, Encke A, Hottenrott C (1988) Clinical cure of hemophilia A by liver transplan-tation. Lancet 1988:800–801
3. Scharrer I, Zimmermann P, Encke A, Wenisch HJC, Markus B, Allers C, Hattenbach L, Klein G (1991) Phenotypic Cure of hemophilia by liver transplantation – experiences with 2 patients over 3 months till 3 years. Poster bei dem XIII. Congress der ISTH, 30. 6.–5. 7. 1991, Amsterdam
4. Lewis JH, Bontempo FA, Spero JA, Ragni MV, Starzl TE (1985) Livertransplantation in a hemophiliac, New Engl. J Med 312:1189–1190

228   P. Fischbach et al.

5. Gibas AJ, Dienstag L, Schäfer AI, Delmonico F, Bynnen TE, Schooley R, Rubin RH, Cotimi AB (1988) Cure of hemophilia A by orthotopic liver transplantation. Gastroenterology 95:192–194
6. Delorme MA, Adams PC, Grant D, Ghent CN, Walker IR, Wall WJ (1990) Orthotopic liver transplantation in a Patient with combined Hemophilia A and B. American Journal of Hematology 33:136–138
7. Makris M, Preston FE, Triger DR, Neuberger J, Franklin I, Garson JA (1991) Liver Transplantation in Hemophilia, in Abstracts XIII. Congress 1991, TH 65 (6) 645–1417. Thrombosis and Hemostasis, 1157
8. Merion RM, Delius RE, Campbell DA, Turcolk JG (1988) Orthotopic liver transplantation totally corrects factor IX deficiency in hemophilia B. Surgery 104:929–931
9. Stahl RL, Dunan A, Hooks MA, Henderson JM, Millikam WJ, Warren D (1990) A hypercoagulabile State follos orthotopic liver-transplantation. Hepatology p 553–558
10. Hersch SC, Kunels T, Francis RB (1987) The pathogenesis of accelerated fibrinolysis in liver cirrhosis. A critical role for tissue plasminogenactivator inhibitor. Blood 69:1315
11. Han P, Sidah S, Tan C, Radhishinshina U (1989) Fibrin-activated plasminogen-activator t-PA and PA-Inhibitor levels in liver disease. Thrombosis and Hemostasis 62:1276 (Abstract)
12. Aoki N, Yamanaha T (1978) The α 2-Plasmin inhibitor levels in liver disease. Clinical chem Acta 84:99
13. Ragni MV, Lewis JH, Spero JA (1982) Bleeding and Coagulation abnormalities in alcoholic liver disease. Clin Exp Res 6:267
14. Collen D (1980) On the regulation and control of fibrinolysis. Thromb Hemost 43:77
15. Esmon C, Owen G (1981) Identification of an endothelial cell cofactor for thrombin catalysed activation of Protein C. Proc Natl Acad Sci 78:2249
16. Bakker CM, Porte RJ, Knot EAR, de Maat MPM, Hibbe J, Terpstra OA (1990) Fibrinolysis in Auxiliary partial liver transplantation. Transplantation Proceedings, Vol 22, No 5, p 2305
17. Groth CG, Liberto MD, Pechet MD, Starzl Th, Duwer MD (1969) Coagulation during and after orthotopic liver transplantation of the human liver. Arch Surg Vol 98, 1:31–34
18. Lohse W, Winkler H, Wolff H (1985) Zur Bedeutung des AT III bei klinischen Lebertransplantation. Zbl Chirurgie 110:806–810
19. Mallet SV, Cox D, Burroughs AK, Roles K (1990) Aprotinin and Reduction of blood loss and transfusion requirements in orthotopic liver transplantation. The Lancet, Vol 336:886–887
20. Bontempo FA, Lewis JH, Van Thiel D, Spero JA, Ragni MV, Butler P, Israel L, Starzl Th (1987) The relation of preoperative coagulation findings to diagnosis, blood usage and survivial in adult liver transplantation. Trans Vol 39, No 5, 532–536
21. Himmelreich G, Muser M, Steffan R, Bechstein WO, Riess H (1991) Different aprotinin applications influencing changes in orthotopic liver transplantation, in Abstracts XIII. Congress 1991, TH 65 (6) 645–1417, June 5 1991. Thrombosis and Haemostasis 1048
22. Neuhaus P, Bechstein WO, Lefebre B, Blumhardt G, Stama K (1989) Effect of Aprotinin on intraoperative bleeding and fibrinolysis in liver transplantation. Lancet 924–925
23. Haußmann R, Fleischer F, Bohrer H (1991) Orthotope Lebertransplantation. Klinikarzt (20), Nr 2, p 68–82
24. Gouzalez M, Garcia L, Kempin G, Guiterrez G, Ramirez F, Garcia G (1990) Früh- und Spätresultate nach orthotoper Lebertransplantation. Chirurg 61 (10):701–704
25. Otto G, Herfarth C (1991) Lebertransplantation. Deutsche medizinische Wochenschrift 116, 15:579–583

Erfolgreiche allogene Knochenmark-
transplantation eines Kindes
mit Pyknodysostose und Thrombasthenie

E. Seifried, B. Kehrel, J. Greher, T. Kohn, W. Friedrich (Ulm, Münster)

Einleitung

Die Blutungsneigung bei Patienten mit einer Thrombasthenie ist unterschiedlich stark ausgeprägt. Die Mehrzahl der Patienten fällt durch perioperative oder posttraumatische Blutungskomplikationen auf. Wenige Patienten sind von spontanen Blutungen betroffen. Am gefürchtetsten sind zerebrale Blutungen.

Die Therapie erfolgt durch Substitution mit Thrombozytenkonzentraten. Bei hoher Substitutionsfrequenz tritt in seltenen Fällen eine Allosensibilisierung gegenüber Thrombozyten auf. Diese führt dazu, daß auftretende hämorrhagische Komplikationen nicht mehr beherrschbar sind.

Im folgenden wird über einen damals 4jährigen Knaben berichtet, der an einer Pyknodysostose und einer Thrombasthenie litt und wegen zahlreicher Komplikationen seiner Erkrankung einer allogenen Knochenmarktransplantation zugeführt werden mußte.

Material und Methoden

Die Plättchenaggregation nach Born wurde mit ADP (Adenosindiphosphat), Kollagen, Adrenalin und Ristocetin in plättchenreichem Plasma mit 145 000 Thrombozyten/µl unter Verwendung eines ELVI-Photometers durchgeführt. Die Plättchenmembranglykoproteine Ib, IIb/IIIa wurden mit 3 unterschiedlichen Methoden bestimmt, wobei folgende Antikörper zur Anwendung kamen: Anti-GP Ib: AN 51 (DAKO), Anti-GP IIb/IIIa: P 2 (Dianova) und HUMP1 (Serotec). Die Bestimmung erfolgte zum einen mit einem Flow-zytometrischen Bioassay mit dem EPICS nach Tschöpe et al. (1988). Des weiteren kam eine einfache und schnelle Immunomagnetobead-Technik auf der Basis Antikörper beschichteter Magnetobeads und einer lichtmikroskopischen Beurteilung zur Anwendung (Kehrel et al. 1991). Zur Absicherung wurde eine gekreuzte Immunelektrophorese in Verbindung mit einem Immunoblott nach Solum et al. (1989) durchgeführt.

Kasuistik

Bei dem 4 Jahre alten Jungen mit Pyknodysostose wurden seit Geburt schwere Blutungskomplikationen beobachtet. Wegen rezidivierender Hirnblutungen und

G. Landbeck, I. Scharrer, W. Schramm (Hrsg.)
22. Hämophilie-Symposion Hamburg 1991

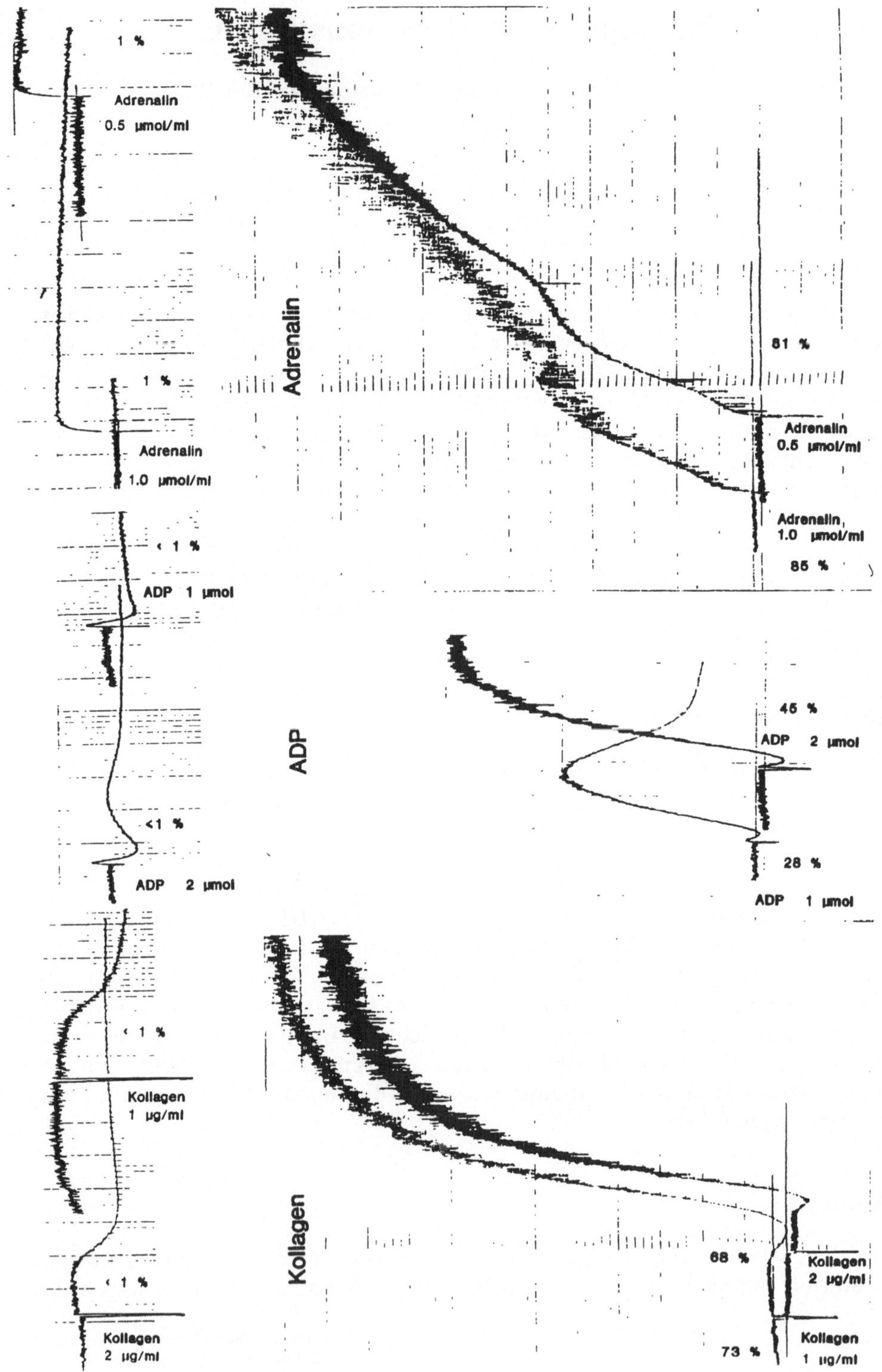

Abb. 1. Thrombozytenaggregation bei Thrombasthenie vor und nach allogener Knochenmarktransplantation

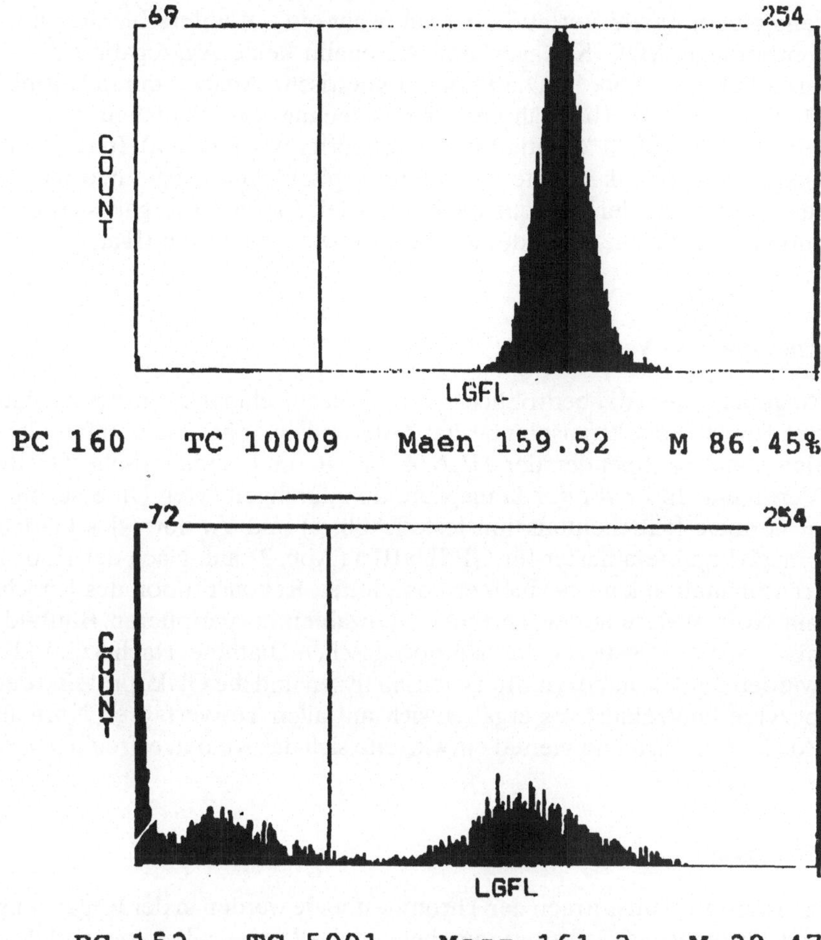

Abb. 2. Flow-zytometrische Bestimmung von GP II b/III a bei Thrombasthenie vor und nach Knochenmarktransplantation

häufiger stationärer Krankenhausaufenthalte war das Kind körperlich und mental retardiert. Aufgrund zahlreicher Substitutionen mit Thrombozytenkonzentraten war es zu einer Allosensibilisierung gegenüber Blutplättchen mit zunehmender Blutungsfrequenz und zuletzt vitaler Bedrohung gekommen.

Befunde

Die Plättchenzahl lag zwischen 50–100 x^9/l. In der Knochenaspiration zeigten sich mäßiggradige Reifungsstörungen der Megakaryozyten. Die Thrombozytenaggregation nach BORN wies nach Zugabe verschiedener Konzentrationen Ristocetin eine normale Verlaufkurve auf, während mit unterschiedlich hohen Konzentrationen ADP, Kollagen und Adrenalin keine Aggregation der Plättchen auslösbar war (Abb. 1). Die Flow-zytometrische Analyse ergab Normalbefunde für Glykoprotein Ib, während die Belegung der Plättchen mit Glykoprotein IIb/IIIa mit 30 % pathologisch erniedrigt war (Abb. 2). In der Immunomagnetobead-Technik konnte lichtmikroskopisch keine Agglutination nachgewiesen werden. In der gekreuzten Immunelektrophorese ergab sich eine massiv verminderte Fläche unter der Kurve für Glykoprotein IIb/IIIa.

Therapie und Verlauf

Angesichts der vital bedrohlichen Situation entschlossen wir uns zu einer allogenen Knochenmarktransplantation. Aufgrund einer besonderen familiären Situation stand als Spender der HLA-A, -B, -C und -D-identische Großvater zur Verfügung. In 2x vor der Transplantation durchgeführten Untersuchungen wies er normale Plättchenfunktionsteste (Abb. 1) und ein normales Plättchenmembranglykoproteinmuster für GP IIb/IIIa (Abb. 2) auf. Nach der Knochenmarktransplantation kam es zu einer kompletten Rekonstitution des Knochenmarks mit Normalisierung der Thrombozytenzahlen im peripheren Blutbild und klinisch zu einem Sistieren der hämorrhagischen Diathese. Nach 6 und 12 Monaten wurden die Thrombozytenfunktionsanalysen und die Glykoproteine der Thrombozyten kontrolliert. Es ergaben sich mit allen Testverfahren Normalbefunde. Auch körperlich und mental entwickelte sich das Kind in erfreulicher Weise.

Diskussion

Schwere Verlaufsformen der Thrombasthenie werden in der Regel nur supportiv mit Thrombozytensubsitutionen behandelt. Wie bei allen kongenitalen hämorrhagischen Diathesen steht auch hier bisher kein kuratives Therapiekonzept zur Verfügung. Bei einem häufigen Bedarf an Thrombozytenkonzentraten entwickeln sich entweder HLA- oder in Einzelfällen gegen GP IIb/IIIa gerichtete Antikörper, so daß eine suffiziente Hämostase nicht mehr erreicht werden kann. Für die Patienten steht bisher keine therapeutische Option zur Verfügung. Eine neue Alternative mit kurativem Therapieziel ist die Knochenmarktransplantation, die im vorliegenden Fall zu einer vollständigen laborchemischen und klinischen Korrektur des Krankheitsbildes führte.

Diagnose und Therapie der angeborenen milden Thrombozytenfunktionsstörung: Ein Bericht über 14 Patienten

H. KNECHT, PH. SCHNEIDER, F. BACHMANN (Lausanne/Schweiz)

Einleitung

Angeborene milde Thrombozytenfunktionsstörungen sind häufiger als allgemein angenommen und differentialdiagnostisch gegenüber der milden Form der von Willebrand'schen Erkrankung abzugrenzen [1]. Eine frühzeitige Diagnosestellung ist wünschenswert, da durch Verabreichung von DDAVP (1-deamino-8-D-arginin vasopressin) vor chirurgischen Wahleingriffen eine Normalisierung der primären Hämostase erreicht werden kann [2].

Patienten und Methoden

Von 1988 bis 1991 wurde in unserer hämostatischen Sprechstunde bei 14 Patienten (12–69 Jahre alt, Mittel 43 Jahre; 7 weiblich) die Diagnose einer angeborenen milden Thrombozytenfunktionsstörung erhoben. Vier der Zuweisungen erfolgten innerhalb der Universitätsklinik, die weiteren durch periphere Spitäler oder niedergelassene Internisten.

Die Blutungszeit wurde nach Simplate II® an der Innenseite des linken Vorderarmes (Inzision parallel zur Vorderarmachse) bei einem Manschettendruck von 40 mm Hg gemessen. Die Plättchenaggregationen (Plt-Ag) wurden in plättchenreichem Plasma (200 G/l) mit einem Payton® zwei-Kanal Aggregometer bei 37°C durchgeführt. Beide Untersuchungen wurden bei allen Patienten (eine Ausnahme) mindestens zweimal ausgeführt und erfolgten minimal 10 Tage nach der letzten Einnahme von Salycilaten und/oder nicht steroidalen Antirheumatika. Die Bestimmung der F VIII:C Aktivität erfolgt nach HARDISTY und MCPHERSON [3]. Der Plasmaspiegel des von Willebrand-Antigens (vWF:Ag) wurde mit dem Asserachrom® vWF kit (Diagnostica Stago, France) bestimmt. Die von Willebrand-Ristocetincofaktor (vWF:Rico) Aktivitätsmessung erfolgte mit einem makroskopischen Plättchenagglutinationstest (Behringwerke AG, Marburg). Die Analyse der vWF-Multimeren wurde modifiziert nach RUGGERI und ZIMMERMANN [4] durchgeführt. Der Faktor XIII wurde mit einem Gerinnungsfaktor XIII-Schnellreagenz-Test (Behringwerke AG, Marburg) semiquantitativ ermittelt. Die Bestimmungen des Quickwertes, der partiellen Thromboplastinzeit, der Thrombinzeit und des Fibrinogens erfolgten nach den standartisierten Methoden unseres Gerinnungslabors.

G. Landbeck, I. Scharrer, W. Schramm (Hrsg.)
22. Hämophilie-Symposion Hamburg 1991
© Springer-Verlag Berlin Heidelberg 1992

Tabelle 1. Blutungsanamnese der angeborenen milden Thrombozytenfunktionsstörung (n = 14)

Hämatome bei geringen Traumata	9
Langes Bluten nach (Schnitt)verletzung	5
Protrahierte Blutung nach Zahnextraktion	5
Häufiges Nasenbluten	2
Hypermenorrhoe	1
Massive postoperative Blutung	3
(Tonsillektomie 2, Cholecystektomie 1)	
Familiäre Blutungsneigung	6

Tabelle 2. Thrombozytenaggregation (n = 14)

ADP	Koll	Asr	Adr	Risto (0.9)	(mg/ml) (1.0)
11 n	9 n	2 n	3 n	6 n	13 n
3 v	4 v	2 v	9 v	2 v	1v
	1 f	10 f	2 f	6 f	

ADP = Adenosindiphosphat (6 µM), Koll = Kollagen (1,7 µg/ml), Asr = Arachidonsäure (500 µg/ml), Adr = Adrenalin (250 µM), Risto = Ristocetin, n = normal, v = vermindert, f = fehlend

Resultate

Alle Patienten hatten eine positive Blutungsanamnese, deren kumulative Auflistung in Tabelle 1 wiedergegeben ist. Die labormäßige Analyse der korpuskulären Blutelemente sowie die mikroskopische Auswertung des Blutbildes waren in allen Fällen im Referenzbereich (insbesondere keine quantitativen und mikroskopisch faßbaren Anomalitäten der Blutplättchen). Quickwert, partielle Thromboplastinzeit, Thrombinzeit, Fibrinogen, F. VIII:C, vWF:Ag und vWF:Rico waren bei allen Patienten im Referenzbereich (mit Ausnahme eines Patienten mit einer F. VIII:C-Aktivität von 50 %). Bei vier Patienten mit anamnestisch verzögerter Wundheilung ergab die Bestimmung des Faktors XIII-Werte im Normbereich. In Tabelle 2 sind die Resultate der Plt-Ag summarisch dargestellt. Auffallend häufig waren ein Ausbleiben der Aggregation nach Zugabe von Arachidonsäure sowie eine deutlich verminderte Aggregation nach Adrenalin festzustellen. Die Aggregationskurven nach Ristocetinzugabe (1 mg/ml) waren bei allen außer einem Patienten unauffällig. Bei diesem sowie bei drei weiteren Patienten, welche bei einer Ristocetinkonzentration von 0,9 mg/ml eine deutliche Abflachung der Aggregationskurven aufwiesen, zeigte die Analyse der vWF:Multimeren ein unauffälliges Verteilungsmuster.

Die Resultate der Bestimmung der Blutungszeit sind in Tabelle 3 festgehalten. Auffallend ist, daß fünf Patienten bei positiver Blutungsanamnese und pathologischen Aggregationsbefunden Blutungszeiten im Normbereich aufwiesen. Bei 7 Patienten mit verlängerter Blutungszeit führte die Gabe von DDAVP zur Normalisierung derselben, wobei die Verkürzung im Mittel 4'30" betrug. Bei

Tabelle 3. Blutungszeit nach Simplate II® (n = 14)

Spontan:	>7 Min 9 Pat ($\bar{x}$: 9'30"; 7'30"–15')
	<7 Min 5 Pat ($\bar{x}$: 5'; 4'–6')
nach DDAVP*	<7 Min 9 Pat ($\bar{x}$: 5'; 2'30"–7')

* (Minirin®; 9 Patienten, wovon 2 mit spontaner Blutungszeit <7'; 5 Pat erhielten 0.3 µgr/kg s. c., 4 Pat 0,4 µgr/kg i. v.)

zwei Patienten mit normaler Blutungszeit bewirkte DDAVP eine Verkürzung derselben um 2'30". Bei 4 Patienten wurden die Plättchenaggregationen nach Gabe von DDAVP wiederholt. Die Aggregationskurven für Ristocetin (0,9 mg/ml) normalisierten sich, währenddessen die Aggregationsprofile für Adrenalin und Arachidonsäure unverändert ausfielen.

Nach Diagnosestellung erfolgten bei 7 Patienten chirurgische Eingriffe (je zwei gynäkologische und orthopädische Operationen, je ein(e) Varizenstripping, Katarrhaktentfernung, Zahnextraktion) nach vorheriger Gabe von DDAVP. Bei keinem der Eingriffe wurde ein abnormaler Blutverlust festgestellt und sicherheitshalber bereitgestellte Thrombozytenkonzentrate wurden in keinem Falle benötigt.

Diskussion

Patienten mit angeborenen milden Thrombozytenfunktionsstörungen weisen praktisch immer eine positive Blutungsanamnese auf [1]. Labormäßig finden sich oft eine verlängerte Blutungszeit und Thrombozytenaggregationsdefekte in Form einer gestörten Freisetzungsreaktion (release defect) und/oder granulären Speicherstörung (storage pool deficiency [5, 6]). Einige Patienten jedoch weisen unauffällige Thrombozytenaggregationsbefunde oder eine initial normale Blutungszeit, welche jedoch nach Aspiringabe exzessiv verlängert wird, auf [1, 5]. Wie bei Patienten mit milder Hämophilie A oder von Willebrand'scher Erkrankung der Typen I und IIA [7] führt die intravenöse oder subcutane Gabe von DDAVP bei Patienten mit milden Thrombozytenfunktionsstörungen meist zu einer Normalisierung oder zumindest signifikanten Verkürzung der Blutungszeit [2, 6]. Chirurgische Eingriffe können dann nach vorheriger DDAVP-Gabe problemlos durchgeführt werden [2]. Ein entscheidender, indirekt hämostatischer Effekt dieses Medikamentes beruht dabei auf der Beeinflussung des Plasmaspiegels des vWF:Ag und des vWF:Rico; bei gesunden Probanden bewirkt die intravenöse oder subcutane Gabe von DDAVP in vivo eine Erhöhung des Plasmaspiegels des vWF:Ag und des vWF:Rico auf 2–4 U/ml und in vitro eine vermehrte Plättchenadhäsion (Plt-Ad) und Plt-Ag [8]. Durch einen entsprechenden Mechanismus wird bei Urämiepatienten eine verminderte Plt-Ad (bei normalen Werten für vWF:Ag und vWF:Rico) mit autoregulativer Erhöhung des vWF:Ag und vWF:Rico kompensiert [9]. Außerdem wird bei hohen Scherkräften die Glykoprotein Ib induzierte Plt-Ad an das Fibrin durch einen hohen Plasmaspiegel des vWF günstig beeinflußt [10]. Eine weitere Wirkung des

DDAVP liegt möglicherweise in einer Verstärkung der Erythrozytenadhäsion an die Endotheloberfläche [11]. Es ist anzunehmen, daß DDAVP zusätzlich, gegenwärtig noch nicht erkannte Wirkungsmechanismen aufweist, denn dieses Octapeptid bewirkt bei Patienten mit schwerer von Willebrand'scher Erkrankung (kein eigener vWF vorhanden) nach Gabe von exogenem vWF eine weitere Verkürzung der Blutungszeit [12].

Die Verabreichung von DDAVP zur Verbesserung der primären Hämostase hat sich auch in unserem Patientenkollektiv bewährt. Einzig bei Kleinkindern ist Vorsicht zu gebieten, da DDAVP zu Hyponatriämie und epilleptischen Grand Mal-Anfällen führen kann [13]. Als Alternative bietet sich jedoch die Gabe von vWF mit hoher Rico-Aktivität an (wir haben dies bei einem Kleinkind außerhalb dieser Studie erfolgreich durchgeführt). Die lokale Hämostase kann zusätzlich durch die Gabe eines Fibrinolysehemmers verbessert werden. Aufgrund unserer Erfahrungen und der publizierten klinischen und experimentellen Resultate halten wir uns an die in Tabelle 4 wiedergegebene Therapieempfehlung.

Tabelle 4. Therapie der angeborenen milden Thrombozytenfunktionsstörung bei elektiven chirurgischen Eingriffen

---

1. DDAVP (0,3 µgr/kg s. c. oder i. v. über 30′; Start 90′ vor dem Eingriff)
2. Anvitoff® vor und nach Eingriff gemäß Gewicht und Klinik
3. Sorgfältige chirurgische Hämostase
4. Thrombozytenkonzentrate in Reserve
5. Eventuell von Willebrand Faktor (Kleinkinder)

Literatur

1. Bachmann F (1980) Diagnostic approach to mild bleeding disorders. Semin Hematol 17:292–305
2. Kobrinsky NL, Israels ED, Gerrard JM, Cheang MS, Watson CM, Bishop AJ, Schroeder ML (1984) Shortening of bleeding time by 1-deamino-8-D-arginine vasopressin in various bleeding disorders. Lancet i:1145–1148
3. Hardisty RM, McPherson JC (1962) A one stage factor VIII (antihaemophilic globulin) assay and its use on venous and capillary plasma. Thrombosis et Diathesis Haemorrhagica 7:215–229
4. Ruggeri ZM, Zimmermann TS (1980) The complex multimeric composition of factor VIII/von Willebrand factor. Blood 57:1140–1143
5. Nieuwenhuis HK, Akkerman JWM, Sixma JJ (1987) Patients with a prolonged bleeding time and normal aggregation tests may have storage pool deficiency: studies on one hundred six patients. Blood 70:620–623
6. DiMichele DM, Hathaway WE (1990) Use of DDAVP in inherited and acquired platelet dysfunction. Am J Hematol 33:39–45
7. Mannucci PM (1986) Desmopressin (DDAVP) for treatment of disorders of hemostasis. Prog Hemost 8:19–45
8. Sakariassen KS, Cattaneo M, van den Berg A, Ruggeri ZM, Mannucci PM, Sixma JJ (1984) DDAVP enhances platelet adherence and platelet aggregate growth on human artery subendothelium. Blood 64:229–236
9. Zwaginga JJ, Ijsseldjik MJW, Beeser-Visser N, de Groot PG, Vos J, Sixma JJ (1990) High von Willebrand factor concentration compensates a relative adhesion defect in uremic blood. Blood 75:1498–1508

10. Hantgan RR, Hindriks G, Taylor RG, Sixma JJ, de Groot PG (1990) Glycoprotein Ib, von Willebrand factor, and glycoprotein IIb:IIIa are involved in platelet adhesion to fibrin in flowing whole blood. Blood 76:345–353
11. Tsai HM, Sussmann II, Nagel RL, Kaul DK (1990) Desmopressin induces adhesion of normal human erythrocytes to the endothelial surface of a perfused microvascular preparation. Blood 75:261–265
12. Cattaneo M, Moia M, Della Valle P, Castellana P, Mannucci PM (1989) DDAVP shortens the prolonged bleeding times of patients with severe von Willebrand disease treated with cryoprecipitate. Evidence for a mechanism of action independent of released von Willebrand factor. Blood 74:1972–1975
13. Smith TJ, Gill JC, Ambruso DR, Hathaway WE (1989) Hyponatremia and seizures in young children given DDAVP. Am J Hematol 31:199–202

Inzidenz der Faktor VIII-Hemmkörperentwicklung bei Hämophilie-Patienten und kumulatives Risiko in Abhängigkeit von Alter und Substitutionstherapie. Ergebnisse einer 15jährigen Longitudinal-Studie

S. Ehrenforth, W. Kreuz, R. Linde, D. Menzer, T. Beeg, I. Scharrer
(Frankfurt/Main)

Einleitung

Die Entwicklung von IgG-Antikörpern gegen substituierten Faktor VIII:C, bleibt trotz der vielen neuen Erkenntnisse auf dem Gebiet ihrer molekularbiologischen Eigenschaften weiterhin ein gravierendes und bisher ungelöstes Problem der Hämophiliebehandlung.

Unklar ist weiterhin, warum nur einige der Hämophilie-Patienten einen F. VIII-Hemmkörper bilden, andere dagegen nicht. Unklarheit besteht auch über die wahre Frequenz, mit der diese Komplikation bei substituierten Hämophilie-Patienten auftritt. Die in der Literatur bisher vorgefundenen Angaben über die Häufigkeit der F. VIII-Hemmkörper schwanken zwischen 3,5 und 28,5 % [1–8]. Die meisten dieser bisherigen Angaben unterschätzen jedoch das Risiko der Hemmkörperentwicklung für die eigentlich betroffenen Patienten, nämlich diejenigen, die
– an einer schweren Verlaufsform leiden,
– substituiert werden
– und sich noch im Kindes- bis Jugendalter befinden.

Diese Unterschätzung als auch die großen Unterschiede der bisherigen Literaturangaben lassen sich dadurch erklären, daß für die Untersuchungen unterschiedlichste Aufnahmekriterien herangezogen wurden; einige beziehen die Gesamtzahl der von ihnen betreuten Hämophilie-Patienten in ihre Berechnung ein, andere dagegen nur Patienten mit einer schweren Verlaufsform. Unterschiedlich berücksichtigt wurde auch die Intensität der Substitution, die Altersverteilung im untersuchten Kollektiv sowie die Frequenz der Hemmkörper-Kontrolluntersuchung.

Die meisten der bisher durchgeführten Untersuchungen beziehen sich zudem nur auf die Prävalenz dieser Komplikation, nicht aber auf die wesentlich informativere Inzidenz. Die wenigen bisher veröffentlichten Inzidenzraten [6, 7, 21] liegen zwischen 22 % und 28,5 %, wobei keiner der Patienten bei Erstmanifestation des Hemmkörpers älter als 12 Jahre war.

All diese genannten Punkte verdeutlichen, wie schwer es ist, ja fast unmöglich, diese bisherigen Angaben zur Häufigkeit der Hemmkörperentwicklung zu interpretieren oder zu vergleichen.

G. Landbeck, I. Scharrer, W. Schramm (Hrsg.)
22. Hämophilie-Symposion Hamburg 1991
© Springer-Verlag Berlin Heidelberg 1992

Auch über den Einfluß genetischer Faktoren oder der Antigenität unterschiedlicher F. VIII-Präparate auf die Hemmkörperentwicklungsrate besteht heute noch Unklarheit. Die Antigenität unterschiedlicher F. VIII-Konzentrate wird jedoch in letzter Zeit zunehmend diskutiert, zusammenhängend mit der Beobachtung, daß nach der Gabe von monoklonal gereinigten Plasma- bzw. rekombinanten F. VIII-Präparaten eine zum Teil sehr hohe Hemmkörper-Inzidenz auftrat.

So wurde bei Kindern die ein rekombinantes F. VIII-Präparat erhielten, bei 6/21 behandelten Patienten bzw. 28,5 %, eine F. VIII-Hemmkörperentwicklung beobachtet [6] (20/21 Patienten: PUPs). Doch diese hohe Inzidenz läßt sich größtenteils sicher darauf zurückführen, daß es sich bei diesen Patienten

a) ausschließlich um Kinder handelt, die sich
b) im Alter des größten Risikos (≤ 5 LJ) befinden, die
c) an einer schweren, substitutionsbedürftigen Hämophilie leiden und die
d) in dieser Studie prospektiv und engmaschig beobachtet und auf F. VIII-Hemmkörper untersucht wurden.

Zielstellung

Ziel der vorliegenden Studie war es, einerseits die Inzidenz der F. VIII-Hemmkörperentwicklung bei den wahren Risiko-Patienten zu bestimmen, andererseits das kumulative Risiko der Hemmkörperentwicklung in Abhängigkeit vom Alter und der F. VIII-Exposition zu berechnen.

Des weiteren sollte diese Studie Aufschluß darüber geben, ob zwischen den F. VIII-Präparaten unterschiedlicher Hersteller und Reinheitsgrade und der Induktion einer F. VIII-Hemmkörperentwicklung eventuell eine direkte Beziehung besteht.

Patienten und Methodik

Im Januar 1976 initiierten wir unter der o. g. Zielstellung eine prospektive Studie, für die wir folgende Aufnahmekriterien festlegten:
1. „Virgin-Patienten" geboren nach 1970,
2. eine F. VIII:C – Restaktivität ≤ 5 %,
3. mindestens eine erfolgte Substitution mit einem F. VIII-Präparat.

Patienten

Von Januar 1976 bis August 1991 haben wir insgesamt 63 Kinder mit einer Hämophilie A in unserer ambulanten Betreuung aufgenommen, von denen 46 Patienten die o. g. Aufnahmekriterien erfüllten.

Das Alter der in die Studie aufgenommenen Patienten liegt zwischen 1,1 und 20,1 Lebensjahre und beträgt im Median 8,5 Lebensjahre (Stand: August 1991).

27 dieser 46 Kinder leiden an einer schweren (F. VIII:C <1 %), 19 an einer mitttelschweren Hämophilie A (F. VIII:C 1–5 %).

Tabelle 1. Substituierte Faktor VIII-Präparate (Anzahl der Patienten: n = 46)

Reinheitsgrad d. substituierten F. VIII-Präparates	Spez. Aktivität (u/mg)	Anzahl der behandelten Patienten	Regime
Kryopräzipitat (1970–1980)	0.1–0.9	7/46	Umstellung auf Produkte mittlerer Reinheit (1980–1983)
Mittlere Reinheit	–10	35/46	Ausschließliche Behandlung mit intermediaten Produkten unterschiedlicher Hersteller
Hohe Reinheit	>10	4/46	Ausschließliche Behandlung mit high purity Produkten unterschiedlicher Hersteller: 2 monoklonale Plasma-, 2 rekombinante F VIII-Konzentrate

17 der insgesamt 63 Hämophilie A-Patienten konnten nicht in die Studie aufgenommen werden, da sie bisher entweder noch keine F. VIII Substitution erhielten und/oder ihre F. VIII-Restaktivität über 5 % liegt.

Substitutionstherapie

Unsere Hämophilie A-Patienten wurden mit F. VIII-Produkten unterschiedlicher Hersteller und Reinheitsgrade vorbehandelt: Kryopräzipitat und kommerzielle F. VIII-Konzentrate von mittlerer und hoher Reinheit, einschließlich monoklonal gereinigte Plasma- bzw. rekombinante F. VIII-Produkte (Tabelle 1).

Labormethoden

Die Bestimmung der F. VIII:C-Aktivität erfolgte mit der Einstufen-Methode [13], die Bestimmung der F. VIII-Hemmkörper nach der Bethesda-Methode [14], die von uns modifiziert wurde.

Die Hemmkörper-Kontrolluntersuchungen führten wir einheitlich bei allen Studienpatienten mindestens vor jedem 20. F. VIII-Expositionstag ($\pm$2) und selbstverständlich dann durch, wenn sich klinische und/oder laboranalytische Hinweise für das Vorliegen eines Hemmkörpers zeigten.

Statistische Auswertung

Das kumulative Risiko der Hemmkörperentwicklung in Abhängigkeit von Alter und der F. VIII-Exposition berechneten wir nach der Methode von KAPLAN und MEIER [15]. Jene Patienten, bei denen die Inhibitoraktivität unter 0.8 Bethesda-Einheiten/ml lag oder nur ein- oder zweimalig gemessen wurde, haben wir für unsere Analysen nicht berücksichtigt.

Ergebnisse

Inzidenz und Prävalenz der Faktor VIII-Hemmkörperentwicklung

Innerhalb des Beobachtungszeitraums (0,3–15,6 Jahre, Median 8,3 Jahre) entwickelten 15 bzw. 32,6 % der 46 Hämophilie A-Studienpatienten ein Hemmkörper gegen F. VIII.

Initial wurden bei 14 der 15 Hemmkörper-Patienten eine schwere Hämophilie A, bei einem eine mittelschwere Hämophilie diagnostiziert.

In der Gruppe der Patienten mit einer schweren Hämophilie bildeten 14/27 bzw. 51,8 % der Patienten einen Hemmkörper gegen F. VIII. Berücksichtigt man jedoch für die Inzidenz-Berechnung auch jene Patienten mit einer milden Hämophilie, so beträgt die Inzidenz nur 23,8 % (15/63 Patienten).

Bezogen auf Patientenlebensjahre beträgt die Inzidenz für unsere Studienpatienten 15 Hemmkörperentwicklung/383 bzw. 39,1 Hemmkörperentwicklungen/1000 Patientenlebensjahre.

12 der 15 Hemmkörper-Patienten, d. h. 80 %, wurden als „high-responder" mit hochtitrigem Hemmkörper (maximale Titer bis zu 1570 B.E./ml) und typischem anamnestischen Anstieg des Hemmkörpers nach F. VIII-Substitution klassifiziert. Bei 3 Patienten blieben die Hemmkörper-Titer trotz wiederholter F. VIII-Substitution unter 5 B.E./ml, so daß wir diese dementsprechend als „low-responder" klassifizierten.

Faktor VIII-Expositionstage vor erstmaligem Auftreten der Faktor VIII-Hemmkörper

Die Hemmkörper traten bei unseren Patienten nach 4 bis 195 kumulativen F. VIII-Expositionstagen auf. Läßt man die beiden Maximalwerte (113 und 195 Tage) für diese Auswertung unberücksichtigt, so ergibt sich im Durchschnitt eine Anzahl von nur 11,7 F. VIII-Expositionstage vor erstmaliger Hemmkörperentwicklung.

Alter bei erstmaligem Auftreten des Faktor VIII-Hemmkörpers

Das Alter bei Hemmkörper-Erstmanifestation lag zwischen 0,08 und 5,2 Jahren (Median: 2,0 Jahre). Innerhalb des ersten Lebensjahres traten 33,3 % der Hemmkörper auf, bis zum Alter von 2,6 Lebensjahren 73,3 % und bis 5,2 Lebensjahren 100 %. Aus diesen Angaben geht hervor, daß das höchste Risiko der Hemmkörperentwicklung für unsere Patienten innerhalb der ersten $2^{1}\!/_{2}$ Lebensjahre besteht (11/15).

Die wesentlichen Charakteristika der 15 Patienten, die einen Hemmkörper gegen F. VIII entwickelt haben, sind in Tabelle 2 zusammenfassend dargestellt.

Tabelle 2. Ausgewählte Charakteristika der 15 Hemmkörper-Patienten

Pat. Nr.	Schwere d. Hämophilie[a]	Alter 8/91 (Jahre)	Alter b. HK-Erst-mani-festation (Jahre)	Inhibitor response[b]	Inhibitor-Titer initial Bethesda	peak Einheiten	aktuell	F. VIII-Exposi-tions-Tage[c]
1	schwer	5.90	0.60	HR	0,7	6.5	0	6
2	schwer	4.40	1.60	HR	2.3	12.0	0	16
3	mittelschwer	12.1	5.16	LR	0.6	1.0	0	5
4	schwer	11.90	1.50	LR	3.7	4.3	0	7
5	schwer	9.40	4.25	HR	3	153	0	8
6	schwer	11.60	2.00	LR	0.2	2.4	0	11
7	schwer	13.70	5.00	HR	10	335	0	113
8	schwer	7.20	0.80	HR	420	530	0	14
9	schwer	2.00	0.16	HR	25	240	0	18
10	schwer	12.40	2.50	HR	11.8	11.8	0	8
11	schwer	16.80	4.50	HR	1070	1070	0	195
12	schwer	2.25	1.25	HR	12	1068	245	34
13	schwer	4.60	1.25	HR	232	1570	73	4
14	schwer	1.20	1.00	HR	20	83	83	10
15	schwer	2.16	0.08	HR	2	40	40	12

[a] schwer: F. VIII : C-Aktivität <1 %
mittelschwer: F. VIII : C-Aktivität 1–5 %
[b] HR: High responder (F. VIII-Inhibitor Titer >5 Bethesda Einheiten/ml)
LR: Low responder (F. VIII-Inhibitor Titer <5 Bethesda Einheiten/ml)
[c] Expositions-Tag: jeder Behandlungstag mit mindestens einer F. VIII-Substitution

Kumulatives Risiko der Faktor VIII-Hemmkörperentwicklung in Abhängigkeit vom Lebensalter

Für das altersabhängige Risiko der F. VIII-Hemmkörperentwicklung berechneten wir nach der Kaplan und Meier-Methode [15], daß 10,8 % unserer Studienpatienten bis zum Ende des 1. Lebensjahres und 32,6% bis zum Ende des 6. Lebensjahres einen Hemmkörper entwickeln. Nach dem 6. Lebensjahr haben wir bei keinem der Patienten mehr eine Hemmkörperbildung beobachtet (Abb. 1).

Kumulatives Risiko der Faktor VIII-Hemmkörperentwicklung in zeitlicher Abhängigkeit von der ersten Faktor VIII-Exposition

Das kumulative Risiko der Hemmkörperentwicklung ein Jahr nach erstmaliger F. VIII-Substitutionstherapie beträgt für unser Studienkollektiv 21,8 % und 32,6 % fünf Jahre nach erstmaliger F. VIII-Exposition (Abb. 2).

Zwischen den „low"- und den „high-respondern" konnten wir weder im Alter bei Hemmkörper-Erstmanifestation noch in der Anzahl der F. VIII-Expositionstage oder der substituierten F. VIII-Menge vor erstmaliger Hemmkörperentwicklung signifikante Unterschiede beobachten.

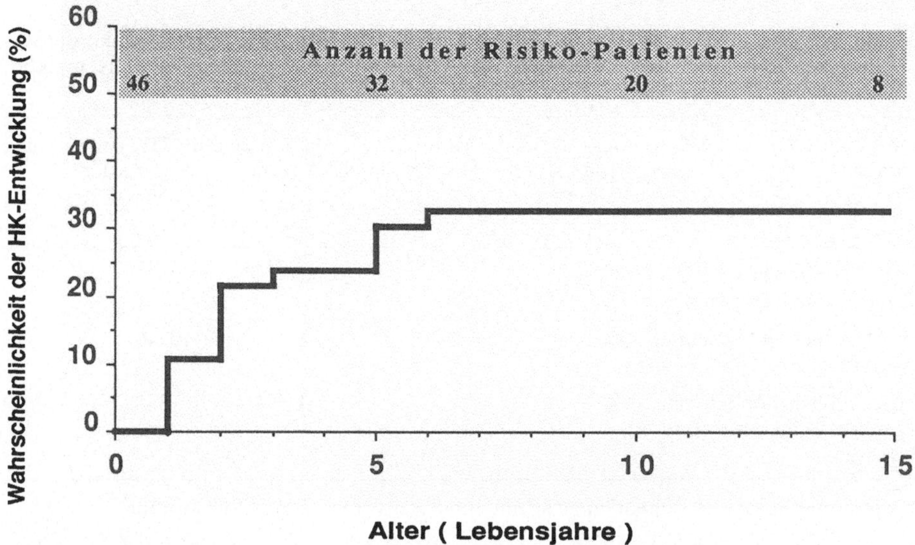

Abb. 1. Kumulatives Risiko der F. VIII Hemmkörper-Entwicklung für Patienten mit einer schweren-mittelschweren Hämophilie A in Abhängigkeit vom Lebensalter (KAPLAN & MEIER)

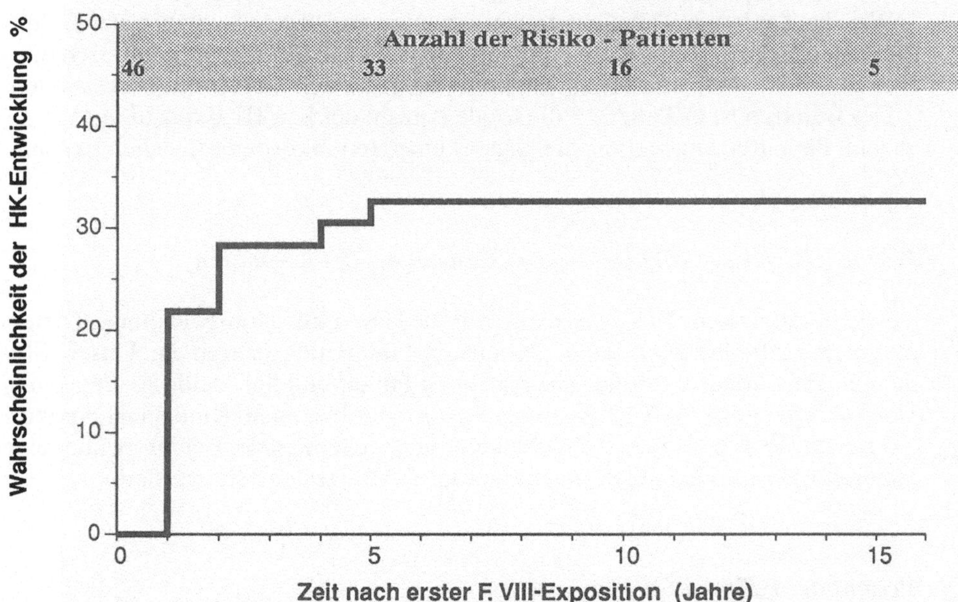

Abb. 2. Kumulatives Risiko der F. VIII Hemmkörper-Entwicklung für Patienten mit einer schweren-mittelschweren Hämophilie A in zeitlicher Abhängigkeit von der ersten F. VIII-Exposition (KAPLAN & MEIER)

Tabelle 3. Beziehung zwischen substituiertem F. VIII-Präparat und F. VIII-Hemmkörperentwicklung und Gesamtzahl der F. VIII-Expositionstage für Patienten ohne bisherige Hemmkörperentwicklung (Risikopatienten)

Substituierte Faktor VIII-Präparate	Gesamtzahl d. behandelten Patienten	Anzahl d. HK-Patienten	Patienten ohne HK-Entwicklung	
			Anzahl	Summe der F. VIII-Expo-Tage[1]
Kryopräzipitat und „intermediate" Präparate	7	1	6	2691
ausschließlich „intermediate" Präparate	35	13	22	10746
ausschließlich monoklonale Plasma bzw. rekombinante Präparate	4	1	3	345

[1] Expositions-Tag: jeder Behandlungstag mit mindestens einer F. VIII-Substitution

Substituierte Faktor VIII-Präparate vor Hemmkörperentwicklung

Unsere 15 Hemmkörper-Patienten erhielten die in Tabelle 3 zusammengestellten F. VIII-Präparate unterschiedlicher Reinheit und Hersteller.

Wie die Zahlen in Tabelle 3 zeigen, konnten wir bisher bezüglich der Induktion einer F. VIII-Hemmkörperbildung zwischen den Präparaten unterschiedlicher Reinheitsgrade und Hersteller keine signifikanten Unterschiede feststellen.

Des weiteren ist in Tabelle 3 die totale Anzahl der F. VIII-Expositionstage für all jene Patienten angegeben, die bisher keine Hemmkörper entwickelt haben.

Faktor VIII-Hemmkörper-Untersuchungen bei Brüderpaaren

Versuche, genetische Faktoren causal für die Hemmkörperentwicklung zu determinieren, schließen u. v. a. die Untersuchung von Brüderpaaren ein. Unsere Studiengruppe enthält 6 Brüderpaare; in zwei Fällen bildeten beide Brüder einen Hemmkörper gegen F. VIII, in einem Fall trat nur bei einem Kind ein Hemmkörper auf und in den übrigen drei Fällen konnte bei keinem der beiden Brüder eine Hemmkörperaktivität gegen substituierten F. VIII festgestellt werden.

Verlauf der Faktor VIII-Hemmkörper

Um eine dauerhafte Hemmkörperelimination und konsekutive Immuntoleranz zu erzielen, führen wir seit 1979 folgende Therapie durch:

a) High responder

erhalten F. VIII (Haemate HS®, Behring) in einer initialen Dosierung von 100 bis 300 E/kg KG/d in zwei Einzeldosen und zusätzlich 100 bis 200 E/kg KG/d eines aktivierten Prothrombinkomplexkonzentrates (FEIBA®, Immuno). Nach Hemmkörperelimination wird die Dosis von FEIBA® und anschließend die des F. VIII-Konzentrates schrittweise reduziert und FEIBA® ganz abgesetzt, wenn die F. VIII-Recovery wieder normal ist.

b) Low responder

werden allein mit F. VIII-Konzentrat (Haemate HS®, Behring) in einer Dosierung von 30 bis 60 E/kg KG alle 2–3 Tage behandelt.

Alle Patienten erhalten nach erfolgreich abgeschlossener Hemmkörpertherapie eine prophylaktische F. VIII-Substitution (2–3/Woche).

Als Resultat dieser Therapie [25] erzielten wir bei 11 von 15 Patienten eine vollständige und dauerhafte Elimination des Hemmkörpers mit Induktion einer Immuntoleranz (Tabelle 2 Pat. Nr. 1–11). Trotz anschließender prophylaktischer F. VIII-Substitutionstherapie kam es bisher bei keinem der Patienten zu einem Wiederauftreten des Hemmkörpers (Beobachtungszeit nach Hemmkörperelimination: bis zu 10 Jahre).

3 der 15 Patienten befinden sich noch unter Therapie (Tabelle 2 Pat. Nr. 12–14), bei einem Patienten konnten wir bis heute noch keine Therapie beginnen (Tabelle 2 Pat. Nr. 15).

Da keiner unserer Hemmkörper-Patienten an einer HIV-Infektion leidet, wurde weder der Verlauf des Inhibitor-Titers, noch die Wahl oder der Erfolg der Hemmkörpereliminationstherapie oder die Mortalität durch diese Erkrankung beeinflußt.

Spontane Inhibitor-Remissionen haben wir nicht gesehen.

Mortalität Faktor VIII-Hemmkörper-Patienten

Seit 1976 ist weder ein Hemmkörper-Patient noch ein Patient ohne F. VIII-Hemmkörperentwicklung an einer Blutung verstorben.

Während der gesamten Beobachtungszeit verstarb nur einer unserer Hämophilie-Patienten, infolge seiner AIDS-Erkrankung (Patient ohne Hemmkörperentwicklung).

Inzidenz der Faktor IX-Hemmkörperentwicklung

Das Auftreten von F. IX-Hemmkörpern bei Hämophilie B-Patienten wird wesentlich seltener beobachtet, die Literaturangaben liegen zwischen 3 % und 10 % [1, 2, 11, 12].

Wir betreuen insgesamt 17 bei Studienbeginn nicht vorbehandelte Hämophilie B-Patienten, von denen 13 Patienten eine F. IX-Restaktivität von ≤5 % aufweisen (7/13 F. IX <1 %, 6/13 F. IX 1–5 %) und bisher mindestens eine F. IX-Substitutionstherapie erhielten. Seit 1976 haben wir jedoch bei keinem dieser

Kinder eine Hemmkörperbildung gegen F. IX beobachtet, so daß wir auf diese Patientengruppe hier nicht weiter eingehen möchten.

Diskussion

Wie bereits anfangs erwähnt, wurden bisher sehr unterschiedliche Angaben zur Häufigkeit der F. VIII-Hemmkörperentwicklung publiziert. Um die großen Unterschiede der bisherigen Literaturergebnisse erklären und interpretieren zu können, müssen folgende Aspekte berücksichtigt werden:

1. Von großer Wichtigkeit ist, ob es sich bei den erhobenen Daten um Prävalenz- oder Inzidenz-Raten der Hemmkörperentwicklung handelt

Die Prävalenz berücksichtigt bekanntermaßen nur den Anteil der Patienten, die zu einem gegebenen Zeitpunkt an einer Hemmkörperhämophilie erkrankt sind (Punktprävalenz), während die Inzidenz die Anzahl der Neuerkrankungen in einem definierten Zeitraum erfaßt. Da die Mortalitätsrate der Hemmkörper-Patienten größer ist als die der Patienten ohne Hemmkörperentwicklung [7, 16–19], unterschätzt die Prävalenz das eigentliche Risiko der Hemmkörperentwicklung. Bei jungen Hämophilie-Patienten korrelieren Inzidenz und Prävalenz noch sehr gut; je mehr Patienten jedoch im Laufe der Zeit versterben oder aus anderen Gründen (z. B. Umzug) aus der Studie ausscheiden („drop out"), um so mehr sinkt die Prävalenz, auch wenn die Inzidenz der Hemmkörperentwicklung konstant bleibt oder sogar ansteigt! Somit kann alleine durch die Bestimmung der Inzidenz eine exakte Information zur Häufigkeit der Hemmkörperentwicklung erzielt werden.

Des weiteren ist für eine genaue Einschätzung der Hemmkörperhämophilie eine prospektive Datenerhebung erforderlich, um sowohl das Alter der Patienten bei Hemmkörper-Erstmanifestation als auch den F. VIII:C-Spiegel sowie die Anzahl der F. VIII-Expositionstage und die substituierte F. VIII-Menge vor Hemmkörperentwicklung exakt bestimmen zu können. Bei der Durchführung retrospektiver Studien ist die Auswertung dieser Parameter mitunter sehr schwierig, da z. B. ein Hemmkörper bereits vor Studienbeginn aufgetreten sein kann, man ihn unwissentlich mit hohen F. VIII-Substitutionen „überspielte", oder fälschlicherweise den Zeitpunkt der klinischen Manifestierung des Hemmkörpers mit dem Zeitpunkt der erstmaligen Hemmkörperentwicklung gleichsetzte. Auf diese Weise ist es wahrscheinlich, daß Inhibitoren mit nur geringem Titer („low-responder") lange Zeit übersehen wurden.

2. Die Gefahr, einen F. VIII-Hemmkörper zu bilden, hängt in entscheidendem Maße vom Schweregrad der vorliegenden Hämophilie ab

Mehr als 97 % der Inhibitoren treten bei jenen Patienten auf, deren F. VIII:C-Aktivität vor Hemmkörperentwicklung unter 3 % liegt [22]. Die Entwicklung von Inhibitoren bei Patienten mit einer milden Hämophilie wurde bisher nur in wenigen Einzelfällen beobachtet [23]. Ungeachtet dieser Tatsache wurden in den meisten der bisherigen Untersuchungen zur Häufigkeit der Hemmkörperentwicklung alle Hämophilie-Patienten herangezogen, wohingegen bei anderen Studien nur jene Patienten analysiert wurden, die an einer schweren Hämophilie erkrankt waren. Beispielsweise wird von STENBJERG et al. [24] berichtet, daß 9,8 % all seiner Hämophilie-Patienten einen Inhibitor gegen F. VIII entwickelten, während bei seinen Patienten mit einer schweren Hämophilie in 20,6 % ein solcher Hemmkörper auftrat. SCHWARZINGER [7] beobachtete bei Berücksichtigung aller Hämophilie A-Patienten eine Prävalenz von 8,6 %, dagegen eine Prävalenz von 17,5 % bei ausschließlicher Berücksichtigung der Patienten, die an einer schweren oder mittelschweren Hämophilie A leiden.

Wenn wir die seit 1976 in unserem Zentrum aufgetretenen Hemmkörper-Neuerkrankungen auf alle unsere Hämophilie A-Patienten beziehen, so ergibt sich eine Inzidenzrate von 23,8 %, während die Inzidenz unter jenen Patienten mit einer F. VIII-Restaktivität von 1–5 % bei 32,6 % liegt, und in der Gruppe der Patienten mit einer schweren Hämophilie sogar 51,8 % beträgt.

3. Patienten mit einer klassischen Hämophilie entwickeln einen F. VIII-Hemmkörper erst dann, wenn sie zuvor eine F. VIII-Substitutionstherapie erhalten haben

Bei einigen Patienten tritt der Hemmkörper schon nach 10–20 F. VIII-Expositionstagen auf [5, 8], dreiviertel aller „high-responder"-Patienten entwickeln ihren Hemmkörper innerhalb der ersten 50 Expositionstage [20] und nur wenige Patienten bilden den Hemmkörper erst nach mehr als 100 F. VIII-Expositionstagen [5, 9, 10]. STRAUSS [8] beobachtete in seinem pädiatrischen Studienkollektiv im Median 35 F. VIII-Expositionstage vor Hemmkörper-Erstmanifestation, SCHWARZINGER [7] sah im Median 25 Expositionstage, während wir im Durchschnitt 11,7 F. VIII-Expositionstage vor Hemmkörper-Erstmanifestation feststellten (unter Nichtberücksichtigung der beiden Maximalwerte von 113 und 195 Tagen).

4. In den meisten der bisherigen Untersuchungen zur Häufigkeit der F. VIII-Hemmkörper wurden Hämophilie Patienten aller Altersgruppen ausgewertet, was zusätzlich zu einer Unterschätzung dieser Komplikation der Hämophiliebehandlung führte

Trotz der Tatsache, daß Hämophilie-Patienten theoretisch natürlich in jedem Alter einen Hemmkörper gegen F. VIII entwickeln können, treten doch mehr als 50 % der Hemmkörper vor dem 10. LJ auf und weitere 20 % bis zum 20. LJ. [5, 7, 8, 11, 21]. Die bisher veröffentlichten Angaben zum altersabhängigen kumulativen Risiko der Hemmkörperentwicklung liegen zwischen 24 % bis zum Erreichen des 25. LJ. [7] und 22 % bis zum 10. LJ. [21]. In unserem Studienkollektiv beträgt das altersabhängige kumulative Risiko 32,6 % bis zum Ende des 6. LJ.

In keiner der bisherigen Untersuchungen pädiatrischer Patienten-Kollektive wurde nach dem 12. LJ. eine Hemmkörper-Bildung mehr beobachtet. Es zeigte sich, daß das höchste Risiko der Hemmkörperentwicklung innerhalb der ersten 5 Lebensjahre besteht [6–8]. Wie auch McMillan [20] kalkulieren wir innerhalb der ersten fünf Lebensjahre ein bis zu vierfach höheres Risiko der Hemmkörperentwicklung als in späteren Lebensjahren.

Unter Berücksichtigung der genannten Einflußparameter läßt sich die in unserem Studienkollektiv beobachtete hohe F. VIII-Hemmkörperinzidenz wahrscheinlich durch den sehr langen Beobachtungszeitraum erklären sowie dadurch, daß wir ausschließlich Patienten für unsere Studie berücksichtigten, die

– an einer schweren oder mittelschweren Hämophilie leiden,
– mindestens einmal mit einem F. VIII-Präparat substituiert wurden,
– sich im Alter des höchsten Hemmkörper-Risikos befanden,
– und bei denen einheitlich, prospektiv und engmaschig F. VIII-Hemmkörper-Kontrolluntersuchungen durchgeführt wurden.

Schlußfolgerung

Die vorliegenden Ergebnisse sollen zusammen mit den Resultaten vorangegangener Inzidenzstudien verdeutlichen, daß das bis heute noch immer ungelöste Problem der F. VIII-Hemmkörperentwicklung deutlich *früher* und *häufiger* auftritt, als man es nach den bisherigen Literaturergebnissen erwarten konnte.

International einheitliche und kooperative, prospektive Studien, die die wesentlichen o. g. Einflußparameter berücksichtigen, sind dringend erforderlich, um die Problematik der Hemmkörperentwicklung exakt einschätzen zu können. Bis dahin bleibt unklar, ob tatsächlich immer mehr Patienten einen klinisch signifikanten F. VIII-Hemmkörper entwickeln und ob dies eventuell in Zusammenhang mit der Gabe von immer höher gereinigten F. VIII-Präparaten geschieht.

Literatur

1. Biggs R (1974) Jaundice and antibodies directed against factors VIII and IX in patients treated for haemophilia or Christmas disease in the United Kingdom. Br J Haematol 26:313–329
2. Brinkhous KM, Roberts HR, Weiss AE (1972) Prevalence of inhibitors in hemophilia A and B. Thromb Diath Haemorrh Suppl 51:315–321
3. Gill FM, Shapiro SS, Poole WK et al (1984) The natural history of factor VIII inhibitors in patients with Hemophilia A. In: Hoyer LW (ed) „Factor VIII Inhibitors." New York: Alan R Liss, Inc, p 19
4. Ikkala E, Simonen O (1971) Factor VIII inhibitors and the use of blood products in patients with haemophilia A. Scand J Haemat 8:16–20
5. Kasper CK (1973) Incidence and course of inhibitors among patients with classic haemophilia. Thrombo Diath Haemorrh 30:263–271
6. Schwartz RS, Abildgaard CF, Aledort LM et al (1990) Human recombinant DNA-derived antihemophilic factor (F VIII) in the treatment of hemophilia A. N Engl J Med 323:1799–1805

7. Schwarzinger I, Pabinger I, Korninger C et al (1987) Incidence of Inhibitors in Patients with Severe and Moderate Hemophilia A Treated with Factor VIII Concentrates. Ámerican J of Hematology 24:241–245
8. Strauss HS (1969) Aquired circulating anticoagulants in hemophilia A. N Engl J Med 281:886–873
9. Allain JP, Frommel D (1976) Antibodies to Factor VIII. V. Patterns of Immune Response to Factor VIII in Hemophilia A. Blood 47:973
10. Ruggeri ZM (1977). Natural history of 39 factor VIII inhibitors in hemophilias. In: Workshop on Inhibitors of Factors VIII and IX. Facultas-Verlag Wien, p 45–48
11. Shapiro SS (1979) Antibodies to blood coagulation factors. Clinics in Haematology 8:207–214
12. Shapiro SS, Hultin M (1975) Acquired inhibitors to the blood coagulation factors. Semin Thromb Hemost 1:336
13. Langdell RD, Wagner RH, Brinkhous KM (1953) Effect of antihaemophilic factor on one-stage-clotting test: A presumptive test for haemophilia and a simple one-stage antihaemophilic factor assay procedure. J Lab Clin Med 41:637–645
14. Kasper CK, Aledort LM, Counts RB et al (1975) A more uniform measurement of factor VIII inhibitors. Thromb Diath Haemorrh 34:869
15. Kaplan EL, Meier (1958) Nonparametric estimation from incomplete observations. J Am Stat Assoc 53:457–481
16. Ikkala E, Helske T, Myllyläg G et al (1982) Changes in the life-expectancy of patients with severe haemophilia A in Finland in 1930–1979. Br J Haematol 52:7–12
17. Rizza CR, Spooner RJD (1983) Treatment of hemophilia and related disorders in Britain and Northern Ireland during 1976–1980: Report on behalf of the directors of hemophilia centres in the United Kingdom. Br Med J 286:929
18. Larsson SA (1985) Life expectancy of Swedish haemophiliacs 1831–1980. Br J Haematol 59:593–602
19. Rosendaal FR, Varekamp I, Smit C et al (1989) Mortality and causes of death in Dutch hemophiliacs 1973–1986. Br J Haematol 71:71–76
20. Mc Millan CW, Shapiro SS, Whitehurst D et al (1988) The natural history of factor VIII inhibitors in patients with hemophilia A: A national cooperative study. II. Observations on the initial development of factor VIII: C inhibitors. N Engl J Med 71:344–348
21. Rasi V, Ikkala E (1990) Haemophiliacs with factor VIII inhibitors in Finland: prevalence, incidence and outcome. Br J Haematol 76:369–371
22. Shapiro SS (1984) Markers for the Factor VIII Antibody Response in Hemophilia A. Scand J Haematol-Suppl 40:33, 181–185
23. Kesteven PJ, Holland LJ, Lawrie AS et al (1984) Inhibitor to Faktor VIII in Mild Hemophilia. Thromb Haemostas 52:50–52
24. Stenbjerg S, Ingerslev J, Zachariae E (1984). Factor VIII inhibitor treatment with high doses of factor VIII. Thrombosis Research 34:533–539
25. Kreuz W, Ehrenforth S, Scharrer I et al (1991) Factor VIII inhibitors in children with haemophilia. Long-term longitudinal results of dose-dependent induced immunotolerance. Annals of Hematol 62: A 46

Therapie und Verlauf von erworbenen Faktor VIII-Inhibitoren bei nicht-hämophilen Patienten

F. Störkel, W. Mondorf, I. Scharrer (Frankfurt/Main)

Erworbene Inhibitoren gegen F.VIII:C können sowohl bei Patienten mit Grundkrankheiten als auch bei gesunden Personen sowie therapieinduziert bei Patienten mit Hämophilie A auftreten (1–7).

Wir berichten über 2 junge und 2 ältere Frauen, deren erworbener F.VIII-Inhibitor im klinischen Bild und im laborchemischen und klinischen Verlauf sowie in der Behandlung verschieden war.

Die beiden jungen Frauen hatten postpartal erworbene Hemmkörper.

Die erste Patientin gebar mit 21 Jahren eine gesunde Tochter. Schwangerschaft und Entbindung verliefen komplikationslos. Post partum kam es jedoch zu ausgeprägten vaginalen Blutungen, die zu einer Hysterektomie Anlaß gaben. Postoperativ traten weiterhin massive Blutungen auf. Die Patientin wurde daraufhin zu uns verlegt. Bei Aufnahme war sie in einem Prä-Schockzustand und die entsprechenden Gerinnungsparameter zeigten eine Verbrauchskoagulopathie an. Der F.VIII:C betrug 37% und der Hemmkörper 0.34 BE. Anamnestisch bestand bei der Patientin und ihrer Familie keine Blutungsneigung. Das neuge-

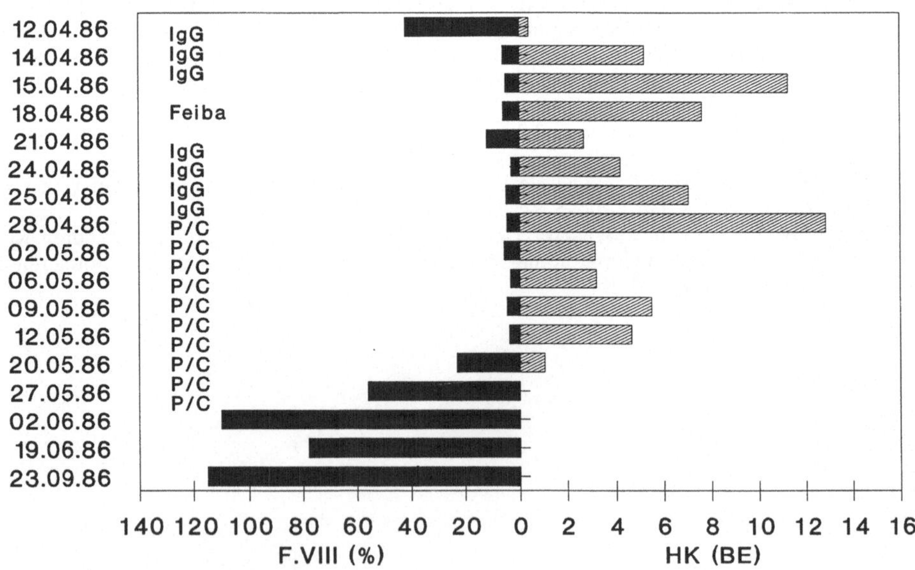

Abb. 1. F.VIII- und HK-Verlauf

G. Landbeck, I. Scharrer, W. Schramm (Hrsg.)
22. Hämophilie-Symposion Hamburg 1991
© Springer-Verlag Berlin Heidelberg 1992

borene Kind war gesund; F.VIII:C war im Normbereich und es war kein Hemmkörper nachweisbar. Hemmkörper- und F.VIII:C-Verlauf der Patientin sind in Abbildung 1 aufgeführt. Es zeigte sich, daß die Therapie mit 2 Zyklen hochdosierten Immunglobulinen (0,4 g kgKG/d über 5 Tage) nicht zu einer Beeinflussung des Inhibitors führte. Zwischenzeitlich mußte die Patientin zur Behebung erneut aufgetretener Blutungen mit FEIBA behandelt werden. Während der im Anschluß durchgeführten sechswöchigen immunsuppressiven Therapie mit Prednison (P) und Cyclophosphamid (C) kam es zu einer Remission, die auch nach Absetzen der Therapie fortbestand. In den weiterhin durchgeführten Kontrollen war kein Inhibitor mehr nachweisbar.

Die andere Patientin mit postpartal erworbenem Inhibitor gebar mit 32 Jahren einen Sohn. Auch bei ihr verliefen Schwangerschaft und Entbindung komplikationslos. Postpartal kam es ebenfalls zu starken Blutungen, im Ausmaß schwerer als bei der ersten Patientin, die zu einer Hysterektomie führten. Der F.VIII:C-Inhibitor wurde im Heimatkrankenhaus der Patientin diagnostiziert. Zur weiteren Therapie wurde sie von uns übernommen. Bei Aufnahme fand sich eine anämische, polytransfundierte Patientin mit einer massiven abdominalen und vaginalen Blutung, sowie hämorrhagischen Pleuraergüßen beidseits. F.VIII:C war 0 %, der Hemmkörper 20 BE. Bei dieser Patientin war auch das neugeborene Kind betroffen: es hatte einen Hemmkörper und einen F.VIII:C-Mangel und erlitt eine intracerebrale Blutung mit begleitendem Sub- und Epiduralhämatom. Unter hochdosierter F.VIII-Gabe erfolgte eine operative Hämatomausräumung. Im weiteren Verlauf kam es zu einer Restitutio ad integrum und einem Verschwinden des Hemmkörpers.

Wie in den Abbildungen 2–4 gezeigt, benötigte diese Patientin eine umfangreiche Therapie und der Verlauf war ungleich schwerer als bei der ersten Patientin. Hier kam es erst nach 6 Monaten zu einer Remission. Zur Beherrschung der erheblichen Blutungskomplikationen erhielt die Patientin FEIBA. Zur Elimina-

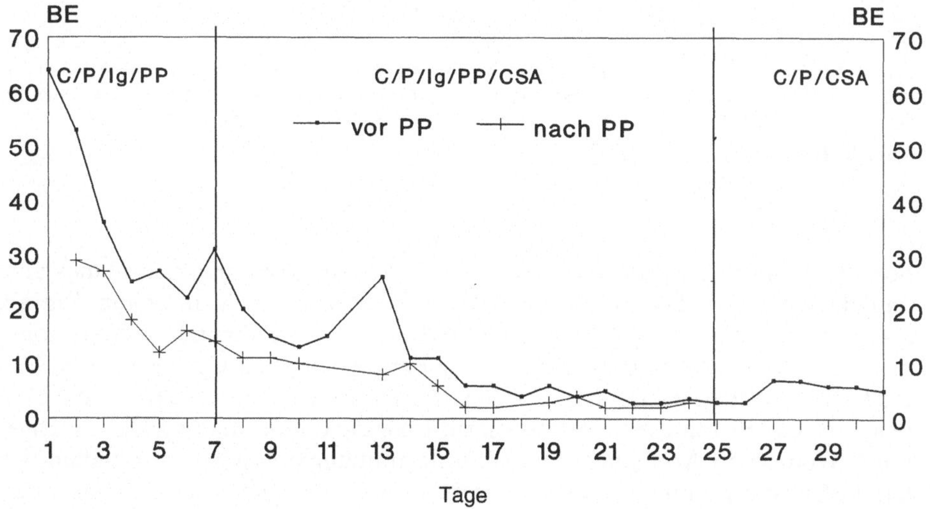

Abb. 2. Hemmkörperverlauf 8/1990

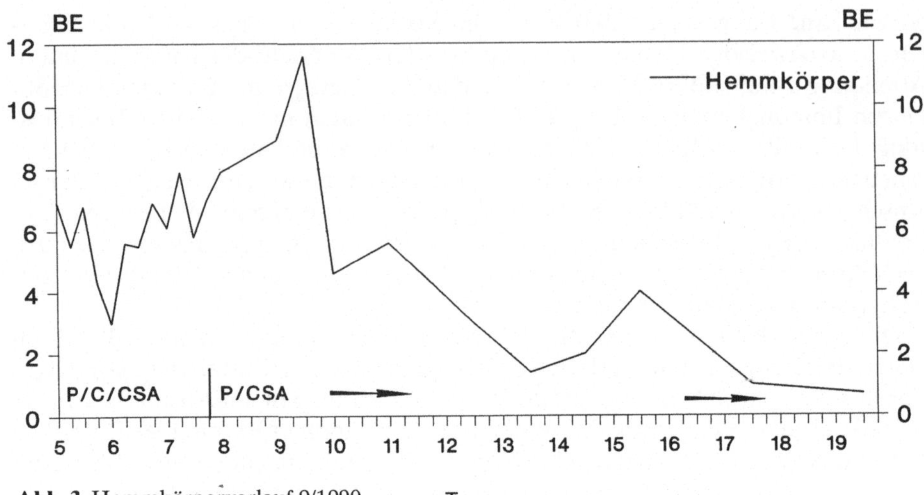

Abb. 3. Hemmkörperverlauf 9/1990   Tage

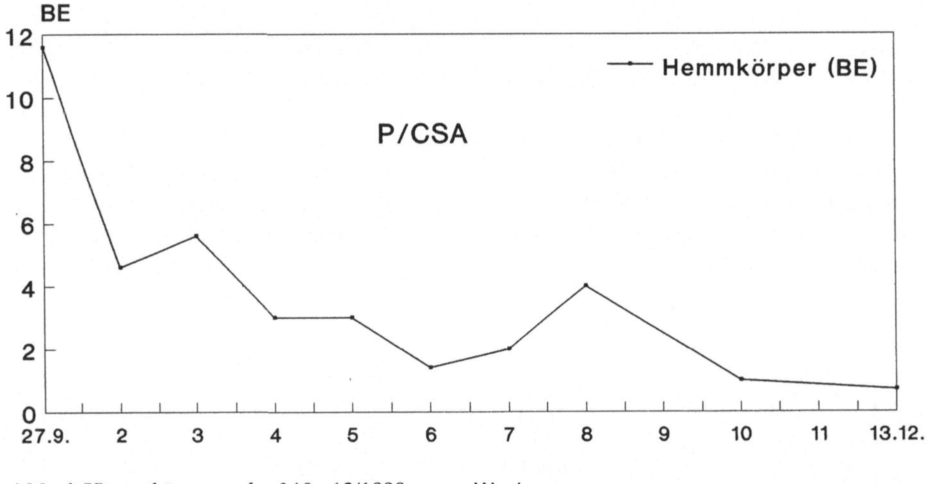

Abb. 4. Hemmkörperverlauf 10–12/1990   Wochen

tion des Inhibitors wurde während des gesamten Erkrankungszeitraumes eine immunsuppressive Therapie durchgeführt: Prednison (P) vom ersten Tag an, ebenso Cyclophosphamid (C), welches im Verlauf wegen einer Thrombozytopenie abgesetzt wurde und ab dem 7. Tag der Behandlung Cyclosporin (CSA). Außerdem wurden während der ersten drei Wochen 13 Immunadsorptionsplasmapheresen (PP) und eine hochdosierte Immunglobulintherapie (Ig) durchgeführt. Weitere, in Abbildung 2 aufgeführte Immunglobulingaben beziehen sich auf die Substitution unter Plasmapherese. Abbildung 2 zeigt den Hemmkörperverlauf vor und nach Plasmapherese: an einigen Tagen (z. B. Tag 5) zeigt sich ein

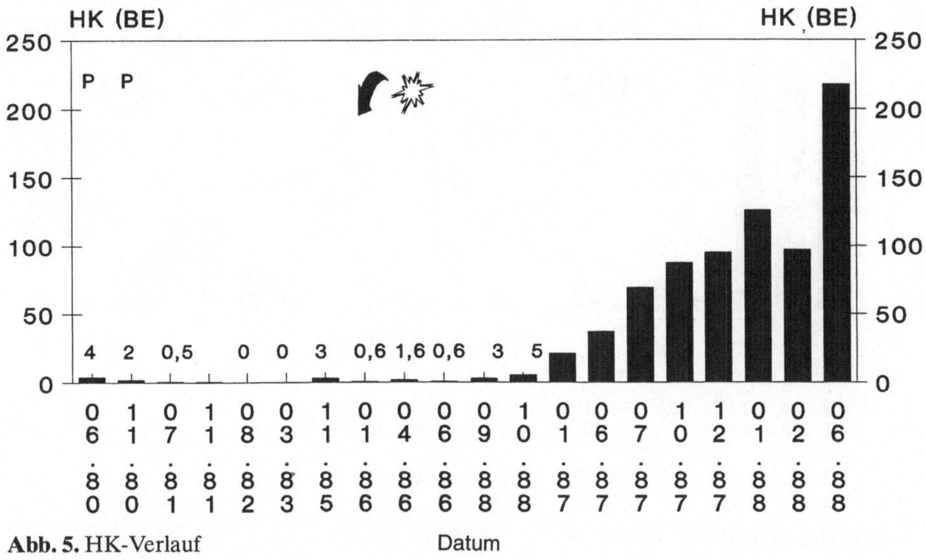

Abb. 5. HK-Verlauf

Inhibitoranstieg trotz Plasmapherese, an den übrigen Tagen (z.B. Tag 3–4) ist der Hemmkörper vor Plasmapherese zwar höher als der Hemmkörper nach Plasmapherese vom Vortag, aber geringer als der Ausgangswert des Vortages. Durch die immunsuppressive Therapie und die Plasmapheresen konnte der Hemmkörper innerhalb 15 Tagen von 65 BE auf unter 10 BE gesenkt werden. Im weiteren Verlauf, Abbildung 3 und 4, zeigte sich ein nur langsames Absinken des Hemmkörpers. Insgesamt persistierte er 6 Monate. Nach dem Verschwinden wurde die immunsupressive Therapie über einen Zeitraum von 3 Monaten ausgeschlichen. Der F.VIII:C-Wert blieb auch nach Beendigung im Normbereich, ein Hemmkörper war nicht nachweisbar.

Im folgenden wird der Erkrankungsverlauf der beiden älteren Patientinnen beschrieben. Es handelt sich zum einen um eine Patientin, die von 1980 an in unserer Behandlung war und 1988 im Alter von 76 Jahren verstarb. Als Grunderkrankung war bei ihr ein Diabetes mellitus bekannt, weiterhin eine koronare Herzkrankheit. 1986 entwickelte sie eine Struma per magna mit Hyperthyreose. Thyreostatika und eine Radiojodtherapie brachten keinen ausreichenden Erfolg. Eine Operation konnte aufgrund der Gerinnungsstörung nicht vorgenommen werden. Abbildung 5 zeigt den Hemmkörperverlauf der Patientin vom Juni 1980 bis zum Juni 1988. In den ersten beiden Jahren ihrer Hemmkörpererkrankung erhielt sie Prednison (P). 1982 und 1983 konnte kein Hemmkörper nachgewiesen werden. Ab 1985 kam es zum erneuten Auftreten des Inhibitors, ähnlich wie in den ersten Jahren nur mit niedrigerem Titer. Die Patientin hatte rezidivierend Muskel-, Haut- und Zahnfleischbluten. Wie bereits zuvor gelang mittels FEIBA eine Blutstillung. Auch während des Inhibitoranstieges ab Januar 1987 kam es zu keinen gravierenden Blutungsereignissen. Im Juli 1988 wurde die Patientin zur Sanierung stark kariöser Zähne stationär aufgenommen. Die Behandlung konnte unter Gabe von FEIBA problemlos durchgeführt werden. Kurz vor Entlas-

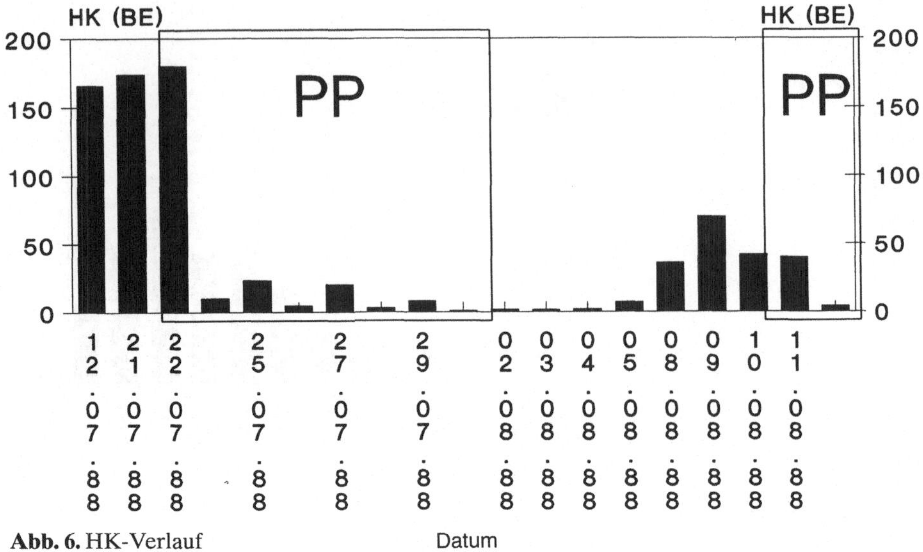

Abb. 6. HK-Verlauf

sung erlitt die Patientin eine Blutung aus einem, offensichtlich streßbedingten, Ulcus duodeni. Wegen des hohen Hemmkörpertiters (Abb. 6) wurde mit einer Plasmapherese (PP) und immunsuppressiver Therapie mit Prednison und Cyclophosphamid, sowie hoch dosierter Gabe von AHG begonnen. Hyate:C konnte wegen einer hohen cross-reactivity nicht gegeben werden. Außerdem wurde der Ulcusgrund mittels Fibrinkleber versorgt. Wie der Abbildung 6 zu entnehmen ist, kam es unter der Plasmapherese zu einem raschen Abfall des Inhibitors. Eine sieben Tage später aufgetretene Rezidivblutung konnte komplikationslos behoben werden. Im weiteren Verlauf kam es trotz immunsuppressiver Therapie zu einem erneuten Inhibitoranstieg. Eine erneute Plasmapheresebehandlung wurde notwendig. Am Tag der neuerlich durchgeführten Plasmapherese verstarb die Patientin in einem therapieresistenten Herz-Kreislaufversagen. Ursache dafür waren, wie bei Obduktion offenbar wurde, beidseits große Einblutungen in die Becken- und Oberschenkelmuskulatur, offensichtlich durch das Legen des Dialysekatheters ausgelöst. Es ist anzunehmen, daß bei der bekannten KHK der Patientin die durch den Blutverlust bedingte Hypovolämie Ursache des Herz-Kreislaufversagens gewesen ist.

Die andere, 70jährige Patientin hatte als Grunderkrankung ein Asthma bronchiale. Sie zeigte eine spontane Makrohämaturie – ein Nierenzellkarzinomwurde ausgeschlossen – sowie ein großes, spontanes Retroperitonealhämatom mit neurologischen Ausfallerscheinungen des linken Beines und eine Gluteal hämatom rechts nach i.m. Injektion. Trotz multipler Transfusionen kam es zu einem progredienten Hb-Abfall, so daß die Patientin in unsere Klinik verlegt wurde. Bei Aufnahme betrug der F.VIII:C 6, die PTT 74" und der Hemmkörper 19 BE. Wie aus Abbildung 7 zu entnehmen ist, erhielt die Patientin zur Behandlung der Blutung initial FEIBA und im weiteren Verlauf Hyate:C, welches lange einge-

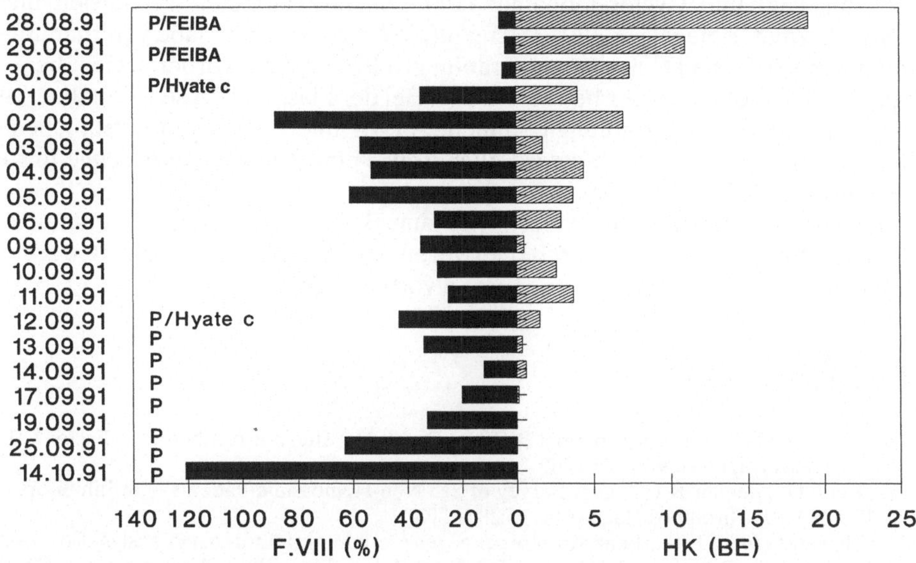

Abb. 7. F.VIII- und HK-Verlauf

setzt werden konnte, da die zu Anfang und nach 4 Tagen gemessene cross-reactivity 0 % betrug. Außerdem erhielt sie hochdosiert Steroide, beginnend mit 1 g/d in dann absteigender Dosierung. Cyclophosphamid konnte wegen bestehender Kontraindikationen nicht gegeben werden. Nach 2 Wochen wurde Hyate:C abgesetzt und bei sonographisch nachgewiesener ausreichender Hämatomorganisation wurde auf eine weitere gerinnungshemmende Therapie verzichtet. Der Hemmkörper war bereits nach 3 Wochen nicht mehr nachweisbar. Die Immunsuppression wurde bis auf die wegen des Asthmas von der Patientin benötigte Dosis weiter ausgeschlichen.

Faßt man das therapeutische Vorgehen bei erworbenen Inhibitoren zusammen, so läßt sich in Anlehnung an andere Autoren [8–11] folgendes sagen: entscheidend ist ein rascher Beginn der Therapie. Anderenfalls kommt es zu schwerwiegenden Blutungen, wie in den vorangegangenen Fallberichten geschildert. Mittel der Wahl zur Blutungsstillung sind FEIBA (200 IE/kgKG geteilt in 2 ED/Tag), Hyate:C (2×50 IE/kgKG/Tag) oder sofern verfügbar rekombinanter F.VIII (30–90 µg/kgKG alle 3 Stunden).

Im Anschluß an diese symptomatischen Erstmaßnahmen sollte unseres Erachtens eine Behandlung zur Elimination des Inhibitors angestrebt werden. Dies wird in der Literatur jedoch kontrovers diskutiert, wie beispielsweise die Arbeit von LOTTENBERG und Kollegen [6] zeigt. Wird eine weiterführende Therapie angestrebt, so kommen neben der Behandlung der Grunderkrankung, sofern diese bekannt und eine Therapie möglich ist immunsuppressive Therapiemaßnahmen, die hochdosierte G-plasmapherese in Betracht. Bei der Immunsuppression kommt entweder eine Kombinationsbehandlung von Prednison (100 mg/Tag) und Cyclophophamid (100–200 mg/Tag) oder Prednision und CSA (Plasmatalspiegel zw. 100–150 ng/ml) in Frage. Bei der Gabe von Immunglobulinen wird eine Dosis von 0,4 Gramm pro Kilogramm Körpergewicht benötigt; die Behandlungsdauer beträgt 5 Tage. Bei der Plasmapheresebehandlung ist eine Substitution von Immunglobulinen, AT III und Fibrinogen entsprechend der jeweils aktuellen Werte erforderlich, sowie eine konsequent durchgeführte immunsuppressive Therapie.

Inwieweit neuerliche Substanzen, wie zum Beispiel biologische Immune Response Modifier zur Therapie der erworbenen Hemmkörper benutzt werden können, bleibt weiteren Untersuchungen vorbehalten.

Literatur

1. Allain JP, Gaillandre, A, Frommel D (1981) Functional Study of Antibodies to Factor VIII. Thrombos Haemostas 45:285–289
2. Green D, Lechner K (1981) A Survey of 215 Non-Hemophilic Patients with Inhibitors to Factor VIII. Thrombos Haemostas 45:200–203
3. Scharrer I (1986) Erworbene Antikörper gegen Gerinnungsfaktoren. Hämostasiol 6:89–92
4. Neidhardt B, Bartels O, Hahn B (1985) Hemmkörperhämophilie A post partum. DMW 20:799–802
5. Michels JJ, Bosch J et al (1978) Factor VIII Inhibitor Postpartum. Scand J Hematol 20:97–101
6. Lottenberg R, Kentro TB, Kitchens CS (1987) Acquired Hemophilia. Arch Intern Med 147:1077–1081
7. Söhngen D, Köster W et al (1990) Three Cases of Acquired Factor VIII:C Inhibitors in Non-hemophilic Patients. Klin Wochenschr 68:1071–1075
8. Kasper CK, Ewing NP (1986) Acquired Inhibitors of Plasma Coagulation Factors. J Med Technol 3:431–439
9. Nilsson IM, Berntorp E, Zetterval O (1981) Induction of Immune Tolerance in Patients with Hemophilia and Antibodies to Factor VIII by Combined Treatment With Intravenous IgG, Cyclophosphamide and Factor VIII. N Engl J Med 15:947–950
10. Seifried E, Gaedicke G et al (1984) The Treatment of Haemophilia A Inhibitor with High Dose Intravenous Immunoglobulin. Blut 48:397–401
11. Regnault V, Rivat C, Vallet P (1987) A Potential New Procedure for Removing Anti-Factor VIII Antibodies from Hemophilic Plasma. Thrombos Res 45:51–57

Recombinantes humanes Interferon-alpha (rh IFN) zur Behandlung eines therapieresistenten postpartalen Hemmkörpers gegen Faktor VIII

R. SCHWERDTFEGER, G. HINTZ, D. HUHN (Berlin)

Einleitung

Das Auftreten eines postpartalen Hemmkörpers gegen Faktor VIII (F.VIII) stellt eine Rarität dar. Bis zum Jahre 1978 waren nur 26 Fälle in der Literatur beschrieben. GREEN und LECHNER [1] berichten im Rahmen einer Übersicht über 215 nichthämophile Patienten mit einem Hemmkörper (HK) gegen F.VIII über 13 eigene Fälle eines postpartalen HK. Die Ursache, die zur Entwicklung eines postpartalen HK führt, ist völlig unklar. Er tritt entweder noch während der Schwangerschaft oder erst nach der Entbindung auf. Eine immunsuppressive Therapie kann zum Abfall des HK-Titers oder zu seinem völligen Verschwinden führen. Er kann aber auch trotz dieser Behandlung weiterbestehen. Ein spontaner Rückgang des HK-Titers oder sein spontanes Verschwinden wurden ebenfalls beobachtet. Das Auftreten eines postpartalen HK stellt in jedem Fall ein ernstes Problem dar, da es meist von ausgedehnten (Weichteil-)Blutungen begleitet ist [1–5]. GREEN und LECHNER berichteten, daß 2 von 13 Frauen mit postpartalem HK an Blutungskomplikationen verstarben. Wir beschreiben den Fall einer 31jährigen Frau, deren postpartal aufgetretener HK gegen F.VIII mehr als 2 Jahre nach Diagnose trotz wiederholter immunsuppressiver Therapie mit Steroid und trotz hochdosierter, intravenöser Immunglobulin G-Gabe (HdivIgG) weiterbestand. Erst nach der Behandlung mit rhIFN-alpha 2a verschwand der HK und normalisierte sich die F.VIII-Aktivität (F.VIII:C).

Patientendaten und Methoden

Patientendaten

Es handelt sich um eine 31jährige Primigravida und Primipara. Sowohl die frühere Anamnese als auch die Schwangerschaftsanamnese waren unauffällig. Die Entbindung und die unmittelbare postpartale Phase verliefen komplikationslos.

Methoden

Die F.VIII:C wurde mit Hilfe des Einstufen-Cephalin-Systems bestimmt. Das F.VIII-Mangelplasma stammte von Spendern mit Hämophilie A (Immuno, 6900 Heidelberg, BRD). Als Phospholipid- und Aktivatorquelle fungierte Platelin

G. Landbeck, I. Scharrer, W. Schramm (Hrsg.)
22. Hämophilie-Symposion Hamburg 1991

Plus Activator Automated (Organon Technika, 6904 Eppenheim, BRD). Die Inkubationszeit betrug 7 min, als Meßgerät diente ein Kugel-Koagulometer KC 10 (Amelung, 4920 Lemgo, BRD).

Der F.VIII-Inhibitor wurde leicht modifiziert nach der Methode von Kasper [6] bestimmt. In folgenden Punkten wich die Methode von der Originalmethode ab:

1. Es wurde grundsätzlich die von KASPER und POOL [7] selbst vorgeschlagene Modifikation zur Messung schwacher F.VIII-Inhibitoren benutzt, d.h. die F.VIII:C betrug immer 0,2 IE/ml Inkubationsgemisch.
2. Sowohl das normale Mischplasma als auch das Inhibitorplasma wurden mit Aluminiumhydroxid adsorbiert.
3. Die Inkubationszeit der Ansätze betrug generell 3 Stunden.

Medikamente

Faktor VIII-Konzentrat „Haemate HS" (Behring, 3550 Marburg, BRD); „FEIBA" (Immuno); intravenöses Immunglobulin G „Nenimmun" (Behring); humanes recombinantes Interferon-alpha 2 a „Referon-A" (Roche, 7889 Grenzach-Wyhlen, BRD).

Kasuistik

Anfang April 1986 wurde die Patientin D.J. von einem gesunden Knaben entbunden. Weder zu diesem Zeitpunkt noch später bestanden klinische und/oder serologische Hinweise auf eine Autoimmunerkrankung. Die Patientin hatte weder während noch nach der Schwangerschaft eine medikamentöse Therapie erhalten. Anfang Juli bemerkte sie erstmals das Auftreten kleinerer Hämatome an Stamm und Beinen, die nach stumpfen Mikrotraumata aufgetreten waren. Am 24. Juli mußte sie wegen ausgedehnter, schmerzhafter Haut- und Muskelhämatome, vorwiegend im Glutaeal- und Oberschenkelbereich, stationär aufgenommen werden. Es bestand eine Anämie mit einem Hämoglobin <100 g/l. Anfang August wurden eine pathologisch erniedrigte F.VIII:C (<10 %) und ein Hk gegen F.VIII (27 BU/ml) diagnostiziert. Es erfolgte eine Behandlung mit 100 mg Decortin H täglich und – unregelmäßig – mit niedrig dosiertem F.VIII-Konzentrat (500 bis 1500 IE pro Tag). Nach klinischer Besserung wurde die Steroiddosis successive reduziert. Zur ambulanten Weiterbehandlung stellte sich die Patientin erstmals am 11. 9. 86 in der Gerinnungssprechstunde unserer Universitätsklinik vor. Zu diesem Zeitpunkt betrugen die F.VIII:C 2 % und der HK 100 BU/ml, als Therapie erhielt sie 20 mg Decortin H und 1000 IE F.VIII täglich.

Zur Vermeidung einer weiteren Boosterung beendeten wir die F.VIII-Gabe und erhöhten die Steroiddosis erneut auf 100 mg/die. Neu auftretende Hämatome und eine Hämaturie behandelten wir mit FEIBA, da der HK auch porcinen F.VIII neutralisierte (HK-Titer 10 BU/ml). Nachdem es trotz dieser Maßnahmen zu einem weiteren Abfall der F.VIII:C auf 0,8 % und einen Anstieg des HK auf

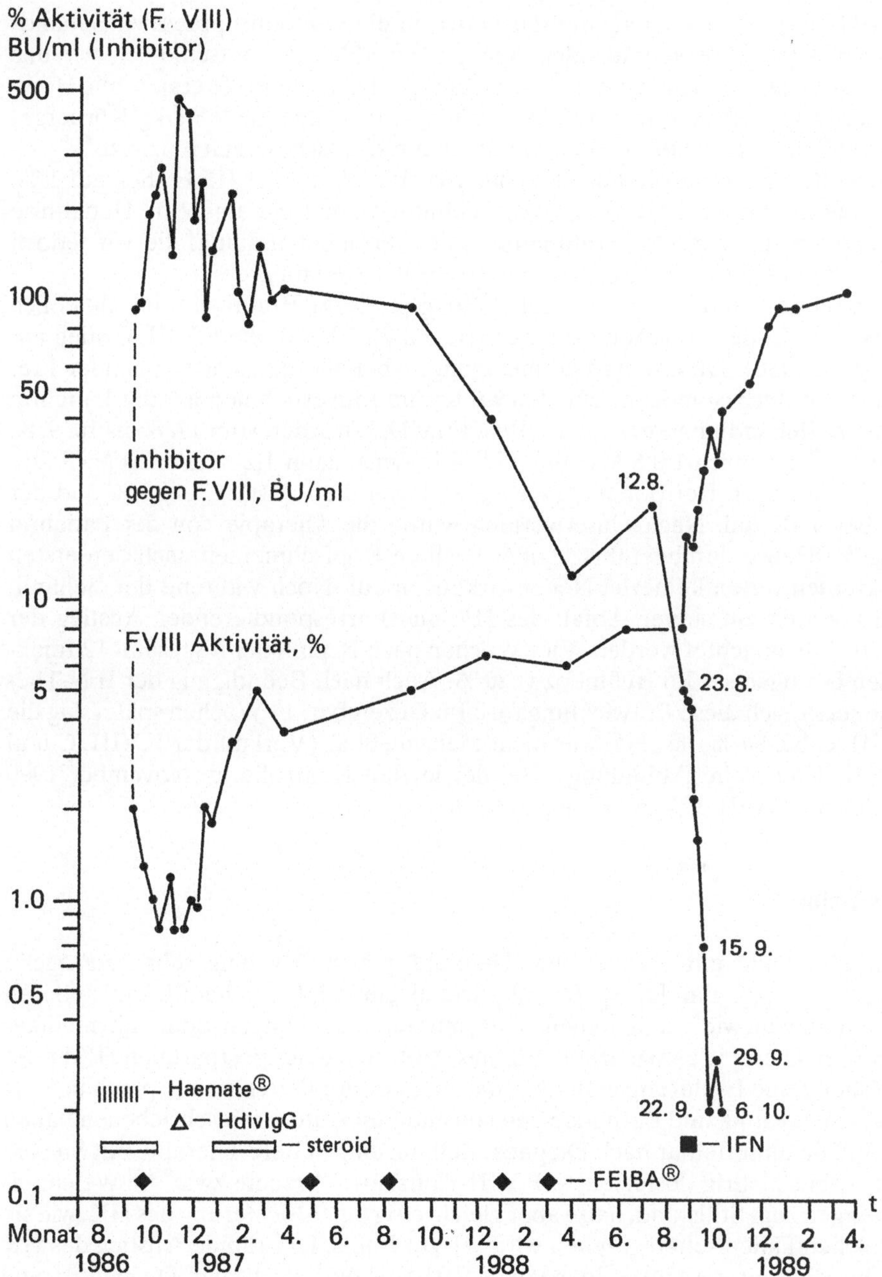

Abb. 1. Verlauf der Faktor VIII-Aktivität (%) und des Inhibitors (BU/ml) vom Zeitpunkt der Diagnose bis zur Normalisierung bzw. zu seinem Verschwinden nach Therapie mit recombinantem, humanem Interferon-alpha 2 a (semilogarithmische Darstellung)

470 BU/ml gekommen war und die Patientin eine immunsuppressive Behandlung mit Cyclophosphamid oder Azathioprin ablehnte, entschlossen wir uns Ende November, nach Absetzen des Decortin H, zu einer Therapie mit Hdiv-IgG. Frau D.J. erhielt an 5 aufeinanderfolgenden Tagen je 0,5 g/kg Körpergewicht IgG, auf das sie mit Fieber, Übelkeit und Kopfschmerzen reagierte.

Im weiteren Verlauf fiel der HK auf 184 BU/ml, die F.VIII:C stieg auf 1 %. Das erneute Auftreten teilweise ausgedehnter Hämatome und eine Hämaturie veranlaßten uns zur Wiederaufnahme der Steroidbehandlung, die wir jedoch Mitte März 1987 wegen Magenbeschwerden absetzen mußten.

Von da an wandten wir zur Behandlung größerer Blutungen ausschließlich FEIBA an. In der Folgezeit sank der HK auf 25 BU/ml, die F.VIII:C stieg auf 8 % (Juni 1988). Da die Hämatomneigung – bei allerdings abnehmender Frequenz – weiterbestand, entschieden wir uns im Einvernehmen mit der Patientin zu einem Behandlungsversuch mit IFN. Frau D.J. wurden vom 17. 8. bis 10. 9. 88 jeden 2. Tag zunächst 0,6 MU/m^2 IFN (4 Dosen), dann 1,2 MU/m^2 IFN (8 Dosen) s.c. injiziert. Bei Behandlungsbeginn lagen die F.VIII:C bei 8 % und der HK bei 5 BU/ml. Nach Unterweisung wurde die Therapie von der Patientin selbst zu Hause durchgeführt. Außer leichten Kopfschmerzen nach den ersten Injektionen traten keinerlei Nebenwirkungen auf. Noch während der Behandlung konnten ein steiler Abfall des HK und korrespondierender Anstieg der F.VIII:C beobachtet werden. Vier Wochen nach Beginn der insgesamt 12 Injektionen betrugen sie 1,6 BU/ml bzw. 20 %. Auch nach Beendigung der IFN-Therapie setzte sich diese Entwicklung fort: Im Dezember, 14 Wochen später, lag die F.VIII:C bei 94 %, der HK war nicht mehr meßbar (Verlauf der F.VIII:C und der Hk-Titer siehe Abbildung). Bei der letzten Kontrolle im November 1990 wurde eine F.VIII:C von 113 % gemessen.

Diskussion

Nichthämophile mit erworbenem Hemmkörper stellen eine sehr heterogene Patientengruppe dar [1, 8]. Das Auftreten eines HK ist häufig mit anderen Erkrankungen wie Malignomen, Autoimmunerkrankungen oder mit medikamentöser Therapie assoziiert [9]. Für das Auftreten eines postpartalen HK konnte bisher keine Erklärung gefunden werden. Unsere Patientin entsprach in Vorgeschichte, Klinik und Befunden den von anderen Autoren beschriebenen Fällen [1–5]. Die unmittelbar nach Diagnosestellung eingeleitete Therapie mit Steroid und – sehr niedrig dosiertem – F.VIII-Konzentrat brachte zwar die Weichteilblutungen zum Stillstand, hatte aber gleichzeitig eine Boosterung des HK, wie sie in solchen Fällen selten gesehen wird [4], zur Folge. Der rapide Anstieg des HK machte die weitere Anwendung von F.VIII-Konzentrat obsolet. Da in vitro eine Kreuzreaktion zu porcinem F.VIII nachgewiesen werden konnte, kam für die weitere Behandlung bedrohlicher Blutungen nur die Gabe von FEIBA in Frage, dessen hämostatische Wirkung bei Hämophilen mit HK nachgewiesen ist [10]. Der Verlauf des HK-Titers nach den mehrmaligen Injektionen von FEIBA ließ eine Boosterung durch diese Behandlung, wie von HILGARTNER et al. [11] beschrieben, nicht erkennen.

Der Versuch, den HK durch eine HdivIgG-Therapie [12, 13] wirksam zu senken, schlug fehl – eine Beobachtung, die auch von HEYMAN et al. [14] gemacht wurde. Einschränkend ist zu vermerken, daß der HK-Titer 4 Wochen nach IgG-Gabe von 184 BU/ml auf 148 BU/ml abgefallen war und weiter – allerdings unter erneuter Steroidtherapie – auf 108 BU/ml abfiel, so daß Wiederholungen der Behandlung möglicherweise zu einer klinisch relevanten Senkung des HK-Titers geführt hätten. Wegen der unangenehmen Nebenwirkungen stand die Patientin einer Wiederholung jedoch ablehnend gegenüber. Auf weitere Versuche, den HK-Titer zu beeinflussen, wurde zunächst verzichtet, da er spontan eine Tendenz zur Abnahme zeigte und die Häufigkeit schwerer Blutungen abnahm. Diese waren durch Behandlung mit FEIBA ausreichend kontrollierbar.

Unter der Vorstellung, den möglicherweise noch Monate währenden Prozeß eines spontanen Verschwindens des HK zu beschleunigen, und in Anbetracht der anhaltenden Hämatomneigung, führten wir – mehr als 2 Jahre nach dessen Auftreten – eine immunmodulatorische Behandlung mit IFN durch. Wir folgten dem Protokoll von PROCTOR et al. [15], der Patienten mit therapierefraktärer Autoimmunthrombocytopenie mit 12 subcutanen IFN-Injektionen (je 3,0 Millionen Einheiten) behandelte. Im Gegensatz zum langsamen Rückgang des HK-Titers während der Monate vor der IFN-Therapie kam es noch im Verlauf der IFN-Injektionen zu einem steilen Titerabfall, der sich auch nach deren Absetzen bis zu seinem völligen Verschwinden, begleitet von der Normalisierung der F.VIII:C, fortsetzte. Ein kausaler Zusammenhang zwischen der IFN-Gabe und dem Abfall des HK-Titers ist deshalb hochwahrscheinlich. Über die exakten Wirkungsmechanismen des „immune response modifier" rhIFN-alpha 2a bei immunologischen Vorgängen ist wenig bekannt. In-vitro- [16] und In-vivo- [17] Untersuchungen deuten darauf hin, daß IFN spezifische B-Zell-Funktionen unterdrückt.

Ein Behandlungsversuch mit IFN bei Hämophilen mit Hemmkörper erscheint uns – trotz unterschiedlicher Pathogenese – angesichts der geringen Nebenwirkungen, des geringen Risikos und nicht zuletzt der verhältnismäßig geringen Kosten gerechtfertigt. Dazu sind möglicherweise Therapiemodifikationen erforderlich, wie ein erster Versuch bei einem 3^1/$_2$jährigen Jungen mit Hämophilie B und einem niedrigtitrigen HK vermuten läßt: Die wiederhole IFN-Gabe führte – allerdings erst nach 8 Wochen – zu einem völligen Verschwinden des HK und einer Normalisierung der Halbwertzeit des F.IX. Leider trat der HK mehrere Monate nach Absetzen der Therapie wieder auf.

Literatur

1. Green D, Lechner K (1981) A survey of 215 non-hemophilic patients with inhibitor to factor VIII. Thromb Haemost 45:200–203
2. Vicente V, Alberca I, Gonzales G, Alegre A (1987) Normal pregnancy in a patient with a postpartum factor VIII inhibitor. Am J Haematol 24:107–109
3. Robboy SJ, Lewis SJ, Schur PH, Colman RW (1970) Circulating anticoagulants to factor VIII. Am J Med 49:742–752
4. Michiels JJ, Bosch LJ, van der Plas PM, Abels J (1978) Factor VIII inhibitor postpartum. Scand J Haematol 20:97–107

5. Voke J, Letsky E (1977) Pregnancy and antibody to factor VIII. J clin Path 30:928–932
6. Kasper CK (1975) A more uniform measurement of factor VIII inhibitors. Thromb Diath Haemorrh 34:869–872
7. Kasper CK, Pool JG (1975) Measurement of mild factor VIII inhibitors in Bethesda units. Thromb Diath Haemorrh 34:875
8. Lottenburg R, Kentro TB, Kitchens CS (1987) Aquired hemophilia. Arch Intern Med 147:1077–1081
9. Hultin MB (1991) Aquired inhibitors in malignant and nonmalignant disease states. Am J Med 91, Suppl: 5A-9S–5A-13S
10. Sjamsoedin LJM, Heijnen L, Mauser-Bunschoten EP, van Geijlswijk JL, Houwelingen HV, van Asten P, Sixma JJ (1981) The effect of activated prothrombin-complex concentrate (FEIBA) on joint and muscle bleeding in patients with hemophilia A and antibodies to factor VIII. N Engl J Med 305:717–721
11. Hilgartner MW, Knatterud GL, and the FEIBA study group (1983) The use of Factor VIII Inhibitor By-passing Activity (FEIBA Immuno) product for treatment of bleeding episodes in hemophiliacs with inhibitors. Blood 61:36–40
12. Hiller E, Holler E, Geursen RG, Riess H (1986) Successful treatment with high-dose intravenous immunoglobulin in a patient with spontaneous inhibitor to factor VIII. Blut 52:123–126
13. Zimmermann R, Kommerell B, Harenberg J, Eich W, Rother K, Schimpf K (1985) Intravenous IgG for patients with spontaneous inhibitor to factor VIII. Lancet i:273–274
14. Heyman MR, Chakravarthy A, Edelmann BB, Needleman SW, Schiffer ChA (1988) Failure of high-dose i. v. gammaglobulin in the treatment of spontaneously acquired factor VIII inhibitors. Am J Hematol 28:191–194
15. Proctor SJ, Jackson G, Carey P, Stark A (1988) Short-course alpha-interferon therapy in severe unresponsive immune thrombocytopenic purpura. Lancet i:950
16. Sonnenfeld G (1984) Effects of interferon on antibody formation. In: Vilcek J, De Mayer F (eds): „Interferons and the Immune System“. Elsevier Science Publishers BV, S. 85–98
17. Medenica RD, Slack N (1985) Immunomodulatory activity of human leucocyte interferon in cancer patients: Results obtained during pulse therapy schedule. Cancer Drug Deliv 2:91–118

Lupus-Inhibitor-verdächtige aPTT-Verlängerungen bei Kindern in der präoperativen Gerinnungsdiagnostik

A.-M. MINGERS, J. PANNENBECKER, A. H. SUTOR (Würzburg, Freiburg)

Bei präoperativen Gerinnungsuntersuchungen fallen bei Kindern ohne Blutungsanamnese hin und wieder aPTT-Verlängerungen auf, für die es bisher keine befriedigende Erklärung gibt. Laut vereinzelter Literatur-Zitate [4] sind sie bevorzugt bei Kindern vor geplanter Adenotomie bzw. ATE zu beobachten.

Die Autoren deuten sie als Hinweise auf das Vorhandensein von Lupus-Inhibitoren evtl. durch vorausgegangene Penicillin-Behandlungen ausgelöst.

Lupus-Inhibitoren sind Antikörper vom IgG und/oder IgM-Typ, die gegen negativ geladene Phospholipide gerichtet sind, und zwar wahrscheinlich gegen verschiedene, so daß mit Störungen im endogenen wie exogenen Gerinnungsablauf zu rechnen ist, sowie bei der Protein C-Aktivierung und Prostazyklin-Freisetzung [1, 3, 5]. Hinweiszeichen auf die Anwesenheit von Lupus-Inhibitoren ist eine verlängerte aPTT, die auch im Gemisch mit Normalplasma im Verhältnis 1+1 um mehr als 4″ länger ist als die des Normalplasmas [2].

Seit etwa 2 Jahren befassen wir uns mit dem Phänomen der aPTT-Verlängerungen zunehmend intensiver. Das Ergebnis unserer bisherigen Beobachtungen wird hiermit vorgestellt. Zur Auswertung wurden die Daten der präoperativen Untersuchungen in der Würzburger Universitäts-Kinderklinik seit Anfang 1990 herangezogen und zwar von allen Kindern aller Altersstufen, die folgende Auswahlkriterien erfüllten: hämostaseologisch einwandfreie Anamnese, normale Blutungszeit und unauffällige Gerinnungsanalyse außer eventuellen aPTT-Verlängerungen.

Im Gesamtkollektiv (Tabelle 1) überwogen Kinder mit Operationen im Bereich der Neurochirurgie, Onkologie, Urologie und Kieferchirurgie, da Kinder mit diesen Operationen in der Würzburger Universitäts-Kinderklinik stationär betreut werden. Kinder aus anderen Operationsbereichen werden in den anderen Fachkliniken stationär betreut und kommen vorwiegend nur bei hämostaseologischen oder anderen Problemen zur präoperativen Diagnostik in die Kinderklinik. Die erstgenannte Gruppe ist somit unselektiert, die zweite mit einer gewissen Selektion.

Wie Tabelle 1 zeigt, hatten bei ihren präoperativen Gerinnungsuntersuchungen von insgesamt 970 Kindern 49 eine Verlängerung der aPTT, 17 von ihnen bis 50″ und mehr ohne sonstige Hinweise auf eine angeborene oder erworbene Gerinnungsstörung. Auffällig häufig vertreten waren Kinder mit geplanter Adenotomie bzw. ATE. Unter den 17 Kindern mit den längsten aPTT-Werten befanden sich allein 11 mit diesem geplanten Eingriff sowie 2 mit Gaumenspalten und dementsprechend sekundär bedingter Infektneigung, außerdem eine 16jährige,

G. Landbeck, I. Scharrer, W. Schramm (Hrsg.)
22. Hämophilie-Symposion Hamburg 1991
© Springer-Verlag Berlin Heidelberg 1992

Tabelle 1. aPTT-Verlängerungen unklarer Genese. n = 970

Geplante Operation	aPTT-Werte			
	28–42″ (normal) n	43–45″ n	46–49″ n	≧50″ n
ATE	58	6	5	11
Kieferchirurgisch	118	2	2	2
Urologisch	64	1	–	–
Neurologisch	302	2	2	–
Onkologisch	106	3	–	1
Orthopädisch	–	–	–	1
Sonstige	113	1	2	2
Unbekannt	160	3	3	–
Gesamt	921	18	14	17

Tabelle 2. aPTT-Verlängerungen unklarer Genese. Einzelfaktoranalyse o. B. (n = 23)

Geplante Operation	aPTT-Werte		
	43–45″ n	46–49″ n	≧50″ n
ATE	4	3	11
Kieferchirurgisch	–	–	2
Tracheotomie (V. a. Sepsis)	–	–	1
Mediane Halszyste	–	–	1
Skoliose (SLE?)	–	–	1
Gesamt	4	3	16

bei der anläßlich einer geplanten Skoliosen-Operation über die aPTT-Verlänge-
rung schließlich eine Autoimmunerkrankung, vermutlich ein SLE, aufgedeckt
wurde.

Bei 23 Kindern (Tabelle 2), vorwiegend bei denen mit den deutlich verlängerten aPTT-Werten, wurden ausführlichere Gerinnungsuntersuchungen mit Bestimmung aller 4 Faktoren VIII, IX, XI und XII durchgeführt, bei 17 zusätzlich
Faktor VIII R:Ag und Faktor VIII R:COF. Alle genannten Parameter lagen
bei allen 23 Kindern im Normbereich. Hier fällt auf, daß nur eines dieser Kinder
(mit medianer Halszyste) frei von rezidivierenden Infekten bzw. einer Autoimmunerkrankung war.

In der Gruppe der Kinder mit den geringeren aPTT-Verlängerungen und
dementsprechend meist auch fehlenden Einzelfaktoranalysen (Tabelle 3) sind
auch andere Krankheitsbilder vertreten.

Tabelle 3. aPTT-Verlängerungen unklarer Genese, keine Einzelfaktoranalyse (n = 26)

Geplante Operation	aPTT-Werte		
	43–45″ n	46–49″ n	≧50″ n
ATE	2	2	–
Kieferchirurgisch	2	2	–
Urologisch	1	–	–
Neurochirurgische	2	2	–
Onkologisch	3	–	1
Sonstige	1	2	–
Unbekannt	3	3	–
Gesamt	14	11	1

Tabelle 4. Lupus-Inhibitor-Suchteste. aPTT-Werte

Patient	Pat.-Plasma Sek.	Normal-Pl. Sek.	Pl.-Gemisch 1+1 Sek.	Differenz N. Pl.–Pl. Gem. Sek.
1	52	36	42	6
2	54	30	35	5
3	54	40	47	7
4	57	41	50	9
5	49	34	44	10
6	52	34	47	13
7	46	36	42	6
8	56	37	46	9
9 (SLE?)	60	40	54	14
				5–13 (14 SLE?)

Bei 9 Kindern wurden die aPTT-Lupus-Inhibitor-Suchteste durchgeführt, d. h. es wurden die aPTT-Bestimmungen im Patienten-Plasma, Normalplasma und 1+1-Gemisch aus Patienten-Plasma und Normal-Plasma durchgeführt (Tabelle 4). Wie die Tabelle zeigt, betrug die Differenz der Werte von Normalplasma und Plasma-Gemisch bei der Patientin mit Verdacht auf SLE 14″, bei den übrigen 5–13″, d. h. ausnahmslos mehr als 4″, der laut Definition [2] auf Lupus-Inhibitoren hinweisenden Differenz.

In der nur kurzen Zeit vom 01. 01.–15. 09. 1991 konnten in der Freiburger Universitäts-Kinderklinik allein 8 Kinder ohne Blutungsanamnese aber mit eindeutigen aPTT-Verlängerungen beobachtet werden, ihre Werte lagen zwischen 45 und 55″ und unterstreichen damit die Würzburger Beobachtungen.

Von 12 Würzburger Kindern liegen aPTT-Verlaufskontrollen vor (Tabelle 5). Sie zeigen ausnahmslos alle eine Normalisierungstendenz, auch bei erheblich verlängerten Werten. Die Zeitspanne bis zur Normalisierung betrug 1–8 Monate.

Tabelle 5. aPTT-Verlängerungen unklarer Genese. Verlaufskontrollen

Patient	Vorbef.* Sek.	Erstbef. Sek.	letzte Kontr. Sek.	Normalisierungs- Zeit (Monate)
1	–	73	36	$3\frac{1}{2}$
2	81	53	33,5	5
3	69	50	47	$3\frac{1}{2}$
4	57,5	50	45	8
5	–	56	36	2
6	56	56	43	2
7	–	54,5	37,5	$3\frac{1}{2}$
8	↑	52	42	6
9	↑	44	40	2
10	–	47	43	2
11	44	–	35	1
12	–	54	42	3
				1–8

* auswärts erhoben

Ein gleichsinniges Verhalten zeigten auch 2 in dieser Weise kontrollierte Freiburger Kinder, d. h. in einem Fall gingen die aPTT-Werte von 46 auf 43″ zurück, im anderen Fall von 55 auf 39″.

Abbildung 1 stellt die Altersverteilung der betroffenen Kinder dar. Hierbei sind nur die Kinder mit den sicheren aPTT-Verlängerungen berücksichtigt, d. h. mit Zeiten von 46″ und mehr. Diese Abbildung bringt zutage, daß es sich bei den hier geschilderten aPTT-Verlängerungen offensichtlich um eine Spezifität vorwiegend des Vorschulalters handelt mit deutlichem Altersgipfel um das 4.–5. Lebensjahr. Im späteren Schulalter sind sie nur noch selten.

In der Kleinkindgruppe befanden sich nur 2 Kinder mit Operationen, die nicht mit häufigen Infekten der oberen Luftwege verbunden sind, unter den älteren Kindern hingegen keines mit uns bekannten chronischen Infekten.

In der Abbildung werden Parallelen dieser aPTT-Verlängerungen zur ITP deutlich und zwar entsprechend der akuten ITP:

1. bevorzugtes Auftreten im Vorschulalter mit Altersgipfel im 4.–5. Lebensjahr,
2. im Vorschulalter meist – vermutlich in der Regel – passagerer Befund,
3. im Vorschulalter Auftreten dieses aPTT-Phänomens meist im Zusammenhang mit häufigen Infekten der oberen Luftwege.

Entsprechend der chronischen ITP sind bei älteren Kindern diese aPTT-Verlängerungen vermutlich eher mit anderen Erkrankungen verbunden bzw. durch andere Faktoren ausgelöst bzw. beeinflußt.

Die klinische Relevanz ist nur sehr zurückhaltend zu beurteilen. Das Problem besteht vor allem in der Abgrenzung gegenüber anderen mit aPTT-Verlängerungen einhergehenden Hämostasestörungen. Ebenso sollte einstweilen noch offen bleiben, ob dieses aPTT-Phänomen auf Lupus-Inhibitoren oder andere Störungen zurückzuführen ist.

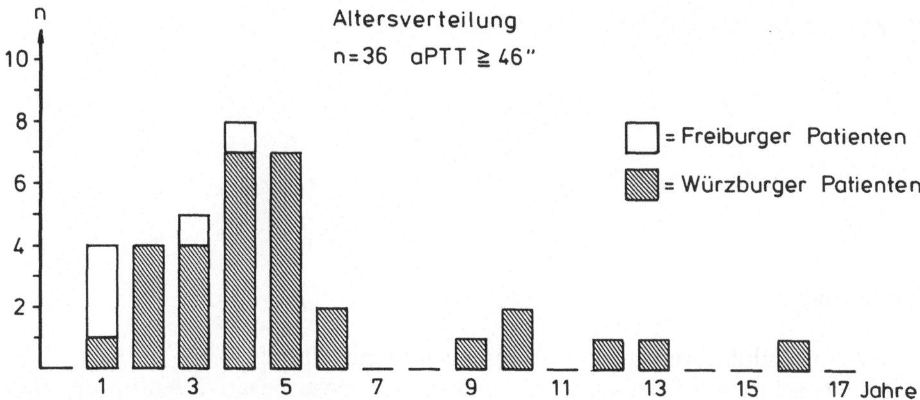

Abb. 1. aPTT-Verlängerungen unklarer Genese

Zusammenfassung

Hin und wieder stößt man meist als Zufallsbefund auf hämostaseologisch sonst unauffällige Kinder mit aPTT-Verlängerungen vorerst unklarer Genese. Die Auswertung unserer seit dem 01. 01. 1990 erhobenen präoperativen Gerinnungsuntersuchungen bei Kindern mit leerer Blutungsanamnese ergab: von 970 Kindern hatten 49 aPTT-Verlängerungen bei sonst unauffälligen Gerinnungswerten, 17 davon mit Zeiten von 50″ und mehr.

Betroffen waren überwiegend Kleinkinder vor geplanter Adenotomie bzw. ATE. Im späteren Schulalter sind diese Befunde eher bei anderen Erkrankungen zu erwarten.

Die aPTT-Verlängerungen bilden sich – zumindest bei Kleinkindern – offensichtlich in wenigen Monaten wieder zurück. Die Befunde werden durch Beobachtungen in der Freiburger Universitäts-Kinderklinik unterstützt.

Lupus-Inhibitor-Suchteste fielen in allen 9 durchgeführten Untersuchungen positiv aus.

Ob es sich bei den hier dargestellten aPTT-Verlängerungen tatsächlich um Lupus-Inhibitor-Effekte handelt, muß offenbleiben, ebenso die Frage nach der klinischen Relevanz.

Literatur

1. Carreras LO, Vermylen J, Spitz B, Assche Av (1981) Lupus anticoagulant and inhibition of prostacyclin formation in patients with repeated abortion, intrauterine growth retardation and intrauterine death. Br J Gynaecol 88:890–894
2. Green D, Hougie C, Kazmier FJ, Lechner K, Mannucci PM, Rizza CR, Sultan Y (1983) Report of the Working Party on Acquired Inhibitors of Coagulation: Studies of the „Lupus" Antiocoagulant. Thromb. Hemostas, Stuttgart 49:144–146
3. Lechner K (1987) Lupus anticoagulants and thrombosis. In: Thrombosis and Haemostasis. Verstraete M, Vermylen J, Lijnen R, Arnoul J (Ed) Leuven University Press, 525–547
4. Orris DJ, Lewis JH, Spero JA, Hasiba U (1989) Blocking coagulation inhibitors in children taking penicillin. J Pediatr 97:426–429
5. Ruiz-Arguelles GJ, Ruiz-Arguelles A, Deleze M, Alarĉon-Segovia D (1989) Acquired Protein C Deficiency in a Patient with Primary Antiphospholipid Syndrome. Relationship to Reactivity of Anticardiolipin Antibody with Thrombomodulin. J. Rheumatol. 16:381–383

Erworbener Thrombininhibitor bei zwei Kindern

W. Zenz, K. Finding, W. Muntean (Graz)

Einleitung

Erworbene Inhibitoren gegen Thrombin sind sehr selten [1, 4, 6].

1988 beschrieben Stricker et al. erstmals das postoperative Auftreten eines Inhibitors gegen Thrombin nach herzchirurgischen Eingriffen bei drei Patienten mit künstlichen Herzklappen [5]. Als Ursachen wurde chronische Prothrombinaktivierung an der Klappenoberfläche mit nachfolgender Sensibilisierung gegen Thrombin, Infektionen oder Antibiotikagabe diskutiert.

Als Reaktion auf diese Art publizierten Flaherty et al. einen Letter mit ebenfalls drei Patienten, die nach größeren Operationen einen Inhibitor gegen Thrombin entwickelten [3]. Diese Arbeitsgruppe konnte jedoch die Entstehung des Inhibitors durch die intraoperative Verwendung von Fibrinklebern, die bovines Thrombin enthielten, erklären. Sie konnten nämlich zeigen, daß bei allen Patienten die Thrombinzeit nur bei Verwendung von bovinem Thrombin, wie es üblicherweise in der klinischen Routine verwendet wird, verlängert war. Die Thrombinzeitbestimmung mit humanem Thrombin ergab jedoch Normalwerte [2].

Der daraufhin durchgeführte Vergleich der Thrombinzeitbestimmung von humanem mit bovinem Thrombin ergab auch bei zwei der drei von Stricker beschriebenen Patienten deutlich kürzere Werte mit humanem Thrombin. Wir beschreiben nun zwei Kinder, die wegen komplizierter angeborener Herzfehler mehrfach operiert wurden und bei denen postoperativ ebenfalls ein Inhibitor gegen bovines Thrombin auftrat.

Patientin I

Die Patientin wurde mit einem univentriculärem Herz mit Pulmonalatresie geboren. In der zweiten Lebenswoche wurde ein Blalock-Taussig Shunt rechts angelegt. Im 16. Lebensmonat mußte wegen zunehmender Cyanose ein Goretex Shunt links implantiert werden. Beide Eingriffe verliefen ohne Nachblutungen. Präoperative Gerinnungsbefinde zeigten Normalwerte für TPZ, aPTT, TZ und Fibrinogen.

Im 9. Lebensjahr wurde eine Korrekturoperation mit Anlegen einer cavo-pulmonalen Anastomose nach Fontan durchgeführt, wobei intraoperativ Fibrinkle-

G. Landbeck, I. Scharrer, W. Schramm (Hrsg.)
22. Hämophilie-Symposion Hamburg 1991

Tabelle 1. Gerinnungsparameter einer Patientin mit erworbenem Thrombininhibitor vor und nach Anlegung einer cavo-pulmonalen Anastomose nach Fontan bei univentrikulärem Herz mit Pulmonalatresie

	2 Tage vor OP	7 Tage nach OP	14 Tage nach OP	75 Tage nach OP
PTZ	83 %	55 %	68 %	56 %
aPTT	n.	n.	n.	n.
TZ (b. T.)	31 sec.	20 sec.	>120 sec.	>120 sec.
TZ (h. T.)	–	–	–	14,4 sec.
Fibr. (Clauss)	158 mg/dl	369 mg/dl	n. m.	n. m.
Fibr. (immun.)	–	–	–	n.
Reptilasezeit	–	–	14,8 sec.	–

TZ (b. T.) Thrombinzeit mit bovinem Thrombin
TZ (h. T.) Thrombinzeit mit humanem Thrombin

ber verwendet wurde. Die präoperative Gerinnung ergab Normalwerte für TPZ, aPTT, TZ und Fibronogen (Tabelle 1).

Postoperativ kam es zum Auftreten eines ausgedehnten Pericardergusses. Am Tag 7 nach der Operation waren TZ und Fibrinogen im Normbereich. Vor einer notwendigen offenen Pericarddrainage am 14. postoperativen Tag zeigte sich eine stark verlängerte TZ und ein nach CLAUSS nicht meßbares Fibrinogen. Da die Gabe von Fibrinogenkonzentrat zu keinem meßbaren Fibrinogenanstieg führte, wurde ein Plasmamischversuch durchgeführt, der eine starke Verlängerung der TZ im Standardhumanplasma nach Zusatz von Patientenplasma zeigte. Lupusinhibitor und D-Dimer-E Komplex waren negativ. Die Einzelfaktoren II, V, VII, VIII, IX, X, XI und XII, die Reptilasezeit und AT III waren normal. Die Implantation der offenen Pericarddrainage verlief ohne Nachblutung.

75 Tage nach der Korrekturoperation war Fibrinogen nach CLAUSS weiterhin nicht meßbar und die TZ über 120 sec. Die immunologische Fibrinogenmessung ergab einen Normalwert. Der Vergleich von bovinem mit humanem Thrombin bei Thrombinzeitbestimmung ergab nur bei der Verwendung von bovinem Thrombin verlängerte Werte (Tabelle 1).

IgG der Patientin, das mittels Protein A Sepharose isoliert wurde, bewirkte eine deutliche Verlängerung der Thrombinzeit von Standardhumanplasma.

Patient II

Der zweite Patient hatte eine Pulmonalatresie mit Ventrikelseptumdefekt. Im 6. Lebensmonat wurden ein Blalock-Taussig-Shunt und im 7. Lebensjahr ein Goretex-Shunt angelegt. Mit 8 Jahren wurde die Totalkorrektur mit Implantation eines Hancock Conduits und Verschluß des Ventrikelseptumdefektes durchgeführt. Sämtliche Eingriffe verliefen ohne Blutungskomplikationen. Gerinnungsuntersuchungen ergaben immer Normalwerte.

Mit 14 Jahren war das Conduit obstruiert und wurde durch ein pulmonales Homograft ersetzt. Präoperativ waren TPZ, aPTT, TZ und Fibrinogen im Normbereich. Bei der Durchführung der Operation wurde Fibrinkleber verwendet. Am ersten postoperativen Tag kam es zu einer massiven Nachblutung aus einem Intercostalgefäß, die eine Rethoracotomie erforderte. Im Rahmen dieser Revision wurden erneut größere Mengen von Fibrinkleber verwendet und 27 Blutkonserven verabreicht.

Am achten postoperativen Tag war Fibrinogen mit 520 mg %, und die TZ mit 18 sec im Normbereich. 21 Tage nach der Operation zeigte sich jedoch ein nach CLAUSS nicht meßbares Fibrinogen und eine nicht meßbare TZ (Tabelle 2). Fibrinogen immunologisch, Reptilasezeit, AT III sowie die Einzelfaktoren II, V, VIII, IX und X waren normal. Heparin, Lupusinhibitor, und D-Dimer E-Komplex waren negativ.

Der Plasmamischversuch ergab eine deutliche Verlängerung der TZ von Standardhumanplasma nach Zusatz von Patientenplasma. Durch Präparation mittels Protein A Sepharose und nachfolgendem Zusatz zur Thrombinzeitbestimmung von Standardhumanplasma konnte der Inhibitor der IgG-Fraktion zugeordnet werden.

Im weiteren Verlauf zeigte sich ein allmähliches Verschwinden des Inhibitors (Tabelle 2), der 17 Monate postoperativ nicht mehr nachweisbar war. Spontanblutungen oder verlängerte Nachblutungen nach kleineren Verletzungen wurden nicht beobachtet.

Tabelle 2. Gerinnungsparameter eines Patienten mit erworbenem Thrombininhibitor vor und nach Implantation eines pulmonalen Homografts bei st. p. Korrekturoperation einer Pulmonalatresie mit Ventrikelseptumdefekt mit einem Hancock Conduit

	1 Tag v. OP	8 Tage n. OP	21 Tage n. OP	6 Mo. n. OP	17 Mo. n. OP
PTZ	85 %	80 %	75 %	60 %	50 %
aPTT	n.	n.	n.	n.	n.
TZ (b. T.)	19 sec.	18 sec.	>120 sec.	49 sec.	21 sec.
TZ (h. T.)	–	–	40 sec.	–	–
Fibr. (CLAUSS)	240 mg/dl	520 mg/dl	n. m.	110 mg/dl	275 mg/dl
Fibr. (immun.)	–	–	n.	–	–
Repti- lasezeit	–	–	18,4 sec.	17,7 sec.	–

TZ (b. T.) Thrombinzeit mit bovinem Thrombin
TZ (h. T.) Thrombinzeit mit humanem Thrombin

Diskussion

Beide Patienten entwickelten postoperativ einen Inhibitor, der gegen bovines Thrombin gerichtet war. Bei der ersten Patientin reagierte er ausschließlich mit bovinem, beim zweiten Patienten sowohl mit bovinem als auch mit humanem Thrombin.

Beide Patienten erhielten intraoperativ größere Mengen bovines Thrombin in Form von Fibrinkleber. Beide Patienten waren vor dem Eingriff, der zur Entwicklung eines Thrombininhibitors führte, bereits mehrfach operiert worden.

Eine Vorsensibilisierung gegen bovines Thrombin durch die vorangegangenen Eingriffe erscheint jedoch unwahrscheinlich. So wurde der Inhibitor erst am 14. beziehungsweise am 21. postoperativen Tag bemerkt, wobei eine Woche nach der Operation bei beiden Patienten TZ und Fibrinogen noch normal waren. Bei einer bereits stattgefundenen Vorsensibilisierung wäre der Inhibitor vermutlich früher aufgetreten.

Gründe für das Auftreten solcher Inhibitoren könnten die Verwendung ungewöhnlich großer Mengen von Fibrinklebern oder aber Sensibilisierung an fremden Oberflächen, die intraoperativ mit Fibrinklebern behandelt wurden, wie Leichenaorten, etc. sein.

Obwohl eine Blutungsneigung bei einem Inhibitor, der ausschließlich gegen bovines Thrombin gerichtet ist, nicht zu erwarten ist, ist sie für solche, die auch mit humanem Thrombin kreuzreagieren, nicht auszuschließen. Jedenfalls ist anzumerken, daß bei unserem zweiten Patienten und bei dem von STRICKER berichteten Patienten, bei dem die TZ auch mit humanem Thrombin stark verlängert war, keine Blutungsneigung beobachtet wurde [5].

Literatur

1. Barthels M, Heimburger N (1985) Acquired thrombin inhibitor in a patient with liver cirrhosis. Haemostasis 15:395–401
2. Flaherty MJ, Henderson R, Wener MH (1989) Iatrogenic immunization with bovine thrombin: a mechanism for prolonged thrombin times after surgery. Ann Int Med 111:631–634
3. Flaherty MJ, Wener MH (1989) Antibodies to thrombin in postsurgical patients (letter). Blood 73:1386
4. Muntean W, Beitzke A (1989) Acquired thrombin inhibitor following cardiac surgery in a 14 years old boy. Thrombos Haemostas 62:15 a
5. Stricker RB, Lane PK, Leffert JD, Rodger GM, Shuman MA, Corash L (1988) Development of antithrombin antibodies following surgery in patients with prostethic cardiac valves. Blood 72:1375–1380
6. Zehnder JL, Leung LLK (1990) Development of antibodies to thrombin and factor V with recurrent bleeding in a patient exposed to topical bovine thrombin. Blood 76:2011–2016

Heparinsensitivität von 5 Thromboplastinen zur Bestimmung der Thromboplastinzeit

P. HELLSTERN, B. FALLER, A. SPAETT (Ludwigshafen)

Einleitung

Die Thromboplastinzeit (TPZ, Quicktest) dient zusammen mit anderen gerinnungsphysiologischen Screeningtests der Erfassung und Verlaufskontrolle von angeborenen und erworbenen Hämostasestörungen sowie zur Kontrolle einer Therapie mit oralen Antikoagulanzien. In der Bundesrepublik Deutschland wird das Ergebnis der Thromboplastinzeitbestimmung zumeist in Prozent der Norm (Prozent Quickwert) angegeben. Häufigste Ursache einer pathologischen Thromboplastinzeit ist eine Verminderung funktionstüchtiger Prothrombinkomplexfaktoren als Folge einer Syntheseminderung, eines Vitamin-K-Mangels oder eines Vitamin-K-Antagonismus. Obwohl Thromboplastin-Reagenzien zur Bestimmung der Thromboplastinzeit durch Zusatz von Polybren oder anderen heparinneutralisierenden Substanzen heparinunempfindlich gemacht werden, können hohe Heparinaktivitäten das Testergebnis beeinflussen. Bislang liegen keine Studien vor, die sich systematisch mit der Ermittlung der Heparinsensitivität verschiedener Thromboplastine befassen.

Material und Methoden

Reagenzien

Für die Untersuchungen wurden fünf kommerziell erhältliche Thromboplastine herangezogen:
1. Immunoplastin HIS, Immuno Heidelberg (T-HIS)
2. Thromboplastin S, Behringwerke Marburg (T-S)
3. Thromboplastin IS, Baxter Unterschleißheim (T-IS)
4. Thromboplastin[a], Boehringer Mannheim (T-A)
5. PT-Fibrinogen-HS, Instrumentation Laboratory Kirchheim (PT-FIB-HS)

Die Kalibrierung zur Ermittlung der Quickwerte, die mit den Reagenzien 1–4 bestimmt wurden, erfolgte mit Normalplasma von Immuno Heidelberg, die Kalibrierung von PT-FIB-HS mit „Calplasma" von Instrumentation Laboratory Kirchheim. Zur Ermittlung der Präzisionen in Serie wurden Preciclot I und Preciclot II von Boehringer Mannheim verwendet. Die aktivierte partielle Thromboplastinzeit (aPTT) wurde mit dem Reagenz aPTT-D Mikro Kieselgur

G. Landbeck, I. Scharrer, W. Schramm (Hrsg.)
22. Hämophilie-Symposion Hamburg 1991

von Instrumentation Laboratory Kirchheim und die Thrombinzeit mit Thrombin-Reagenz von Boehringer Mannheim ermittelt. Die Messung der Plasma-Heparinaktivitäten erfolgte mit dem „Coatest Heparin" von Kabi Diagnostika Freiburg sowie mit dem Clotting-Test „Heparimat" von bioMerieux Nürtingen; diese Tests beruhen auf den von TEIEN & LIE [1] bzw. YIN et al. [2] beschriebenen Meßprinzipien. Die Kalibrierung der Heparinbestimmung mit dem „Coatest Heparin" erfolgte mit Na-Heparinat der Firma Ratiopharm Ulm unter Herstellung von Verdünnungen in physiologischer Kochsalzlösung. Zur Kalibrierung des Heparimat-Assays wurden die Standards „Caliplasma H" der Firma bioMerieux Nürtingen verwendet. Beide zur Kalibrierung verwendeten Heparine waren gegenüber dem 4. internationalen WHO-Standard geeicht. Für einen Teil der in vitro Untersuchungen wurde gefrorenes Frischplasma mit $CPDA_1$-Stabilisator der Blutgruppe A herangezogen. D-Dimere wurden halbquantitativ mit dem Agglutinationstest von Boehringer Mannheim gemessen. Alle Untersuchungen wurden mit jeweils einer einzigen Charge der betreffenden Reagenzien in Doppelbestimmung durchgeführt.

Methoden

Die Bestimmung der Thromboplastinzeiten mit den Reagenzien 1–4 erfolgte am Kugelkoagulometer KC 10A der Firma Amelung Lemgo, die Messung der Thromboplastinzeiten mit dem Reagenz PT-FIB-HS erfolgte am Analysenautomaten ACL 300R der Firma Instrumentation Laboratory Kirchheim. Die Umrechnung der Gerinnungszeiten in Prozent der Norm erfolgte anhand von Bezugskurven, die erhalten wurden, indem die reziproken Prozentwerte (100 %, 50 %, 25 % und 10 %) gegen die Sekundenwerte aufgetragen wurden. Für die Bezugskurvenpunkte wurde jeweils eine Ausgleichsgerade errechnet. Die Bestimmung der Heparinaktivitäten mit dem „Coatest Heparin" erfolgte am Photometer Cobas Bio, diejenige mit dem Clotting-Assay am Kugelkoagulometer KC 10A.

Fünf CPD-Adenin-Plasmen der Blutgruppe A wurden gepoolt. Zu einem Teil des gepoolten Plasmas wurde in physiologischer Kochsalzlösung verdünntes Na-Heparinat zugesetzt, so daß eine Heparin-Endkonzentration von 2 IU/ml entstand. Das heparinhaltige Plasma wurde mit heparinfreiem Plasma gemischt, so daß Heparinkonzentrationen zwischen 0 und 2,0 IU/ml in 0,1 IU/ml-Schritten erhalten wurden. In diesen Gemischen wurden die Quickwerte mit den fünf verschiedenen Reagenzien bestimmt.

Zu jeweils 15 verschiedenen Plasmen von Normalpersonen mit normaler plasmatischer Gerinnung (Quickwert über 80 %, aPTT unter 38 sec, Thrombinzeit unter 20 sec) würde Heparin in Endkonzentrationen von 1 IU/ml bzw. 2 IU/ml zugesetzt und die Quickwerte mit den fünf verschiedenen Reagenzien ermittelt. Die Wiederfindung des zugesetzten Heparins wurde mit Hilfe des „Coatest Heparin" gemessen.

Bei 48 Patienten unter „Vollheparinisierung" (aPTT über 50 sec, Thrombinzeit über 120 sec) mit normalen D-Dimerspiegeln (unter 0,5 µg/ml) wurden ebenfalls die Quickwerte mit den fünf verschiedenen Thromboplastinen bestimmt und mit den gemessenen Heparinspiegeln korreliert.

Statistik

Folgende statistische Methoden wurden angewendet: lineare Regressionsanalyse, Wilcoxon-Test für Paardifferenzen, box-and-whisker-Plots [3]. Für die Analysen wurde das Statistikprogramm „Statgraphics", Version 5.0 von STSC Inc. Rockville Maryland herangezogen.

Ergebnisse

Die Ermittlung der Intraassay- und Interassay-Impräzision (n = 20) ergab für die fünf verschiedenen Methoden zur Bestimmung der Thromboplastinzeit Variationskoeffizienten zwischen 0,2 und 2,9 bzw. zwischen 0,8 und 5,0. Somit kann die Reproduzierbarkeit der Thromboplastinzeit-Bestimmung mit allen fünf Thromboplastinen als zufriedenstellend bezeichnet werden.

Abbildung 1 zeigt die Beziehung zwischen Quickwert in Prozent der Norm und Heparinaktivität bei Zusatz von Heparin in steigenden Konzentrationen zu Frischplasma. In allen Fällen ergaben sich enge, negative, lineare Korrelationen zwischen Thromboplastinzeiten, ausgedrückt in Prozent Quickwert, und Plasma-Heparinaktivität. Die Steigungen der Regressionsgeraden können als Maß für die Heparinempfindlichkeit des jeweiligen Thromboplastinreagenzes herangezogen werden. T-A und T-HIS sind unsensitiver gegenüber Heparin als die drei anderen Thromboplastine, wobei insbesondere TS und PT-FIB-HS hohe Heparinsensitivitäten aufweisen. Diese Ergebnisse werden bestätigt, wenn die Thromboplastinzeiten und Plasma-Heparinaktivitäten bei den 48 heparinisierten Patienten in gleicher Weise ausgewertet werden (Abb. 2). Die nach Zusatz von 1 U/ml bzw. 2 U/ml Heparin zu jeweils 15 Plasmen von Personen mit normaler plasmatischer Gerinnung ermittelten Quickwerte bestätigen diese Ergebnisse. In diesem Ansatz zeigen wiederum T-A und T-HIS die geringste Heparinsensitivität. Selbst nach Zusatz von Heparin in einer Endkonzentration von 2 U/ml lagen die mit T-A und T-HIS ermittelten Thromboplastinzeiten (Quickwert in Prozent der Norm) überwiegend im Normbereich, während die mit T-S, T-IS und PT-FIB-HS bestimmten Quickwerte deutlich vermindert waren (Abb. 3). Die mittlere Wiederfindung des in einer Endkonzentration von 1 U/ml bzw. 2 U/ml zugesetzten Heparins mit dem chromogenen Heparin-Assay betrug 0,66 bzw. 1,3 U/ml.

Zwischen den mit dem chromogenen Test unter Verwendung des chromogenen Substrates S 2222 und den mit dem Clotting-Assay bestimmten Heparinaktivitäten bestand eine enge Korrelation (y = 0,63x+0,07; r = 0,80, p <0,001). Mit dem Gerinnungs-Assay wurden signifikant niedrigere Heparinaktivitäten gemessen (p <0,001). Dies dürfte auf die Verwendung unterschiedlicher Standards zur Erstellung der Bezugskurven sowie auf das unterschiedliche Meßprinzip zurückzuführen sein. Beim „Coatest Heparin" wird Antithrombin III im Überschuß

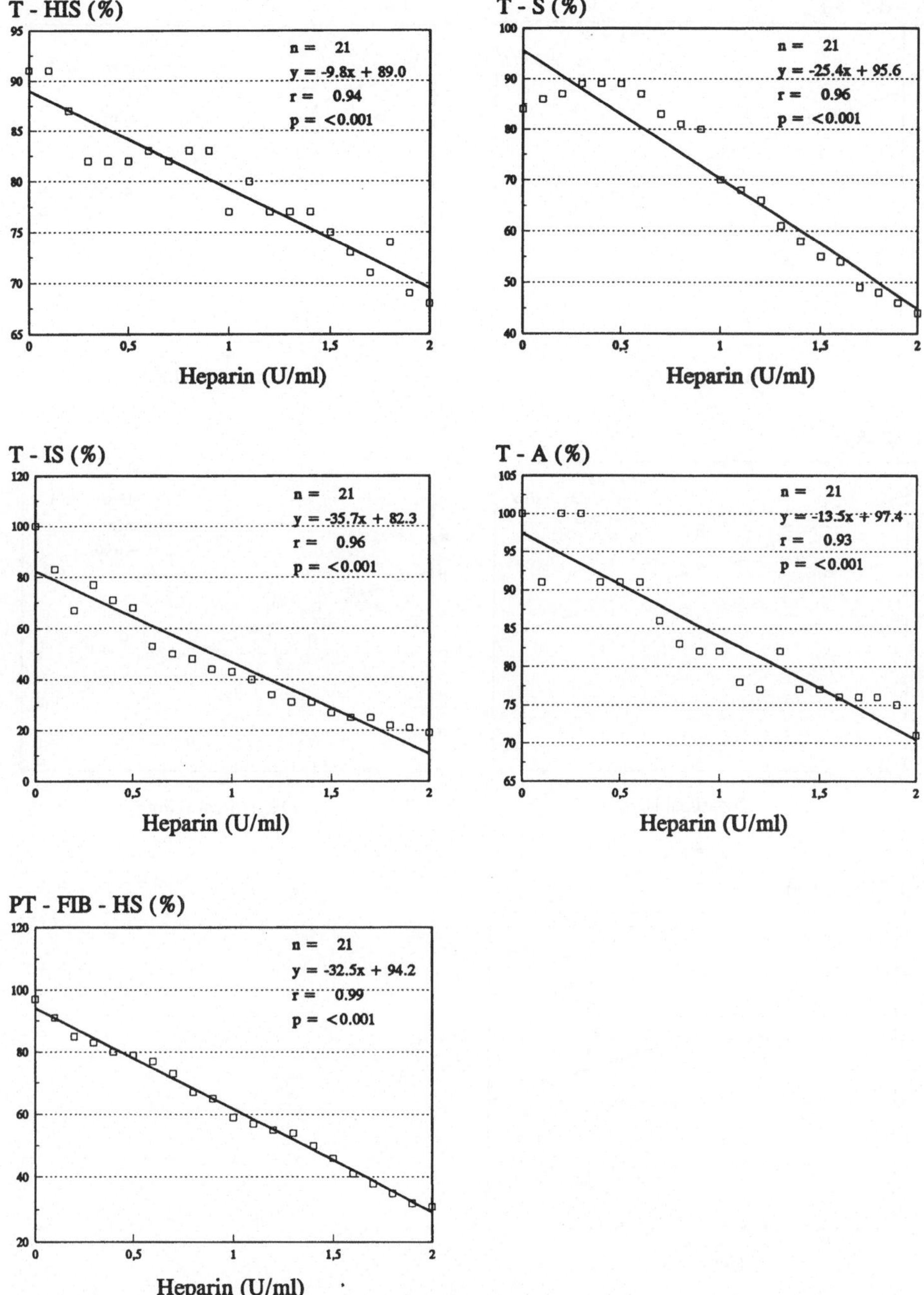

Abb. 1. Einfluß von steigenden Heparinkonzentrationen auf die Thromboplastinzeit (Quickwert in Prozent der Norm), gemessen mit 5 verschiedenen Thromboplastinen (Erklärung der Abkürzungen siehe „Material und Methoden"). Die Steigungen der Regressionsgeraden stellen ein Maß für die Sensitivität des jeweils verwendten Thromboplastins gegenüber Heparin dar.
x-Achse: Heparin-Konzentration (U/ml)
y-Achse: Quickwert (Prozent der Norm)

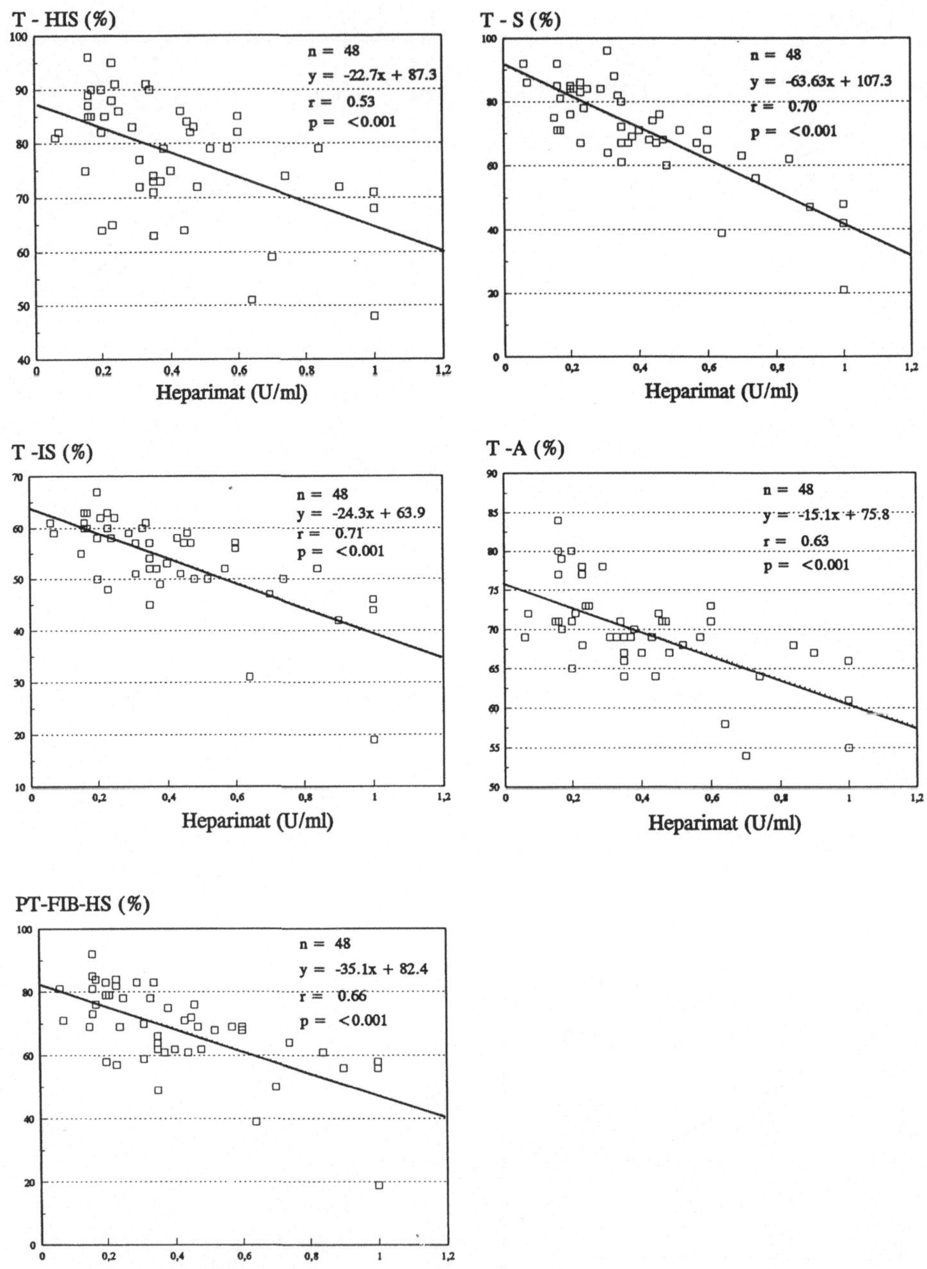

Abb. 2. Einfluß des Plasma-Heparinspiegels auf die Thromboplastinzeit (Quickwert in Prozent der Norm), untersucht an Plasmen von 48 heparinisierten Patienten. Abkürzungen der Untersuchten Thromboplastine siehe „Material und Methoden". Die Steigungen der Regressionsgeraden stellen ein Maß für die Heparin-Sensitivität des jeweiligen Thromboplastins dar.
x-Achse: Plasma-Heparinaktivität (U/ml), gemessen mit dem Clotting-Assay „Heparimat".
y-Achse: Quickwert (Prozent der Norm)

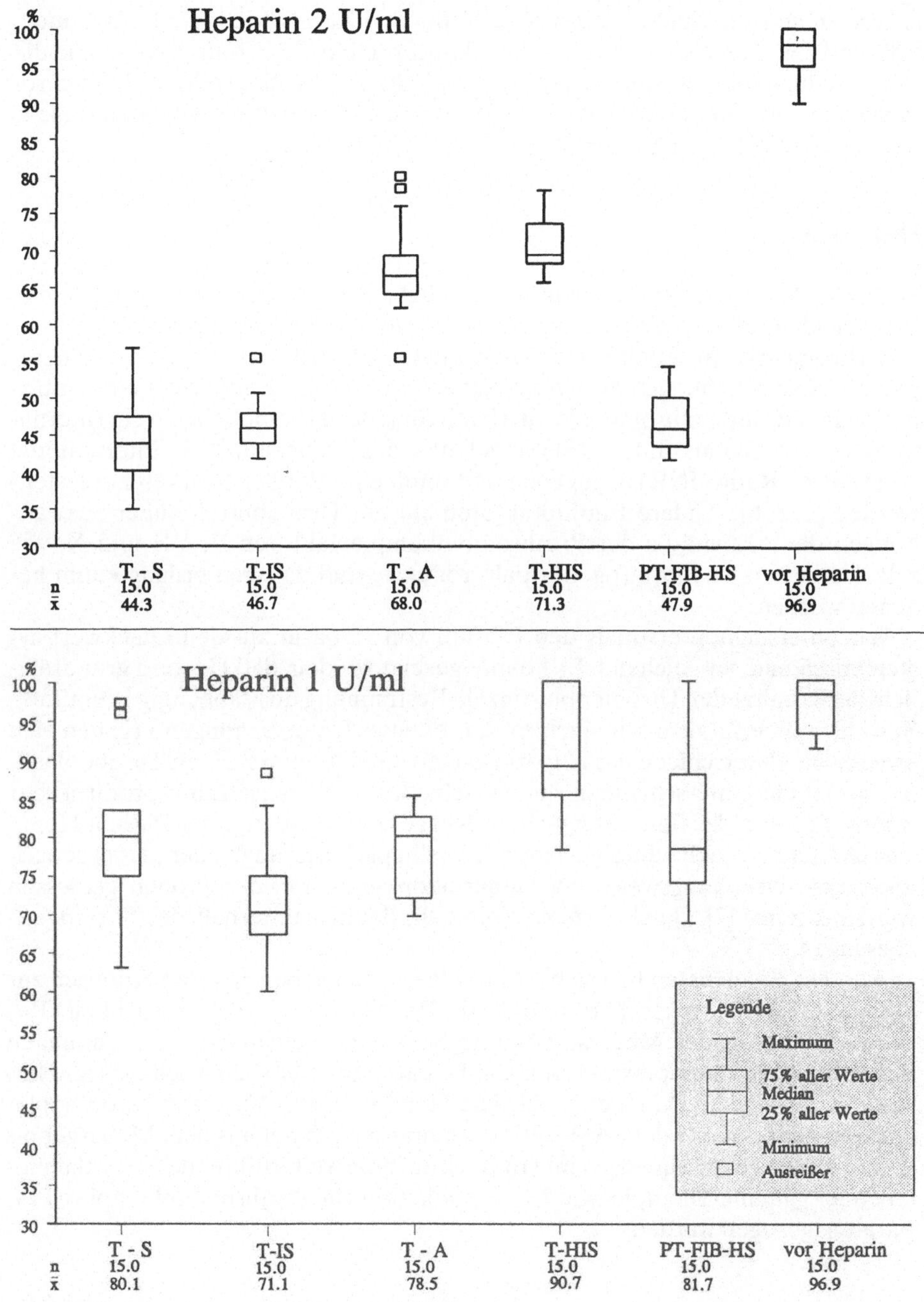

Abb. 3. Beeinflussung der Thromboplastinzeit (Quickwert, Prozent der Norm) durch Zugabe von 1 U/ml bzw. 2 U/ml Heparin zu jeweils 15 Plasmen mit normaler plasmatischer Gerinnung. Dargestellt sind die box-and-whisker Plots mit Minimum und Maximum, 25- und 75-Perzentile, Median und Ausreißern. Auf der x-Achse sind zusätzlich die Mittelwerte in % der Norm angeführt. Die Abkürzungen für die 5 untersuchten Thromboplastine sind in „Material und Methoden" erklärt

zugesetzt und die Spaltung von S 2222 durch FXa als Meßsignal ausgenutzt, während der „Heparimat-Assay" ohne Antithrombin-III-Zusatz arbeitet und die Fibrinbildung hier als Meßsignal dient. Zwischen aPTT einerseits und mit chromogenem bzw. Gerinnungs-Assay bestimmten Heparinaktivitäten andererseits bestanden ebenfalls enge Korrelationen (r = 0,75 bzw. 0,73).

Diskussion

Während der letzten 10 Jahre wurden große Anstrengungen unternommen, eine Vergleichbarkeit der mit unterschiedlich sensitiven Thromboplastinen gemessenen Thromboplastinzeiten herzustellen, mit dem Ziel, die Kontrolle einer Therapie mit oralen Antikoagulanzien zu verbessern. Mit der Einführung eines internationalen Referenzthromboplastins kann für jedes Thromboplastin ein Internationaler Sensitivitäts-Index (ISI) abgeleitet, das Meßresultat als International Normalized Ratio (INR) angegeben und somit eine Vergleichbarkeit hergestellt werden [4, 5, 6]. Andere Einflußfaktoren auf die Thrombinzeit außer Schwankungen der Aktivitäten der Prothrombinkomplexfaktoren II, VII und X, wie z. B. Heparin oder Fibrin(ogen)-Spaltprodukte, sind dagegen bislang kaum beachtet worden.

Wir untersuchten erstmals den Einfluß von Heparin auf den Quickwert systematisch und vergleichend. Es konnte gezeigt werden, daß Heparin grundsätzlich das Resultat der Thromboplastinzeit-Bestimmung dosisabhängig beeinflußt. Sowohl in den in vitro wie auch in den ex vivo Untersuchungen ergaben sich erhebliche Unterschiede der Heparinsensitivität der untersuchten Throboplastine, wobei die Unterschiede in den verschiedenen Testansätzen reproduzierbar waren. Mit drei der fünf untersuchten Reagenzien wurden unter Plasma-Heparinaktivitäten, wie die durchaus unter „Vollheparinisierung" oder „Überheparinisierung" beziehungsweise bei Heparinkontamination der Proben gemessen werden können [7], Quickwerte bestimmt, die deutlich unterhalb des Normbereiches lagen.

Aus den Ergebnissen läßt sich schlußfolgern, daß neben anderen Kriterien zur Charakterisierung eines Thromboplastin-Reagenzes, wie z. B. Löslichkeit, Reproduzierbarkeit des Meßresultats und Sensitivität gegenüber Schwankungen von Prothrombinkomplexfaktoren, die Heparinsensitivität ein wichtiges und klinisch relevantes Merkmal darstellt. Die Heparinsensitivität eines Thromboplastin-Reagenzes sollte dem Anwender bekannt sein, damit aus dem Meßergebnis keine falschen Konsequenzen im Hinblick auf eine weiterführende Labordiagnostik oder gar eine Therapie, wie z. B. Applikation von Prothrombinkomplex-Präparaten, gezogen werden.

Literatur

1. Teien AN, Lie M (1977) Evaluation of an amidolytic heparin assay method: increased sensitivity by adding purified antithrombin III. Thromb Res 10:399–410
2. Yin ET, Wessler S, Butler J (1973) Plasma heparin: a unique practical, submicrogram-sensitive assay. J Lab Clin Med 81:298–310

3. Frigge M, Hoagland DC, Iglewicz B (1989) Some implementations of the boxplot. Am Statistician 43:50–54
4. Tomenson JA, Thomson JM (1985) Standardization of the prothrombin time. In: Thomson JM (eds) Blood coagulation and haemostasis. A practical guide. Churchill Livingstone Edinburgh, 370–409
5. Loeliger EA, van den Besselaar, AMHP, Lewis SM (1985) Reliability and clinical impact of the normalization of the prothrombin times in oral anticoagulant control. Thromb Haemost 53:148–154
6. Loelinger EA (1985) ICSH/ICTH recommendations for reporting prothrombin time in oral anticoagulant control. Thromb Haemost 53:155–156
7. Bratt G, Törnebohm E, Granqvist S, Aberg W, Lockner DA (1985) Comparison between low molecular weight heparin (Kabi 2165) and standard heparin in the intravenous treatment of deep venous thrombosis 54:813–817

Abnormale Multimerenstruktur des von Willebrand-Faktors in den Thrombozyten – Beobachtungen an 6 Fällen

Th. Eller, M. Bomhard, J. Albert, J. Mayer, F. Keller (Essen, Würzburg)

Zusammenfassung

Bei einigen Typen des von Willebrand-Syndroms (vWS, Typ II a und Platelet-Typ) wurde eine abnormale Multimerenstruktur des von Willebrand-Faktors (vWF) in den Thrombozyten beobachtet. Da die Zusammensetzung der Multimere des vWF in den Thrombozyten bisher wenig untersucht wurde, haben wir bei 250 Patienten mit einer Blutungsneigung die Multimere des vWF in den Thrombozyten mittels diskontinuierlicher SDS-Agarosegel-Elektrophorese getrennt.

Bei 5 Patienten fanden wir in den Thrombozyten ein Fehlen der großen Multimere des vWF. Zusätzlich waren bei einem Patienten die mittleren Multimere nicht nachweisbar. Im Plasma jedoch zeigte der vWF bei allen Patienten eine normale Größenverteilung der Multimere. Bei 5 Patienten war die Konzentration des vWF im Plasma erhöht, bei 4 in den Thrombozyten. Der Patient, der in Thrombozyten ein Fehlen der großen und mittleren Multimere des vWF zeigte, wurde zu uns mit der Diagnose Vasculitis allergica überwiesen. Nach Abklingen der allergischen Hauterscheinungen wurde der Patient erneut untersucht und diesmal sowohl im Plasma als auch in den Thrombozyten eine normale Multimerenstruktur gefunden. Die Plasmaproben und die Thrombozytenlysate aus beiden Untersuchungen wurden mit einem hochauflösenden SDS-Agarosegel (Agarosekonzentration 2,2 %) und einem Polyacrylamid-Gradientengel (Polyacrylamidkonzentration 5–15 %) analysiert. Im hochauflösenden Agarosegel wurde in der ersten Probe, während des akuten Schubes der Vasculitis allergica, eine deutliche Verschiebung der Triplettstruktur der Multimere zur schnellaufenden Bande gefunden. Die zweite Probe, nach Abklingen der allergischen Reaktion, zeigte eine normale Triplettstruktur, ebenso wie die beiden Plasmaproben. Im Polyacrylamidgel war unter reduzierenden Bedingungen in der ersten Probe nur eine Bande bei 145 kD zu erkennen, während in der zweiten Probe Banden bei 225 kD und 187 kD gefunden wurden. Im Plasma wurden keine Unterschiede zu Normalpatienten gefunden.

Die veränderte Multimerenstruktur des vWF in den Thrombozyten, die bei 6 Patienten zu beobachten war, ist keinem der in der Literatur beschriebenen Typen des vWS zuzuordnen. Allerdings korreliert die abnormale Multimerenstruktur in einem Fall gut mit dem Auftreten einer allergischen Hauterkrankung. In diesem Fall scheinen unsere Ergebnisse für eine verstärkte Proteolyse während des akuten Schubes dieser Erkrankung zu sprechen. Inwieweit die ab-

G. Landbeck, I. Scharrer, W. Schramm (Hrsg.)
22. Hämophilie-Symposion Hamburg 1991
© Springer-Verlag Berlin Heidelberg 1992

normale Multimerenstruktur des vWF in den Thrombozyten eine Bedeutung für die Abklärung einer Blutungsneigung hat, müssen weitere Untersuchungen zeigen.

Einleitung

Die verschiedenen Typen des von Willebrand-Syndroms zeichnen sich durch qualitative und quantitative Veränderungen des von Willebrand-Faktors im Plasma und in den Thrombozyten aus. Eine abnormale Struktur der Multimere des vWF in den Thrombozyten wurde bisher nur bei Patienten beschrieben, die gleichzeitig dieselbe Abnormalität im Plasma aufwiesen. Dies ist bei dem Typ IIa und beim Platelet-Typ der Fall. Eine verminderte Konzentration des vWF in Thrombozyten, wie beim Typ I–3 beschrieben, kann allerdings auch isoliert auftreten [1, 2]. Da die Bedeutung des vWF in Thrombozyten bisher wenig untersucht wurde, haben wir bei bis jetzt 250 Patienten mit einer Blutungsneigung die Multimere des vWF im Plasma und in den Thrombozyten untersucht. In dieser Arbeit werden aus diesem Kollektiv 6 Patienten mit einer isolierten abnormalen Multimerenstruktur in den Thrombozyten vorgestellt.

Material und Methoden

Die Konzentration des vWF im Plasma und in den Thrombozyten wurde mittels eines modifizierten ELISA der Fa. Boehringer Mannheim GmbH durchgeführt [3, 4].

Die Thrombozyten wurden wie beschrieben aus plättchenreichem Plasma gewonnen [4].

Die Trennung der vWF-Multimere im Plasma und in den Thrombozyten erfolgte in einem 1,5 %igem und 2,2 %igem Agarosegel mit anschließendem direktem Immunostaining [4, 5].

Zum Nachweis der Proteolysefragmente des vWF wurde unter reduzierenden Bedingungen ein 5 % – 15 % Polyacrylamidgel der Fa. Pharmacia-LKB verwendet. Die Darstellung des vWF erfolgte mittels eines Immunoblots im Semidryverfahren mit einem Antiserum gegen den vWF der Fa. Behringwerke Marburg.

Ergebnisse und Diskussion

Bei 5 von 250 Patienten, die wegen einer Blutungsneigung in der Gerinnungsambulanz des Zentrallabors der Med. Universitätsklinik Würzburg untersucht wurden, fehlten in den Thrombozyten die großen Multimere des vWF, während im Plasma eine normale Größenverteilung gefunden wurde (Abb. 1 Spur 1). Außerdem zeigte ein Patient ein Fehlen der großen und mittleren Multimere in den Thrombozyten, bei normaler Multimerenstruktur im Plasma (Abb. 1 Spur 3). Bei allen diesen Patienten wurde für die vWF-Konzentration im Plasma normale bis leicht erhöhte Werte (84–180 % d. N.) gemessen, während in den Thrombozyten

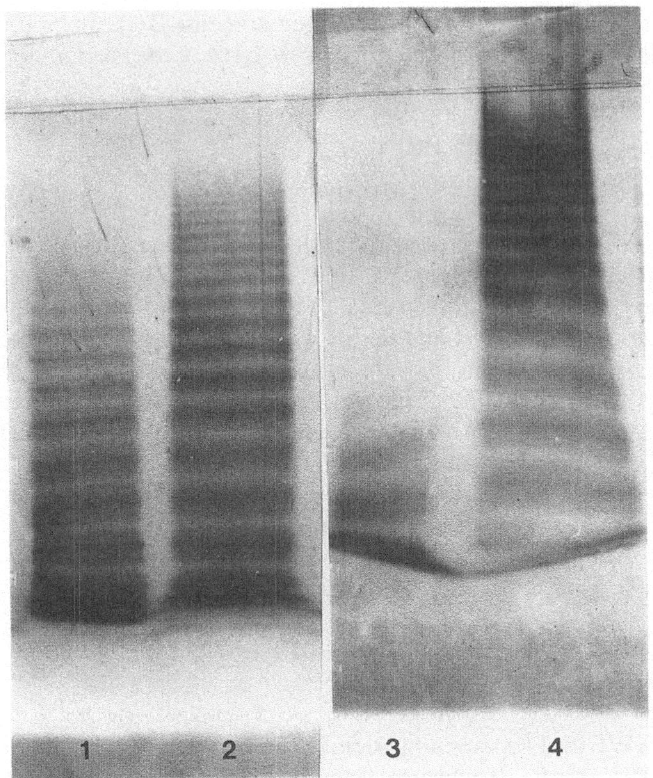

Abb. 1. Trennung der vWF-Multimere aus Thrombozytenlysaten in einem 1,5 % Agarosegel. (1) Patient mit Blutungsneigung große Multimere fehlen, (2) gesunder Proband, (3) Patient im akuten Schub der Vasculitis allergica, (4) Patient nach Abklingen der Vasculitis allergica

Tabelle 1. Gerinnungsparameter im akuten Stadium der Vasculitis allergica

vWF-Konzentration Plasma	175 % d. N.
Ristocetin-Kofaktoraktivität	182 % d. N.
vWF-Konzentration Thrombozyten	>250 % d. N.
Multimerenstruktur Plasma	normal
Multimerenstruktur Thrombozyten	große und mittlere fehlen

durchweg erhöhte Konzentrationen gefunden wurden (158–250 % d. N.). Die Blutungszeiten nach Ivy waren mit Werten zwischen 135 und 270 sec. normal bis grenzwertig.

Bei einem 19jährigen Patienten wurde die abnormale Multimerenstruktur, mit einem Fehlen der großen und mittleren Multimere in den Thrombozyten, während eines akuten Schubes einer Vasculitis allergica nach Metallimplantation gefunden (Parameter des vWF-Komplexes siehe Tabelle 1). Da die Multimerentrennung im 1,5 %igen Agarosegel eine Verschiebung der Subbanden zur schnellaufenden Bande vermuten ließ, wurden diese in einem 2,2 %igen Agaro-

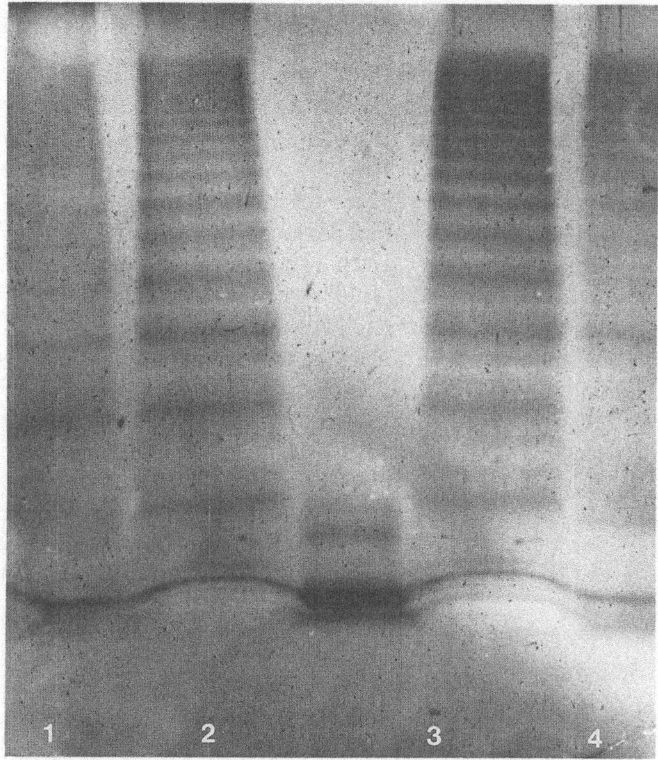

Abb. 2. Trennung der vWF-Multimere aus Thrombozytenlysaten in einem 2,2 %igem Agarosegel. (1, 2) gesunde Probanden, (3) Patient im akuten Schub der Vasculitis allergica, (4) Patient nach Abklingen der Vasculitis allergica

Tabelle 2. Gerinnungsparameter nach Abklingen der Vasculitis allergica

vWF-Konzentration Plasma	132 % d. N.
Ristocetin-Kofaktoraktivität	114 % d. N.
vWF-Konzentration Thrombozyten	238 % d. N.
Multimerenstruktur	normal

segel aufgetrennt. Die Abbildung 2 zeigt in der Spur 3 im Thrombozytenlysat dieses Patienten eine deutliche Verschiebung des Multimerentripletts zur schnelllaufenden Bande, im Gegensatz zu einer normalen Triplettstruktur eines Gesunden in Spur 1. Eine solche Verschiebung zur schnellaufenden Subbande des Tripletts wird im Plasma als Hinweis auf einen verstärkten proteolytischen Abbau des vWF, wie er z. B. beim Typ II a des vWS vorliegt, gewertet [6]. Um diese Vermutung zu untermauern wurde eine Analyse des vWF unter reduzierenden Bedingungen in einem Polyacrylamidgel mit einem Gradienten von 5–15 % durchgeführt. Dabei konnte im Immunoblot mit einem Antikörper gegen den vWF nur eine Bande bei 145 kD angefärbt werden, während normalerweise Banden bei 225 kD und 187 kD gefunden werden.

Dieser Patient wurde nach Abklingen der Vasculitis allergica erneut untersucht (Tabelle 2). Dabei wurde im Plasma und in den Thrombozyten eine normale Multimerenstruktur gefunden (Abb. 1 Spur 4). Auch die Analyse des vWF im 2,2 %igen Agarosegel (Abb. 2 Spur 3) und im Polyacrylamidgel ergaben keinen Hinweis auf eine verstärkte Proteolyse des vWF.

Im Falle der Vasculitis allergica kann die abnormale Multimerenstruktur in den Thrombozyten wahrscheinlich auf eine verstärkte Proteolyse während des akuten Schubes zurückgeführt werden. In den anderen 5 Fällen bleibt der Grund für die isolierte abnormale Multimerenstruktur in den Thrombozyten weiterhin unklar. Da aber alle 6 Patienten wegen der Abklärung einer Blutungsneigung untersucht wurden, liegt die Vermutung nahe, daß eine abnormale Multimerenstruktur in den Thrombozyten ebenso wie im Plasma zu einer erhöhten Blutungstendenz führt. Diese ist allerdings vermutlich weniger stark ausgeprägt. Die Veränderung der Multimerenstruktur in den Thrombozyten bei der Vasculitis allergica muß wahrscheinlich als erworbenes von Willebrand-Syndrom bezeichnet werden. Diese 6 Fälle unterstreichen die Bedeutung der Multimerenanalyse des vWF in den Thrombozyten.

Literatur

1. Ruggeri ZM, Zimmermann TS (1987) Von Willebrand Factor and von Willebrand Disease. Blood 70:895–904
2. Eller Th, Albert J, Pohl B, Solleder E, Keller F (1992) Die verschiedenen Subtypen des von Willebrand-Syndroms und ihre Vererbung. Lab med 16
3. Eller Th, Pohl B, Zürrlein P, Keller F (1991) Quantitative Bestimmung des von Willebrand-Faktors. Hämostaseologie 11:33–38
4. Eller Th, Brauer P, Albert J, Mayer J, Keller F (1992) Significance and quantitative analysis of von Willebrand Factor in human platelets. Thromb Res 65: 631–640
5. Aihara M, Sawada Y, Ueno K, Moromoto S, Yoshida Y, De Serres M, Cooper HA, Wagner RH (1986) Visualization of von Willebrand Factor Multimers by Immunoenzymatic Stain using Avidin-Biotin-Peroxidase-Complex. Thromb Haemost 55:263–267
6. Sadler JE (1991) von Willebrand Factor. J Biol Chem 266:22 777–22 780

Multiple Thrombosen und Kumarin-induzierte Hautnekrosen bei einem Kind mit Antiphospholipid-Antikörpern: Effekt der Gabe von Prothrombin C-Konzentrat

W. MUNTEAN, K. FINDING, A. GAMILLSCHEG, H. P. SCHWARZ (Wien, Graz)

Zusammenfassung

Das „Antiphospholipid-Syndrom" wurde bislang im Kindesalter sehr selten berichtet. Wir beschreiben ein $3^{10}/_{12}$ Jahre altes, ansonsten gesundes Mädchen mit vorübergehenden Antiphospholipid-Antikörpern, einer vorübergehenden Störung der Protein C-Aktivierung, multiplen Thrombosen und Kumarin-induzierten Hautnekrosen. Keine anderen Veränderungen der Hämostase, die zu einer Thrombose prädisponieren könnten, konnten nachgewiesen werden und ebenso konnten keine anderen Autoimmunphänomene identifiziert werden. Die Gabe von Protein C-Konzentrat schien einen günstigen Effekt bei dieser Patientin zu haben, um die Ausdehnung der Kumarin-induzierten Hautnekrosen zu verringern und das neuerliche Auftreten solcher Nekrosen beim zweiten Versuch der oralen Antikoagulation zu verhindern.

Einleitung

Bei Erwachsenen ist die Assoziation von Antiphospholipid-Antikörpern (APA) und rekurrierenden Thrombosen wohl bekannt. Beim Vorkommen von Thrombosen in Gegenwart von Antiphospholipid-Antikörpern spricht man vom Antiphospholipid-Syndrom (APS) [10]. Viele dieser Patienten mit APS leiden an klassischem Lupus oder lupus-ähnlichen Erkrankungen, 50 % der Patienten mit systemischem Lupus erythematodes zeigen APA [6]. Auf der anderen Seite erfüllt eine große Gruppe von Patienten mit APS nicht die Kriterien für die Diagnose eines systemischen Lupus oder lupus-ähnlicher Erkrankungen, bei diesen Patienten mag man das APS „primäres APS" nennen [4]. APA können sich vorübergehend auch nach einer Reihe von Infektionen finden, diese vorübergehenden Antikörper sollen nicht mit einer Thromboseneigung verbunden sein.

Im Kindesalter wurden bislang nur sehr wenige Fälle von APS beschrieben, die meisten der berichteten Kinder zeigten auch Zeichen eines systemischen Lupus oder von lupus-ähnlichen Erkrankungen [5, 18, 19, 21]. Wir beschreiben nun ein ansonsten gesundes Kind mit vorübergehendem APA, einer vorübergehenden Störung der Protein C-Aktivierung, multiplen lebensbedrohlichen Thrombosen und Kumarin-induzierten Hautnekrosen.

G. Landbeck, I. Scharrer, W. Schramm (Hrsg.)
22. Hämophilie-Symposion Hamburg 1991
© Springer-Verlag Berlin Heidelberg 1992

Methoden

Thromboplastinzeit (PT),
Aktivierte partielle Thromboplastinzeit (aPTT),
Thrombinzeit (TZ) und Fibrinogen nach CLAUSS sowie *Reptilasezeit* wurden nach Standardmethoden mit Reagenzien der Firma Behring bestimmt.

Faktoren II, V, VII, IX, X, XI, XII, HMWK, PK wurden durch Einphasentests mit Reagenzien der Firma Behring bestimmt.

Fibrinogen Antigen und Prothrombin Antigen wurden durch Laurell Elektrophorese mittels Kaninchen-Antikörpern (Behring) bestimmt.

Antithrombin III (AT III)-Bestimmung durch automatisierte chromogene Methode (Behring)

Plasminogen-Bestimmung durch chromogene Methode mittels eines Chromotimer (Behring)

Protein C-Antigen-Bestimmung durch ELISA (Boehringer, Austria)

Funktionelle Protein C-Aktivität wurde durch eine aPTT-Methode (Pathromtin Behring) nach Aktivierung durch Akistrodon contortrix (Behring) Aktivator bestimmt. Das Plasma für die Bestimmung wurde $^1/_5$, $^1/_{10}$ und $^1/_{20}$ verdünnt.

Protein S Antigen Bestimmung durch ELISA (Boehringer)

Lupus Inhibitor wurde mittels tissue thromboplastin inhibition test (TTI) mit Thromborel (Behring), verdünnt 1:1000, bestimmt.

IgG wurde aus dem Patientenplasma mittels Protein A Sepharose-Säulen (Pharmacia) reinpräpariert.

Antiphospholipid-Antikörper (APA) wurden durch ELISA (Stago) bestimmt.

Kasuistik

Marlene G., ein bis dahin völlig gesundes unauffälliges $3^{10}/_{12}$ Jahre altes Mädchen, entwickelte nach einem alltäglichen Sturz auf das Gesäß eine gering schmerzhafte Schwellung des linken Beines. An einer kinderchirurgischen Klinik wurde die Thrombose der linken Femoralvene durch Phlebographie bestätigt und eine Thrombektomie durchgeführt. Postoperativ kam es trotz intravenöser Heparingabe zu einer Rethrombosierung. Das Kind wurde nun an unsere Klinik transferiert.

Bei Aufnahme zeigte das Kind eine Thrombose der linken Femoral- und Beckenvenen. Trotz intravenöser kontinuierlicher Heparingabe schritt die Thrombose fort mit Verschluß der Vena cava inferior und der Femoral- und Beckenvenen der anderen Seite. 3 Tage später kam es zusätzlich zur Thrombose der rechten Brachialvenen.

Zusätzlich zur Heparin-Therapie wurden zwei Zyklen einer fibrinolytischen Therapie mit rt-PA (Actilyse, Boehringer) gegeben (Abb. 1).

Da zu diesem Zeitpunkt die Protein C-Aktivität immer niedriger als Protein C-Antigen gemessen wurde (siehe weiter unten) wurde als mögliche Ursache ein funktioneller Protein C-Defekt erhoben und fresh frozen Plasma und, sobald verfügbar, Protein C-Konzentrat (Immuno AG) [20] gegeben.

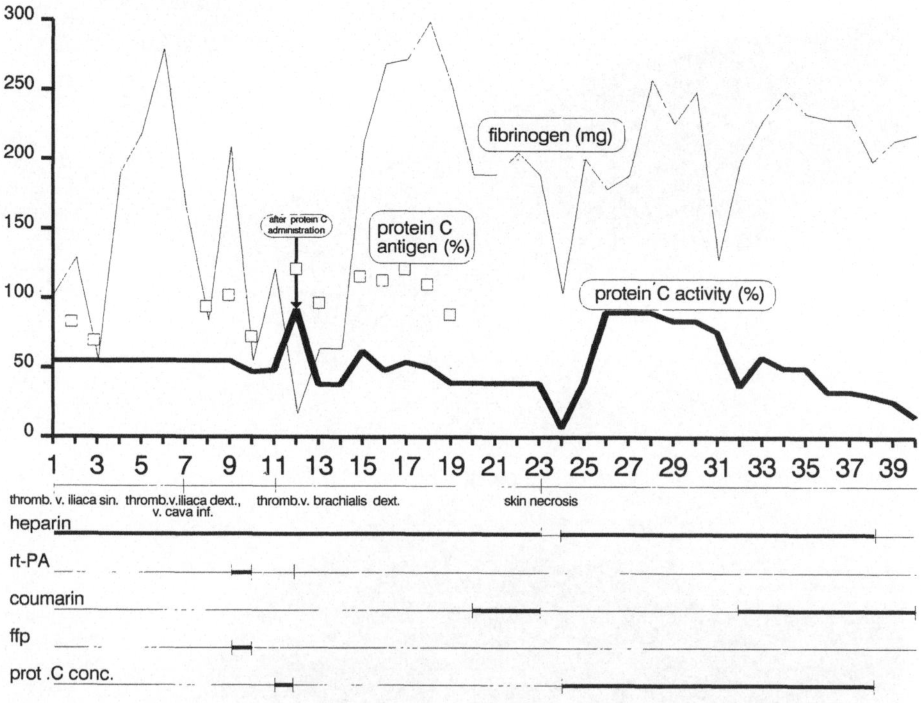

Abb. 1. Wichtige klinische und Labor-Daten bei Marlene M.

In den darauffolgenden Tagen stabilisierte sich der klinische Zustand, die Ultraschalluntersuchung zeigte eine Rekanalisation der Vena cava der rechten Beckenvenen und der Femoralvenen sowie der Brachialvenen. Keine Rekanalisation der linken Femoralvene und der linken Beckenvenen konnte erreicht werden, aber es bestand eine gute Kollateralisation.

Nach einer weiteren Woche kontinuierlicher intravenöser Heparin-Gabe wurde mit der oralen Antikoagulation begonnen. Am Tag 4 nach Beginn der oralen Antikoagulation war die PT 22 % und die Heparin-Gabe wurde beendet. Das funktionelle Protein C zu diesem Zeitpunkt war 6 %. Am selben Tag kam es zu Hautnekrosen am rechten Arm und linken Oberschenkel (Abb. 2). Die Kumarin-Gabe wurde beendet und neuerlich mit Heparin begonnen, desweiteren wurde Protein C-Konzentrat gegeben (25–75 E/kg/8 Stunden). Die Nekrose am Oberschenkel löste sich vollständig auf, die am Arm verkleinerte sich deutlich (Abb. 2). Nach einer neuerlichen Heparinisierung über eine Woche wurde wiederum mit der oralen Antikoagulation begonnen, diesmal aber so, daß durch Gabe von Protein C-Konzentrat die Protein C-Plasma-Spiegel immer in etwa der gleichen Höhe wie die Spiegel der gerinnungsfördernden Faktoren des Prothrombinkomplexes gehalten wurden. Unter gleichzeitiger Gabe von Protein C-Konzentrat konnte nun die orale Antikoagulation ohne weitere thrombotische Komplikationen erreicht werden.

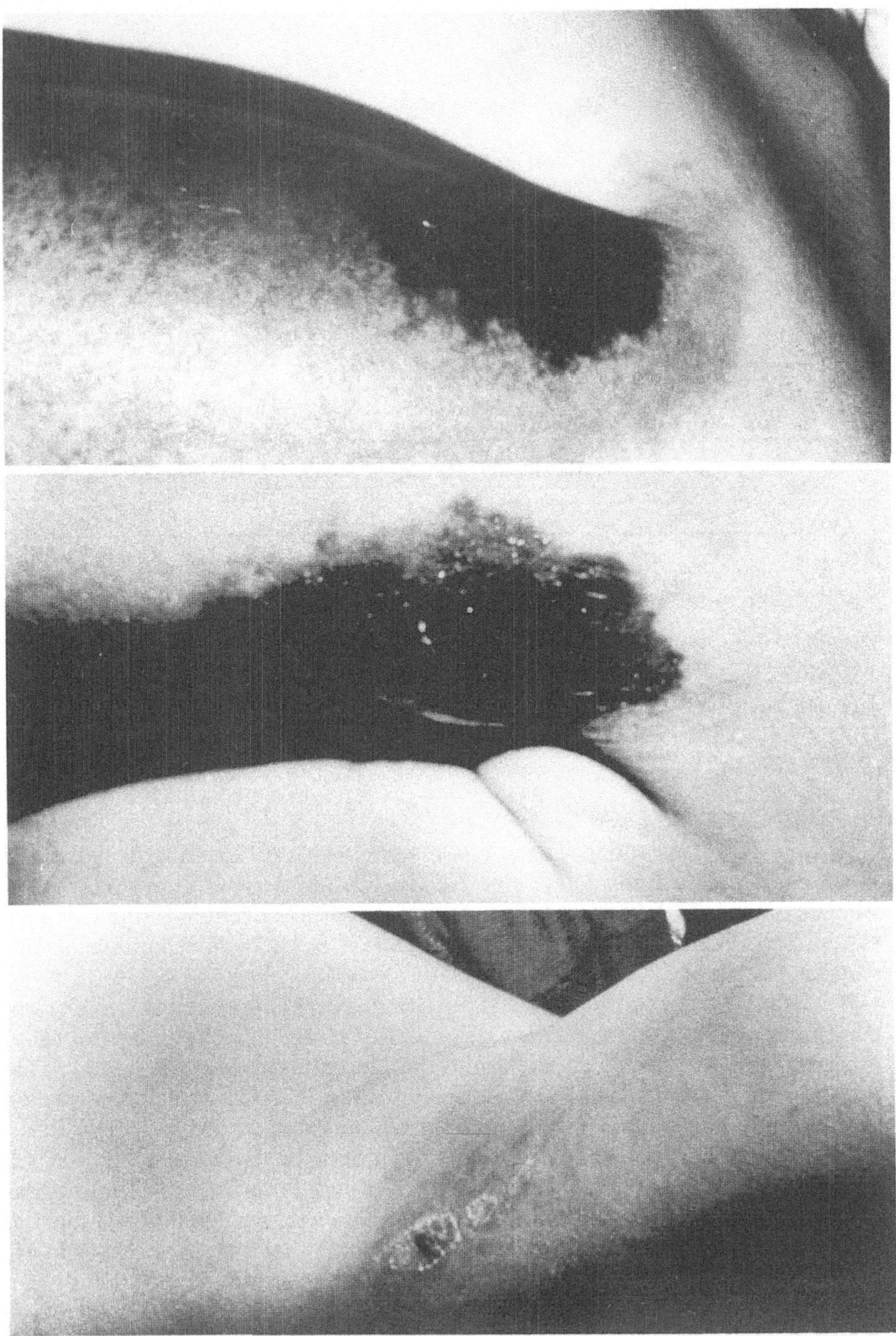

Abb. 2. Hautnekrosen am rechten Arm am Tag 4, 7 und 19 nach Beginn der oralen Antikoagulation

Tabelle 1. Gerinnungsuntersuchungen während der akuten thrombotischen Ereignisse

Thrombozyten: normal
aPTT: normal
PTT: normal
Thrombinzeit: normal
Reptilase Zeit: normal
Fibrinogen (CLAUSS): normal
Fibrinogen Antigen: normal
Faktor II, V, VII, VIII, IX, X, XI, XII, HMWK, PK: normal

Lupus Inhibitor (TTI): negativ
AT III: normal
Plasminogen: normal

Protein S: Ag (total und frei): normal
Protein C-Aktivität (Akistrodon venom activator):   39 – 55 %

Protein C-Antigen: 88 – 120 %
Ratio Protein C-Aktivität/Antigen: 0.43 – 0.58
Mischversuch mit Normal- und Patientenplasma: keine Hemmung der Protein C-Aktivierung
Gereinigtes IgG (durch Protein A):   keine Hemmung der Protein C-Aktivierung
Bei beiden Eltern Protein C-Aktivität und -Antigen: normal

Die Gerinnungsuntersuchungen sind in Tabelle 1 zusammengefaßt: Bei Aufnahme war die PTT normal, eine PTT-Verlängerung wurde nur unter Heparinisierung gesehen. Ebenso war die PT normal, ein Tissue-Thromboplastin-Inhibition-Test konnte keinen Hinweis auf einen Lupus-Inhibitor erbringen. Antithrombin III und Plasminogen waren normal und es gab keinen Hinweis auf ein Dysfibrinogen. Die Thrombozyten waren nur während der akuten thrombotischen Ereignisse erniedrigt und blieben nach den ersten zwei Krankheitswochen immer normal. Protein C- und Protein S-Antigen fand sich in normaler Höhe, aber die funktionelle Protein C-Bestimmung mittels Schlangengiftaktivator ergab immer signifikant niedrigere Werte als die Bestimmung von Protein C-Antigen (siehe Abbildung 1). Im Mischversuch mit Normalplasma beeinträchtigte das Patientenplasma aber nicht die Aktivierung von Protein C. Ebenso führte die Zugabe von gereinigtem IgG aus Patientenplasma nicht zu einer Inhibition der Protein C-Aktivierung in Normalplasma. Protein C-Antigen und Protein C-Aktivität war bei beiden Eltern normal und die Familienanamnese war in Hinsicht auf eine Thromboseneigung unauffällig.

Die weiteren Untersuchungen ergaben dann erhöhte APA vom IgG-Isotyp (59 E/ml), aber normale APA vom IgM-Isotyp (4 E/ml). Keine anderen Autoimmunphänomene konnten gefunden werden: ANA, dsDNA und Coombs-Test waren negativ, Komplement und Immunglobuline waren im Bereich der Norm. Virustiter gegen HVB, HVC, EBV, CMV, HIV waren sämtlich negativ. Die Urinanalyse, Blutbild, Serumtransaminasen und Kreatinin waren ebenso normal.

Das Kind wurde in der Folge für 6 Monate oral antikoaguliert. Zum jetzigen Zeitpunkt, 7 Monate nach den akuten thrombotischen Ereignissen, ist das Kind in gutem AZ, die APA sanken kontinuierlich ab. Bei der letzten Kontrolle fanden sie sich nicht mehr erhöht mit einem Wert für IgG-Antikörper von 4 E/ml und IgM-Antikörpern von weniger als 3 E/ml. Die neuerliche Untersuchung von Protein C nach Ende der oralen Antikoagulation zeigte nun sowohl Protein C-Antigen und funktionelles Protein C im Normalbereich mit einem Protein C-Antigen von 86 % und einem funktionellen Protein C von 100 %, also einer Ratio von 1,2.

Diskussion

Das von uns berichtete Kind hatte ein „primäres Antiphospholipidsyndrom (APS)", denn es konnte keine Grunderkrankung gefunden werden, andere Autoimmunphänomene bestanden ebenso nicht, und es bestand kein Hinweis auf eine angeborene oder erworbene Gerinnungsstörung, die zu einer Thromboseneigung führen würde.

Der beobachtete Defekt bei der Protein C-Aktivierung war ebenso vorübergehend und daher wahrscheinlich im Zusammenhang stehend mit den pathogenetischen Mechanismen, die zum Auftreten der APA führten. Verschiedene Möglichkeiten sind vorstellbar, wie APA die Funktion von Protein C beeinträchtigen könnten. Durch Binden an die Phospholipide der Endotheloberfläche könnten APA mit dem Zusammenbau des Protein C-aktivierenden Komplexes aus Thrombin und Thrombomodulin oder mit der Bindung von Protein C und Protein S an diese Zelloberfläche interferieren. Über eine Inhibition von Thrombomodulin durch Immunglobuline von Patienten mit APA wurde berichtet [8]. Aber all dies kann nicht die von uns beobachtete niedrige Protein C-Aktivität bei Messung mittels Schlangengiftaktivator erklären, da die Protein C-Messung mittels Schlangengiftaktivator nicht von Thrombomodulin oder Phospholipiden abhängig ist. Ganz im Gegensatz wurde kürzlich gezeigt, daß in Gegenwart von Lupus-Inhibitoren falsch hohe Protein C-Aktivitäten gemessen werden können [12]. Wie auch immer, ähnliche Defekte der Protein C-Aktivierung wurden auch von anderen Autoren bei Patienten mit APA beobachtet [3, 14].

Der Mechanismus, durch den bei Patienten mit APA Thrombosen entstehen, ist nicht bekannt. APA mögen selbst das Auftreten von Thrombosen begünstigen, etwa durch Bindung an die Phospholipide der Thrombozytenmembran oder eben durch Bindung an die Endotheloberfläche [7, 11, 15]. Aber APA könnten sehr wohl auch nur ein Epiphänomen bei nicht näher bekannten Mechanismen, die zu Thrombosen führen, sein. PALETERI [17] fand APA bei 26 % von Patienten mit einer hereditären Thromboseneigung, wie Protein C oder AT III Mangel, erhöht und bei 19 % der Patienten, bei denen keine biochemische Ursache definiert werden konnte. Dies scheint uns eher auf eine unspezifische Rolle der APA bei thrombotischem Geschehen hinzuweisen.

Hautnekrosen wurden sowohl beim hereditären Protein C-Mangel als auch beim APS beschrieben [1, 9, 13, 16, 20]. Das Auftreten von Mikrothrombosen wird zusätzlich begünstigt durch den schnelleren Abfall von Protein C als von den gerinnungsfördernden Faktoren des Prothrombin-Komplexes am Beginn der oralen Antikoagulation. Bei unserem Patienten war in diesem Zusammenhang die Gabe von Protein C-Konzentrat wahrscheinlich günstig, um die Ausdehnung der Hautnekrosen gering zu halten. Außerdem dürfte die Gabe von Protein C-Konzentrat bei unserem Patienten das neuerliche Auftreten von Hautnekrosen beim zweiten Versuch der oralen Antikoagulation verhindert haben. Ein günstiger Effekt von Protein C-Konzentrat bei Kumarin-induzierter Hautnekrose war schon mehrfach dokumentiert worden [20]. Ob eine Gabe von Protein C-Konzentrat auch bei anderen Patienten mit APS, aber keiner Störung der Protein C-Aktivierung, günstig sein mag, bleibt zu zeigen.

Die Ursache für die erhöhten APA bei unserem Patienten bleibt unklar, die wahrscheinliche Ursache ist eine nicht identifizierte virale Erkrankung. Unser Fall zeigt aber, daß auch bei jungen Kindern APA mit lebensbedrohlichen Thrombosen assoziiert sein können. APA sollten daher bei allen Kindern mit anders nicht zu erklärenden Thrombosen bestimmt werden.

Literatur

1. Alegre VA, Winkelmann RK (1988) Histopathologic and immunofluorescence study of skin lesions associated with circulating lupus anticoagulant. J Am Acad Dermatol 19:117–124
2. Al-Saeed A, Malia RG, Makris M, Cooper S, Preston FE, Greaves M (1991) The development of antiphospholipid antibodies (APA) in haemophilia is strongly linked to infection with hepatitis C. Thromb Haemostas 65:1257 a
3. Amer L, Kisiel W, Searles RP, Williams RC (1990) Impairment of the protein C anticoagulant pathway in a patient with systemic lupus erythematosus, anticardiolipin antibodies and thrombosis. Thromb Res 57:247–258
4. Asherson RA (1988) A "primary" antiphospholipid syndrome. J Rheumatol 15:1742–1746
5. Bernstein ML, Salusinsky-Sternbach M, Bellefleur M, Esseltine DW (1984) Thrombotic and hemorrhagic complications in children with the lupus anticoagulant. Am J Dis Child 138:1132–1135
6. Cameron J St, Frampton G (1990) The "antiphospholipid syndrome" and the "lupus anticoagulant". Pediatr Nephrol 4:663–678
7. Carreras LO, Vermylen JG (1982) "Lupus" anticoagulant and thrombosis: possible role of inhibition of prostacyclin formation. Thromb Haemostas 48:28–40
8. Comp PC, De Bault LE, Esmon NL, Esmon CT (1983) Human thrombomodulin is inhibited by IgG from two patients with nonspecific anticoagulants. Blood 62:299 a
9. Dodd HJ, Sarkany I, O'Shaughnessy D (1985) Widespread cutaneous necrosis associated with the lupus anticoagulant. Clin Exp Dermat 10:581–586
10. Feinstein DI (1985) Lupus anticoagulant, thrombosis, and fetal loss. New Engl J Med 21:1349
11. Frampton G, Perl S, Bennett A, Camerons JS (1986) Platelet associated DNA and anti-DNA antibody in systemic lupus erythematosus with nephritis. Clin Exp Immunol 63:621–628
12. Girault C, Gufflet V, Robert A (1991) The effect of lupus anticoagulant (LA) on clotting assay for plasma protein C (PC) Thromb Haemostas 66:389 (letter)
13. Grob JJ, Bonerandi JJ, Marseille F (1986) Cutaneous manifestations associated with the presence of the lupus anticoagulant. J Amer Acad Dermat 15:211–219
14. Haire WD, Newland JR (1990) Protein C deficiency and anticardiolipin antibodies in a family with premature stroke. Am J Hemat 33:61–63
15. Le Roux G, Wautier MP, Guillevin L, Wautier JL (1986) IgG binding to endothelial cells in systemic lupus erythematosus. Thromb Haemost 56:144–146
16. Madden RM, Gill JC, Marlar RA (1990) Protein C and protein S levels in two patients with acquired purpura fulminans. Br J Haematol 75:112–117

17. Palareti G, Legnani C, Ludovici S, Boggian O, Coccheri S (1991) Prevalence of high levels of antiphospholipid antibodies in other unexplained juvenile venous thromboembolism. Thromb Haemostas 65:452–453
18. Pelkonen P, Simell O, Rast V, Vaarala O (1988) Venous thrombosis associated with lupus anticoagulant and anticardiolipin antibodies. Acta Paediatr Scand 77:767–772
19. Ravelli A, Caporali R, Bianchi E, Viola S, Solm M, Montecucco C, Martini A (1990) Anticardiolipin syndrome in childhood: a report of two cases. Clin Exp Rheumat 8:95–98
20. Schwarz HP, Schramm W, Dreyfus M (1990) Monoclonal antibody purified protein C concentrate: initial clinical experience. In: Bruley DF, Drohan W (eds.): Protein C and related anticoagulants. Houston: Gulf Publishing, pp 83–88.
21. St. Clair W, Jones BM, Rogers JS, Crouch M, Hrabovsky E (1981) Deep venous thrombosis and a circulating anticoagulant in systemic lupus erythematosus. Am J Dis Child 135:230–232

Einleitung einer Kumarintherapie unter Substitution mit Protein C-Konzentrat bei einem ungewöhnlichen Fall von Protein C-Mangel

B. Kemkes-Matthes (Gießen)

Zusammenfassung

In der Einleitungsphase einer Kumarintherapie kommt es beim hereditären Protein C-Mangel gehäuft zum Auftreten von Kumarinnekrosen, welche sich im Bereich der Haut und des Unterhautfettgewebes ereignen. Wir berichten über eine 46jährige Patientin mit Protein C-Mangel Typ I, bei der es nach einer Mesenterialvenenthrombose in der Einleitungsphase einer Kumarintherapie zum Auftreten bilateraler Infarkte der A. cerebri posterior sowie eines linksseitigen Kleinhirninfarktes kam. Die initiale Kumarindosis hatte in 6 Tbl. Marcumar® (18 mg Phenprocoumon) bestanden. Im weiteren Verlauf kam es unter Therapie mit HMW-Heparinen zu einem akuten arteriellen Verschluß der A. subclavia links. Nach lokaler Fibrinolysetherapie entschlossen wir uns, die Patientin erneut auf Kumarinderivate, diesmal jedoch unter Substitution mit einem Protein C-Konzentrat einzustellen. Die Patientin erhielt am ersten Therapietag 1000 und an den folgenden 500 IE Protein C-Konzentrat i. v. Hierunter gelang eine komplikationslose Einstellung der Patientin auf Sintrom® mit einer Dosierung von 4 bzw. 2 mg pro Tag. Die Patientin ist seitdem beschwerdefrei und hat keine weiteren tromboembolischen Komplikationen erlitten.

Einleitung

Protein C ist ein Vitamin K-abhängiges Protein, welches in der Leber synthetisiert wird, jedoch im Gegensatz zu den prokoagulatorisch aktiven Vitamin K-abhängigen Gerinnungsfaktoren gerinnungsinhibierende und profibrinolytische Eigenschaften besitzt: Protein C hemmt die aktivierten Faktoren V und VIII und steigert die Fibrinolyse durch Hemmung des Plasminogenaktivatorinhibitor (PAI) [3, 4, 6, 7, 8, 15, 20, 21]. Patienten mit hereditärem heterocygotem Protein C-Mangel haben ein erhöhtes Risiko, thromboembolische Erkrankungen zu erleiden [10, 12, 16, 17], des weiteren gilt der Protein C-Mangel als Risikofaktor für das Auftreten von Kumarinnekrosen [1, 2, 5, 9, 11, 13, 14, 18]. Unter Kumarinnekrosen versteht man Nekrosen der Haut und des Unterhautfettgewebes, welche sich typischerweise während der Einleitungsphase einer Kumarintherapie ereignen. Protein C hat mit 8 h eine erheblich kürzere Halbwertzeit als die meisten prokoagulatorisch aktiven Gerinnungsfaktoren (24 bis 48 h) und fällt

G. Landbeck, I. Scharrer, W. Schramm (Hrsg.)
22. Hämophilie-Symposion Hamburg 1991

somit in der Einleitungsphase einer Kumarintherapie schneller ab als diese. Der hieraus resultierende thrombophile Status kann zu Thrombosen kleiner Hautgefäße führen, welche letztendlich Ursache für das Auftreten der Nekrosen sind. Warum Kumarinnekrosen bisher nur im Bereich der Haut und nicht im Bereich anderer Organe beobachtet wurden, ist nicht geklärt.

In der vorliegenden Arbeit beschreiben wir die Krankengeschichte einer Patientin mit Protein C-Mangel Typ I, bei der es in der Einleitungsphase einer Kumarintherapie zu schweren cerebralen ischämischen Insulten kam. Im weiteren Verlauf konnte eine Kumarintherapie erfolgreich unter Schutz mit einem Protein C-Konzentrat (Immuno) eingeleitet werden.

Fallbeschreibung

Anamnese

Weibliche Patientin, geboren 1944, bis auf die üblichen Kinderkrankheiten keine wesentlichen Vorerkrankungen. 1979 kam es spontan zum Auftreten einer tiefen Bein-Beckenvenenthrombose links. Als Risikofaktoren wurden die Einnahme oraler Contraceptiva sowie Nikotinabusus angesehen. Eine anschließende, $1^1\!/_2$jährige Kumarintherapie verlief ohne Komplikationen. Im Februar 1990 Appendektomie, im Mai 1990 kam es zum Auftreten eines akuten Abdomens. Intraoperativ wurde eine Mesenterialvenenthrombose diagnostiziert und eine Dünndarmteilresektion durchgeführt, anschließend wurde die Patientin mit 35 000 bis 45 000 IE Heparin i. v. täglich behandelt. Am 8. postoperativen Tag wurde unter Heparinschutz eine Kumarintherapie eingeleitet, die Anfangsdosis betrug 18 mg Phenprocoumon. Während der darauffolgenden Nacht wurde die Patientin komatös, im weiteren Verlauf zeigte sich eine Hemiparese rechts, eine Sprachstörung sowie eine Anisokorie. Die Kumarintherapie wurde daraufhin abgebrochen. 14 Tage nach dem Akutereignis konnten bilaterale Infarkte im Stromgebiet der Aa. cerebri posteriores sowie ein Kleinhirninfarkt links diagnostiziert werden. In den folgenden Wochen kam es – mit Ausnahme von Sehstörungen – zur guten Rückbildung der neurologischen Ausfälle und die Patientin wurde mit einer Therapie von 150 mg ASS aus der stationären Behandlung entlassen.

Im August 1990 erfolgte erstmals die Vorstellung der Patientin in unserer Gerinnungsambulanz, wo ein Protein C-Mangel Typ I diagnostiziert werden konnte. Das Protein C-Antigen lag zu diesem Zeitpunkt bei 57 %, die Protein C-Aktivität bei 56 % der Norm.

Im weiteren Verlauf kam es unter Therapie mit 3×7500 IE Calciparin s. c. täglich zu einem Verschluß der A. subclavia links. Dieser konnte – trotz mehrfacher Angioplastie- und lokaler Fibrinolyseversuche nicht optimal rekanalisiert werden. Daraufhin entschlossen wir uns zur erneuten Einleitung einer Kumarintherapie, diesmal unter Substitution von Protein C-Konzentrat.

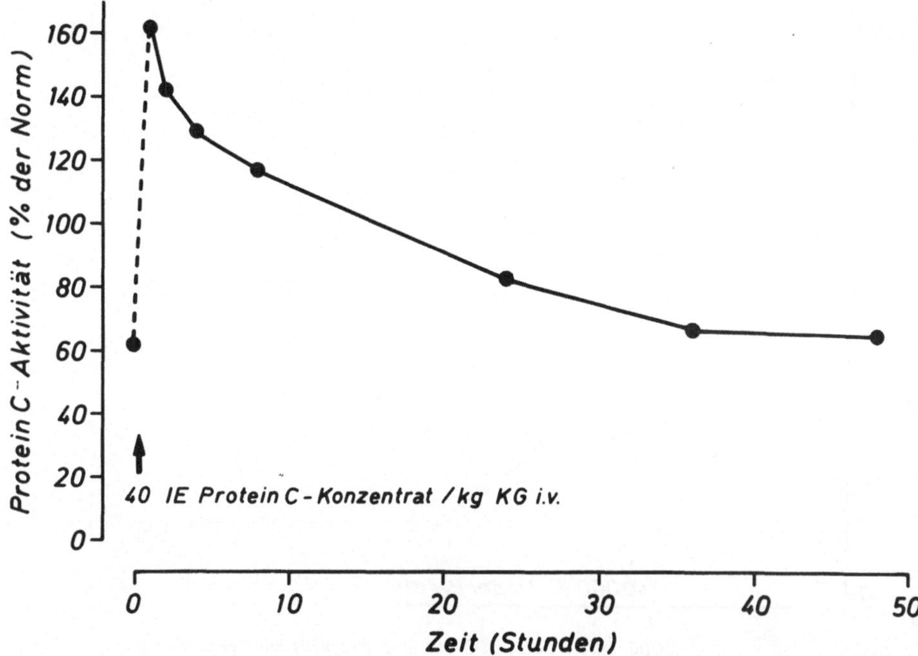

Abb. 1. Zeitlicher Verlauf der Protein C-Aktivität im Patientenplasma nach Substitution mit 40 IE Protein C-Konzentrat pro kg KG bei einer Patientin mit Protein C-Mangel Typ I

Einleitung der Kumarintherapie unter Substitution mit Protein C-Konzentrat

Zunächst wurde, um den zeitlichen Verlauf der Protein C-Aktivität nach Substitution des Konzentrates zu bestimmen, 40 IE Protein C-Konzentrat pro kg KG verabreicht (Abb. 1). Es zeigte sich, daß ca. 36 Stunden nach Infusion die Protein C-Aktivität der Patientin wieder ihren Ausgangswert erreicht hatte. Daraufhin erhielt die Patientin am ersten Tag der Kumarintherapie 1000, an den folgenden Tagen jeweils 500 IE Protein C-Konzentrat i. v. (Abb. 2) – angegeben sind jeweils die „Talwerte" vor der erneuten Substitution. Die Kumarintherapie wurde mit 4 mg Acenocoumarol täglich während der ersten 5 Therapietage eingeleitet, parallel dazu wurde die Heparintherapie mit 40000 IE Heparin/die fortgesetzt. Nach 6 Tagen war der therapeutische Bereich der Kumarintherapie mit einem Quick-Wert (Hepatoquick) von 19 % erreicht, die Protein C-Substitution wurde abgesetzt.

Methoden

Protein C-Antigen: ELISA Protein C-Antigen-Test der Firma Boehringer Mannheim. Angaben in % des Normwertes.

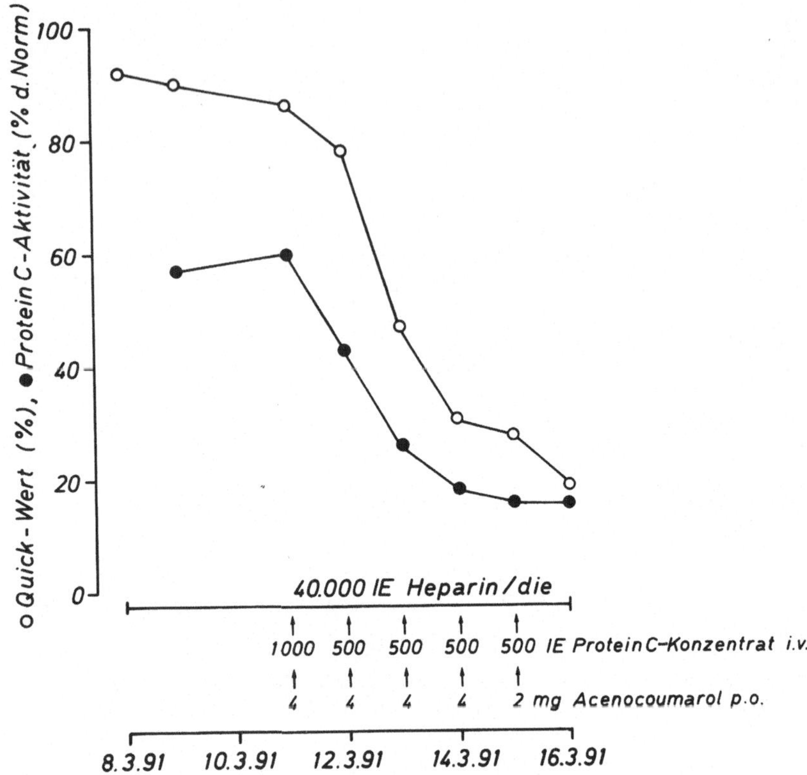

Abb. 2. Verhalten von Quick-Wert und Protein C-Aktivität während der Einleitungsphase einer Kumarintherapie unter Substitution mit Protein C-Konzentrat

Protein C-Aktivität: PC-Reagent-Test der Firma Boehringer Mannheim. Angaben in % des Normwertes.

Als Kontrollplasma für beide Tests diente der Protein C-Standard der Firma Boehringer Mannheim.

Diskussion

In der vorliegenden Arbeit wurde die Krankengeschichte einer Patientin mit Protein C-Mangel Typ I beschrieben, die in der Einleitungsphase einer Kumarintherapie schwere cerebrale ischämische Insulte erlitt.

Der Protein C-Mangel gilt als Risikofaktor für das Auftreten sog. Kumarinnekrosen, welche während der Einleitungsphase einer Kumarintherapie als Folge einer Thrombosierung kleiner Hautgefäße auftreten und typischerweise in der Haut und dem Unterhautfettgewebe lokalisiert sind. Bei unserer Patientin kam es in der frühen Einleitungsphase einer Kumarintherapie nach sehr hoher Anfangsdosis zu cerebralen ischämischen Insulten. Während Kumarinnekrosen der

Haut beim Protein C-Mangel bekannt sind, wurden ischämische cerebrale Insulte während der Einleitungsphase einer Kumarintherapie beim Protein C-Mangel bisher nicht beschrieben. Wir schließen aus dem vorliegenden Fall, daß eine Kumarintherapie bei Patienten mit thromboebolischen Komplikationen möglichst erst nach Bestimmung von Protein C (und Protein S?) begonnen werden sollte. Falls eine Protein C-Bestimmung nicht möglich ist, sollte die Einleitung der Kumarintherapie niedrig dosiert erfolgen. Bei Patienten mit Protein C-Mangel und schweren thromboembolischen Komplikationen ist eine Substitutionstherapie mit Protein C-Konzentrat während der Einleitungsphase der Kumarintherapie sinnvoll.

Literatur

1. Broekmans AW, Bertina RM, Loeliger EA, Hofmann V (letter to the editor) (1983) Protein C and the Development of Skin Necrosis During Anticoagulant Therapy. Thromb Haemostas 49 (3):244
2. Brunner W, Kuhn M, Hartmann G (1985) Die Cumarin-Nekrose. Schweiz. Rundschau Med (PRAXIS) 74, Nr. 7:141–143
3. Comp PC (1984) Animal Studies of Protein C Physiology. Sem in Thromb and Hemostas, Vol. 10, No. 2:149–153
4. Comp PC, Nixon RR, Esmon CT (1984) Determination of Functional Levels of Protein C, an Antithrombotic Protein, Using Thrombin-Thrombomodulin Complex. Blood, Vol. 63, No. 1:15–21
5. Comp PC, Elrod JP, Karzenski S (1990) Warfarin-induced skin necrosis. Sem Thromb Hemostas, Vol. 16, No. 4:293–298
6. Esmon CT (1983) Protein C: Biochemistry, Physiology, and Clinical Implications. Blood, Vol. 62, No. 6:1155–1158
7. Esmon CT, Esmon NL (1984) Protein C Activation. Sem in Thromb and Hemostas, Vol. 10, No. 2:122–130
8. Esmon NL, Owen WG, Esmon CT (1982) Isolation of a Membranebound Cofactor for Thrombin-catalyzed Activation of Protein C. The J of Biological Chem, Vol. 257, No. 2:859–864
9. McGehee WG, Klotz TA, Epstein DJ, Rapaport SI (1984) Coumarin Necrosis Associated with Hereditary Protein C Deficiency. Ann of Int Med, Vol. 100, No. 1:59–60
10. Griffin JH (1984) Clinical Studies of Protein C. Sem in Thromb and Hemostas, Vol. 10, No. 2:162–166
11. Hofmann V, Frick PG (1982) Repeated Occurrence of Skin Necrosis Thwice Following Coumarin Intake and Subsequently During Decrease of Vitamin K Dependent Coagulation Factors Associated with Cholestasis. Thromb Haemostas 48 (3):245–246
12. Kemkes-Matthes B (1989) Heterozygous protein C deficiency type I. Blut 58:201–206
13. Kemkes-Matthes B, Heinrich D, Dapper F, Lasch HG (1988) Kumarinnekrose bei Protein-C-Mangel. Die Med Welt 39:72–75
14. Lie JT (1988) Recurrent Thromboembolism, Disseminated Intravascular Coagulation, and Coumarin-Induced Skin Necrosis Associated with Protein C Deficiency. Path Res Pract 183:308–313
15. Mammen EF, Thomas WR, Seegers WH (1960) Activation of purified prothrombin to autoprothrombin I or autoprothrombin II (platelet cofactor II) or autoprothrombin II-A. Tromb Diath Haemorrh 5:218
16. Pabinger I (1986) Clinical Relevance of Protein C. Blut 53:63–75
17. Pabinger-Fasching I (1985) Protein C-Mangel. Hämostaseologie 5:16/134–20/138
18. Pabinger I, Karnik R, Lechner K, Slany J, Niessner H (1986) Coumarin Induced Acral Skin Necrosis Associated with Hereditary Protein C Deficiency. Blut 52:365–370

19. Samama M, Horellou MH, Soria J, Conard J, Nicolas G (letter to the editor) (1984) Successful Progressive Anticoagulation in a Severe Protein C Deficiency and Previous Skin Necrosis at the Initiation of Oral Anticoagulant Treatment. Thromb Haemostas 51(1):132–133
20. Seegers WH, Novoa E, Henry RL, Hassouna HI (1976) Relationship of "new" vitamin K-dependent protein C and "old" autoprothrombin II-A. Thromb Res 8:543–552
21. Stenflo J (1984) Structure and Function of Protein C. Sem in Thromb and Hemostas, Vol. 10, No. 2:109–121

Hämophilie-Behandlung der vergangenen 10 Jahre im zweigeteilten Berlin

CH. HEINRICHS, R. SCHWERTFEGER, L. HEMPELMANN, CH. BECK, ST. BUCHMANN
(Berlin)

Wie kaum an einem anderen Ort stehen in dem wiedervereinigten Berlin neben den bekannten wirtschaftspolitischen Prägungen auch die differenten Behandlungsbedingungen dieser speziellen Patientengruppe – der Hämophilen – nebeneinander und bedurften dringend des Abbaus von Niveau-Unterschieden in den Behandlungskonzepten. Die bisherigen Behandlungsstrukturen sind verständlicherweise durch die typisch Berliner Verhältnisse geprägt worden, d.h. West-Berlin mit seinen fast 2,5 Mio Einwohnern als eine völlig isolierte Insel mit fehlendem Umland und Ost-Berlin mit seinen rd. 1,5 Mio Einwohnern als eine Insel zur Versorgung des Umlandes.

In einer sehr beeindruckenden Weise läßt sich dieser Umstellungsprozeß in der Bewältigung der aktuellen Kriterien der Hämosubstitution der Hämophilie darstellen. Die Umstellung erfolgte im II. und III. Quartal 1990 in Anlehnung an den damaligen, nicht bedarfsdeckenden Verbrauch (Abb. 1). Bis zu diesem Zeit-

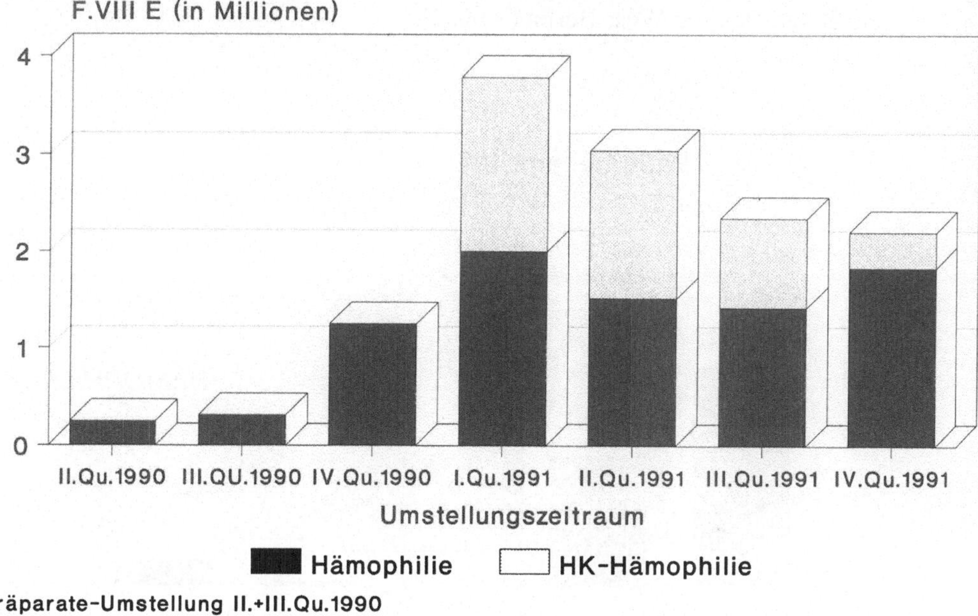

Abb. 1. Faktor VIII-Bedarf

G. Landbeck, I. Scharrer, W. Schramm (Hrsg.)
22. Hämophilie-Symposion Hamburg 1991
© Springer-Verlag Berlin Heidelberg 1992

punkt wurde mit den in der ehemaligen DDR verfügbaren Präparaten (Kryopräzipitate aus den eigenen Transfusionsdiensten) behandelt. Die Umstellung erfolgte auf kommerziell hergestellte, virusinaktivierte Plasmakonzentrate, deren Finanzierung ab 1. Januar 1991 auf Landesebene von den jeweiligen Versicherungsträgern, den Krankenkassen und Ersatzkassen, übernommen wurde. Für Patient und behandelnden Arzt bedeutete dieser Umstellungsvorgang gleichermaßen großes Engagement, aber auch eine erhebliche qualitative und quantitative Therapieoptimierung, die einen deutlichen Rückgang der progredient verlaufenden hämophilen Arthropathien erwarten läßt, wie sie bedauerlicherweise noch immer den Hämophilen, besonders im Bereich der ehemaligen DDR, im fortgeschrittenen Lebensalter kennzeichnen.

Die Betreuung der Hämophilie-Patienten erfolgt derzeitig in sieben Behandlungseinrichtungen (3 in West-Berlin und 4 in Ost-Berlin), von denen vier der Pädiatrie zuzuordnen sind. Je ein größeres Behandlungszentrum in Ost- und West-Berlin ist „rund um die Uhr" in der Lage, laboradaptiert großchirurgische Eingriffe und die Behandlung der Hemmkörperhämophilie durchzuführen.

Nach aktueller Erfassung werden gegenwärtig in Berlin 188 Patienten mit Hämophilie behandelt, davon mit Typ A 163 Patienten und mit Typ B 25 Patienten. Unter diesen Patienten sind drei Patienten mit einer Hemmkörperhämophilie, von denen bereits bei zwei Patienten die hochdosige Hemmkörpereliminierung eines hochtitrigen Inhibitors erfolgreich durchgeführt wurde. Wie aus nebenstehender Graphik ersichtlich ist, liegt die Prävalenzrate der Hämophilie aller Schweregrade für Ost-Berlin deutlich höher als für West-Berlin. Bezogen allein auf die schwere Hämophilie A beträgt die Prävalenzrate gegenwärtig fast das 3fache der von West-Berlin (Abb. 2).

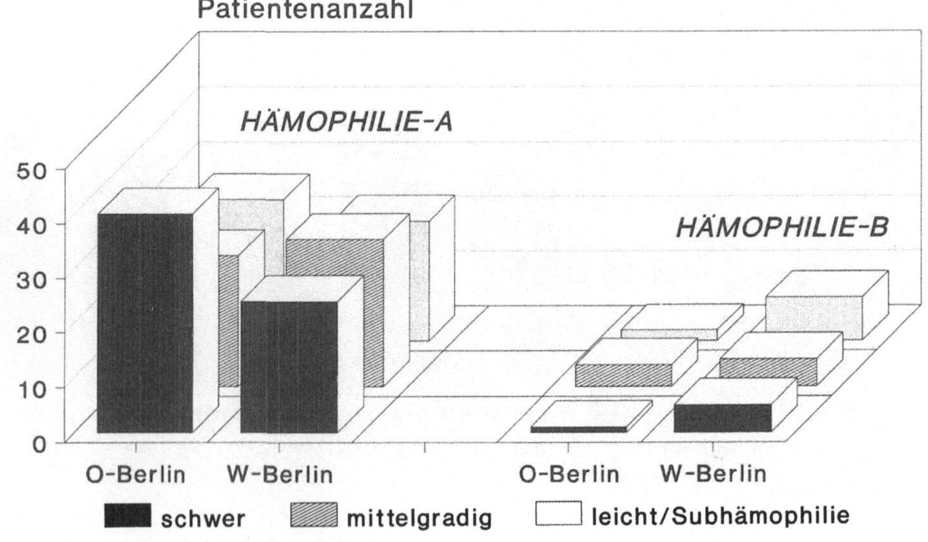

Abb. 2. Schweregrade der Hämophilie

Derzeit werden in Berlin 64 Patienten mit schwerer Hämophilie A (Ost-Berlin: 40 Patienten; West-Berlin 24 Patienten) und 6 Patienten mit schwerer Hämophilie B (West-Berlin: 5 Patienten; Ost-Berlin: 1 Patient) behandelt.

Das Durchschnittsalter aller Berliner Hämophilie-Patienten beträgt 28 ($\pm$15) Jahre (West-Berlin: 26$\pm$15 Jahre; Ost-Berlin: 30$\pm$15 Jahre).

Die Altersverteilung läßt ein unterschiedliches Verhalten in beiden Teilen der Stadt erkennen: Während sich in Ost-Berlin im 2.–4. Dezennium die stärksten und nahezu gleichgroßen Patientengruppen befinden, zeigt sich in West-Berlin die stärkste Patientengruppe isoliert im 3. Dezennium bei deutlicher Verminderung der Betroffenen im 2. und 4. Dezennium (Abb. 3 und 4).

Die auffällige Alterstruktur in West-Berlin dürfte u. a. vorrangig durch die Anzahl der bereits verstorbenen HIV-erkrankten Patienten bedingt sein. So weist z. B. die derzeitig größte Patientengruppe der 21–30jährigen 36 Hämophilie-Patienten aus, die aber gleichzeitig den größten Anteil HIV-positiver Patienten (15 Patienten) aufweist. In der sich anschließenden Gruppe der 31–40jährigen sind von den nur noch 7 Patienten sogar 4 HIV-positive Patienten erfaßt worden.

Wird in dieser Altersverteilung gleichzeitig der Schweregrad der Hämophilie berücksichtigt, wird dieses Phänomen noch deutlicher: In den Gruppen der 31–40- und 51–60jährigen Patienten mit schwerer Hämophilie A gibt es derzeit in West-Berlin nicht einen Patienten (Abb. 5).

Eine Erklärung dieses Befundes ist u. a. durch die Anzahl HIV-Verstorbener zu erbringen, deren Durchschnittsalter mit 37 Jahren ermittelt wurde.

Die Gesamtzahl HIV-infizierter Hämophilie-Patienten von derzeitig 26 (= 14 %) ist hingegen in Berlin relativ niedrig geblieben. Bezogen auf die Anzahl Hämophiler im Westteil der Stadt erhöht sich der prozentuale Anteil HIV-Infizierter allerdings auf 29 %.

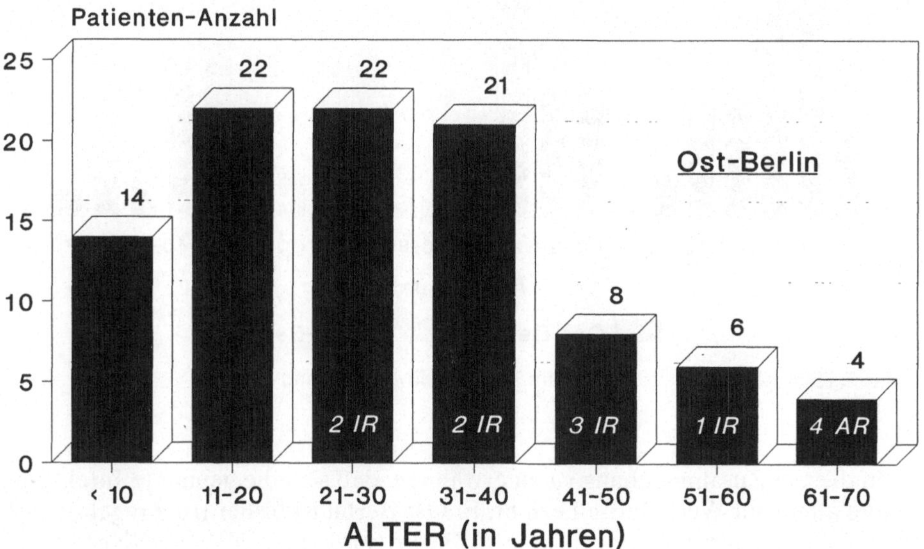

Abb. 3. Altersstruktur betreuter Hämophilie-Patienten

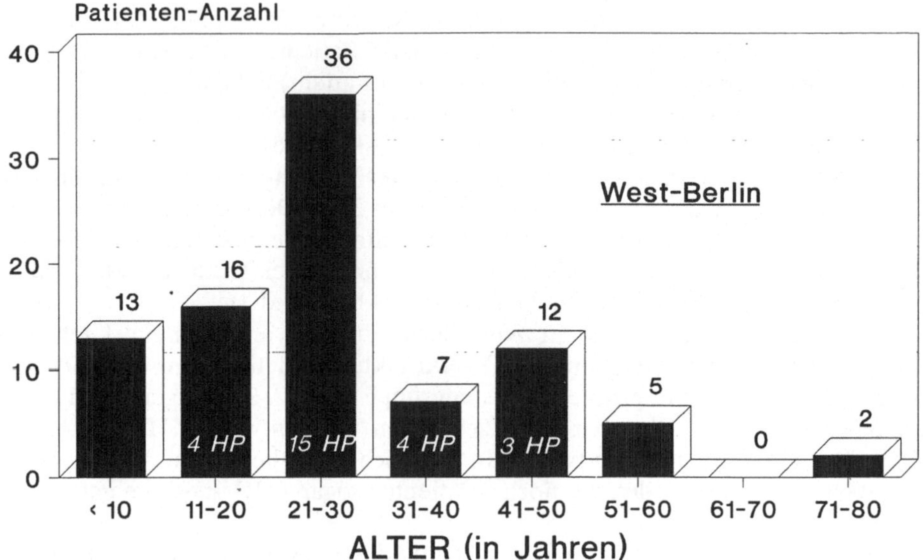

Abb. 4. Altersstruktur betreuter Hämophilie-Patienten

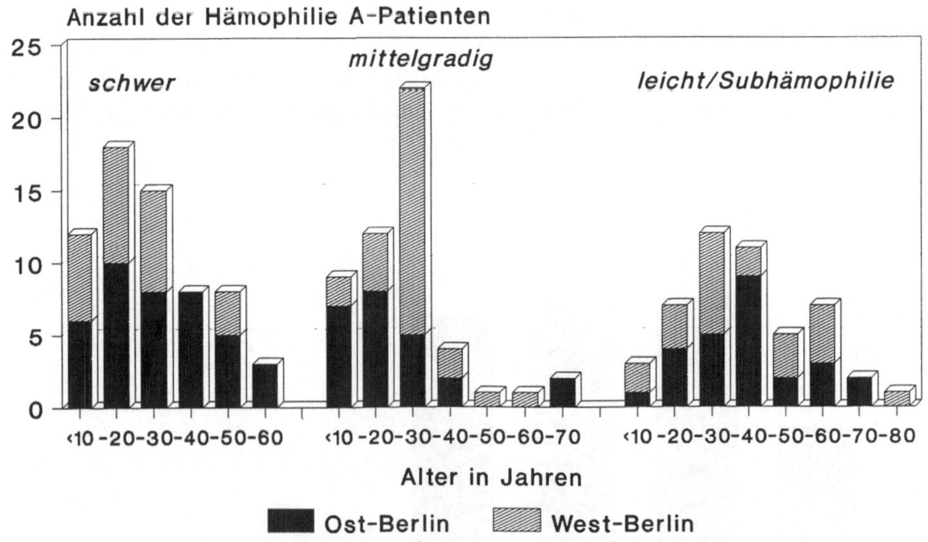

Abb. 5. Hämophilie A-Patienten/Berlin 1991 – Schweregrad und Alter

In diesem Zusammenhang ist zu erwähnen, daß sich die genannte Infektions-quote allein auf West-Berlin bezieht. In Ost-Berlin ist bisher trotz regelmäßiger Kontrolluntersuchungen noch kein in Berlin ansässiger, HIV-positiver Hämo-philie-Patient erfaßt worden.

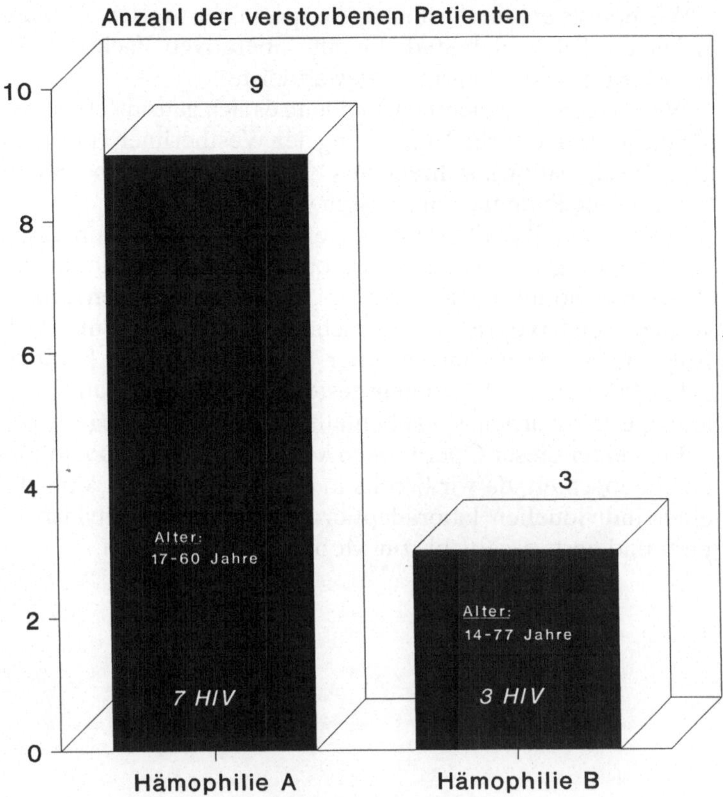

Abb. 6. Hämophilie-Todesfälle. West-Berlin 1985–1991

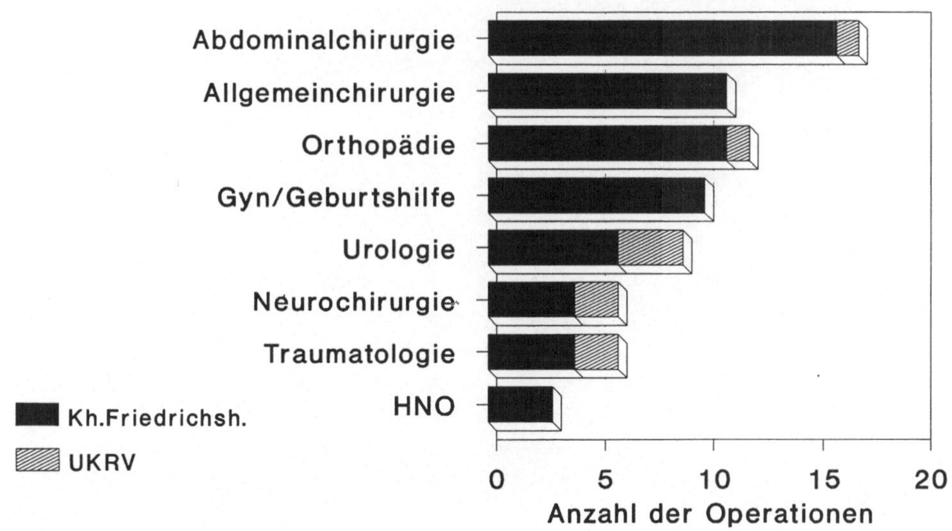

Abb. 7. Spezialchirurgische Behandlung der Hämophilie in Berlin 1980–1991

Wie bereits erwähnt, ist auch die spezialchirurgische Behandlungsmöglichkeit in beiden Teilen der Stadt für alle operativen Fachbereiche – einschließlich großchirurgischer Eingriffe – gewährleistet.

Wie aus Abb. 7 ersichtlich, handelte es sich ganz offenbar im Westteil der Stadt um die ausschließliche Versorgung der Westberliner Hämophilie-Patienten (isolierte Inselposition), während im Ostteil der Stadt auch aus anderen Landesteilen überwiesene Patienten chirurgisch versorgt wurden.

Die im Ostteil der Stadt durchgeführten Operationen, insbesondere großchirurgische Eingriffe wie z.B. osteoplastische Operationen bei Sanierung eines Riesenpseudotumors des Os ileum, ließen sich mit den anfänglich ausschließlich verfügbaren Kryopräzipitaten nicht optimal führen. Für derartig große, planbare Eingriffe wurde ergänzend über Sonderantrag ein kommerziell hergestelltes „HS"-Präparat zur Verfügung gestellt. Patienten, die auf diese Weise substituiert und operiert wurden, sind ebenfalls bis heute HIV-negativ geblieben.

Bei keiner dieser Operationen konnten wir thromboembolische Komplikationen beobachten, da wir bereits in der präoperativen Vorsubstitutionsphase mit einer individuellen laboradaptierten Heparin-Prophylaxe beginnen und diese peri- und postoperativ bis zur Mobilisation fortsetzen.

Geschlechtsverhältnis der Mutationsraten bei der Hämophilie A und dessen Bedeutung für die Konduktorinnendiagnostik

J. OLDENBURG, R. SCHWAAB, P. HAKENBERG, U. HAMMERSTEIN, H.-H. BRACKMANN, K. OLEK (Bonn)

Die Überträgerdiagnostik bei der Hämophilie A wird in Familien mit isoliert auftretender Hämophilie A ganz entscheidend vom Geschlechtsverhältnis der Mutationsraten beeinflußt. Wenn Mutationen überwiegend in männlichen Keimzellen auftreten, wird es wahrscheinlich, daß in der Familie eines isolierten Hämophilie A-Falls die Mutter Überträgerin ist, da die Neumutation bei einem ihrer männlichen Vorfahren stattfand. Wenn aber Neumutationen überwiegend in weiblichen Keimzellen auftreten, so kann diese sehr wohl bei der Mutter stattgefunden haben, welche dann keine Überträgerin wäre.

Bis heute wurde das Geschlechtsverhältnis der Mutationsraten in vielen Arbeiten untersucht und wird nach wie vor kontrovers diskutiert. Während einige Arbeitsgruppen eine höhere Mutationsrate in männlichen als in weiblichen Keimzellen beschrieben [1–5], stellten andere Arbeitsgruppen keinen Unterschied fest [6–7]. In der vorliegenden Arbeit wurde mittels der Ergebnisse der Konduktorinnendiagnostik von 105 Hämophilie A-Familien unter Berücksichtigung aller verfügbarer Informationen aus Stammbaum-, RFLP-Analyse und gerinnungsphysiologischen Daten das Geschlechtsverhältnis der Mutationsrate untersucht. Die Methoden der Konduktorinnendiagnostik haben wir im Rahmen früherer Hämophilie-Symposien ausführlich dargestellt [8–11].

Für die Untersuchung des Geschlechtsverhältnisses der Mutationsrate wurden drei voneinander völlig verschiedene Methoden angewendet: HALDANES klassische indirekte Methode [12], ROSENDAALS ebenfalls indirekte Methode, die aber im Gegensatz zu HALDANE vom Mutations-Selektions-Gleichgewicht unabhängig ist [3] und eine direkte Methode, die auf dem Verhältnis der De Novo-Mutationen in Drei-Generationen-Familien beruht. Die den Berechnungen zugrunde liegenden Formeln sind in Tabelle 1 in stark verkürzter Form dargestellt. Tabelle 2 zeigt das Mutations-Selektions-Gleichgewicht nach HALDANE [12].

Die Bestimmung des Geschlechtsverhältnisses der Mutationsraten wurde mit den Daten von 105 Familien, bestehend aus 54 Familien (51.4 %) mit isolierter und 51 Familien (48.6 %) mit familiärer Hämophilie A, durchgeführt.

Bei der indirekten Methode stützt sich die Berechnung des Geschlechtsverhältnisses der Mutationsrate vor allem auf den Anteil der Patientenmütter, die als Nicht-Überträgerinnen diagnostiziert worden sind. Bei HALDANE bezieht sich dieser Anteil der Patientenmütter auf alle Hämophilie A-Familien, während er sich bei ROSENDAAL auf Familien mit isolierter Hämophilie A beschränkt.

In Tabelle 3 und Tabelle 4 sind die Überträgerwahrscheinlichkeiten der Mütter von isolierten Hämophilie A-Patienten unter Einbeziehung der Informatio-

G. Landbeck, I. Scharrer, W. Schramm (Hrsg.)
22. Hämophilie-Symposion Hamburg 1991
© Springer-Verlag Berlin Heidelberg 1992

Tabelle 1. Formeln für die Berechnung des Geschlechtsverhältnisses der Mutationsrate der Hämophilie A.
M, MGV, MGVx und MGM: Neumutation bei der Mutter (M) des Hämophilie A-Patienten, dem Großvater mütterlicherseits (MGV) oder MGVx, falls das X-Chromosom des Betroffenen von ihm abstammt, und der Großmutter mütterlicherseits (MGM). Ci = Wahrscheinlichkeit, daß die Mutter eines isolierten Hämophilie A-Patienten Überträgerin ist. f = Fertilität des Hämophilen; v = männliche Mutationsrate; μ = weibliche Mutationsrate; k = Verhältnis der männlichen zur weiblichen Mutationsrate.

1. Indirekte Methode nach HALDANE (1935): $M = \mu/(2\mu+v/1-f)$; für $v = kx\mu$ und
   Auflösung nach k ergibt sich $k = (1-f)/M-2$
2. Indirekte Methode nach ROSENDAAL (1990): $Ci = k+1/k+2$
3. Direkte Methode: a) $MGV/MGM = k$ b) $MGVx/M = k$
   a) und b) sind hergeleitet aus dem Mutations-Selektions-Gleichgewicht nach HALDANE (Tab. 2)

$$MGV = \frac{v}{(2+2f)\mu+2v/(1-f)} \qquad MGM = \frac{\mu}{(2+2f)\mu+2v/(1-f)}$$

$$MGVx = \frac{v}{2\mu+v/(1-f)} \qquad M = \frac{\mu}{2\mu+v/(1-f)}$$

wobei v durch $kx\mu$ ersetzt wurde.

Tabelle 2. Mutations-Selektions-Gleichgewicht nach HALDANE (1935).
μ = weibliche Mutationsrate; v = männliche Mutationsrate; f = Fertilität der Patienten.

	Frequency of	
	Heterozygotes	Affected males
Parent generation	$\dfrac{(2+2f)\mu+2v}{(1-f)}$	$\dfrac{2\mu+v}{(1-f)}$
	1/2 f	1/2
Mutations inherited	$\dfrac{(1+f)\mu+v}{(1-f)} + \dfrac{f(2\mu+v)}{(1-f)}$	$\dfrac{(1+f)\mu+v}{(1-f)}$
Mutations occuring de novo	$\mu+v$	μ
Generation of children	$\dfrac{(2+2f)\mu+2v}{(1-f)}$	$\dfrac{2\mu+v}{(1-f)}$

nen aus Stammbaum, DNA-Analyse und der Gerinnungsparameter, dargestellt. Die Ergebnisse sind getrennt nach 2- und 3-Generationen-Familien aufgeführt, weil sich die direkte Methode ausschließlich auf 3-Generationen-Familien bezieht, während die indirekte Methode sowohl 2- als auch 3-Generationen-Familien mit berücksichtigt.

In 10 der 54 Familien mit isolierter Hämophilie A hat mit einer hohen Wahrscheinlichkeit die Neumutation in einer Zelle der Mutter des Patienten stattgefunden, in 44 der verbleibenden Familien ist die Mutter des Patienten Überträgerin.

Tabelle 3. Überträgerwahrscheinlichkeit der Mutter des Patienten in Zwei-Generationen-Familien mit dem Ursprung der Mutation.
M = Mutter; FGA = früherer Generation als; * Mutation genau charakterisiert.

Familie	ID	Generationen	Überträgerwahrscheinlichkeit der Mutter (M)	Ursprung der Mutation	
1	1	2	99.57	FGA	M
2	17	2	99.99	FGA	M
3	34	2	83.13	FGA	M
4	36	2	89.69	FGA	M
5	37	2	11.68		M
6	38	2	22.54		M
7	42	2	90.63	FGA	M
8	43	2	100.00*	FGA	M
9	44	2	100.00*	FRA	M
10	46	2	97.41	FGA	M
11	50	2	80.45	FGA	M
12	54	2	10.69		M
13	56	2	64.53	FGA	M
14	66	2	97.18	FGA	M
15	71	2	68.75	FGA	M
16	83	2	99.69	FGA	M
17	97	2	97.62	FGA	M
18	99	2	65.99	FGA	M
19	105	2	91.76	FGA	M
20	111	2	99.99	FGA	M
21	112	2	98.26	FGA	M
22	502	2	100.00*	FGA	M
23	503	2	Mosaik*		M
24	504	2	100.00*	FGA	M
25	507	2	100.00*	FGA	M
26	508	2	100.00*	FGA	M
27	509	2	100.00*	FGA	M

Unter Anwendung der vom Mutations-Selektions-Gleichgewicht hergeleiteten Formel nach HALDANE kann für alle Hämophilie A-Familien das Verhältnis (k) der männlichen zur weiblichen Mutationsrate geschätzt werden aus k = (1-f)/M-2 (Tabelle 1). Aufgrund der o. g. Daten (s. a. Tabelle 3 und 4) errechnet sich die Wahrscheinlichkeit (M) einer Mutter eines Hämophilen, keine Überträgerin zu sein, aus M = 10/105 = 0.095. Wird M = 0.095 eingesetzt in k = (1-f)/M-2, so ergibt sich bei einer Fertilität von (f) = 0.3 ein Geschlechtsverhältnis von (k) = 5.37 bzw. bei einer Fertilität von f = 0.5 ein Geschlechtsverhältnis von k = 3.26. Dies bedeutet, daß für die o. a. Fertilitäten die männliche Mutationsrate zwischen 3.26 und 5.37 mal höher ist, als die weibliche Mutationsrate. Die 95%-Vertrauensintervalle reichen für k = 5.37 von 2.16–13.02 und für k = 3.26 von 0.97–8.73.

In früheren epidemiologischen Studien wurde die Fertilität auf 0.24–0.38 geschätzt [1, 13–15]. Eine kürzlich durchgeführte epidemiologische Studie in Ungarn ergab eine Fertilität für die Hämophilie A von 0.3 [16]. Berücksichtigt man weiterhin, daß die Familien, auf die sich diese Studie bezieht, zu 90% aus

Tabelle 4. Überträgerwahrscheinlichkeit der Mutter des Patienten und der Großmutter mütterlicherseits des Patienten in Drei-Generationen-Familien mit dem Ursprung der Mutation und der Herkunft des X-Chromosoms des Patienten.
M = Mutter, MGM = Großmutter mütterlicherseits, MGV = Großvater mütterlicherseits, FGA = frühere Generation als, * = Mutation genau charakterisiert.

Familie	ID	Generationen	Überträgerwahrscheinlichkeit Mutter (M)	Überträgerwahrscheinlichkeit Großmutter (MGM)	Ursprung der Mutation	Herkunft des X-Chr.
28	4	3	99.98	1.20	MGV	MGV
29	6	3	99.99	98.71	FGA MGM	MGM
30	9	3	99.98	99.25	FGA MGM	MGM
31	12	3	0.00*	0.00*	M	MGM
32	16	3	85.95	10.42	MGV	MGV
33	19	3	0.00*	0.00*	M	MGM
34	20	3	74.76	0.16	MGV	MGV
35	24	3	99.52	82.46	FGA MGM	MGM
36	39	3	14.09	3.20	M	MGM
37	40	3	75.74	0.58	MGV	MGV
38	47	3	92.24	83.89	FGA MGM	MGM
39	51	3	70.27	0.00	MGV	MGV
40	52	3	95.67	20.29	MGM	MGM
41	58	3	99.94	0.49	MGV	MGV
42	63	3	99.80	0.67	MGV	MGV
43	64	3	99.91	81.57	FGA MGM	MGM
44	65	3	90.72	2.53	MGV	MGV
45	68	3	99.99	99.71	FGA MGM	MGM
46	75	3	99.90	92.75	FGA MGM	MGM
47	88	3	65.67	31.87	MGV	MGV
48	89	3	5.75	2.74	M	MGM
49	93	3	96.95	90.73	FGA MGM	MGM
50	98	3	99.65	0.40	MGV	MGV
51	102	3	80.42	20.00	MGV	MGV
52	104	3	15.42	0.01	M	MGV
53	505	3	100.00*	0.00	MGV	MGV
54	506	3	0.00*	0.00*	M	MGV

schweren Verlaufsformen bestehen, dürfte die Fertilität im Bereich von 0.3–0.5 liegen.

Bei Anwendung von ROSENDAALS Formel (Tabelle 1), die nur für Familien mit isolierter Hämophilie A gilt, errechnet sich das Verhältnis der männlichen zur weiblichen Mutationsrate aus der Gleichung Ci = (k+1)/(k+2). Die Wahrscheinlichkeit (Mi), daß die Mutter eines isolierten Hämophilie A-Falles keine Überträgerin ist, errechnet sich aus unseren Daten mit Mi = 10/54 = 0.185; damit ist die Wahrscheinlichkeit (Ci), Überträgerin zu sein, Ci = 44/54 = 0.815 (s. a. Tabelle 3 und Tabelle 4). Wird Ci = 0.815 eingesetzt in Ci = (k+1)/(k+2), so ergibt k = 3.4 (95 % Vertrauensintervall: 1.18–8.81).

Die direkte Methode zur Schätzung des Geschlechtsverhältnisses der Mutationsraten bezieht sich ausschließlich auf Familien mit mindestens 3 Generationen. In 33 Familien mit isolierter Hämophilie A und in 6 Familien, in denen die Mutter des Patienten weitere hämophile Söhne hatte, waren die Großeltern

Tabelle 5. Übertragerwahrscheinlichkeit der Mutter des Patienten und der Großmutter mütterlicherseits des Patienten in 6 Drei-Generationen-Familien, in denen die Mutter des Patienten weitere hämophile Söhne hat, mit dem Ursprung der Mutation und der Herkunft des X-Chromosoms des Patienten.
M = Mutter, MGM = Großmutter mütterlicherseits, MGV = Großvater mütterlicherseits, FGA = frühere Generation als.

Familie	ID	Generationen	Übertragerwahrscheinlichkeit Mutter (M)	Übertragerwahrscheinlichkeit Großmutter (MGM)	Ursprung der Mutation	Herkunft des X-Chr.
55	2	3	100.00	0.15	MGV	MGV
56	7	3	100.00	99.70	FGA MGM	MGM
57	23	3	100.00	66.47	FGA MGM	MGM
58	53	3	100.00	91.19	FGA MGM	MGM
59	69	3	100.00	0.01	MGV	MGV
60	82	3	100.00	0.02	MGV	MGV

mütterlicherseits des Patienten verfügbar. 6 dieser Familien konnten nicht bei der Schätzung des Geschlechtsverhältnisses berücksichtigt werden, da außer den RFLP-Daten keine weiteren Informationen über den Übertragerstatus der Großmutter mütterlicherseits verfügbar waren. Insgesamt verblieben 33 Familien für eine ausgedehnte Stammbaumanalyse. Tabelle 4 und 5 zeigen die Wahrscheinlichkeit in diesen Familien, daß eine Neumutation bei der Mutter oder der Großmutter mütterlicherseits des Patienten stattgefunden hat.

In 11 Familien (33,33 %) ist die Großmutter Überträgerin für das betroffene Gen. In 6 der übrigen 22 Familien ist die Mutter des Patienten keine Übertragerin (in drei Familien durch Charakterisierung der Mutation nachgewiesen). In 1 Familie hat die Neumutation wahrscheinlich in einer Zelle der Großmutter mütterlicherseits, in 15 Familien in einer Zelle des Großvaters mütterlicherseits stattgefunden.

Insgesamt hat damit in 22 Familien (66,66 %) eine Neumutation entweder in der Eltern- oder der Großelterngeneration des Patienten stattgefunden.

Das Verhältnis der männlichen zur weiblichen Mutationsrate (k) kann direkt geschätzt werden aus dem Vergleich der Zahl der Neumutationen beim Großvater mütterlicherseits (MGV) und der Zahl der Neumutationen bei der Großmutter mütterlicherseits (MGM) des Patienten (Tabelle 1). Aus den in Tabelle 4 und 5 dargestellten Daten ergibt sich für MGV = 15 und für MGM = 1. Damit errechnet sich k aus k = MGV/MGM = 15/1 = 15. Der Fisher-Test zeigt, daß mit einem Signifikanzniveau von $p = 8.55 \times 10^{-7}$ die männliche Mutationsrate höher als die weibliche ist.

In ähnlicher Weise kann das Geschlechtsverhältnis der Mutationsraten direkt geschätzt werden in den Familien, in denen das X-Chromosom des Patienten vom gesunden Großvater mütterlicherseits (MGV) abstammt. In diesen Familien entspricht der Anteil der Neumutationen beim Großvater mütterlicherseits (MGVx) und der Anteil der Neumutationen bei der Mutter (M) des Patienten dem Verhältnis der männlichen zur weiblichen Mutationsrate (Tabelle 1). Gemäß den in Tabelle 4 und 5 gezeigten Daten ergibt sich für MGVx = 15 und für

$M = 1$, und damit für $k = MGVx/M = 15/1 = 15$. Erneut zeigt der Fisher-Test, daß für $p = 8.55 \times 10^{-7}$ die männliche höher als die weibliche Mutationsrate ist.

Zusammenfassend läßt sich feststellen, daß alle drei Methoden eindeutig eine höhere Mutationsrate in männlichen Keimzellen als in weiblichen Keimzellen zeigen. Daher sollte die höhere Mutationsrate in männlichen Keimzellen nicht mehr in Frage gestellt werden, sondern wegen ihrer Bedeutung für die genetische Beratung bei der Festlegung des a priori Überträgerrisikos für Ratsuchende aus Familien mit isolierter Hämophilie A mit berücksichtigt werden. So sind bei einer 3–5 mal höheren Mutationsrate in männlichen Keimzellen die Mütter von Patienten mit isolierter Hämophilie A ohne weitere Informationen mit 80–85 %iger Wahrscheinlichkeit als Konduktorinnen anzusehen, statt mit 75 % bei gleichen Mutationsraten in männlichen und weiblichen Keimzellen.

Literatur

1. Haldane JBS (1947) The mutation rate of the gene for haemophilia and its segregation ratios in males and females. Ann Eugenet (Lond) 13:262–271
2. Biggs R, Rizza CR (1976) The sporadic case of haemophilia A. Lancet II:431–433
3. Roosendaal FR, Bröcker-Vriends AHJT, Van Houwelingen C, Smit C, Varekamp I, Van Dijck H. Suurmeijer TPBM, Vandenbroucke JP, Briet E (1990) Sex ratio of the mutation frequencies in haemophilia A: Estimation and metaanalysis. Hum Genet 86:139–146
4. Vogel F (1977) A probable sex difference in some mutation rates. Am J Hum Genet 29:312–319
5. Winter RM, Tuddenham EGD, Goldman E, Matthews KB (1983) A maximum likelihood estimate of the sex ratio of mutation rates in haemophilia A. Hum Genet 32:156–159
6. Barrai I, Cann HM, Cavalli-Sforza LL, Barbujani G, Nicola P de (1985) Segregation analysis of hemophilia A and B. Am J Hum Genet 37:680–699
7. Kossower N, Christiansen R, Morton NE (1962) Sporadic cases of hemophilia and the question of a possible sex difference in mutation rates. Am J Hum Genet 14:159–171
8. Schwaab R, Oldenburg J, Higuchi M, Ludwig M, Kochhan L, Horst J, Brackman HH, Egli E, Olek K (1988) Haemophilia A: Carrier detection by DNA analysis. Blut 57:85–90
9. Schwaab R, Oldenburg J, Higuchi M, Olek K, Brackmann H-H (1986) Molekularbiologischer Überträgertest bei der Hämophilie A. Springer Verlag. 17. Hämophilie-Symposium:326–328
10. Ludwig M. Schwaab R, Oldenburg J, Olek K, Brackmann H-H (1989) Konduktorinnen-Diagnostik und molekulare Grundlagen der Hämophilie. Springer Verlag. 20. Hämophilie-Symposium:226–232
11. Oldenburg J, Schwaab R, Hammerstein U, Ludwig M, Olek K, Brackmann HH (1990) Konduktorinnendiagnostik in der Hämophilie A: Eine Strategie zur Einbeziehung gerinnungsphysiologischer Laborwerte als sinnvolle Ergänzung zu den molekulargenetischen Methoden. Springer Verlag. 21. Hämophilie-Symposium:338–343
12. Haldane JBS (1935) The ratio of spontaneous mutation of a human gene. J Genet 31:317–326
13. Ikkala E (1960) Haemophilia: A study of its laboratory, clinical, genetic and social aspects based on known haemophiliacs in Finnland. Scand J Clin Lab Invest (Suppl 46):1–144
14. Stauss HS (1967) The Perpetuation of Hemophilia by Mutation. Pediatrics 39:186–193
15. Vogel F (1955) Vergleichende Betrachtungen über die Mutationsrate der geschlechtsgebundenen rezessiven Hämophilieformen in der Schweiz und in Dänemark. Blut 1:91–109
16. Istvan L, Czeizel A, Kerenyi M, Toth AM, Domby E (1990) Genetic-Epidemiologic Study of Haemophilia A and B in Hungary. Hum Hered 40:29–33

Genomische Diagnostik und Charakterisierung molekularer Defekte bei Hämophilie B

F. H. HERRMANN, W. SCHRÖDER, K. HERRMANN, M. WEHNERT (Greifswald)

Zur Genetik der Hämophilie B

Die X-chromosomal-rezessiv vererbte Hämophilie B ist mit einer Inzidenz von 1:25000 männlichen Lebendgeborenen in etwa 10–15 % aller Gerinnungsstörungen beim Menschen deren Ursache (BROWNLEE, 1989).

Die erkrankten Hemizygoten können durch den Nachweis der biologischen Aktivität bzw. den immunologischen Nachweis des Faktor IX-Proteins problemlos diagnostiziert werden.

Konduktorinnen können mit diesen Methoden, die letztlich auf dem Nachweis des Genprodukts beruhen, nur mit einer Sicherheit von 70–90 % (GIANELLI, 1987) diagnostiziert werden. Für eine effektive genetische Beratung einschließlich pränataler Diagnostik in entsprechenden Risikofamilien ist diese Methode daher nur bedingt aussagefähig.

Struktur des Faktor IX-Gens

Das Faktor IX-Gen wurde auf dem langen Arm des X-Chromosoms in der Region Xq 27.1 lokalisiert (CHANCE et al., 1983; SCHWARTZ et al. 1987) und ist vollständig sequenziert (YOSHITAKE et al., 1985).

Das Strukturgen besteht aus 8 codierenden Regionen (Exons), die ca. 8,3 % des Gesamtgens ausmachen und 7 intervenierenden Regionen (Introns) (Abb. 1). Die 8 Exons variieren in ihrer Größe zwischen 25 bis 1935 bp.

Molekulargenetik bei Hämophilie B

Mit der Isolierung und Charakterisierung des Faktor IX-Gens und der Verfügbarkeit von cDNA-Sonden war es möglich, eine genomische Diagnostik auf der Basis des indirekten Mutationsnachweises mittels Restriktionsfragmentlängenpolymorphismen (RFLP) aufzubauen.

Diese Methode erlaubt die Konduktorinnen- und pränatale Diagnostik mit einer hohen Aussagesicherheit (95 bis 99,9 %). Ihr Einsatz ist jedoch begrenzt da ein Heterozygotennachweis nur möglich ist, wenn der entsprechende Marker informativ ist (GIANELLI, 1987).

G. Landbeck, I. Scharrer, W. Schramm (Hrsg.)
22. Hämophilie-Symposion Hamburg 1991
© Springer-Verlag Berlin Heidelberg 1992

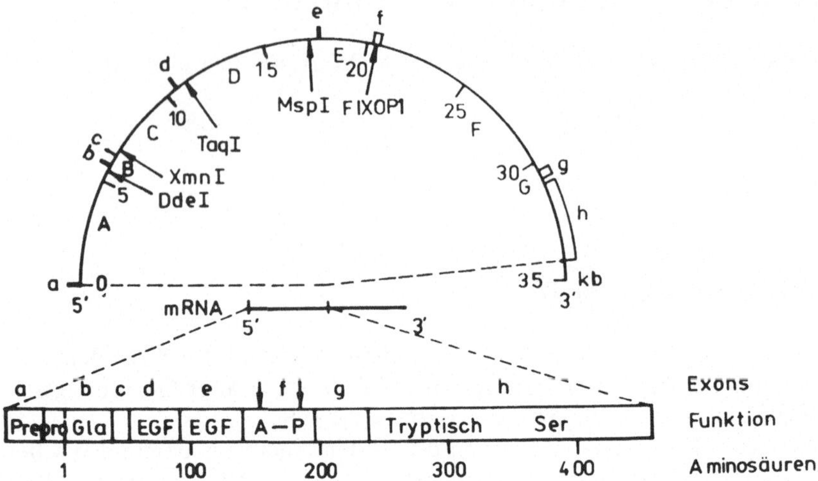

Abb. 1. Organisation und Funktion des Faktor IX-Gens (nach ANSON et al., 1984
Die genomische Struktur des Gens ist im oberen Teil des Halbkreises in 5'→3'-Richtung
dargestellt. Durch die Buchstaben a–h werden die Exons bezeichnet, während A–G die dazwi-
schen liegenden Introns charakterisiert. Intragenische polymorphe Restriktionsorte, die diagnostisch genutzt werden, sind durch Pfeile und Kurzbezeichnungen der entsprechenden Re-
striktionsendonukleasen gekennzeichnet. Die in 5'→3'-Richtung dargestellte mRNA enthält
das translatierte 1,4 kb-5'-Ende und den etwa 1,5 kb umfassenden nichttranslatierten 3'-Be-
reich. Im unteren Teil ist das Faktor IX-Peptid mit seinen Domänen und den zugeordneten
Exonbereichen dargestellt. Die Pfeile symbolisieren die beiden Aktivierungsspaltorte des
Thrombins

Die direkte Erfassung von Genmutationen über die Restriktionsanalyse und
Southern Blotting ist nur möglich, wenn sie zufällig in den für die Restriktionsen-
zyme spezifischen Palindromsequenzen liegen oder zu solchen führen oder wenn
sie große Genveränderungen (Deletionen, Duplikationen) bewirken (GIANELLI
et al., 1983; GITSCHIER et al., 1985)

Ein direkter Nachweis von Mutationen, die zur Hämophilie B führen, ist wesentlich, um die Regionen des Faktor IX-Gens definieren zu können, die essen-
tiell für die Aufrechterhaltung der Struktur und Funktion des Faktor IX-Gens
sind.

Darauf könnte eine Diagnostik aufgebaut werden, die in jedem Fall eine
absolut sichere Aussage ermöglicht.

Zur Zeit erstrecken sich diese Nachweismethoden sowohl auf den Einsatz der
Southern Blotting Technik als auch das Klonieren und Sequenzieren von Genen
bzw. Genbereichen (REES et al., 1985).

Alle diese Methoden sind jedoch entweder zu wenig sensitiv oder zu aufwen-
dig, um ein schnelles und umfassendes Screening aller Hämophilie B Patienten
zu erlauben.

Für den Nachweis und die Charakterisierung von Strukturgenläsionen in unsere Hämophilie B-Patienten haben wir neben der Southern-Analyse die Einzel-

strang-Konformationsanalyse (SSCP) (ORITA et al., 1989) und die direkte Sequenzierung amplifizierter genomischer DNA eingesetzt.

Southern Analyse

In der vorliegenden Studie wurden im Zeitraum von 1986–1991 21 Risikofamilien mit 141 Personen für den indirekten Mutationsnachweis mit zwei intragenen (TaqI, XmnI) und zwei intergenen RFLP (SacI, HhaI) als Segregationsmarker untersucht. Von 49 potentiellen, gerinnungsphysiologisch nicht untersuchten bzw. nicht identifizierten Konduktorinnen für Hämophilie B wurden mittels RFLP-Analyse 20 als Anlageträgerinnen erkannt und 11 konnten ausgeschlossen werden. 18, d.h. 37 % der Untersuchten, waren nicht informativ. Insgesamt konnte 22 Frauen von 31 obligaten bzw. durch RFLP-Analyse erkannten Konduktorinnen eine pränatale Diagnose angeboten werden.

Zur Charakterisierung von Faktor IX-Strukturgenmutationen wurden 89 nicht miteinander verwandte Hämophilie B Patienten aus Argentinien, Österreich, der CSFR, der Schweiz, Ungarn und Deutschland mittels der Southern Analyse und PCR-Technik auf Veränderungen im Southern Muster von mit SacI restringierter DNA ausgewertet. Die Blots wurden mit einem 2,8 kb Fragment der Faktor IX cDNA (cVII) hybridisiert.

In dem Southern Muster der beiden Brüder G-2355 und G-2354 sowie des Patienten G-653 (alle mit mittelschwerer bis schwerer Hämophilie B) fehlt ein Sac I Fragment von 25.6 kb Länge, welches die Exons I–VII enthält und es wird zusätzlich ein kürzeres Fragment von 21.4 kb nachgewiesen (Abb. 2). Hier liegt wahrscheinlich eine Deletion von 4.2 kb vor.

Mittels der PCR-Technik konnte der Nachweis geführt werden, daß alle für das Faktor IX-Protein kodierenden Regionen vorhanden sind, die Deletion also in der großen nichtkodierenden Region von Intron I oder in der nichtkodierenden 5′-Region des Faktor IX-Gens vermutet werden muß.

Für den Patienten G-653 wurde das Exon I zusammen mit verschieden langen Bereichen der nichtkodierenden 5′-Sequenz amplifiziert. Beim Einsatz eines forward primers für die Nukleotide-530 bis -181 ist das erwartete 711 bp lange Amplifikationsprodukt nicht nachweisbar.

Dagegen konnte bei demselben Patienten beim Einsatz eines forward primers der erst beim Nukleotid-240 startet ein 421 bp langes Fragment amplifiziert werden (Abb. 3). Dasselbe Amplifikationsmuster wurde für den Patienten G-2355 erhalten. Danach kann der Bruchpunkt der Southern Analyse gefundenen Deletion zwischen den Nukleotiden -544 und -240 lokalisiert werden.

SSCP

DNA von 16 argentinischen Patienten sowie von 10 Patienten mit definierten Mutationen (GIANELLI et al., 1991) (Tabelle 1) wurden mit der Einzelstrang-Konformationsanalyse untersucht (DOCKHORN-Dworniczak et al., 1991) um Faktor IX Mikroläsionen zu finden.

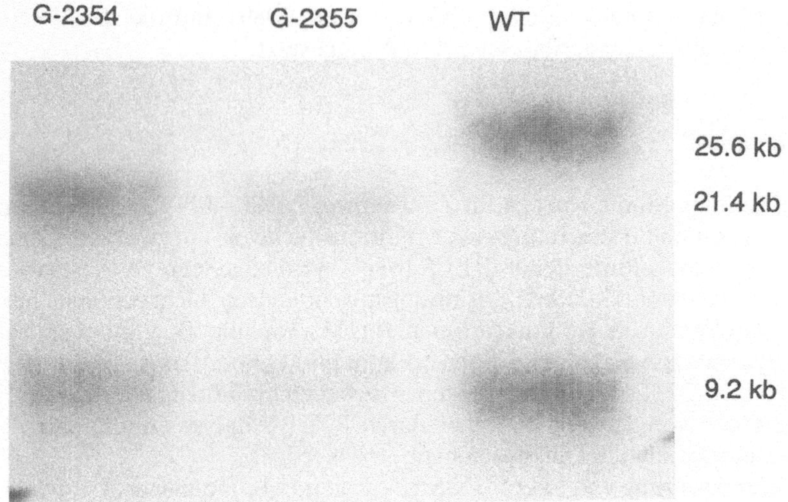

Abb. 2. Southernmuster nach Spaltung von Wildtyp-DNA (WT) und der DNA von G-2355 sowie G-2354 mit SacI und Hybridisierung mit der Faktor IX-cDNA

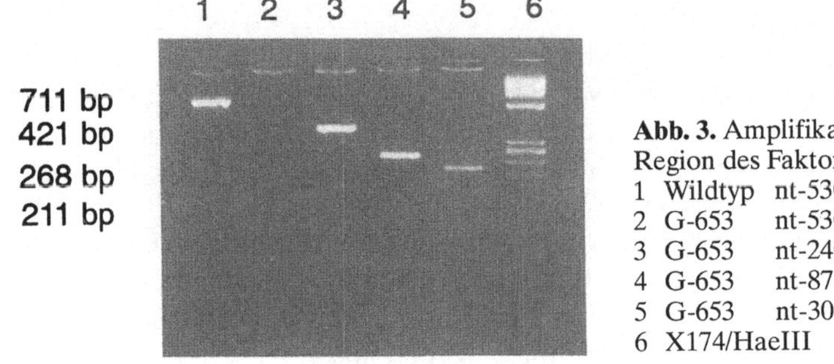

Abb. 3. Amplifikation der 5′-Promotor Region des Faktor IX Gens
1 Wildtyp nt-530–181
2 G-653   nt-530–181
3 G-653   nt-240–181
4 G-653   nt-87–181
5 G-653   nt-30–181
6 X174/HaeIII

In 40 % der bekannten Mutationen konnte für die Exons a, b/c, e und d (entspricht Exons I, II/III, IV und V, Abb. 4) ein aberrantes SSCP-Muster nachgewiesen werden, für 31,2 % der undefinierten Mutationen wurde ein abweichendes Muster in den amplifizierten Sequenzen der Exons b/c, e, f und h (entspricht Exons II/III, V, VI und VIII, Abb. 5) beobachtet.

Direkte Sequenzierung

Um strukturelle Genmutationen des Faktor IX-Gens genau bestimmen zu können, wurden ausgewählte Exonsequenzen von 18 Hämophilie B-Patienten argentinischer, tschechoslowakischer und (ost)deutscher Herkunft sequenziert.

Bisher konnten drei Punktmutationen nachgewiesen werden: eine C→A-Transition am Nukleotid 30981, eine G→T-Transition am Nukleotid 17778 und

Tabelle 1. SSCP-Analyse mit charakterisierten Mikroläsionen und Punktmutationen im Faktor IX-Gen

Exon	PIN	**Mutierte Nukleotide	*Mutation	PCR-Produkt (bp)	Position im PCR-Produkt	SSCP-Nachweis
a	13	13	A>C	711	543	−
				278	98	+
a	17	113	ins AT	278	198	−
b/c	29	6365	G>T	540	121	+
d	116	10458	A>G	263	143	+
				209	117	−
e	136	17759	A>G	313	175	+
f	179	20519	G>A	379	220	−
g	197	30090	G>T	267	128	−
h	219	30855	A>T	710	220	−
h	14	31084-90	7	703	334	−

** − YOSHITAKE et al. 1985
* − GIANELLI et al. 1991

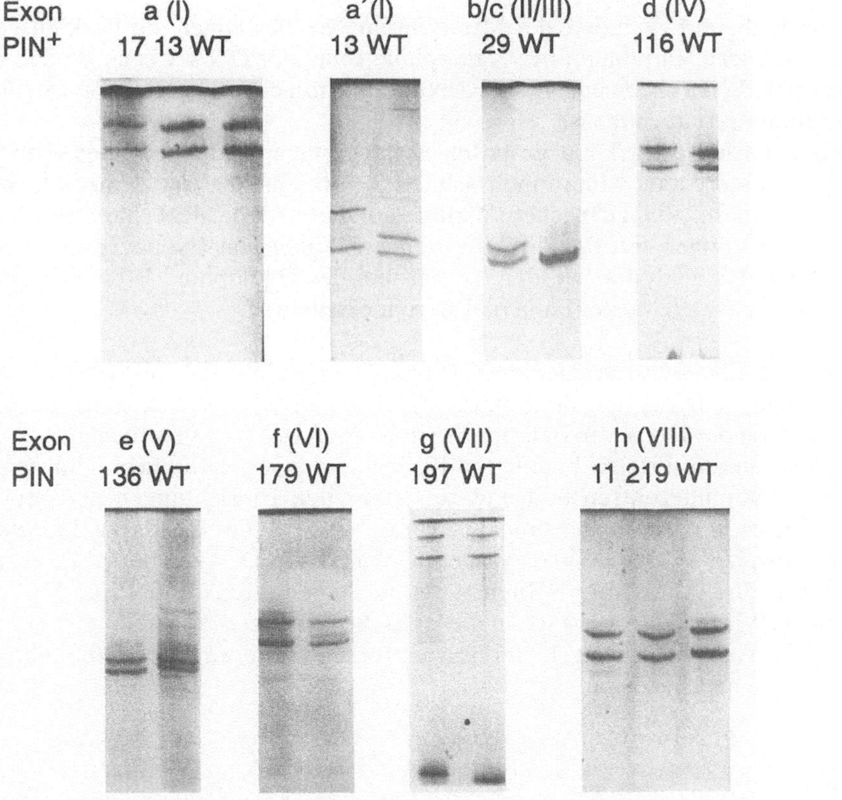

Abb. 4. SSCP-Analyse definierter Mutationen in verschiedenen Exons des Faktor IX-Gens

Exon. b/c (II/III)   e (V)   d (VI)   h (VIII)
No.   2235 WT   2228 WT   2367 WT   2236 WT

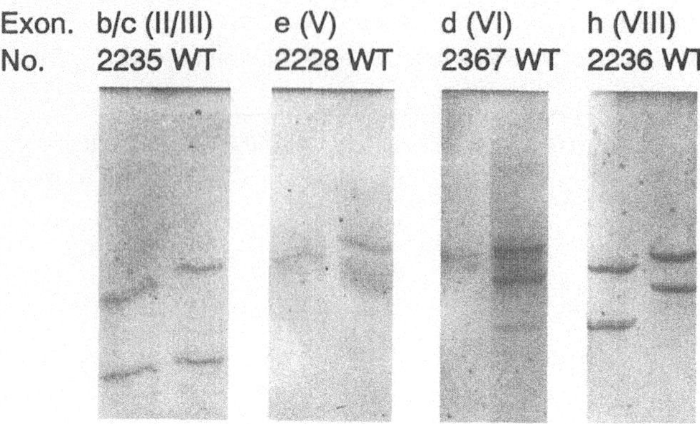

Abb. 5. SSCP-Analyse undefinierter Mutationen in verschiedenen Exons des Faktor IX-Gens

eine Deletion des Nukleotids 31 007, die jeweils zu Veränderungen im Aminosäuremuster des Connecting Peptide bzw. der Katalytischen Domäne führen.

Die vorläufigen Ergebnisse der Mutationsanalyse bestätigen die stark ausgeprägte genetische Variabilität der Hämophilie B auf der DNA-Ebene, so daß in annähernd jeder zu untersuchenden Risikofamilie mit einer unikalen FIX-Strukturgenmutation zu rechnen ist.

Methoden wie die SSCP u. a. gestatten es, mit geringem Aufwand einen großen Anteil der heterogene Mutationen schnell zu erkennen und diagnostisch als direkte Marker nutzbar zu machen. Weitere auf diese Weise nicht charakterisierte Patienten können mit der direkten Sequenzierung von Exonbereichen des Faktor IX-Gens analysiert werden, so daß bei der Hämophilie B eine direkte Diagnostik in etwa 95 % der Fälle realisierbar erscheint.

Danksagung. Die Autoren sind den Kollegen Dr. J. L. MANDEL, Strassbourg, für die großzügige Überlassung der Sonde cVII sowie Dr. M. LUDWIG, Bonn, für die Bereitstellung der DNA von Faktor IX-Mutationen zu Dank verpflichtet.

Allen an diesem Projekt beteiligten Kollegen in den genetischen Beratungsstellen, Hämophiliezentren und anderen klinischen Einrichtungen der neuen Bundesländer sowie Dr. Z. VORLOVA (Prag, CSFR), Dr. K. PETER-SALONEN (Bern, Schweiz), Dr. A. LASZLO (Szeged, Ungarn), Dr. D. A. VASQUEZ (Havanna, Cuba), Dr. A. BLANCO (Buenos Aires, Argentinien) und Prof. Dr. H. VINAZZER (Wien, Österreich) sei an dieser Stelle ganz herzlich gedankt.

Der Fritz Thyssen Stiftung, Köln, sind wir für die Förderung der Studie sehr zu Dank verpflichtet.

Literatur

1. Anson DS, Choo KH, Rees DJG, Gianelli F, Gould K, Huddleston JA, Brownlee GG (1984) The gene structure of human antihaemophilic factor IX. EMBO J 3:1053–1060

2. Brownlee GG (1989) Hämophilia B: a review of patient defects, diagnosis with gene probes and prospects for gene therapie. In: Hoffbrand AV (ed.) Recent Advances in Haematology. Churchill Livinstone, Edinburgh, Vol 5:251–264

3. Chance PF, Dyer KA, Kurachi KA, Yoshitake S, Roper HH, Wieacker P, Gartler SM (1983) Regional localization of the human factor IX gene by molecular hybridization. Hum Genet 65:207–208

4. Dockhorn-Dworniczak B, Dworniczak B, Brömmelkamp L, Büllees J, Horst J, Böcker WW (1991) Non-isotopic detection of single strand conformation polymorphisms (PCR-SSCP): a rapid and sensitive technique in diagnosis of phenylketonuria. Nucleic Acids Research 19:2500

5. Gianelli F (1987) In: Peters H (ed.) Provides of the biological Fluids 35. Pergamon Press. Oxford. UK: pp 29–32

6. Gianelli F, Choo KH, Rees DJG, Boyd Y, Rizza CR, Brownlee GG (1983) Gene deletions in patients with haemophilia B and antifactor IX antibodies. Nature 303:181–182

7. Gianelli F, Green PM, High KA, Sommer S, Lillicrap DP, Ludwig M, Olek K, Reitsma PH, Goosens M, Yoshioka A, Brownlee GG (1991) Haemophilia B: Database of point mutations and short deletions. Second edition. Nucleic Acids Research, 19 Supplement: 2193–2219

8. Gitschier J, Wood WI, Tuddenham, EGD, Shuman MA, Goralka TM, Chen EY, Lawn RM (1985) Detection and sequence of mutations in the factor VIII gene of Haemophiliacs. Nature 315:427–430

9. Orita M, Suzuki Y, Sekiya T, Hayashi K (1989) Rapid and sensitive detection of point mutations and DNA polymorphisms using the polymerase chain reaction. Genomics 5:874–879

10. Rees DJG, Rizza CR, Brownlee GG (1985) Haemophilia B caused by a point mutation in a donor splice junction of the human factor IX gene. Nature 316:613–615

11. Schwartz C, Fitch N, Phelan MC, Richer CL, Stevenson R (1987) Two sisters with a distal deletion at the Xq26/Xq27 interface: DNA studies indicate that the gene locus for factor IX is present. Hum Genet 16:54–57

12. Yoshitake S, Schack BG, Foster DC, Davie EW, Kurachi K (1985) Nucleotide sequence of gene for human factor IX (Antihemophilic factor B). Biochemistry 24:3736–3750

Hämostaseologische Veränderungen bei Kindern mit venösen und arteriellen Thrombosen im Rahmen maligner Systemerkrankungen

U. Nowak-Göttl, V. Hach-Wunderle, D. Schwabe, I. Scharrer (Frankfurt/M.)

Einleitung

Thrombosen im Kindes- und Jugendalter sind ein seltenes Ereignis und treten hauptsächlich in der Neonatalperiode und bei prädisponierenden Grunderkrankungen auf (Corrigan 1985), u. a. auch bei Malignomen und deren Therapie.

Die Verwendung von Zytostatika in der Behandlung von Malignomen kann auch zu thrombotischen und hämorrhagischen Komplikationen führen (Übersicht siehe bei Fellin et al. 1988).

Die akute lymphoblastische Leukämie (ALL) stellt mit einer Inzidenz von 81 % die häufigste aller Leukämien im Kindesalter dar; Ziel der zytostatischen Behandlung ist heute die Heilung auf Dauer. Verwendet werden seit 1948 Zytostatika unterschiedlichster Substanzgruppen, die aktuelle Therapie der ALL erfolgt abgestuft nach besonderen Risikogruppen, d. h. nach Gruppen unterschiedlichen Risikos für ein Rezidiv. In der Bundesrepublik bezieht sich die Therapie vor allem auf Studien der BFM-Gruppe und der CO-ALL-Studie (Bucsky et al 1988, Janca-Schaub et al 1988).

Im folgenden werden hämostaseologische Befunde bei Kindern und Jugendlichen mit thrombotischen Ereignissen bei ALL-Rezidiven vorgestellt, die in unserem Zentrum nach den Rezidivstudienprotokollen der BFM-Studie behandelt wurden. Eine Gegenüberstellung erfolgt zu Patienten, die ebenfalls Thrombosen erlitten, jedoch zum Zeitpunkt des Ereignisses keine Chemotherapie bekamen.

Patientengut und Methodik

Aus einem Gesamtkollektiv von 19 Kindern und Jugendlichen mit Thrombosen im Rahmen vom Malignomen wurden unsere Patienten in 2 Gruppen eingeteilt:

Gruppe A: Kinder mit Thrombosen bei ALL-Rezidiv (N = 9)

Gruppe B: Kinder mit Thrombosen bei Malignomen ohne Chemotherapie (N = 7).

In Gruppe A lag das Alter (Median und Range) bei 15 (10–18), in Gruppe B bei 12 (8–17) Jahren. Die Geschlechtsverteilung in der Patientengruppe mit ALL lag zu Ungunsten des männlichen Geschlechtes: 6:3, in Gruppe B zu Ungunsten des weiblichen Geschlechtes mit 1:6.

Die Einteilung nach ALL-Rezidiven und die dazugehörigen BFM-Protokolle in Gruppe A, die Diagnosen und Therapieformen der Gruppe B werden in Ta-

G. Landbeck, I. Scharrer, W. Schramm (Hrsg.)
22. Hämophilie-Symposion Hamburg 1991
© Springer-Verlag Berlin Heidelberg 1992

Tabelle 1. Gruppencharakterisierung: Thrombosen bei unterschiedlichen Malignomen mit und ohne Chemotherapie

Gruppe A			
ALL	*Anzahl*	*Protokoll*	*Anzahl*
1. Rezidiv	4/9	verschieden	2/9
2. Rezidiv	2/9	ALL-Rez. 83	3/9
3. Rezidiv	2/9	ALL-Rez. 85	3/9
4. Rezidiv	1/9	ALL-Rez. 87	1/9

Gruppe B		
Diagnose	*Anzahl*	*Therapie*
Astrozytom	4/7	keine
CML	1/7	Interferon
Neuroblastom	1/7	mIBG
Lebercellcarzinom	1/7	keine

Tabelle 2. Thromboselokalisation bei Kindern und Jugendlichen mit ALL-Rezidiven und Malignomen ohne Chemotherapie

Lokalisation	*Anzahl*
Apoplex	8/19
tiefe Beinvenen	7/19
Beckenvenen	2/19
Armvene	1/19
Lungenembolie	1/19

belle 1 dargestellt. Die verschiedenen Thromboselokalisationen, die in beiden Gruppen etwa gleich verteilt waren gehen aus Tabelle 2 hervor. In dieser Tabelle sind drei weitere Patienten aus dem Gesamtkollektiv enthalten (maligner Keimzelltumor des Hodens, Rhabdomyosarkom, Synoviales Sarkom), die auf Grund einer anderen zytostatischen Therapie nicht in Gruppe A mitangeführt sind.

Alle Patienten in Gruppe A haben das thrombotische Ereignis 3–6 Wochen nach dem Therapiebeginn mit L-Asparaginase (E-coli n=5, E-winia n=4) bekommen, in alle Rezidivprotokollen wurde zusätzlich Prednison zu unterschiedlichen Zeitpunkten verabreicht. 1 Patient mit ALL-Rezidiv erlitt eine tiefe Bein- und Beckenvenenthrombose während der Erhaltungstherapie mit MTX und 6 MP.

In Gruppe B wurde kein zeitlicher Zusammenhang mit der durchgeführten Therapie beobachtet.

Methoden

Die Blutentnahmen zur gerinnungsphysiologischen Untersuchung wurden unmittelbar nach klinischer Diagnosestellung des thrombotischen Ereignisses durchgeführt: 2–3 x 3 ml Natriumcitratblut (Fertigspritzen/Sarstedt) auf Eis; spätestens $^1\!/_2$ h nach Abnahme wurde das Citratblut bei 4 Grad für 20 Minuten auf 2400 g abzentrifugiert und bei –80·Grad eingefroren. Die Analysen wurden spätestens 4 Wochen nach Blutentnahme durchgeführt.

Routinemäßig wurden neben den Globaltesten TPZ, PTT, TZ folgende Parameter der Gerinnung und Fibrinolyse bestimmt: Thrombozytenzahl ($x10^3/mm^3$) im EDTA-Blut im Ultra Flo Clay Adams (Becton Dickinson & Co). Von Willebrand-Faktor (%) nach der Laurell-Elektrophorese. Fibrinogen (mg/dl) nach CLAUSS. Die Antithrombin III-Bestimmung (%) wurde mit der Mehrpunktemessung mit chromogenem Substrat (Boehringer/Mannheim) durchgeführt. Protein C-Antigen (%) mittels ELISA der Firma Boehringer/Mannheim. Plasminogen (%) wurde mittels Endpunktbestimmung mit chromogenem Substrat S 2251 der Firma Kabi bestimmt. Die Plasminbildungskinetik mit Urokinase und Streptokinase wurde nach einer Methode von WOHL et al. durchgeführt. Die Analyse von Alpha-2-Antiplasmin (%) wurde mittels Mehrpunktemessung mit chromogenem Substrat der Firma Boehringer durchgeführt. Alpha-2-Makroglobulin, C1-Inaktivator und Alpha-1 Antitrypsin (alles mg/dl) wurden mit der radialen Immundiffusion mit Norpartigenplatten der Behringwerke bestimmt. Für die Bestimmung von Alpha-1-Antichymotrypsin (mg/dl) wurden Partigenplatten der Behringwerke verwendet (Methoden siehe Übersicht: HACH-WUNDERLE 1990).

Für die statistische Auswertung wurden neben den Einzelwerten der Median nach SACHS 1983 berechnet.

Ergebnisse

Prospektive Ergebnisse

Bei unseren Kindern und Jugendlichen mit Malignomen werden regelmäßig hämostaseologische Parameter untersucht, so daß wir einige Parameter prospektiv vorweisen können: Für die PTT liegen die Werte unmittelbar vor dem thrombotischen Ereignis bei nur 4 Patienten im pädiatrischen Normalbereich, 2 mal finden wir eine Verlängerung, 10 mal eine Verkürzung.

Für die TPZ zeigen 14 Patienten Normalwerte, eine verlängerte Gerinnungszeit wurde bei 2 Patienten gefunden.

Fibrinogen zeigte bei 5 Kindern und Jugendlichen normale Werte, hingegen wurde eine deutliche Erhöhung bei 11 Patienten beobachtet.

Für die Antithrombin III-Aktivität wurden bei 10 Patienten vor den thrombotischen Ereignissen deutlich erniedrigte Werte gefunden, 6 Kinder zeigten normale Werte.

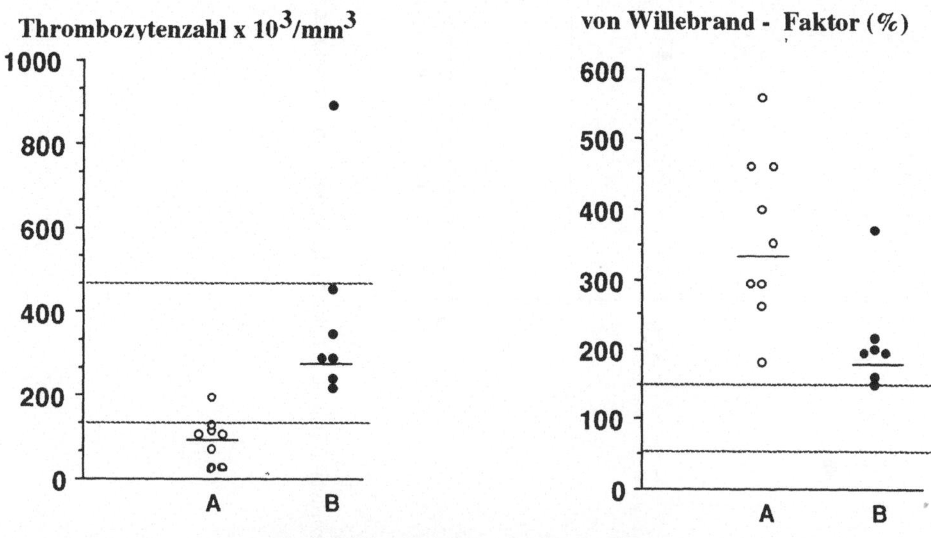

Abb. 1. Thrombozytenzahl und von Willebrand Syndrom bei Kindern und Jugendlichen mit ALL-Rezidiven (Gruppe A) und Malignomen ohne Chemotherapie (Gruppe B) – Akutphase gesicherter Thrombosen

Ergebnisse nach der Thrombose (Akutphase)

Thrombozytenzahl und von Willebrand-Faktor bei Kindern und Jugendlichen mit ALL-Rezidiven und anderen Malignomen sind als Einzelwerte und als Median aus Abbildung 1 ersichtlich. Zwischen den gestrichelten Linien befindet sich der altersentsprechende pädiatrische Referenzbereich (NOWAK-GÖTTL und KREUZ 1991).

Abbildung 2 zeigt analog das Verhalten von Fibrinogen, der Antithrombin III-Aktivität und von Protein C-Antigen in der Akutphase des thrombotischen Ereignisses in beiden Patientengruppen.

Die Parameter des fibrinolytischen Systems zeigt Abbildung 3: Plasminogen sowie die beiden wichtigsten Fibrinolyseinhibitoren Alpha-2-Antiplasmin und Alpha-2 Makroglobulin.

Abbildung 4 zeigt das Verhalten der unspezifischen Esterase-Inhibitoren C1-Inaktivator, Alpha-1-Antitrypsin und Alpha-1-Antichymotrypsin in der Akutphase des thrombotischen Ereignisses.

Zusammenfassend werden folgende hämostaseologischen Veränderungen bei Patienten mit Thrombosen und ALL-Rezidiv in der Akutphase des thromboti-schen Ereignisses gefunden: erhöhte Werte für den von Willebrand-Faktor, für Fibrinogen und die Esterase-Inhibitoren mit Ausnahme des C1-Inaktivators. Erniedrigte Werte wurden gefunden für die Thrombozytenzahl, für Antithrom-bin III, Protein C, die Plasminbildungskinetik und Alpha-2-Makroglobulin.

Kinder und Jugendliche mit Malignomen ohne zusätzliche Chemotherapie zeigen ebenfalls erhöhte Werte für den von Willebrand-Faktor, für Fibrinogen

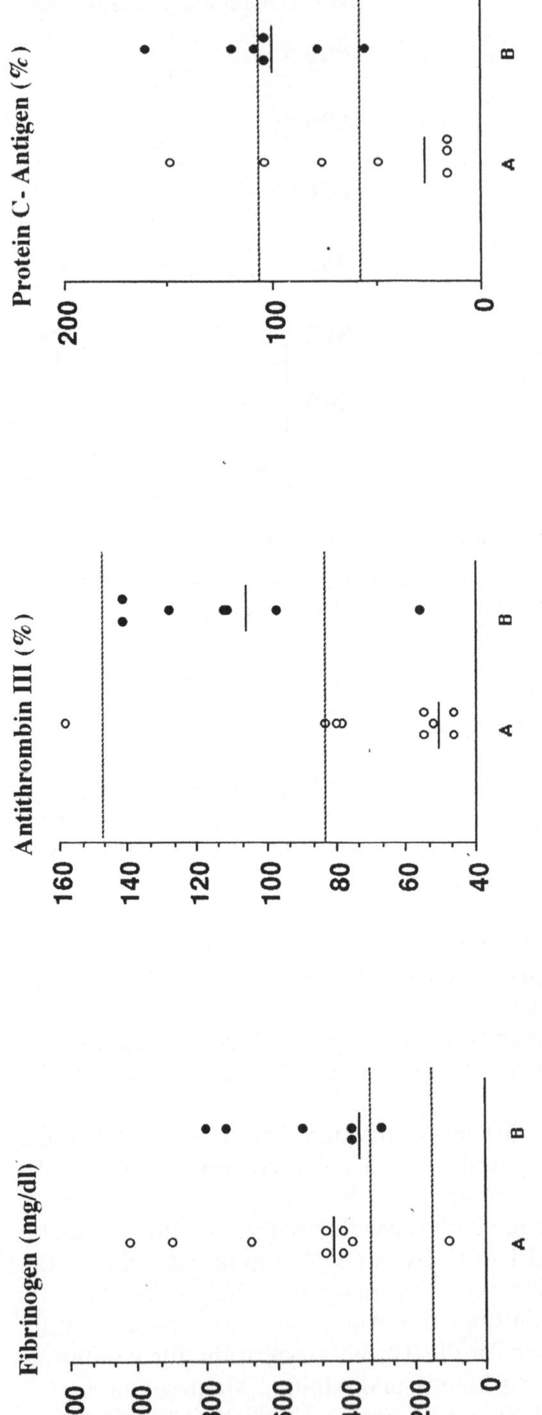

Abb. 2. Fibrinogen, Antithrombin III und Protein C bei Kindern und Jugendlichen mit ALL-Rezidiven (Gruppe A) und Malignomen ohne Chemotherapie (Gruppe B) – Akutphase gesicherter Thrombosen

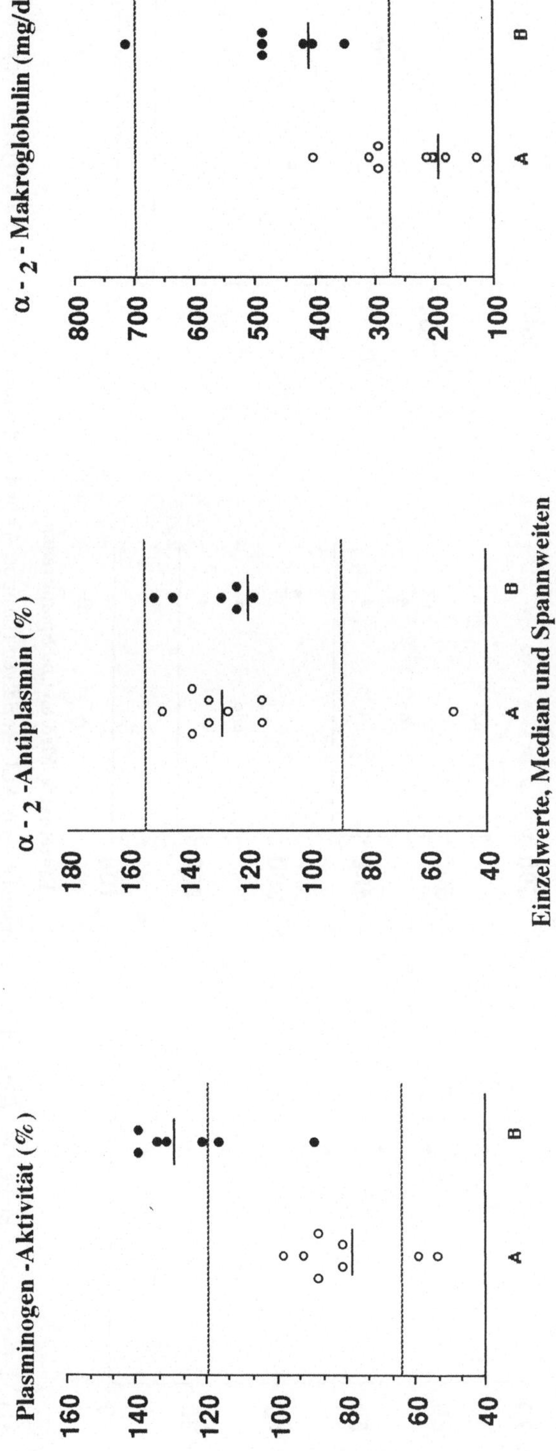

Abb. 3. Parameter der Fibrinolyse bei Kindern und Jugendlichen mit ALL-Rezidiven (Gruppe A) und Malignomen ohne Chemotherapie (Gruppe B) – Akutphase gesicherter Thrombosen

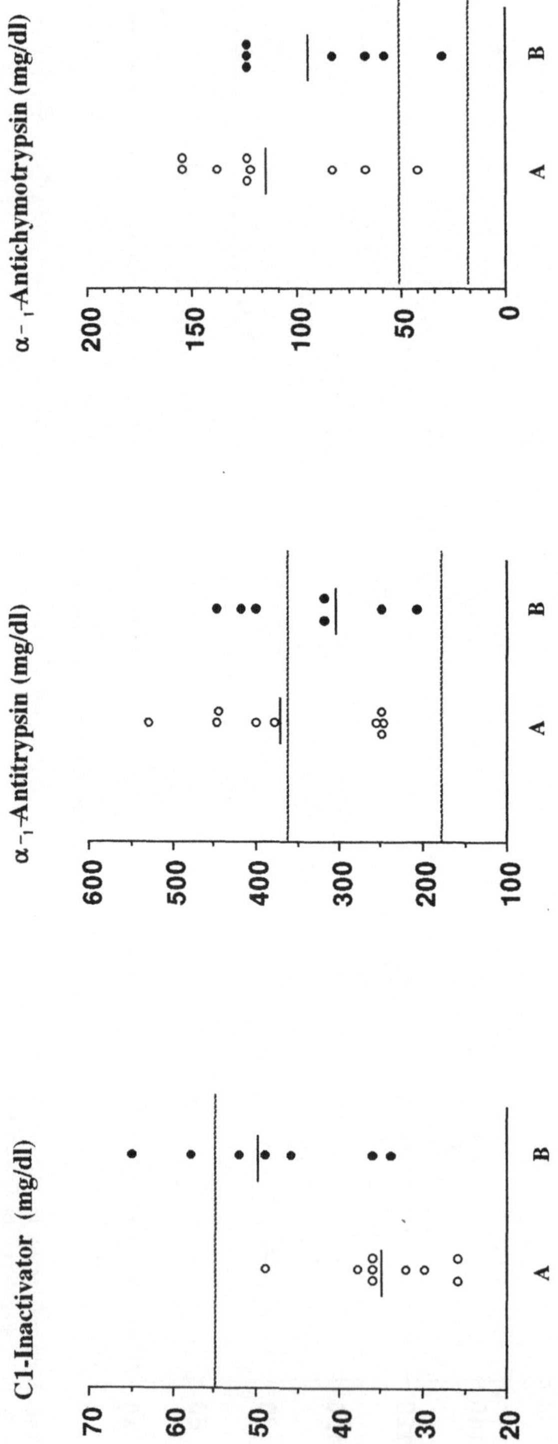

Abb. 4. Esterase-Inhibitoren bei Kindern und Jugendlichen mit ALL-Rezidiven (Gruppe A) und Malignomen ohne Chemotherapie (Gruppe B) – Akutphase gesicherter Thrombosen

und den unspezifischen Esterase-Inhibitor Alpha-1-Antichymotrypsin, erniedrigte Werte wurden nur für die Plasminbildungskinetik gefunden.

Diese Untersuchungen aus der Akutphase des thrombotischen Ereignisses wurden 6–9 Monate nach der Thrombose wiederholt:

In der Patientengruppe mit ALL-Rezidiven bestand weiterhin eine Erniedrigung von Antithrombin III und von Protein C-Antigen, beides nicht mehr so ausgeprägt wie vor dem thrombotischen Ereignis und in der Akutphase, auch wurden noch eine geringe Erhöhung für den von Willebrand-Faktor gefunden.

Alle anderen Parameter haben 6–9 Monate nach dem thrombotischen Ereignis den pädiatrischen Normalbereich erreicht.

In der Gruppe B bei Kindern und Jugendlichen mit Malignomen ohne Chemotherapie lagen alle gemessenen Parameter der Gerinnung zu diesem Zeitpunkt im Normalbereich.

Diskussion

Blutungskomplikationen und thrombotische Ereignisse treten bei Patienten mit Malignomen entweder durch die Krebserkrankung selber oder aufgrund der Behandlung auf. Beides kann sich in der Wirkung addieren und ist nicht eindeutig voneinander zu trennen (FELLIN et al. 1988).

Häufig findet man laborchemische Veränderungen im Sinne einer Disposition zur Hämorrhagie oder Thrombophilie, zur Manifestation eines solchen Ereignisses kommt es jedoch nur selten bei zusätzlicher Exposition, z. B. Sepsis, Trauma oder nach längerer Immobilisation.

Unsere Patienten wiesen in beiden Gruppen zum Zeitpunkt unmittelbar vor dem thrombotischen Ereignis laborchemisch Zeichen der Hyperkoagulabilität auf. Unmittelbar danach finden wir ähnliche Veränderungen des Hämostasesystems wie sie erwachsene Patienten in der Akutphase einer Thrombose zeigen (HACH-WUNDERLE 1990): Auch Kinder und Jugendliche mit venösen und arteriellen idiopathischen Gefäßverschlüssen zeigen diese Veränderungen im Sinne einer Hyperkoagulabilität in der akuten Phase (NOWAK-GÖTTL et al. 1991): Gegenüber einem altersentsprechenden normalen Kontrollkollektiv erhöhte Werte für Fibrinogen ohne Zeichen einer begleitenden Infektion, erhöhte Werte für den von Willebrand-Faktor, erniedrigte Werte für Protein C und Antithrombin III. Im Gegensatz zu erwachsenen Patienten mit Thrombosen zeigen Kinder und Jugendliche mit dieser Erkrankung erniedrigte Werte für Alpha-2-Antiplasmin und Alpha-2-Makroglobulin. Auch im Kindesalter wurden die als Akutphasenproteine reagierenden Antiplasmine in der Folge eines thrombotischen Ereignisses erhöht gefunden.

Unsere Patienten mit ALL-Rezidiven zeigten neben der Thrombozytopenie erhöhte Werte für Fibrinogen und die Akutphasenproteine Alpha-1-Antitrypsin und Alpha-1-Antichymotrypsin, erniedrigte Werte für Antithrombin III und Protein C, eine deutliche Erniedrigung von Alpha-2-Makroglobulin normale Werte für Plasminogen und Alpha-2-Antiplasmin und C1-Inaktivator.

Die Kinder und Jugendlichen mit Malignomen ohne Chemotherapie wiesen zum Zeitpunkt der Thrombose erhöhte Werte für Fibrinogen und den von Willebrand-Faktor auf, Alpha-1-Antichymotrypsin als akutes Phasenprotein war erhöht.

Antithrombin III und Protein C befinden sich im pädiatrischen Normalbereich, ebenso wie die Thrombozytenzahl, C1-Inaktivator und Alpha-1-Antitrypsin. In dieser Gruppe waren deutlich weniger Zeichen einer Hyperkoagulabilität vorhanden, eine Thrombose ist trotzdem aufgetreten.

Nach MINIERO und Mitarbeitern (1987) ist typisch für das Asparaginase-Syndrom eine erste Phase in der ersten Therapiewoche bestehend aus laborchemisch erniedrigten Werten für Fibrinogen, Faktor IX, X, Antithrombin III, Protein C/S, Plasminogen, Alpha-2-Makroglobulin und Alpha-2-Antiplasmin bei erhöhten Werten für Fibrinogen und Fibrinopeptid A. Dieser ersten Phase schließt sich nach 2–3 Wochen eine Phase der Hyperkoagulabilität an mit noch erniedrigten Werten für Antithrombin III und Protein C/S mit steigenden Thrombozytenzahlen im Sinne einer Reboundthrombozytose nach Thrombozytopenie, einem Anstieg der Faktoren V, VII, VIII:C, und des von Willebrand-Faktors. Andere Arbeitsgruppen konnten dies bestätigen (HOMANS et al. 1987, PRIEST et al. 1982, PUI et al. 1987, RAMSAY et al. 1977, RODEGHIERO et al. 1990).

Außer der Arbeitsgruppe von HOMANS et al. 1987, diese benutzte L-ASP als alleinige Therapie, wurden bei allen anderen in der Literatur gefundenen Abhandlungen in Zusammenhang mit der ALL-Behandlung im Kindesalter und der Entwicklung von thrombotischen Ereignissen immer in unterschiedlichen Zeitabständen eine Therapie mit L-ASP, Vincristin und Prednison durchgeführt, eine eindeutige Zuordnung zu den einzelnen Substanzen erfolgte selten, eine Unterscheidung der unterschiedlichen L-Asparaginaseformen erfolgte in keiner Arbeit.

Die Arbeitsgruppe von RAMSAY et al. (1977) konnte zeigen, daß nach Absetzen von L-ASP die oben beschriebenen Veränderungen rückläufig waren, in dieser Untersuchung wurde Vincristin und Prednison weiter in unveränderter Dosierung verabreicht.

Ähnliche Veränderungen der Hämostase werden durch andere Zytostatika beschrieben (FELLIN et al. 1988), treten aber auch bei soliden Malignomen ohne Chemotherapie auf (INGRAM et al. 1990, ZURBORN et al. 1990).

Zusammenfassend existiert ein aktiviertes labiles Gerinnungsgleichgewicht zum einen durch das Malignom an sich und zum anderen durch die verabreichte zytostatische Therapie. Eine Entgleisung in Richtung Hämorrhagie oder Thrombophilie ist leicht auszulösen, die Substitutionstherapie zur Thromboseprophylaxe mit Einzelfaktorkonzentraten ist bisher noch nicht erwiesen.

Literatur

Bucsky P, Reiter A, Ritter J, Dopfer R, Riehm H (1988) Acute lymphoblastic leukemia of infancy: results in five multicentric therapy studies ALL – BFM 1970 – 1986. Klin Pediatr 200:177–183

Ching-Hon Pui, Jackson CW, Chesney CM, Abildgaard CF (1987) The involvement of von Willebrand factor in thrombosis following asparaginase – prednisone – vincristine therapy for leukemia. Am J Hematol 25:291–298

Corigan JJ (1985) Hemorrhagic and thrombotic diseases in childhood and adolescence. Churchill Livingstone New York, Edinburgh, London and Melbourne

Fellin FM, Barsigian C, Martinez J, Base W (1988) Einfluß von Zytostatika auf das Gerinnungssystem. Hämostaseologie 8:18–26

Hach-Wunderle V (1990) Hämostaseologisches Risikoprofil bei venöser Thrombose. Habilitationsschrift für das Fach Innere Medizin aus dem Fachbereich Humanmedizin der J.W. Goethe-Universität, Frankfurt am Main

Homans AC, Rybak ME, Baglini RL, Tiarks C, Steiner M, Forman EN (1987) Effect of L-Asparaginase administration on coagulation and platelet function in children with leukemia. J Clin Oncol 5/5:811–817

Ingram L, Rivera GK, Shapiro DN (1990) Superior Vena cava syndrom associated with childhood malignancy: analysis of 24 cases. Med Pediatr Oncol 18:476–481

Janka-Schaub G, Winkler K, Göbel U, Graubner U, Schwenger M, Haas RJ, Jürgens H, Spaar J (1988) First Results of the COALL – 85 cooperative study for high – risk patients with acute lymphoblastic leukemia. Klin Pediatr 200:171–176

Miniero R, Saracco P, Einaudi S, Garofalo F, Lange M, Madon E (1987) L-asparaginase – induced coagulopathy in children with acute lymphoblastic leukemia. Drug Exptl Clin Res XIII (6) 377–379

Nowak-Göttl U, Kreuz WD (1991) 13 Parameter der Gerinnung und Fibrinolyse – univariate pädiatrische Normbereiche. Monatschr Kinderheilk 139:403–408

Nowak-Göttl U, Kreuz WD, Hach-Wunderle V, Freund H, Güngör T, Ehrenforth S, Breddin HK, Kornhuber B (1991) Hämostaseologische Veränderungen bei idiopathischen venösen Thrombosen im Kindes- und Jugendalter. Klin Pädiatr 203:424–428

Priest JR, Ramsay NKC, Benett AJ, Krivit W, Edson JR (1982) The effect of L-asparaginase on antithrombin III, plasminogen and plasma coagulation during therapy for acute lymphoblastic leukemia. J Pediatr 100/6:990–995

Ramsay NKC, Coccia PF, Krivit W, Nesbit ME, Edson JR (1977) The effect of L-asparaginase on plasma coagulation factors in acute lymphoblastic leukemia. Cancer 40:1398–1401

Rodeghiero F, Castaman G, Dini E (1990) Fibrinopeptide A changes during remission induction treatement with L-asparaginase in acute lymphoblastic leukemia: evidence for activation of blood coagulation. Thromb res 57:31–38

Sachs L (1983) Angewandte Statistik. 6. Auflage. Springer Verlag

Zurborn KH, Duscha H, Gram J, Bruhn H (1990) Investigations of coagulation system and fibrinolysis in patients with disseminated adenocarcinomas and non-Hodgkin's lymphomas. Oncology 47:376–380